Guia Prático de
Neonatologia

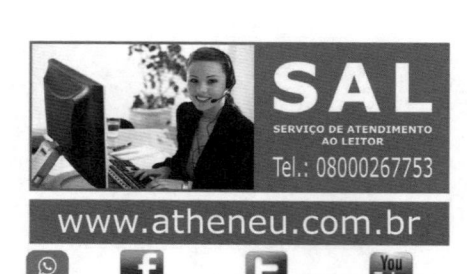

SAL
SERVIÇO DE ATENDIMENTO
AO LEITOR

Tel.: 08000267753

www.atheneu.com.br

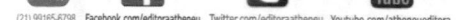

(21) 99165-6798   Facebook.com/editoraatheneu   Twitter.com/editoraatheneu   Youtube.com/atheneueditora

Guia Prático de Neonatologia

Editores

Aurimery Gomes Chermont

Alexandre Lopes Miralha

Laélia Maria Barra Feio Brasil

Lilian dos Santos Rodrigues Sadeck

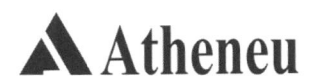 Atheneu

EDITORA ATHENEU

São Paulo	Rua Jesuíno Pascoal, 30
	Tel.: (11) 2858-8750
	Fax: (11) 2858-8766
	E-mail: atheneu@atheneu.com.br
Rio de Janeiro	Rua Bambina, 74
	Tel.: (21) 3094-1295
	Fax: (21) 3094-1284
	E-mail: atheneu@atheneu.com.br

PRODUÇÃO EDITORIAL: Sandra Regina Santana
CAPA: Equipe Atheneu

DCIP-BRASIL. CATALOGAÇÃO NA PUBLICAÇÃO
SINDICATO NACIONAL DOS EDITORES DE LIVROS, RJ

G971
Guia prático de neonatologia / editores Aurimery Gomes Chermont ...
[et al.]. - 1. ed. -
Rio de Janeiro : Atheneu, 2019.

Inclui bibliografia
ISBN 978-85-388-0954-8

1. Neonatologia - Manuais, guias, etc. 2. Recém-nascidos - Doenças -
Manuais,guias, etc.

19-54755

CDD: 618.9201
CDU: 612.648

Vanessa Mafra Xavier Salgado - Bibliotecária - CRB-7/6644

18/01/2019   21/01/2019

CHERMONT, A. G.; MIRALHA, A. L.; BRASIL, L. M. B. F.; SADECK, L. S. R.
Guia Prático de Neonatologia

© EDITORA ATHENEU
São Paulo, Rio de Janeiro, 2019

SOBRE OS EDITORES

Aurimery Gomes Chermont

Professora Doutora em Ciências Médicas pela Universidade Federal de São Paulo (Unifesp). Professora-Associada II da Disciplina Saúde da Mulher e da Criança. Médica Especialista em Pediatria e Neonatologia pela Sociedade Brasileira de Pediatria (SBP). Coordenadora e Instrutora do Programa de Suporte Básico e Avançado de Vida em Pediatria (PALS) da SBP/*American Heart Association* (AHA) – Polo Pará. Instrutora do Programa de Reanimação Neonatal da SBP. Diretora Clínica do Hospital e Maternidade Saúde da Criança, Belém, Pará. Vice-Presidente da Sociedade Paraense de Pediatria. Supervisora da Residência Médica em Pediatria da Universidade Federal do Pará (UFPA). Coordenadora da Pós-Graduação em Nível de Especialização em Neonatologia da UFPA. Vice-Coordenadora da Pós-Graduação em Nível de Especialização em Pediatria da UFPA. Revisora da *Revista Paulista de Medicina*.

Alexandre Lopes Miralha

Médico Especialista em Pediatria e Neonatologia pela Sociedade Brasileira de Pediatria (SBP). Especialista em Docência na Saúde pela Universidade Federal do Rio Grande do Sul (UFRGS). Professor-Assistente de Saúde da Criança do Departamento de Saúde Materno- -Infantil da Universidade Federal do Amazonas (UFAM). Mestre em Medicina Tropical pela Universidade do Estado do Amazonas (UEA) e Fundação de Medicina Tropical Dr. Heitor Vieira Dourado. Coordenador e Instrutor do Programa de Suporte Básico e Avançado de Vida em Pediatria (PALS e BLS) da SBP/*American Heart Association* (AHA) – Polo Amazonas. Coordenador do Laboratório de Habilidades e Simulação Realística da Faculdade de Medicina da UFAM. Instrutor do Programa de Reanimação Neonatal da SBP. Coordenador da UTI Neonatal e Pediátrica do Hospital e Maternidade Samel, Manaus, Amazonas. Membro do Grupo Executivo do Departamento de Neonatologia da SBP (Gestão 2016/2019). Doutorando em Medicina na área de Concentração Saúde Materno-Infantil do Programa de Ginecologia, Obstetrícia e Mastologia da Faculdade de Medicina da Universidade Estadual Paulista Júlio de Mesquita Filho (UNESP), Botucatu.

Laélia Maria Barra Feio Brasil
Residência em Pediatria no Departamento de Medicina Especializada do Centro de Ciências da Saúde da Universidade Federal do Pará (UFPA). Mestrado em Pediatria e Ciências Aplicadas à Pediatria pela Universidade Federal de São Paulo (Unifesp). Doutorado em Doenças Tropicais, área de Concentração Clínica de Doenças Tropicais do Núcleo de Medicina Tropical da UFPA. Coordenadora do Centro de Atenção à Saúde da Mulher e da Criança (CASMUC) da Faculdade de Medicina do Instituto de Ciências da Saúde da UFPA.

Lilian dos Santos Rodrigues Sadeck
Doutora em Pediatria pela Faculdade de Medicina da Universidade de São Paulo (FMUSP). Neonatologista do Centro de Terapia Intensiva Neonatal do Instituto da Criança do Hospital das Clínicas da FMUSP. Diretora de cursos e eventos da Sociedade Brasileira de Pediatria (SBP). Vice-Presidente da Sociedade de Pediatria de São Paulo (SPSP). Presidente do Departamento Científico de Neonatologia da SPSP. Membro do Grupo Executivo do Programa Nacional de Reanimação Neonatal da SBP. Instrutora de Reanimação Neonatal do Programa Nacional de Reanimação Neonatal da SBP.

SOBRE OS COLABORADORES

Amanda Chermont
Fonoaudióloga Especialista em Audiologia Clínica pela Santa Casa de Misericórdia de São Paulo.

Alexandre Silva
Doutorado em Doenças Tropicais. Mestre em Ensino em Saúde na Amazônia, pela Faculdade de Medicina da Universidade do Estado do Pará (UEPA). Graduação em Medicina pela Faculdade Estadual de Medicina do Pará, exercendo a atividade de Médico Radiologista no Estado do Pará. Membro Titular do Colégio Brasileiro de Radiologia (CBR) e Membro Correspondente da Sociedade Europeia de Radiologia. Professor do Curso de Medicina da UEPA, Departamento de Morfologia. Professor do Curso de Graduação em Medicina da Faculdade Metropolitana da Amazônia (FAMAZ) e do Curso de Pós-Graduação em Pediatria e Neonatologia (Radiologia Pediátrica) da Universidade Federal do Pará (UFPA).

Anabela Moraes
Médica Especialista em Pediatria e Cardiologia Pediátrica pelo Instituto do Coração do Hospital das Clínicas da Universidade de São Paulo (HC-FMUSP). Mestrado em Medicina e doutorado em Ciências pela Universidade Federal de São Paulo (Unifesp). Professora--Associada e Pesquisadora da Faculdade de Medicina da Universidade Federal do Pará (UFPA).

Benedito Caires de Oliveira
Mestre em Pediatria pela Universidade Federal de São Paulo (Unifesp), na área de Neonatologia. Ex-Médico do Serviço de Neonatologia do Hospital do Servidor Público de São Paulo. Preceptor da Universidade Federal do Pará (UFPA), Setor de Neonatologia. Especialista em Pediatria pela Sociedade Brasileira de Pediatria (SBP), com área de atuação em Neonatologia e Terapia Intensiva Pediátrica.

Cássia Lopes

Graduação em Medicina pela Universidade do Estado do Pará (UEPA). Especialista em Pediatria pelo Hospital Brigadeiro, São Paulo, SP. Mestrado em Clínica das Doenças Tropicais pelo Núcleo de Medicina Tropical da Universidade Federal do Pará (UFPA). Pós-Graduação em Processos Educacionais em Saúde pelo Hospital Sírio-Libanês, São Paulo, SP. Discente do Doutorado em Clínica das Doenças Tropicais pela UFPA.

Clea Carneiro Bichara

Doutora em Agentes Infecciosos e Parasitários e Pesquisadora do Núcleo de Medicina Tropical da Universidade Federal do Pará (UFPA). Professora Adjunta do Curso de Medicina da Universidade do Estado do Pará (UEPA).

José Antônio Koury Alves Júnior

Medico Especialista em Pediatria pelo Hospital Santa Casa de Misericórdia do Pará. Infectologista Pediátrico pelo Instituto da Criança da Universidade de São Paulo (USP). Integrante do Programa IST-AIDS, Comitê de Sífilis Congênita. Titular do Ambulatório de Infecções Congênitas, Guarulhos, SP.

Luck Santana de Brito

Fonoaudiólogo Especialista em Disfagia com Ênfase em Neonatologia.

Regina Célia Beltrão

Neuropediatra do Hospital Ofir Loyola e da Fundação Santa Casa de Misericórdia do Pará. Professora Adjunta de Neurologia do Curso de Medicina da Universidade Federal do Pará (UFPA) e Professora do Curso de Medicina do Centro Universitário do Estado do Pará (Cesupa). Mestre em Neurociências pela UFPA.

AGRADECIMENTOS

Aos colegas colaboradores, que acreditaram em nossa missão de compartilhar conhecimento.

À Editora Atheneu, pelo apoio e confiança.

A minha preciosa família: meu marido, Armando; meus presentes de Deus, Rodolpho e Amanda; aos meus queridos *dogs,* Manuel e Joaquim, pelo amor incondicional.

A minha mãe, Aurea, pelo saber adquirido com ela.

A todos aqueles com quem já tive a oportunidade de conviver, aprender e compartilhar.

A Deus, pela vida saudável.

Shakespeare dizia:

"Eu me sinto feliz, sabe por quê?

Porque eu não espero nada de ninguém,

Expectativas machucam...

A vida é curta, então amemos nossa vida, sejamos felizes...

Mantenha sempre um sorriso no rosto.

Viva a vida para você e, antes de falar, escute.

Antes de escrever, pense.

Antes de gastar, ganhe.

Antes de orar, perdoe.

Antes de magoar, sinta.

Antes de odiar, ame.

Antes de desistir, tente.

Antes de morrer, viva."

Aurimery Gomes Chermont

PREFÁCIO

No mundo, as mortes de crianças abaixo de cinco anos de idade caíram dramaticamente nos últimos 15 anos. Tal redução se deveu primariamente a progressos na prevenção e no tratamento de doenças infecciosas no período pós-neonatal e em crianças entre 1 e 4 anos, tornando as condições neonatais as principais contribuintes da mortalidade infantil e abaixo de 5 anos. Segundo estimativas do programa global "Every Newborn", entre os 2,9 milhões de mortes neonatais anuais no mundo, 36% ocorrem no primeiro dia após o nascimento, 37% nos próximos seis dias e 28% entre 7 e 27 dias de vida. As três principais causas dessas mortes neonatais são complicações associadas à prematuridade (1 milhão), asfixia perinatal (0,7 milhão) e infecções (0,6 milhão).

Segundo os dados disponibilizados pelo Ministério da Saúde do Brasil, a taxa de mortalidade neonatal por mil nascidos vivos no país caiu de 16,7 no ano de 2000 para 10,6 em 2011, correspondendo, respectivamente, a 64% e 71% da mortalidade infantil. No entanto, o país conta com uma enorme heterogeneidade regional. Por exemplo, em 2000 as taxas de mortalidade neonatal das regiões Norte e Nordeste eram duas vezes mais elevadas que as da região Sul. Depois de mais de uma década, em 2011, essa diferença pouco se alterou, e as regiões Norte e Nordeste continuaram com taxas quase duas vezes acima das relatadas para a região Sul. Assim, as estratégias para diminuir a mortalidade neonatal no país passam pela redução das desigualdades regionais, em especial em relação à assistência pública de saúde, o que demanda conhecer melhor a realidade de todas as regiões brasileiras.

Nesse contexto, o **Guia Prático de Neonatologia**, organizado pelos professores e neonatologistas *Aurimery Gomes Chermont, Alexandre Lopes Miralha, Laélia Maria Barra Feio Brasil* e *Lilian dos Santos Rodrigues Sadeck,* tem importância ímpar. Em primeiro lugar, o **Guia** trata da neonatologia, que, como já citado, é tema prioritário no que se refere à redução da mortalidade infantil brasileira e ao desafio mundial de valorizar a vida de cada recém-nascido individualmente como um bem imperdível – cada vida conta! Em segundo lugar, ao tratar da neonatologia, leva em consideração que o início de vida saudável é fundamental para uma infância e uma vida adulta saudável. Finalmente, constitui-se na primeira obra completa de neonatologia escrita predominantemente por professores e médicos que ensinam e praticam a arte da neonatologia em uma região repleta de desafios do ponto de vista econômico e social, a região Norte.

Nada mais adequado, ao ensinar novos médicos, novos pediatras e novos neonatologistas, que a avaliação crítica das melhores evidências para o cuidado do recém-nascido deve ser feita à luz da ciência e à luz das condições locais para a implementação das estratégias desenhadas. Nesse sentido, o **Guia Prático de Neonatologia** poderá ser usado por qualquer profissional do país para ajudá-lo no dia a dia do cuidado ao recém-nascido e deverá ser especialmente adotado por todos aqueles que atuam para superar os desafios regionais do cuidado neonatal.

Vale ressaltar que *Aurimery Gomes Chermont* e *Laélia Maria Barra Feio Brasil,* professoras da Universidade Federal do Pará, *Alexandre Lopes Miralha,* professor da Universidade Federal do Amazonas, acompanhados de *Lilian dos Santos Rodrigues Sadeck,* neonatologista do Hospital das Clínicas da Universidade de São Paulo, mostram garra e tenacidade ao oferecer ao público um livro que aborda de maneira prática o cuidado ao recém-nascido normal, as principais entidades mórbidas no período neonatal, com conduta diagnóstica e terapêutica, e os procedimentos mais comuns em neonatologia. O produto final é um guia que se fará extremamente útil para todos aqueles interessados na difícil arte de cuidar para que haja vida, e vida com qualidade, após o nascimento.

Ruth Guinsburg
Professora Titular da disciplina de Pediatria Neonatal da Escola
Paulista de Medicina da Universidade Federal de São Paulo (EPM-Unifesp)
Coordenadora da UTI Neonatal do Hospital São Paulo –
Hospital Universitário da EPM-Unifesp
Cocoordenadora do Programa de Reanimação
Neonatal da Sociedade Brasileira de Pediatria (SBP)
Coordenadora da Rede Brasileira de Pesquisas Neonatais
Editora-Chefe da *Revista Paulista de Pediatria*

SUMÁRIO

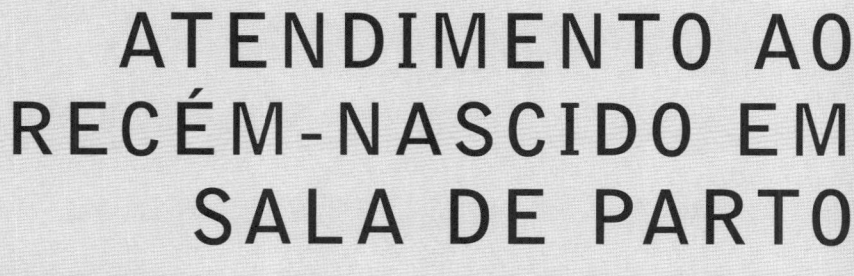

ATENDIMENTO AO RECÉM-NASCIDO EM SALA DE PARTO

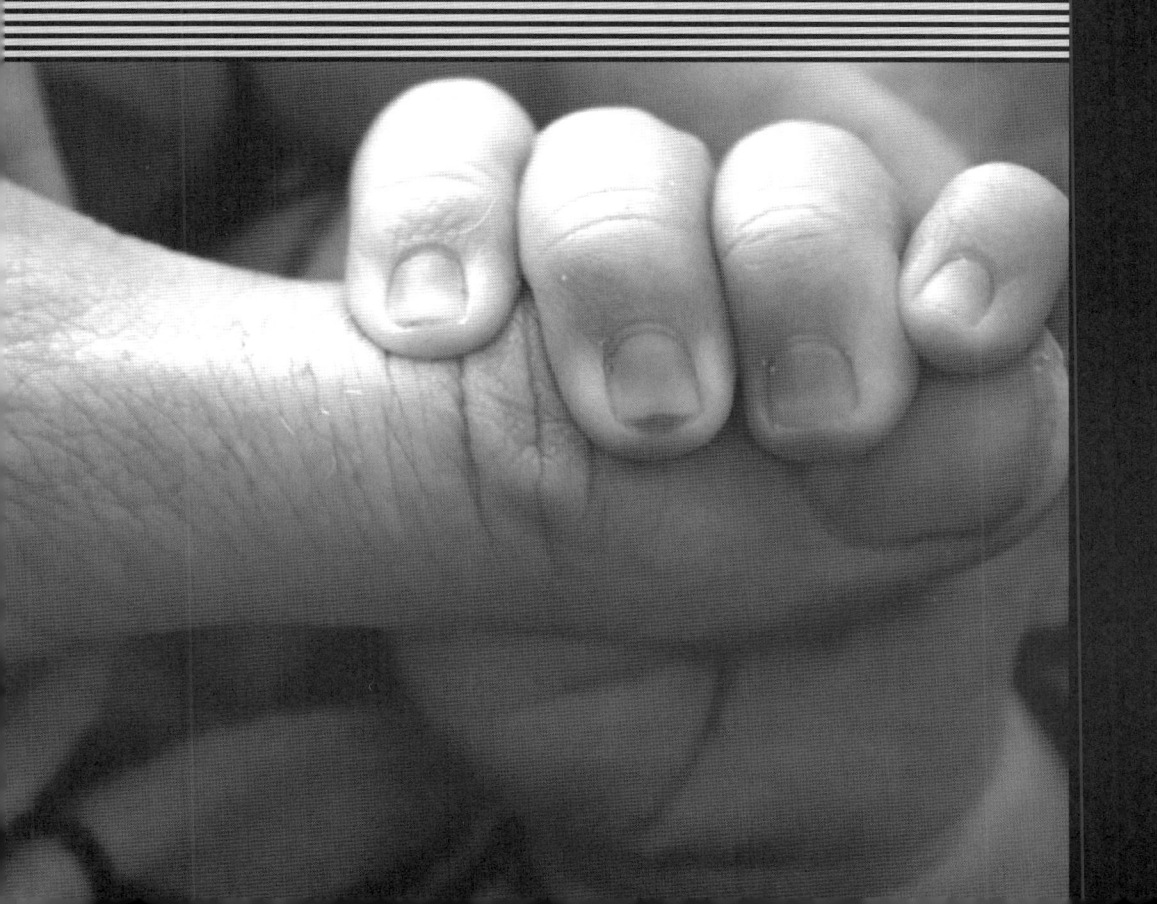

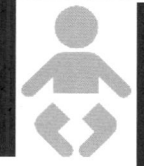

Capítulo 1

ATENDIMENTO AO RECÉM-NASCIDO EM SALA DE PARTO

Alexandre Lopes Miralha

Aurimery Gomes Chermont

OBJETIVOS

Proporcionar atendimento adequado e humanizado aos recém-nascidos (RNs) com boa vitalidade (≥ 34 semanas) logo após o nascimento, mantendo-os junto à mãe, postergando os cuidados de rotina.

Revisar e atualizar os conhecimentos sobre as manobras de estabilização e reanimação nos RNs a termo e prematuros com base nas novas diretrizes da AHA (American Heart Association) e PRN (Programa de Reanimação Neonatal) da Sociedade Brasileira de Pediatria (SBP)

PREPARANDO-SE PARA A ASSISTÊNCIA AO RECÉM-NASCIDO NA SALA DE PARTO

- Realização de anamnese materna.
- Disponibilidade do material para atendimento.
- Presença de equipe treinada em reanimação neonatal.

Anamnese materna

As condições abaixo relacionadas aumentam o risco de necessidade de reanimação neonatal, tanto para RNs a termo como para RNs prematuros. É necessário que o pediatra colha os dados da história materna antes do parto para que possa identificar precocemente o risco do nascimento de um bebê que venha a necessitar de manobras nos primeiros minutos de vida e de cuidados intensivos. O pediatra deve coletar as informações com mãe e/ou o obstetra, investigando a realização de pré-natal (mais de seis consultas com médico) e antecedentes maternos (infecção, tempo de bolsa rota, idade gestacional, sofrimento fetal), bem como avaliando o cartão de pré-natal, registando no prontuário neonatal o grau de preenchimento das informações. É fundamental checar o prontuário materno caso a gestante esteja internada há alguns dias na maternidade (checar exames de urina, ultrassonografias, realização e corticosteroides, mensurações de pressão arterial etc.).

Disponibilidade de material para o atendimento

Todo o material para o atendimento e/ou reanimação deve estar preparado, testado e disponível em local de fácil acesso, de preferência próximo à unidade de reanimação. Esse material é destinado à avaliação do paciente, manutenção da temperatura, aspiração de vias aéreas, ventilação e administração de medicações. É importante se lembrar de que o nascimento de RNs prematuros é sempre de alto risco, devendo ocorrer de preferência em hospitais terciários, em salas de parto com estrutura física e recursos tecnológicos adequados para o atendimento, de acordo com as melhores evidências científicas (Figuras 1.1, 1.2 e 1.3).

Sala de parto e/ou de reanimação com temperatura ambiente de 23 a 26 °C: mesa de reanimação com acesso por três lados; fontes de oxigênio umidificado e de ar comprimido, com fluxômetro; *blender* para misturar oxigênio/ar; aspirador a vácuo com manômetro; relógio de parede com ponteiro de segundos.

Material para manutenção de temperatura: fonte de calor radiante; termômetro ambiente digital; campo cirúrgico e compressas de algodão estéreis; saco de polietile-

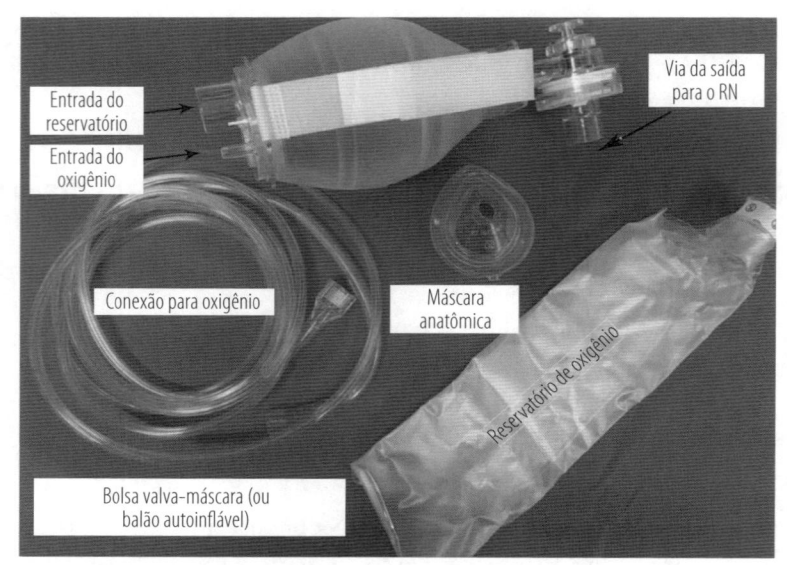

FIGURA 1.1. Balão autoinflável ou bolsa valva-máscara para ventilação com pressão positiva. Fonte: Laboratório de Habilidades e Simulação Realística da Faculdade de Medicina da Universidade Federal do Amazonas (FMUFAM). Foto: Prof. Alexandre Lopes Miralha.

no de 30 x 50 cm para prematuros; touca de lã ou algodão; colchão térmico químico de 25 x 40 cm para prematuros com menos de 1.000 gramas; termômetro clínico digital.

Material para avaliação: estetoscópio neonatal; oxímetro de pulso com sensor neonatal; monitor cardíaco de três vias com eletrodos; bandagem elástica para fixar o sensor do oxímetro e os eletrodos.

Material para aspiração: sondas traqueais nºs 6, 8 e 10 e gástricas curtas nºs 6 e 8; dispositivo para aspiração de mecônio; seringas de 10 mL.

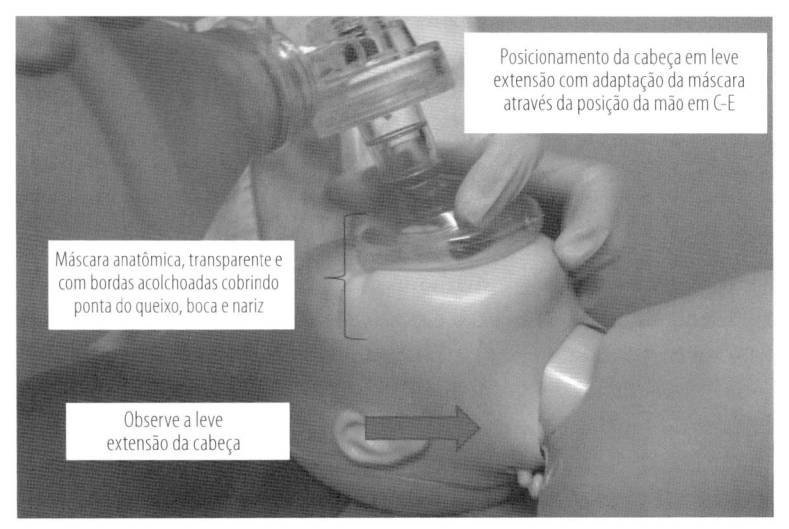

FIGURA 1.2. Técnica de posicionamento durante a ventilação com pressão positiva e máscara. Foto: Prof. Alexandre Lopes Miralha.

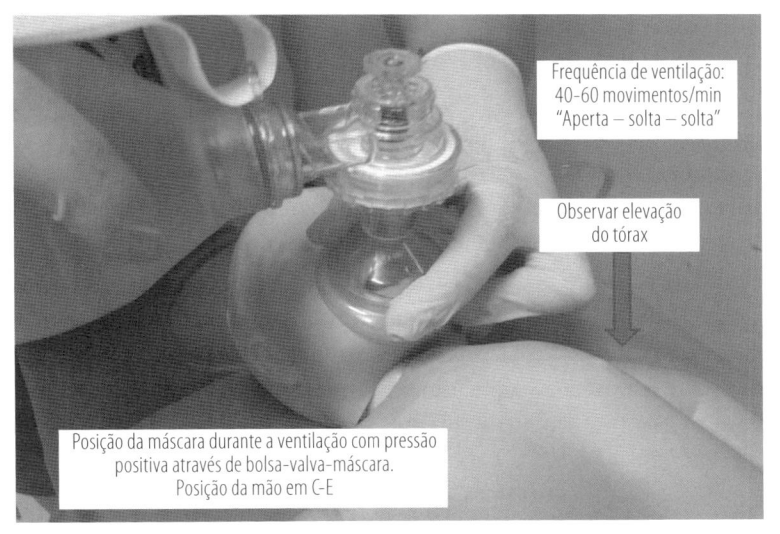

FIGURA 1.3. Técnica de ventilação com pressão positiva e máscara com a frequência de ventilação. Foto: Prof. Alexandre Lopes Miralha.

Material para ventilação: reanimador manual neonatal (balão autoinflável com volume máximo de 750 mL, reservatório de O_2 e válvula de escape com limite de 30 a 40 cmH_2O e/ou manômetro); ventilador mecânico manual neonatal em T com circuitos próprios; máscaras redondas com coxim nos 00, 0 e 1; máscara laríngea para RN no 1.

Material para intubação traqueal: laringoscópio infantil com lâmina reta nos 00, 0 e 1; cânulas traqueais sem balonete, de diâmetro interno uniforme de 2,5, 3,0, 3,5 e 4,0 mm; material para fixação da cânula: fita adesiva e algodão com SF; pilhas e lâmpadas sobressalentes para laringoscópio; detector colorimétrico de CO_2 expirado.

Medicações: adrenalina 1/10.000 em seringa de 5,0 mL para administração única endotraqueal; adrenalina 1/10.000 em seringa de 1,0 mL para administração endovenosa; expansor de volume (soro fisiológico) em duas seringas de 20 mL.

Material para cateterismo umbilical: campo fenestrado esterilizado, cadarço de algodão e gaze; pinça tipo Kelly reta de 14 cm e cabo de bisturi com lâmina no 21; porta-agulha de 11 cm e fio agulhado *mononylon* 4.0; cateter umbilical 3,5F, 5F e 8F de PVC ou poliuretano; torneira de três vias.

Outros: luvas e óculos de proteção individual para os profissionais de saúde; gazes esterilizadas e álcool etílico; cabo e lâmina de bisturi; tesoura de ponta romba e clampeador de cordão umbilical; material para realização de credeização (prevenção da oftalmia gonocócica), vitamina K injetável; balança digital pesa-bebê; régua antropométrica, fita métrica, material de identificação do RN (pulseira de identificação).

Presença de equipe treinada em reanimação neonatal

Pelo menos um profissional habilitado (pediatra e/ou neonatologista) na execução de todos os passos da reanimação neonatal precisa estar presente em todos os nascimentos. Quando, na anamnese, se identificam fatores de risco perinatais (Quadro 1.1), podem ser necessários de dois a três profissionais treinados e capacitados em reanimar de maneira rápida e efetiva. Quando o nascimento for gemelar, duas equipes precisam estar presentes com material próprio para cada RN.

Para a recepção do RN, a equipe deve utilizar precauções-padrão, que compreendem a lavagem/higienização correta das mãos e o uso de luvas, aventais, máscaras ou proteção facial, para evitar o contato com material biológico do paciente. Também devem ser realizada a checagem do material de reanimação existente na sala de parto, sendo importante a testagem de cada um e a verificação da diluição das drogas (epinefrina diluída na concentração de 1/1.000 e expansor de volume), atentando para o registro de data, hora e nome de quem fez a diluição. Elas precisam ser rediluídas a cada 24 horas.

É importante deixar o berço aquecido previamente ligado (uns 10 a 15 minutos antes do parto), com os campos estéreis que serão utilizados na recepção do neonato. O saco plástico de polietileno e as toucas de malha tubular precisam estar disponíveis para o nascimento de RNs com menos de 34 semanas. Nesses bebês, as estratégias para a manutenção da temperatura na sala de parto são: uso de toucas de malha tubular, saco plástico de polietileno [mantendo-o até a estabilização térmica na unidade de terapia intensiva

(UTI) neonatal], temperatura da sala de parto (entre 23 e 26 °C) e uso de incubadoras aquecidas para o transporte até a UTI neonatal.

O ATENDIMENTO AO RECÉM-NASCIDO VIGOROSO (≥ 34 SEMANAS E < 34 SEMANAS) NA SALA DE PARTO

Imediatamente após o nascimento, a necessidade de reanimação dependerá da avaliação de três perguntas:

- Gestação a termo entre 37 e 41 semanas?
- RN respirando ou chorando?
- Tônus muscular observado com flexão dos quatro membros?

Se a resposta for **SIM** a todas as perguntas, considera-se que o RN está com boa vitalidade e não necessita de manobras de reanimação. Quando o RN é de termo, está respirando ou chorando, com tônus muscular em flexão, independentemente do tipo de líquido amniótico, ele apresenta boa vitalidade e não necessita de qualquer manobra de reanimação. Com base em alguns estudos (Rabe *et al.*, 2012; Committee on Obstetric Practice, American College of Obstetricians and Gynecologists – Committee Opinion, 2012), recomenda-se que o RN a termo, saudável e com boa vitalidade ao nascer seja posicionado no ventre/tórax materno ao nível da placenta, por 1 a 3 minutos, antes de se clampear o cordão umbilical. Se for um RN menor que 34 semanas, recomenda-se aguardar de 30 a 60 segundos antes do clampeamento. Não se esquecer de envolvê-lo em compressas secas e aquecidas e atenção para a manutenção da temperatura. Esse tempo

QUADRO 1.1. Fatores de risco antenatais relacionados com o parto a termo ou prematuro

Fatores antenatais	Fatores relacionados com o parto
Idade < 16 anos ou > 35 anos	Parto cesáreo
Idade gestacional < 39 ou > 41 semanas	Padrão anormal de frequência cardíaca fetal
Diabetes mellitus	Uso de fórcipe ou extração a vácuo
Hipertensão arterial na gestação	Anestesia geral
Doenças maternas (infecciosas ou não)	Apresentação não cefálica
Diminuição da atividade fetal	Hipertonia uterina
Aloimunização ou anemia fetal	Trabalho de parto prematuro
Polidrâmnio ou oligoâmnio	Líquido amniótico meconial
Diminuição da atividade fetal	Parto taquitócico
Sangramento no 2º ou 3º trimestre	Prolapso ou rotura de cordão
Gestação múltipla	Corioamnionite
Ausência de cuidado pré-natal	Uso de opioides 4 horas antes do parto
Uso de medicações (p. ex., magnésio e bloqueadores adrenérgicos)	Rotura de membranas > 18 horas
(Crescimento intrauterino restrito)	Descolamento prematuro da placenta/placenta prévia
Uso de álcool, tabaco e/ou drogas ilícitas	Trabalho de parto > 24 horas
Hidropsia fetal	Parto taquitócico
Óbito fetal ou neonatal anterior	Segundo estágio do parto > 2 horas
Malformação ou anomalia fetal	Sangramento intraparto significativo
Amniorrexe prematura	Bradicardia fetal

de clampeamento é suficiente para que haja um aporte adequado de sangue ao RN, proporcionando aumento dos estoques de ferro que o beneficiará por volta de 3 a 6 meses (menor incidência de anemia ferropriva nessa idade); para os com 34 semanas ou mais e para os menores de 34 semanas, observa-se que há menor incidência de hemorragia intraventricular e menor enterocolite necrosante; sem citar que diminui a necessidade de transfusões e estabiliza mais rapidamente a pressão arterial, apesar de aumentar a frequência de icterícia, com necessidade de fototerapia.

Os cuidados de rotina podem ser postergados para após 1 hora de vida, quando então, os procedimentos de pesagem, credeização e aplicação de vitamina K deverão ser feitos conforme recomendações atualizadas.

Durante um período de tempo após o nascimento, ainda há circulação entre o RN e a placenta através da veia e das artérias umbilicais, portanto o momento do clampeamento do cordão umbilical trará profundos efeitos sobre a volemia do RN logo após o parto. A medição do volume de sangue residual placentário após o clampeamento da veia umbilical e/ou artérias, em diferentes momentos, demonstrou que o sangue flui através das artérias umbilicais (do RN à placenta), durante os primeiros 20 a 25 segundos após o nascimento, mas é desprezível ao redor de 40 a 45 segundos. Na veia umbilical, ao contrário, o fluxo sanguíneo continua da placenta para o RN por pelo menos mais de 3 minutos após o nascimento, sendo insignificante o fluxo sanguíneo após esse período.

Assim sendo, ao colocarmos o RN vigoroso junto à sua mãe, com o intuito de retardar o clampeamento precoce do cordão, estaremos promovendo o contato pele a pele precoce e mais prolongado (no parto vaginal e parto cesariano), a manutenção da temperatura e dos sinais vitais, e o início, se possível, da amamentação na primeira hora de vida, ainda na sala de parto. Nesse momento, caso seja observado algum sinal de obstrução de via aérea superior, o pediatra poderá realizar a aspiração gentil das vias aéreas superiores no próprio colo da mãe. Para isso, utilizar-se-á de um aspirador a vácuo portátil ou mesmo uma pera para aspiração (o que estiver disponível de acordo com a realidade de cada cenário). Nesse cenário, não há a necessidade de separar a mãe do seu RN.

As práticas rotineiras de cuidados ao RN, como banho e antropometria, por exemplo, podem afetar negativamente o contato logo após o parto entre o binômio mãe-bebê, assim como o início da amamentação, pois o contato pele a pele contínuo e ininterrupto favorece a primeira mamada.

A Organização Mundial da Saúde (OMS) recomenda que o aleitamento materno seja iniciado na primeira hora de vida, pois se associa a maior período de amamentação, melhor interação mãe-bebê e menor risco de hemorragia materna. A amamentação na primeira hora pós-parto assegura que o RN receba o colostro, rico em imunobiológicos. O contato pele a pele precoce (ao nascimento) entre mãe e bebê favorece o início da amamentação e aumenta a chance de o aleitamento materno exclusivo ser bem-sucedido nos primeiros meses de vida, porque promove um "comportamento pré-alimentar" organizado, no qual o RN inicia movimentos de busca e sucção espontâneos.

Não se deve esquecer de que, durante o atendimento na sala de parto, é necessário oferecer apoio qualificado às mães, para que a primeira mamada ocorra e, quando necessário, também nas mamadas seguintes. O apoio deve ser oferecido de maneira apropriada e encorajadora, e sensível ao desejo de privacidade da mãe.

A temperatura corporal deve ser mantida entre 36,5 e 37,5 °C (normotermia). Para alcançar essa meta, é necessário que a temperatura ambiente na sala de parto esteja entre 23 e 26 °C. O ato de secar o corpo e o segmento cefálico com compressas aquecidas e deixar o RN em contato pele a pele com a mãe, coberto com tecido de algodão seco e aquecido também, é uma estratégia simples, de fácil implantação, que melhora a temperatura corporal, evitando, assim, o estresse oxidativo da hipotermia. Esse aspecto é extremamente relevante a todos os RNs, em especial aos prematuros.

É importante frisar que a manutenção das vias aéreas pérvias, em leve extensão, precisa ser garantida, estando o pediatra sempre atento à presença ou não de secreções na boca e nariz. Inicialmente, deve-se avaliar a frequência cardíaca (FC) com o estetoscópio no precórdio, o tônus muscular e a respiração/choro; depois, de maneira continuada, observar a atividade, o tônus muscular e a respiração/choro do RN.

PASSOS INICIAIS DA ESTABILIZAÇÃO/REANIMAÇÃO NO RN (≥ 34 SEMANAS E < 34 SEMANAS)

Imediatamente após o nascimento, a necessidade de reanimação dependerá da avaliação de três perguntas:

- Gestação a termo entre 37 e 41 semanas?
- RN respirando ou chorando?
- Tônus muscular observado com flexão dos quatro membros?

Diante da resposta **NÃO** a pelo menos uma das três perguntas iniciais, o RN deve ser conduzido imediatamente à mesa de reanimação, logo após o imediato clampeamento do cordão umbilical. Assim, RNs com idade gestacional diferente do termo ($34^{0/7} - 36^{6/7}$ semanas – pré-termos tardios ou $\geq 42^{0/7}$ semanas – pós-termo), RNs que não respiram regularmente e/ou RNs que têm tônus muscular flácido precisam ser encaminhados à mesa de reanimação para a realização dos passos iniciais (aquecer, posicionar, aspirar, secar, remover campos úmidos e avaliar), em no máximo 30 segundos.

Aquecer

Utilizar campos secos e aquecidos para a recepção do RN, ligar a fonte de calor radiante pelo menos 15 minutos antes, manter a temperatura da sala de parto em torno de 23 a 26 °C, manter as portas fechadas da sala, evitando a circulação de pessoas, para minimizar as correntes de ar que possam diminuir a temperatura ambiente. Manter a temperatura do recém-nascido pré-termo (RNPT) entre 36,5 e 37,5 °C (normotermia), desde o nascimento até a admissão na unidade neonatal. Após o clampeamento do cordão umbilical, o RN com menos de 34 semanas deve ser levado à mesa de reanimação (fonte de calor radiante) e ser envolto em saco plástico transparente (antes mesmo de secar). O saco só será retirado após a admissão na unidade neonatal, no momento em que a temperatura estiver estabilizada. Essa prática deve ser acompanhada de touca dupla para reduzir a perda de calor na região da fontanela anterior (cobre-se o couro cabeludo com plástico e em seguida coloca-se a touca de malha tubular ou algodão).

Posicionar

Ao ser levado para a fonte de calor radiante (em decúbito dorsal), o RN deve ter seu pescoço posicionado em leve extensão, evitando-se a hiperextensão e a flexão, que podem resultar em obstrução da via aérea. Em alguns RNs, pode ser indicado o uso de um coxim para manter a via aérea pérvia.

Aspirar

Apenas se for necessário. Não há mais a necessidade de aspirar todos os RNs, mesmo os que nascem de parto cesariano. É importante observar o padrão respiratório, o tônus muscular e o choro, que são avaliados assim que o RN é extraído do útero materno. Se for necessária a aspiração, deve-se atentar para que seja apenas das vias aéreas superiores e com movimentos suaves. Nesses casos, é necessário aspirar delicadamente a boca e depois as narinas com sonda traqueal nºs 8 a 10, conectada ao aspirador a vácuo (para prematuros, usar as nºs 6 a 8), sob pressão máxima de 100 mmHg. Deve-se evitar a introdução da sonda de forma brusca e até a hipofaringe, sob risco de desencadear reflexo vagal e espasmo laríngeo, com consequente apneia e bradicardia.

Secagem

Depois das medidas para assegurar as vias aéreas pérvias, outro passo para a manutenção da normotermia é a secagem do corpo e da região da fontanela, desprezando-se posteriormente os campos úmidos. A temperatura corporal à admissão na unidade neonatal é um forte preditor de morbidade e mortalidade em todas as idades gestacionais, sendo considerada como um indicador da qualidade do atendimento.

Avaliação

A finalização dos passos iniciais se dá pela avaliação simultânea da respiração e da FC. A avaliação da respiração é feita pela observação da expansão torácica e/ou pela presença de choro ou ainda de respirações irregulares (tipo "*gasping*"). A FC é o principal determinante da decisão de indicar as diversas manobras de reanimação (desde o início da ventilação com pressão positiva até a indicação para o uso de drogas). Nos primeiros minutos de vida, a avaliação da FC deve ser realizada preferencialmente pela ausculta no precórdio com estetoscópio, contando por 6 segundos o número de batimentos e multiplicando-o por seis. Nesse momento, se a FC for menor que 100 bpm (batimentos por minuto) ou o RN não apresentar movimentos respiratório regulares, enquanto um profissional da saúde inicia a ventilação com pressão positiva (VPP), outro fixa os três eletrodos do monitor cardíaco e o sensor de oximetria de pulso (este na palma da mão ou pulso direito). Os eletrodos devem ser preferencialmente alocados nos membros superiores próximos ao ombro e o terceiro eletrodo, na face anterior da coxa. O objetivo é a detecção da FC, e não de ritmos cardíacos. A avaliação do boletim de Apgar deve ser realizada no primeiro e quinto minutos após o nascimento, mas não é utilizado para o início ao acompanhamento das manobras de reanimação. Para os menores de 34 semanas, alocamos o sensor de oximetria independentemente dos parâmetros acima citados para os bebês com 34 semanas ou mais. Em caso de o RN não respirar e/ou da FC for menor que 100 bpm, alocar os eletrodos para monitorização cardíaca (avaliação da FC).

LÍQUIDO AMNIÓTICO MECONIAL (≥ 34 SEMANAS)

A presença de líquido amniótico meconial poderá ser um complicador durante a assistência na sala de parto, na dependência da vitalidade fetal e ao nascer. Sempre que houver suspeita ou confirmação de que o líquido amniótico é meconial, deve-se contar com a presença de um médico, de preferência pediatra/neonatologista que possa assegurar uma via aérea avançada por meio da intubação traqueal.

Como deve ser feito o atendimento nesses casos?

Se o RN a termo respira ou chora e está com bom tônus muscular (boa flexão), significa que ele está com boa vitalidade e deve continuar junto à sua mãe durante e após o clampeamento tardio do cordão. Portanto, não devemos separá-lo da mãe.

Se o RN é PMT tardio ou pós-termo ou não iniciou os movimentos respiratórios regulares ou está com o tônus muscular flácido, é necessário levá-lo à mesa de reanimação para a realização dos passos iniciais, sendo indicada a aspiração das vias aéreas superiores. Ou seja: **PROVER CALOR, POSICIONAR EM LEVE EXTENSÃO A CABEÇA, ASPIRAR BOCA E NARINAS SUAVEMENTE COM SONDA TRAQUEAL Nº 10 E SECAR**. Como anteriormente, nos bebês sem mecônio, os passos iniciais devem ser realizados em até 30 segundos. Após os passos iniciais, se o RN apresentar respiração espontânea regular e FC maior que 100 bpm, sempre que possível, ainda na sala de parto, deixá-lo em contato pele a pele com a mãe, coberto com campos secos e aquecidos. Caso após os passos iniciais o RN apresente apneia, respiração irregular e/ou FC inferior a 100 bpm, é fundamental o início da VPP com máscara facial e ar ambiente nos primeiros 60 segundos (minuto de ouro). Se após 30 segundos de VPP efetiva, o neonato não melhorar e houver forte suspeita de obstrução de vias aéreas, pode-se indicar a retirada do mecônio residual da hipofaringe e da traqueia sob visualização direta. A aspiração deverá ser realizada com o adaptador de mecônio conectado à fonte a vácuo, com pressão máxima de 100 mmHg (aspirar apenas uma vez). Portanto, não existem mais evidências para indicar de modo sistemático a aspiração traqueal sob visualização direta ao RN não vigoroso com líquido amniótico meconial.

VENTILAÇÃO COM PRESSÃO POSITIVA (VPP)

É considerado o procedimento mais importante e efetivo na reanimação neonatal. Ela objetiva a adequada expansão pulmonar, sem levar à superdistensão. A ventilação com máscara não é um procedimento simples, uma vez que necessita do profissional de saúde prática em assegurar o volume corrente adequado, pois são frequentes os escapes de gás de grande magnitude entre a face e a máscara e a obstrução das vias aéreas. A todo momento, o profissional de saúde precisa estar atento para corrigir a técnica para que obtenha sucesso na reanimação.

Quando indicar?

Após passos iniciais, RN com apneia, respiração irregular e/ou FC inferior a 100 bpm. Deve ser iniciada dentro dos primeiros 60 segundos de vida (minuto de ouro).

Qual a concentração de oxigênio a ser utilizada?

Nos RNs com 34 semanas ou mais, iniciar com ar ambiente (oxigênio a 21%). Uma vez iniciada a VPP, deve-se alocar o sensor de oximetria de pulso para avaliar a necessidade de oxigênio suplementar. Os valores aceitáveis de $SatO_2$ variam de acordo com os minutos de vida e encontram-se na Tabela 1.1. Na reanimação do RN com menos de 34 semanas, as pesquisas ainda não responderam à questão relativa à concentração de oxigênio ideal durante a ventilação. Para esses RNs, recomenda-se o uso de concentrações de oxigênio de 30%, titulando-se a oferta de acordo com a Tabela 1.1. Em caso de não melhora, deve-se, após ajustes da técnica, fazer incrementos de 20% e aguardar 30 segundos para indicar novas alterações. Tão logo esteja estável, deve-se reduzir a oferta conforme a saturação aferida pela oximetria de pulso. Ressalta-se que a única maneira de ofertar concentrações de oxigênio intermediárias entre 21% e 100% é por meio do *blender* (misturador de ar/O_2)

Caso não haja melhora do RN ou ele não tenha conseguido atingir a saturação de oxigênio desejada, após a correção da técnica, deve-se iniciar oxigênio suplementar, idealmente fornecido por meio da mistura de ar/oxigênio (com um *blender*), ajustando-se a concentração sempre após cada 30 segundos, que é o tempo mínimo para que ocorra um equilíbrio da concentração ofertada em todo o pulmão. Os incrementos, quando necessários, devem ser feitos a 20% por vez, sempre observando a técnica da VPP, que é fundamental para a melhora do RN. Tão logo o RN atinja níveis acima dos aceitáveis, o profissional de saúde deve diminuir a oferta gradualmente, sempre observando a efetividade da VPP e as condições clínicas do RN. Não ofertar concentrações elevadas em virtude dos conhecidos efeitos deletérios do oxigênio.

TABELA 1.1. Valores de $SatO_2$ pré-ductais desejáveis para recém-nascidos a termo e prematuros, segundo a idade pós-natal em minutos

Minutos de vida	$SatO_2$ pré-ductal
Até 5	70%-80%
5-10	80%-90%
> 10	85%-95%

De que forma ofertar a ventilação com pressão positiva?

Pode-se ventilar de forma adequada por meio de balão autoinflável ou ventilador mecânico em T.

O balão autoinflável (Figura 1.1) é de baixo custo e não necessita de fonte de gás para funcionar. Deve estar sempre presente e pronto para ser utilizado em qualquer nascimento. A pressão inspiratória máxima é variável, podendo ser monitorizada por um manômetro nos modelos em que esse acessório é disponível. Normalmente a pressão inspiratória é limitada por uma válvula (*pop-off*), que deve ser ativada entre 30 e 40 cmH$_2$O, evitando-se, assim, o barotrauma. Vale a pena ressaltar que a ativação da válvula de segurança sofre influência da velocidade com que está sendo feita a VPP, podendo não ser ativada em frequências baixas com compressões vigorosas do balão. Nesse tipo de equipamento, não é possível fornecer pico de pressão inspiratória sustentada, da mesma forma que não é possível ofertar distensão contínua de vias aéreas (CPAP), nem PEEP confiável, mesmo que alguns fabricantes ofertem válvula de PEEP. O balão autoinflável fornece concentração de 21% (ar ambiente, quando não está conectada à fonte de oxigênio e ao reservatório) ou de 90% a 100% (quando conectado à fonte de oxigênio a 5 litros/minuto e ao reservatório).

O ventilador mecânico manual em T (Figura 1.4) tem sido utilizado ultimamente por se tratar de um dispositivo controlado a fluxo e limitado a pressão. Para o seu funcionamento, faz-se necessária a conexão com uma fonte de gás comprimido. A concentração de oxigênio pode ser controlada por meio de um *blender* (misturador de oxigênio e ar), que permite oferecer concentrações variáveis de 21% a 100%, conforme a necessidade de cada RN. Seu manuseio é fácil e permite administrar pressão inspiratória e PEEP constantes. É possível também o uso de CPAP em pacientes que apresentem respiração espontânea e desconforto respiratório. O uso do ventilador em T permite o fornecimento

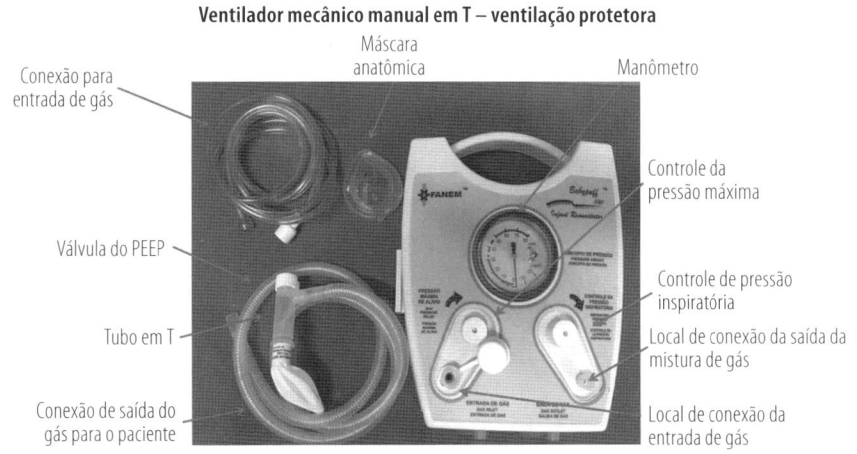

FIGURA 1.4. Ventilador manual em T para a realização de ventilação protetora com controle de pressão inspiratória (Pinsp) e pressão expiratória final contínua (PEEP). Foto: Prof. Alexandre Lopes Miralha.

de pressão inspiratória, volume corrente e tempo inspiratório de modo mais consistente, em comparação com o balão autoinflável.

Além dos dispositivos acima relacionados, é necessário que estejam disponíveis máscaras (redondas ou anatômicas), de preferência acolchoadas e transparentes, para que ambos os dispositivos sejam usados efetivamente. A máscara deve ser planejada para que tenha menos que 5 mL de espaço morto e seja de tamanho adequado para o recém-nascido de termo (RNT) e o RNPMT. Os pontos de referência para uma boa adaptação da máscara é que ela cubra a ponta do queixo, boca e nariz, devendo ser segurada com os dedos indicador e polegar, formando a letra "C", para fixá-la na região correta. Os dedos médio, anular e mínimo formam a letra "E" (Figura 1.2).

O emprego da VPP com balão e máscara é realizado na frequência de 40 a 60 movimentos por minuto, de acordo com a regra prática: "*aperta, solta, solta*", "*aperta, solta, solta*"... (Figura 1.3).

Para o uso do ventilador mecânico em T, fixar o fluxo entre 5 e 15 litros por minuto, limitar a pressão máxima em 30 a 40 cmH_2O, selecionar a pressão inspiratória a ser aplicada em cada ventilação, em geral ao redor de 20 a 25 cmH_2O, e ajustar o PEEP ao redor de 5 cmH_2O. Ventilar com a mesma frequência e ritmo da VPP com balão e máscara ("*ocluuui, solta, solta*", "*ocluuui, solta, solta*"...) (Figura 1.5).

Devemos nos lembrar de que, com o início da VPP, é preciso monitorar a FC, a respiração e a saturação de oxigênio. A indicação mais importante de que a VPP está sendo efetiva é a elevação da FC.

INTUBAÇÃO TRAQUEAL

Quais as indicações?

- Ventilação com máscara facial não efetiva (desde que corrigida a técnica).

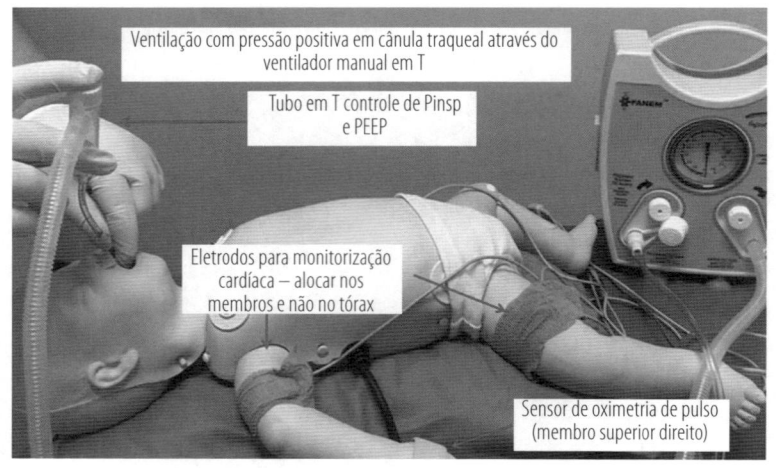

FIGURA 1.5. Ventilação com pressão positiva e uso de ventilador manual em T durante a reanimação neonatal. Foto: Prof. Alexandre Lopes Miralha.

- Aplicação de massagem cardíaca.
- Pacientes portadores de hérnia diafragmática.

Quanto tempo deve durar cada tentativa?

No máximo 30 segundos. Em caso de insucesso, o procedimento deve ser interrompido e a VPP com máscara, aplicada, sendo realizada nova tentativa após estabilização.

Como verificar se a cânula traqueal está bem posicionada?

A confirmação do posicionamento da cânula na traqueia é obrigatória, especialmente naqueles bebês que não respondem bem às medidas de reanimação (por exemplo, RNs bradicárdicos). Na prática, utilizamos os seguintes métodos: elevação do tórax bilateralmente, a regra dos seis (peso estimado + 6), idade gestacional (Tabelas 1.2 e 1.3), melhora da cor e FC, ausculta pulmonar bilateral (regiões axilares e gástrica). Em média, leva-se algum tempo até que se conclua que o posicionamento esteja correto, uma vez que não há radiografia de tórax disponível a todo momento, especialmente na sala de parto (Figura 1.6). Dessa forma, a detecção de dióxido de carbono (CO_2) exalado vem sendo cada vez mais recomendada, pois, além de ser objetiva, diminui o tempo de confirmação. Na disponibilidade de detector de CO_2, recomenda-se que ele seja primariamente utilizado para confirmar o posicionamento da cânula traqueal (Figura 1.7).

A ponta distal da cânula precisa estar localizada na altura da primeira vértebra torácica (equivalente ao terço médio da traqueia).

Quais os passos para a realização da intubação traqueal?

Separar todo o material e testá-lo; separar as lâminas (retas) e o cabo do laringoscópio; escolher a cânula traqueal adequada pela a idade gestacional e/ou o peso estimado (Tabela 1.3);

TABELA 1.2. Profundidade de inserção da cânula traqueal conforme idade gestacional para ≥ 34 semanas

Idade gestacional	Marca em cm no lábio superior
34 semanas	7,5
35-37 semanas	8,0
38-40 semanas	8,5
41 ou mais semanas	9,0

TABELA 1.3. Profundidade de inserção da cânula traqueal conforme a idade gestacional para < 34 semanas

Idade gestacional	Marca em cm no lábio superior
23-24 semanas	5,5
25-26 semanas	6,0
27-29 semanas	6,5
30-32 semanas	7,0
33-34 semanas	7,5

ligar o laringoscópio; estabilizar a cabeça; fazer a laringoscopia (Figuras 1.8 e 1.9); inserir a cânula traqueal (sem *cuff*) com ou sem fio-guia; retirar o laringoscópio segurando firmemente a cânula até confirmar a localização; confirmar a localização da cânula; fixar a cânula traqueal.

Quais as possíveis complicações da intubação traqueal?

Hipóxia, apneia e/ou bradicardia, pneumotórax, lesão de partes moles (esôfago ou traqueia), infecção.

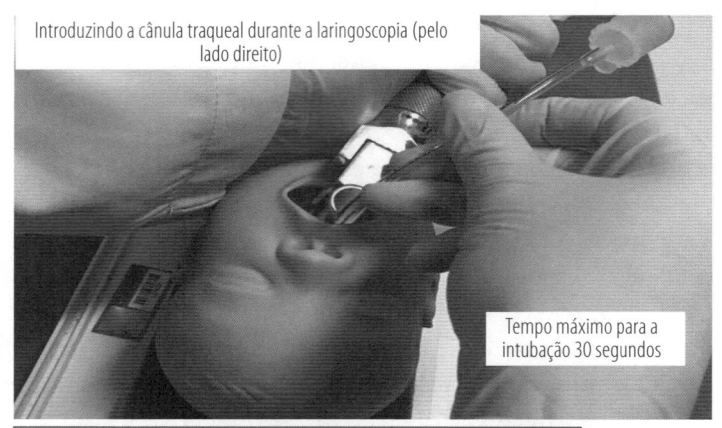

Introduzindo a cânula traqueal durante a laringoscopia (pelo lado direito)

Tempo máximo para a intubação 30 segundos

Diâmetro	Peso (g)	Idade gestacional
2,5	< 1.000	< 28 semanas
3,0	1.000 a 2.000	28-34 semanas
3,5	2.000 a 3.000	34-38 semanas
3,5/4,0	> 3.000	> 38 semanas

FIGURA 1.6. Escolha do TOT por peso ou idade gestacional e tempo máximo para execução do procedimento de intubação orotraqueal neonatal. Fonte: Laboratório de Habilidades e Simulação Realística da FMUFAM.

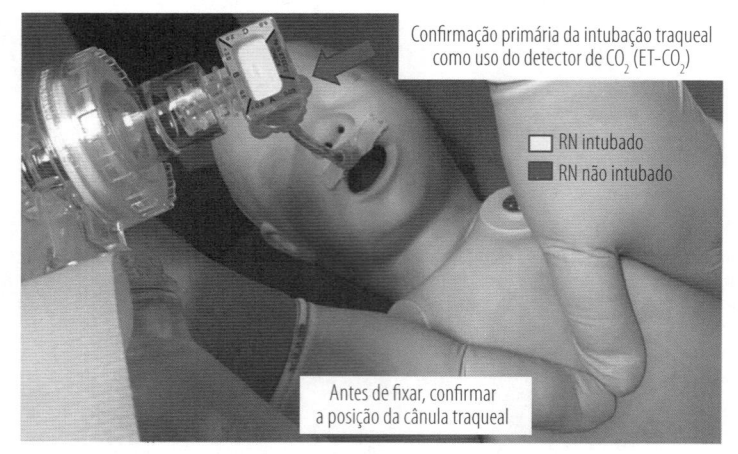

Confirmação primária da intubação traqueal como uso do detector de CO_2 (ET-CO_2)

☐ RN intubado
■ RN não intubado

Antes de fixar, confirmar a posição da cânula traqueal

FIGURA 1.7. Uso do detector colorimétrico de CO_2 para confirmação primária da posição do tubo traqueal durante a reanimação neonatal.

MASSAGEM CARDÍACA

Qual a indicação de massagem cardíaca?

Está indicada a massagem cardíaca (MC) após 30 segundos de VPP com técnica correta (e uso de oxigênio entre 60% e 100%) e FC menor que 60 bpm. Como a MC diminui a efetividade da VPP, as compressões torácicas só devem ser iniciadas quando a expansão e a ventilação pulmonares estiverem bem estabelecidas.

Onde deve ser realizada a MC?

Deve ser realizada no terço inferior do esterno, onde se situa a maior parte do ventrículo esquerdo.

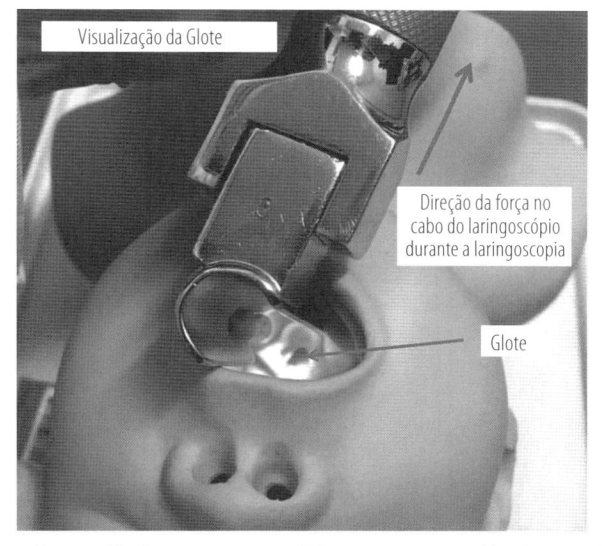

FIGURA 1.8. Laringoscopia com lâmina reta com posicionamento na valécula para visualização da glote. Fonte: Laboratório de Habilidades e Simulação Realística da FMUFAM.

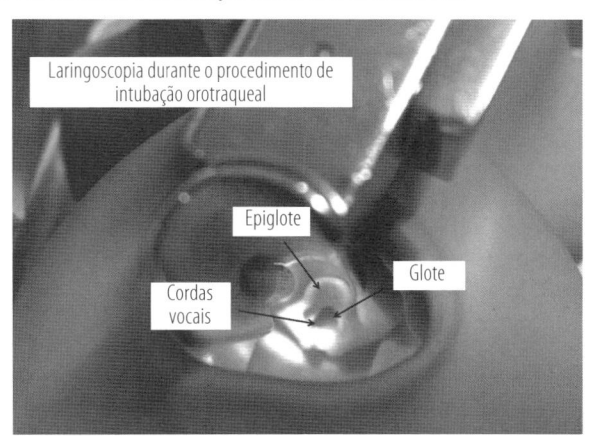

FIGURA 1.9. Identificação dos pontos anatômicos para a realização da intubação traqueal correta. Fonte: Laboratório de Habilidades e Simulação Realística da FMUFAM.

Quais as técnicas utilizadas para a MC?

Estão descritas na literatura duas técnicas para a MC: a dos polegares e a dos dois dedos. A técnica dos polegares é a mais eficiente, pois gera melhor pico de pressão sistólica e perfusão coronariana, além de ser menos cansativa. Nessa técnica, os dois polegares podem ser sobrepostos ou justapostos no ponto de compressão torácica (terço inferior do esterno). Os polegares sobrepostos geram maior pico de pressão e os polegares justapostos podem causar maior risco de lesão nos pulmões e fígado. O restante das mãos servirá para dar suporte, abraçando o tórax do RN (Figura 1.10).

Qual o posicionamento mais adequado do profissional que faz a MC?

O profissional de saúde deve posicionar-se por trás da cabeça do RN, enquanto aquele que ventila se desloca para um dos lados. Esse posicionamento permite maior facilidade para outro profissional (no caso um terceiro profissional) para abordar o cordão umbilical, caso seja necessária a administração de drogas após cateterismo umbilical.

Quais as possíveis complicações da MC?

Fratura de costelas, pneumotórax/hemotórax e laceração de fígado.

Como deve ser realizada a massagem cardíaca juntamente com a VPP?

Devem ser realizadas de forma sincrônica, mantendo-se a relação de 3:1 (três movimentos de massagem cardíaca para cada movimento de ventilação), com uma frequência de 120 eventos por minuto. A coordenação da ventilação com a massagem cardíaca

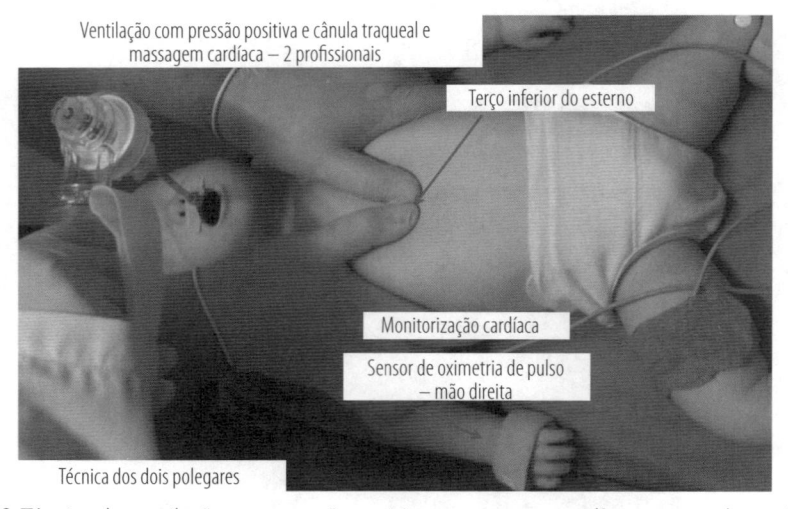

FIGURA 1.10. Técnica de ventilação com pressão positiva e massagem cardíaca com o adequado posicionamento dos profissionais de saúde e ponto de compressão no tórax. Fonte: Laboratório de Habilidades e Simulação Realística da FMUFAM.

assegura a expansão pulmonar adequada. A única situação em que podemos considerar uma relação de 15:2 é em paciente internado cuja origem da parada cardiorrespiratória (PCR) seja provavelmente de origem cardíaca, como no caso de portadores de cardiopatias congênitas. É de bom senso oferecer concentração de oxigênio até 100% ao RN que está recebendo VPP e massagem cardíaca.

Por quanto tempo se aplica a MC e VPP coordenadas antes da próxima reavaliação?

Deve-se aplicar a MC coordenada à VPP por 60 segundos, antes de reavaliar a FC, pois esse é o tempo mínimo para que a MC efetiva possa restabelecer a pressão de perfusão coronariana. O monitor cardíaco é útil, portanto, para avaliar de forma contínua e instantânea a FC, sem interromper a ventilação e a massagem cardíaca. É importante se lembrar de que, durante a MC, a VPP deve ser ofertada por meio de cânula traqueal, portanto recomenda-se fortemente que, ao indicar a MC, o paciente seja intubado.

MEDICAÇÕES

Qual a indicação para administração de drogas durante a reanimação neonatal?

A administração de drogas (adrenalina) está indicada quando a FC permanecer abaixo de 60 após ventilação efetiva por cânula traqueal com oxigênio a 100% acompanhada de massagem cardíaca adequada.

Qual droga deve ser utilizada?

Adrenalina e/ou expansor de volume (ver dose, diluição e indicação na Figura 1.11).

Qual a via mais adequada para o uso da medicação?

O cateterismo da veia umbilical (inserido por até 1 a 2 cm). Esse é o acesso mais adequado e fácil de ser obtido na sala de parto. Eventualmente, pode-se utilizar a via endotraqueal para administrar a adrenalina (1/10.000), caso a intubação tenha ocorrido primeiro, antes de conseguir o acesso vascular.

Como usar a adrenalina e quais os seus efeitos?

Recomenda-se a sua administração por via venosa. Enquanto o cateterismo venoso está sendo realizado, ela pode ser feita via endotraqueal, porém sua eficácia é questionável.

Como usar o expansor de volume e quais os seus efeitos?

Pode ser necessário em RNs com hipovolemia. A suspeita deve ser levantada quando não houver melhora da FC em resposta às outras medidas de reanimação e/ou se há perda de sangue ou sinais de choque hipovolêmico, como palidez, má perfusão e pulsos débeis. Deve ser feita cautelosamente entre 5 e 10 minutos, podendo ser repetida a critério clínico. Vale lembrar que apenas 1 RN de cada 1.000 requer procedimentos avançados de reanimação.

ASPECTOS ÉTICOS DA ASSISTÊNCIA AO RECÉM-NASCIDO ≥ 34 SEMANAS NA SALA DE PARTO

Não iniciar reanimação na sala de parto em RN com 34 semanas ou mais com malformações congênitas letais ou potencialmente letais. Nesse caso, é importante a comprovação diagnóstica antenatal e considerar a vontade dos pais e os avanços da medicina moderna para definir a conduta na sala de parto. Caso não haja certeza, seguir o fluxograma de reanimação neonatal.

Interrupção da reanimação neonatal na sala de parto – Para RN com menos de 34 semanas os dados indicam que, em geral, RNs com menos de 23 semanas de gestação são muito imaturos para sobreviver com a tecnologia atualmente ofertada. Nesse grupo, parecem razoáveis a execução de medidas de conforto e conversa com a família. A equipe que recebe esse grupo de RNs precisa estar familiarizada com os cuidados paliativos e de apoio à mãe e ao pai. Para os de idade gestacional superior ou igual a 25 semanas, deve-se investir com a máxima intervenção em termos de reanimação na sala de parto, por apresentarem taxas significativas de sobrevivência e, em grande parte, sem sequelas. A grande dúvida e a polêmica concentram-se na faixa de 23 a 24 semanas (a chamada zona cinzenta), nessa faixa, dúvida é a regra, e não a exceção, uma vez que a sobrevivência e o prognóstico são incertos e há dúvida sobre qual a melhor conduta a ser adotada. A decisão quanto a iniciar a reanimação em prematuros extremos, deve ser individualizada e compartilhada com os pais. Os desejos da família precisam ser ouvidos, de preferência, quando possível, antes do nascimento pela equipe multiprofissional que atende a gestante.

	Adrenalina endovenosa	Adrenalina endotraqueal	Expansor de volume
Diluição	1:10.000 1 mL adrenalina 1:1.000 em 9 mL de SF	1:10.000 1 mL adrenalina 1:1.000 em 9 mLde SF	SF
Preparo	1 mL	5 mL	2 seringas de 20 mL
Dose	0,1-0,3 mL/kg	0,5-1,0 mL/kg	10 mL/kg EV
Peso ao nascer			
1 kg	0,1-0,3 mL	0,5-1,0 mL	10 mL
2 kg	0,2-0,6 mL	1,0-2,0 mL	20 mL
3 kg	0,3-0,9 mL	1,5-3,0 mL	30 mL
4 kg	0,4-1,2 mL	2,0-4,0 mL	40 mL
Velocidade e precauções	Infundir rápido na veia umbilical seguido por 0,5-1,0 mL de SF	Infundir na cânula traqueal Ventilar USO único	Infundir na veia umbilical lentamente, em 5 a 10 minutos

FIGURA 1.11. Medicações utilizadas durante a reanimação na sala de parto, com diluição, modo de preparo, dose e velocidades de administração. Fonte: Diretrizes 2016 do Programa de Reanimação Neonatal da SBP (Sociedade Brasileira de Pediatria).

Para todos os RNs, a presença de assistolia aos 10 minutos de vida, que pode ser inferida pelo Apgar igual a 0 no décimo minuto, é um forte preditor de mortalidade e morbidade em todas as idades gestacionais. Nesses bebês com mais de 34 semanas, é razoável interromper os procedimentos, desde que a decisão seja individualizada e discutida por todos os que prestam a assistência. Para os bebês com menos de 34 semanas, a intervenção precisa ser individualizada.

Qualquer decisão quanto à reanimação tomada na sala de parto deve ser reportada de modo fidedigno no prontuário médico materno e/ou neonatal.

FLUXOGRAMA DA REANIMAÇÃO NEONATAL – VISÃO GERAL

Fluxograma da reanimação neonatal na sala de parto atualizado pelas Diretrizes do Programa de Reanimação Neonatal da Sociedade Brasileira de Pediatria 2016. Fonte: http://www.sbp.com.br/reanimacao.

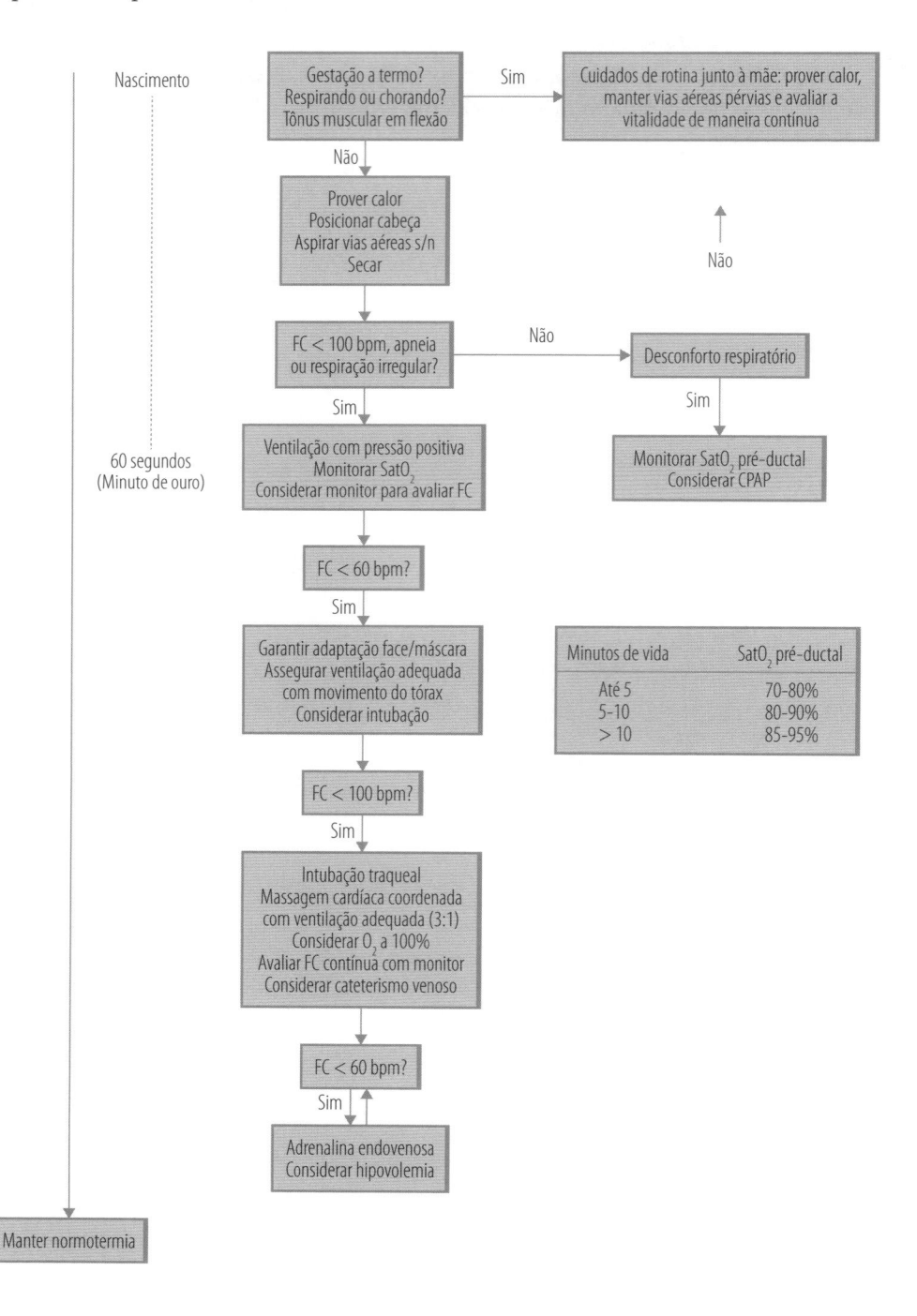

BIBLIOGRAFIA RECOMENDADA

Almeida MFB, Guinsburg R. Reanimação do recém-nascido ≥ 34 semanas em sala de parto – Diretrizes 2016 da Sociedade Brasileira de Pediatria. 2016. Disponível em <http://wwws.sbp.com.br//reanimacao/wp-content/uploads/2016/01/DiretrizesSBPReanimacaoRN-Maior34semanas26jan2016.pdf>.

Bennett S, Finer NN, Rich W, Vaucher Y. A comparison of three neonatal resuscitation devices. Resuscitation. 2005;67(1):113-8.

Dawson JA, Saraswat A, Simionato L, Thio M, Kamlin CO, Owen LS, et al. Comparison of heart rate and oxygen saturation measurements from Masimo and Nellcor pulse oximeters in newly born term infants. Acta Paediatr. 2013;102(10):955-60.

Ersdal HL, Linde J, Auestad B, Mduma E, Lyanga S, Svensen E, et al. Timing of cord clamping in relation to start of breathing or ventilation among depressed neonates-an observational study. BJOG. BJOG. 2016;123(8):1370-7.

Katheria A, Rich W, Finer N. Electrocardiogram provides a continuous heart rate faster than oximetry during neonatal resuscitation. Pediatrics. 2012;130(5):e1177-81.

Narayen IC, Smit M, van Zwet EW, Dawson JA, Blom NA, te Pas AB. Low signal quality pulse oximetry measurements in newborn infants are reliable for oxygen saturation but underestimate heart rate. Acta Paediatr. 2015;104(4):e158-63.

Perlman JM, Wyllie J, Kattwinkel J, Atkins DL, Chameides L, Goldsmith JP, et al.; Neonatal Resuscitation Chapter Collaborators. Part 11: Neonatal resuscitation: 2010 International Consensus on Cardiopulmonary Resuscitation and Emergency Cardiovascular Care Science With Treatment Recommendations. Circulation. 2010;122(16 Suppl 2):S516-38.

Perlman JM, Wyllie J, Kattwinkel J, Wyckoff MH, Aziz K, Guinsburg R, et al.; Neonatal Resuscitation Chapter Collaborators. Part 7: Neonatal Resuscitation: 2015 International Consensus on Cardiopulmonary Resuscitation and Emergency Cardiovascular Care Science With Treatment Recommendations (Reprint). Pediatrics. 2015;136 Suppl 2:S120-66.

Wyllie J, Perlman JM, Kattwinkel J, Wyckoff MH, Aziz K, Guinsburg R, et al.; Neonatal Resuscitation Chapter Collaborators. Part 7: Neonatal resuscitation: 2015 International Consensus on Cardiopulmonary Resuscitation and Emergency Cardiovascular Care Science with Treatment Recommendations. Resuscitation. 2015;95:e169-201.

World Health Organization. E-Library of Evidence for Nutrition Actions (eLENA): Optimal timing of cord clamping for the prevention of iron deficiency anaemia in infants [cited 2015 Nov. 3]. Disponível em: <http://www.who.int/elena/titles/full_recommendations/cord_clamping/en/>

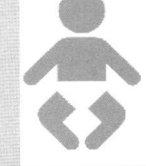

AVALIAÇÃO E EXAME FÍSICO DO RECÉM-NASCIDO

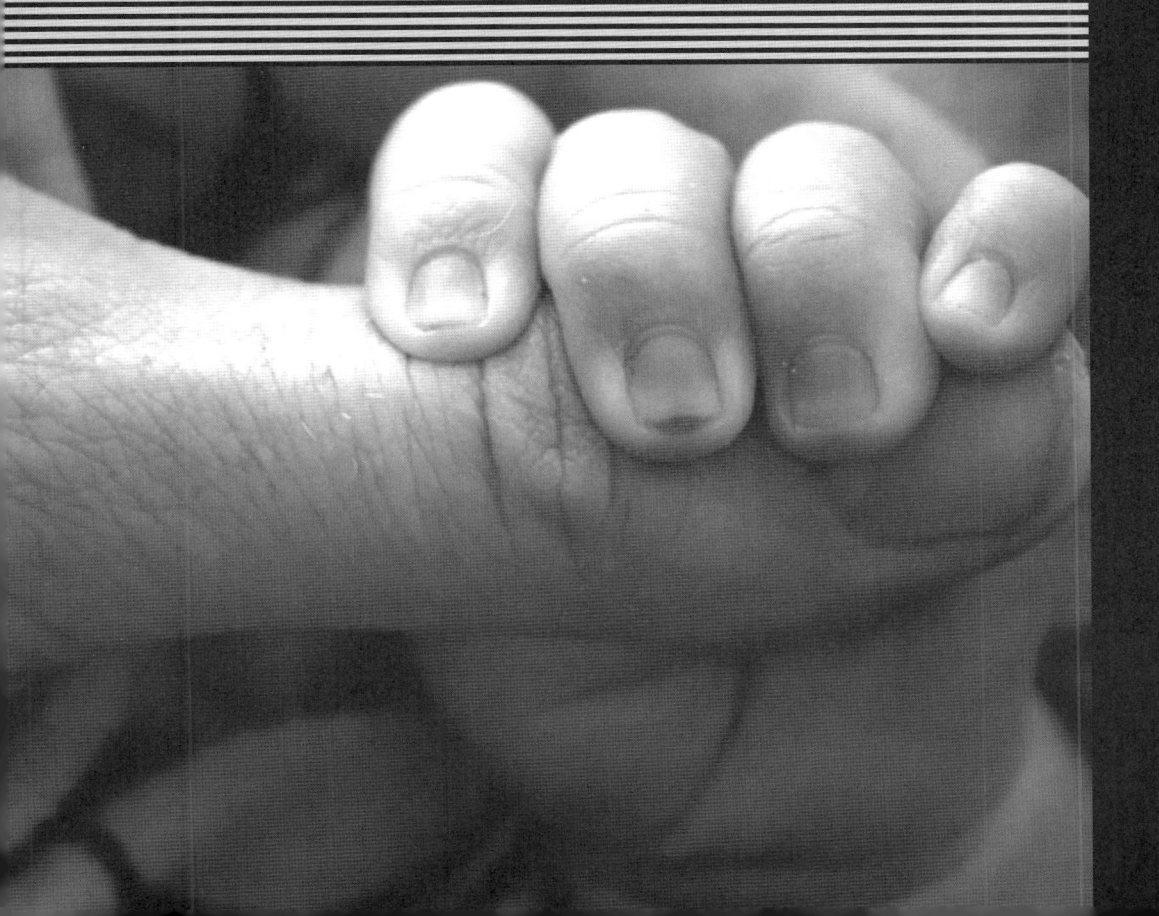

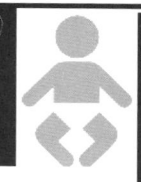

Capítulo 2

TERMINOLOGIA E CLASSIFICAÇÃO DO RECÉM-NASCIDO

Aurimery Gomes Chermont

Benedito Caires de Oliveira

OBJETIVOS

Geral

Capacitar os alunos da graduação, internato e residentes do primeiro ano para o aprendizado de um Roteiro Organizado e Estruturado de Atenção Humanizada ao Recém-Nascido, segundo as normas do Ministério da Saúde, Sociedade Brasileira de Pediatria, Sociedade Americana, Canadense e Europeia de Pediatria, em uma perspectiva interdisciplinar de saúde integral pais-bebê.

Específicos

Apresentar as Normas de Atenção Humanizada ao Recém-Nascido nos diferentes níveis da atenção neonatal, ressaltando os elementos básicos da anamnese e exame físico, as características do recém-nascido (RN), as condições clínicas dos RNs e a importância do acompanhamento do bebê após a alta hospitalar.

Habilitar profissionais na humanização dos cuidados hospitalares e ambulatoriais à puérpera e ao RN de baixo peso, considerando:

- As peculiaridades físicas e psicológicas de cada caso (gestantes de alto risco, bebês pré-termo, de baixo peso ou em situação de risco, como infecções congênitas);
- O psiquismo específico da gestação superposto ao da puérpera, mãe de RN pequeno para idade gestacional (PIG), pré-termo tardio;
- As características psicofísicas do ambiente do hospital;
- As influências da atuação terapêutica sobre as características psíquicas e comportamentais do RN, sobre as interações pais-bebê, formação do vínculo e do apego,

as características psicofísicas do ambiente familiar, a importância de desenvolver comunicação com a mãe, pai e suas redes de suporte familiar e social e o estímulo e ensino à amamentação.

Incentivar e orientar as famílias no cuidado adequado às gestantes, às puérperas e aos bebês no ambiente hospitalar e domiciliar, orientando-as sobre os passos iniciais da lactação, as técnicas de alimentação auxiliares à amamentação, os procedimentos básicos de higienização pessoal e do RN, o vínculo pais-bebê, as formas de contato com o RN, com ênfase no contato pele a pele desde a unidade de terapia intensiva (UTI), na observação dos sinais de risco para o RN quando na posição pele a pele, os fatores e os sinais de risco comportamentais para a mãe no pós-parto.

DIRETRIZES PARA O ATENDIMENTO

Terminologia aplicável ao período perinatal

A padronização de conceitos, métodos e critérios de utilização de bancos de dados é condição essencial para a análise objetiva dos indicadores de saúde perinatal e para a tomada de decisões baseada em evidências.

As definições a seguir foram adotadas pela Organização Mundial de Saúde e enunciadas na Classificação Internacional de Doenças (CID-10).

Critérios de notificação

Os requisitos legais para o registro de nascidos vivos e óbitos fetais variam de país para país. Segundo o Conselho Federal de Medicina/Brasil, todos os fetos pesando pelo menos 500g, com pelo menos 20 semanas de gestação ou 25 cm de comprimento, devem ser considerados como nascimentos e, portanto, registrados e notificados.

Nomenclatura técnica

Nascido vivo

Produto de concepção que, após a expulsão completa ou a extração do corpo da mãe, independentemente da duração da gravidez, de um produto de concepção que, depois da separação, respire ou apresente qualquer outro sinal de vida, tal como batimentos do coração, pulsações do cordão umbilical ou movimentos efetivos dos músculos de contração voluntária, estando ou não cortado o cordão umbilical e estando ou não desprendida a placenta. Cada produto de um nascimento que reúna essas condições é considerado como uma criança viva.

Óbito fetal ou natimorto

Produto de concepção com idade gestacional (IG) de 22 semanas ou mais, ou de peso de 500g ou mais, que, após a expulsão ou a extração completa do corpo da mãe, não apresente qualquer sinal de vitalidade.

Peso ao nascer

É a primeira medida de peso do feto ou RN obtida após o nascimento, preferencialmente à primeira hora pós-nascimento, antes que ocorra significativa perda de peso pós-natal.

Idade gestacional

É a duração da gestação, calculada a partir do primeiro dia do último período menstrual.

É definida em dias ou em semanas completas. Para determinar a data provável do parto, utilizando 40 semanas como referência, somam-se sete ao primeiro dia do último período menstrual e, à data obtida, acrescentam-se nove meses (regra de Naegele).

Quando a data do último período menstrual não é disponível, a IG deve ser baseada na melhor estimativa clínica, que poderá ser obtida por meio da ultrassonografia (US) realizada nas primeiras 20 semanas, exame clínico obstétrico ou após o nascimento, por meio do exame de maturidade física e neurológica do RN (New Ballard).

Período neonatal

Corresponde aos primeiros 28 dias de vida pós-natal (0 a 27 dias de vida). Na prática, o cuidado neonatal é estendido por muitos meses para RNs doentes ou muito prematuros.

Coeficiente de natalidade

É o número de nascimentos vezes 1.000 habitantes, dividido pela população da área

Aborto

É a expulsão ou a extração de um embrião ou feto pesando menos de 500g (aproximadamente 20 a 22 semanas de gestação), independentemente ou não da presença de sinais vitais.

Morte fetal

É a morte do produto da concepção, ocorrida antes da sua completa expulsão ou extração do organismo materno, independentemente do tempo de gestação. A morte é indicada pelo fato de que, depois da separação, o feto não respira nem mostra qualquer outro sinal de vida, como batimentos cardíacos, pulsações do cordão umbilical ou movimentos de músculos voluntários. A mortalidade fetal se divide em precoce, intermediária e tardia. A mortalidade fetal precoce refere-se aos abortos e está compreendida no período entre a concepção e a 20ª semana de gestação, no qual o feto tem um peso aproximado de 500g.

A morte fetal intermediária ocorre entre a 20ª e a 28ª semana de gestação (com pesos fetais entre 500 e 1.000g) e a morte fetal tardia, entre a 28ª (1.000g) e o parto.

Natimorto

É o produto do nascimento de um feto morto. Considera-se feto morto aquele que nasce pesando mais de 500g e que não tem evidência de vida depois de nascer. Para fins de cálculos estatísticos de taxa de mortalidade perinatal para comparação internacional, somente se incluirão fetos mortos que pesam 1.000g ou mais ao nascer.

Período neonatal precoce

Corresponde aos primeiros sete dias de vida (0 a 6 dias de vida).

Período neonatal tardio

Compreende o período de 7 a 27 dias de vida.

Morte neonatal

É a ocorrida no período neonatal, ou seja, nas quatro primeiras semanas, isto é, entre 0 e 28 dias incompletos após o nascimento. À criança morta dentro desse período, dá-se o nome de neomorto.

Morte neonatal precoce

É a morte de um RN antes de sete dias completos de vida (até 168 horas completas).

Morte neonatal tardia

É a morte de um RN depois de sete dias completos, mas antes de 28 dias completos de vida.

Coeficiente de mortalidade perinatal

É o número de óbitos fetais (a partir de 22 semanas de gestação e/ou 500g de peso ao nascer), somado aos óbitos neonatais precoces (0 a 6 dias) por 1.000 nascimentos totais (óbitos fetais + nascidos vivos), em um determinado período e local.

Coeficiente de mortalidade neonatal

É o número de óbitos neonatais por 1.000 nascidos vivos, em um determinado período e local. As mortes neonatais podem ser subdivididas em mortes neonatais precoces (do momento do nascimento até seis dias, 23 horas e 59 minutos) e mortes neonatais tardias (dos 7 aos 27 dias, 23 horas e 59 minutos).

Outros coeficientes poderão ser calculados (mortalidade neonatal hospitalar, proporcional por grupos de causas, por limites de peso e outras), indicando a frequência de resultados adversos por períodos e grupos específicos da população.

Coeficiente de mortalidade infantil (CMI)

Número de mortes de menores de 1 ano de vida × 100

Número de nascidos vivos

- Mortalidade neonatal precoce: de 0 a 6 dias de vida;
- Mortalidade neonatal tardia: de 7 a 27 dias de vida;
- Mortalidade pós-natal: de 28 a 364 dias de vida.

Causas de mortes

As causas de óbitos a serem registradas no atestado de óbito são todas as doenças, estados mórbidos ou lesões que produziram a morte ou que contribuíram para ela. O atestado de óbito deve ser preenchido de acordo com as recomendações do modelo internacional.

CLASSIFICAÇÃO DO RECÉM-NASCIDO

Recém-nascidos não constituem um grupo homogêneo. A classificação permite definir riscos de morbimortalidade neonatal para ações preventivas. Os critérios utilizados são peso ao nascer, IG, relação peso, IG e estado nutricional.

Quanto ao peso ao nascer (PN):
- Recém-nascido de baixo peso (RN BP):
- Baixo peso: PN < 2.500g, independentemente da IG.
- A CID-10, de 1995, classifica dois subgrupos:
  - Peso extremamente baixo ao nascer (P07.0): PN < 1.000g;
  - Baixo peso ao nascer (P07.1): PN entre 1.000 e 2.499g.

Embora o CID-10 não separe o subgrupo de RN com peso ao nascer inferior a 1.500g (RN com muito baixo peso ao nascer – MBPN), na prática isso deve ser realizado, por ser um referencial importante para o risco aumentado de morbimortalidade quando comparado ao grupo situado entre 1.500 e 2.499g, embora não tão grande quanto ao grupo abaixo de 1.000g:

Muito baixo peso ao nascer: PN entre 1.000 e 1.500g.

RN excessivamente grande: RN com PN maior ou igual a 4.500g (P08.0).

Quanto à idade gestacional:
- Recém-nascido pré-termo ou prematuro: RN com IG inferior a 37 semanas;
- A prematuridade é um fator de risco para síndromes asfíxicas, imaturidade pulmonar, hemorragia peri-intraventricular, encefalopatia bilirrubinêmica, infecções, distúrbios metabólicos e nutricionais, retinopatia, atraso do desenvolvimento neuropsicomotor;

A CID-10 classifica em dois subgrupos:

- Imaturidade extrema (P07.2): IG inferior a 28 semanas de gestação;
- Outros RNs pré-termo (P07.3): RN de 28 a 36 semanas de gestação.

Observação: É importante mencionar que, nos países desenvolvidos, essa nomenclatura vem sendo modificada e complementada, devido à sobrevida cada vez maior de RNs cada vez menores. Assim, a prematuridade extrema passa a ter como ponto de corte a IG inferior a 25 semanas e o PN menor que 650g, e não como a especificada anteriormente de 28 semanas e 1.000g, respectivamente.

Recém-nascido a termo: RN com IG entre 37 e 41 semanas (http://www.reproductive-health-journal.com/content/pdf/1742-4755-10-S1-S2.pdf). Evidências recentes têm indicado diferenças relevantes entre os nascidos de termo, quando se consideram as cinco semanas que compõem esse período. Assim, foi proposta a divisão do termo em três categorias:

- Termo precoce: entre 37 e 38 semanas e 6 dias;
- A termo: entre 39 e 40 semanas e 6 dias;
- Termo tardio: entre 41 semanas e 41 semanas e 6 dias.

Recém-nascido pós-termo: RN com IG superior ou igual a 42 semanas de IG; os eventos indesejáveis associados ao nascimento pós-termo decorrem da possibilidade da ocorrência de insuficiência placentária, principalmente síndromes asfíxicas.

- P08.2 – RN pós-termo, não grande para a IG.

Bibliografia recomendada

Barbuscia DM, Rodrigues-Júnior AL. Completude da informação nas Declarações de Nascido Vivo e nas Declarações de Óbito, neonatal precoce e fetal, da região de Ribeirão Preto, São Paulo, Brasil, 2000-2007. Cad Saúde Pública. 2011;27(6):192-200.

Costa CE, Gotlieb SLD. Estudo epidemiológico do peso ao nascer a partir da Declaração de Nascido Vivo. Rev Saúde Pública. 1998;32(4):328-34.

Ferraz TR, Neves ET. Fatores de risco para baixo peso ao nascer em maternidades públicas: um estudo transversal. Rev Gaúch Enferm. 2011;32(1):86-92.

Maximiano J. Avaliação do recém-nascido. Belo Horizonte: Escola de Ciências Médicas Universidade José do Rosário Vellano (Unifenas); 2012.

Monteiro CA, D'Aquino Benicio MA, Ortiz LP. Tendência secular do peso ao nascer na cidade de São Paulo (1976-1998). Rev Saúde Pública. 2000;34(6 Supl):26-40.

Moraes AB, Zanini RR, Giugliani ERJ, RiboldiI J. Tendência da proporção de baixo peso ao nascer, no período de 1994-2004, por microrregião do Rio Grande do Sul, Brasil: uma análise multinível. Cad Saúde Pública. 2011;27(2):229-40.

Neves LAT, Fronio JS, Araújo JL, Lupatini PRM. Por que prestar assistência ao prematuro?. Rev Med Minas Gerais. 2012;22(Supl 7):57-62.

Pedraza DF. Qualidade do Sistema de Informações sobre Nascidos Vivos (Sinasc): análise crítica da literatura. Ciênc Saúde Coletiva. 2012;17(10):2729-37.

Santos SMC, Silva RCR, Costa SFS, Silveira TMO. Peso ao nascer nas seis maternidades da rede pública estadual de Salvador. Rev Baiana Saúde Pública. 1992;19(1-4):29-35.

Secretaria da Saúde. Conceitos e Definições. Disponível em: <http://www.saude.pr.gov.br/modules/conteudo/conteudo.php?conteudo=668>.Silva GF, Aidar T, Mathias TAF. Qualidade do Sistema de Informações de Nascidos Vivos no estado do Paraná, 2000 a 2005. Rev Esc Enferm USP. 2011;45(1):79-86.

Soares ES, Menezes GMC. Fatores associados à mortalidade neonatal precoce: análise de situação no nível local. Epidemiol Serv Saúde. 2010;19(1):51-60.

Viana KJ, Taddei JAAC, Cocetti M, Warkentin M. Peso ao nascer de crianças brasileiras menores de dois anos. Cad Saúde Pública. 2013;29(2):349-56.

Viera CS, Mello DF, Oliveira BRG, Furtado MAC. Rede e apoio social familiar no seguimento do recém-nascido pré-termo e baixo peso ao nascer. Rev Eletr Enf. 2010;12(1):11-9.

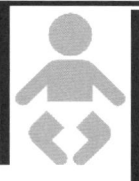

Capítulo 3

MÉTODOS DE AVALIAÇÃO INTRA, PERI E PÓS-PARTO E CURVAS DE CRESCIMENTO INTRAUTERINO

Aurimery Gomes Chermont

CONTROLE CLÍNICO DA GRAVIDEZ

A ausculta de batimentos cardíacos fetais (12 a 14 semanas), a percepção de movimentos fetais (16 a 18 semanas) e o crescimento uterino normal (1 cm por semana) determinam indiretamente a idade fetal, refletindo o bom funcionamento placentário.

Sabe-se que o controle da frequência cardíaca fetal (FCF) é modulado pelo cérebro, portanto os padrões da FCF são marcadores indiretos da resposta cardíaca e medular às mudanças no volume sanguíneo, hipoxemia e acidemia do feto.

A ausculta intermitente é o método recomendado para monitorização fetal durante o trabalho de parto espontâneo nas gestações de baixo risco. Quando comparada com a monitorização eletrônica fetal contínua, tem menores taxas de intervenção, sem evidência de comprometimento do resultado neonatal.

Ausculta intermitente é a avaliação da FCF em intervalos de 15 a 30 minutos na primeira fase do trabalho de parto e a cada 5 minutos na segunda fase dele.

Ultrassonografia fetal

A determinação do comprimento cabeça-nádega para idades gestacionais de 6 a 14 semanas e a medida do comprimento do fêmur, do úmero, da coluna vertebral e do diâmetro biparietal informam sobre o crescimento fetal e, indiretamente, a idade gestacional.

A heterogeneidade do parênquima placentário e a placenta com graus 0 a 3 de Grannum têm relação com a função placentária e, indiretamente, com a maturidade pulmonar.

A ultrassonografia (US) obstétrica de rotina no primeiro trimestre gestacional detecta precocemente gestações múltiplas [(OR): 0,08; intervalo de confiança (IC) 95%: 0,04-

0,16] e reduz a taxa de indução do parto nas gestações pós-termo (OR: 0,6; IC 95%: 0,5-0,7). No entanto, não reduz a mortalidade perinatal (OR: 0,9; IC 95%: 0,7-1,1). O Ministério da Saúde (2006) orienta o seguinte sobre a ecografia: "a não realização de ultrassonografia durante a gestação não constitui omissão, nem diminui a qualidade do pré-natal".

DETERMINAÇÃO DO BEM-ESTAR FETAL

Monitorização eletrônica fetal contínua (MEFC)

A frequência cardíaca fetal é determinada por um dispositivo de Doppler, colocando--se um transdutor, acoplado a um cinto, sobre o abdome materno durante o trabalho de parto. O dispositivo é ligado a um monitor eletrônico, que quantifica a FCF continuamente e a registra em uma tira de papel. Enquanto isso, um transdutor de pressão registra a frequência e a duração das contrações uterinas.

Assim, a MEFC intraparto apresenta valor preditivo negativo de 98%, (monitorização normal; chance de hipóxia é muito baixa), embora, o valor preditivo positivo seja de apenas 15%. A MEFC intraparto é, portanto, um bom preditor de resultados perinatais favoráveis, mas não de resultados adversos.

Assim, o padrão da FCF é definido pelas características da linha de base, variabilidade, acelerações e desacelerações.

Perfil biofísico fetal

A avaliação ultrassonográfica, durante 30 minutos, fornece cinco parâmetros biofísicos: a reatividade fetal no teste sem estresse, o volume de líquido amniótico, o padrão respiratório fetal, o tônus e a FC. Cada parâmetro é avaliado com os escores dois (normal), ou zero (anormal). A avaliação normal varia de 8 a 10.

A avaliação anteparto pelo perfil biofísico fetal associa-se significativamente com a redução da incidência de paralisia cerebral, quando se comparam gestantes que foram ou não submetidas ao teste (0,13% *versus* 0,47%). Existe uma relação inversa e exponencial entre a última pontuação do perfil biofísico fetal e a taxa de paralisia cerebral, sugerindo que a asfixia antenatal é uma causa importante e potencialmente evitável desse evento.

Amniocentese

É a retirada de 20 a 30 mL de líquido amniótico, guiada por US, após 16 a 18 semanas. Fornece material para estudo de cromossomopatias, doenças metabólicas e defeitos do tubo neural. Detecta a maturidade pulmonar quando feita tardiamente na gravidez: presença de fosfatidilglicerol e relação lecitina-esfingomielina superior a 2 (em diabéticas: superior a 3). Complicações: aborto (5/1.000), corioamnionite (menos que 1/1.000), perda de líquido amniótico (1/300), cicatriz fetal, umbilicação na pele.

Biópsia de vilosidade coriônica

O segmento de placenta obtido via abdome ou cérvix vaginal, entre 8 e 11 semanas de gestação, diagnostica cromossomopatias e doenças metabólicas, mas não detecta anomalias do tubo neural. Complicações: aborto (0,5% a 2%), infecção materna, aumento de risco de hemorragia feto-materna e malformação de membros e mandíbula.

Estimulação digital no escalpe fetal

A estimulação digital do couro cabeludo, durante exame vaginal, proporciona avaliação indireta do estado ácido-básico fetal. O objetivo é obter uma resposta nervosa simpática com aceleração normal da FCF, o que pode indicar um feto normoxêmico. Admite-se que a aceleração da FCF está associada com pH sanguíneo acima de 7,20. No entanto, deve-se notar que, apesar de uma aceleração da FCF estar relacionada com a alta probabilidade de bem-estar fetal, a ausência dessa resposta não prediz comprometimento fetal.

Deve-se usar a técnica adequada para evitar o estímulo agressivo, que pode produzir bradicardia vagal. Quando há falta de resposta, uma nova avaliação fetal é necessária, como a coleta de amostras de sangue do couro cabeludo do feto para determinar o pH fetal.

A estimulação digital do escalpe fetal é recomendada quando o traçado da cardiotocografia é categoria II.

Eletrocardiograma (ECG) fetal

A análise do segmento ST do ECG fetal mostrou-se como uma ferramenta promissora para a avaliação complementar da MEFC durante o parto, com base na observação do complexo QRS e onda T do feto em relação ao estado metabólico fetal. A associação de ECG fetal com MEFC demonstrou reduzir as taxas de acidose metabólica neonatal moderada e de encefalopatia neonatal grave, melhorando os resultados perinatais e as taxas de parto vaginal operatório.

MEDIDAS ANTROPOMÉTRICAS AO NASCER

A avaliação do crescimento fetal tem sido representada por um importante instrumento: as curvas de crescimento intrauterino. Cada uma das curvas foi construída baseada em dados antropométricos de amostras populacionais, a partir dos quais foram calculados a média, o desvio-padrão (dp) ou os diversos percentis para cada idade gestacional estudada e sexo, com o objetivo de construir um gráfico.

Curva de Lubchenco (1963)

Uma das curvas de crescimento intrauterino mais conhecidas baseada em dados de peso de nascimento, idade gestacional, sexo e raça de 5,635 nascidos vivos.

Curva de Alexander

Criada em 1996, nos Estados Unidos, a Curva de Alexander (Figura 3.1) tem como grande vantagem ser populacional, iniciando-se a partir de 20 semanas para ser utilizada como ponto de referência comum entre os avaliadores.

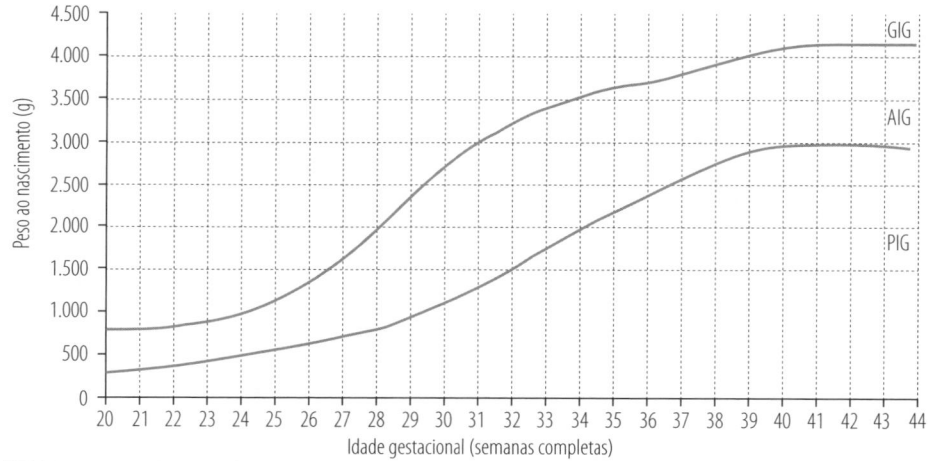

FIGURA 3.1. Curva de classificação do recém-nascido. Fonte: Alexander *et al.* (1996).

INTERGROWTH-21ST

O Consórcio Internacional de Crescimento Fetal e Neonatal pro século 21, ou INTERGROWTH-21st, é uma rede global e multidisciplinar de mais de 300 pesquisadores e clínicos de 27 instituições em 18 países em todo o mundo, dedicados a melhorar a saúde perinatal globalmente e empenhados em reduzir os milhões das mortes neonatais evitáveis que ocorrem como resultado do parto prematuro ou crescimento intrauterino pobre.

Os dados do INTERGROWTH-21st fornecem uma visão única para o crescimento e desenvolvimento pro século 21. Os resultados fornecem novas maneiras de classificar bebês prematuros e pequenos para a idade gestacional. Além disso, produzem uma nova equação internacional para estimar a idade gestacional por meio de ultrassom no início da gravidez, com base nos primeiros padrões internacionais de comprimento cabeça-nádega.

Ao melhorar a capacidade dos médicos para monitorar o crescimento e desenvolvimento, a padronização de métodos de pesquisa e o fornecimento dos programas e formuladores de políticas de saúde materna e neonatal com ferramentas novas, práticas e internacionais, acreditamos que podemos melhorar a saúde das mulheres e recém-nascidos em todo o mundo.

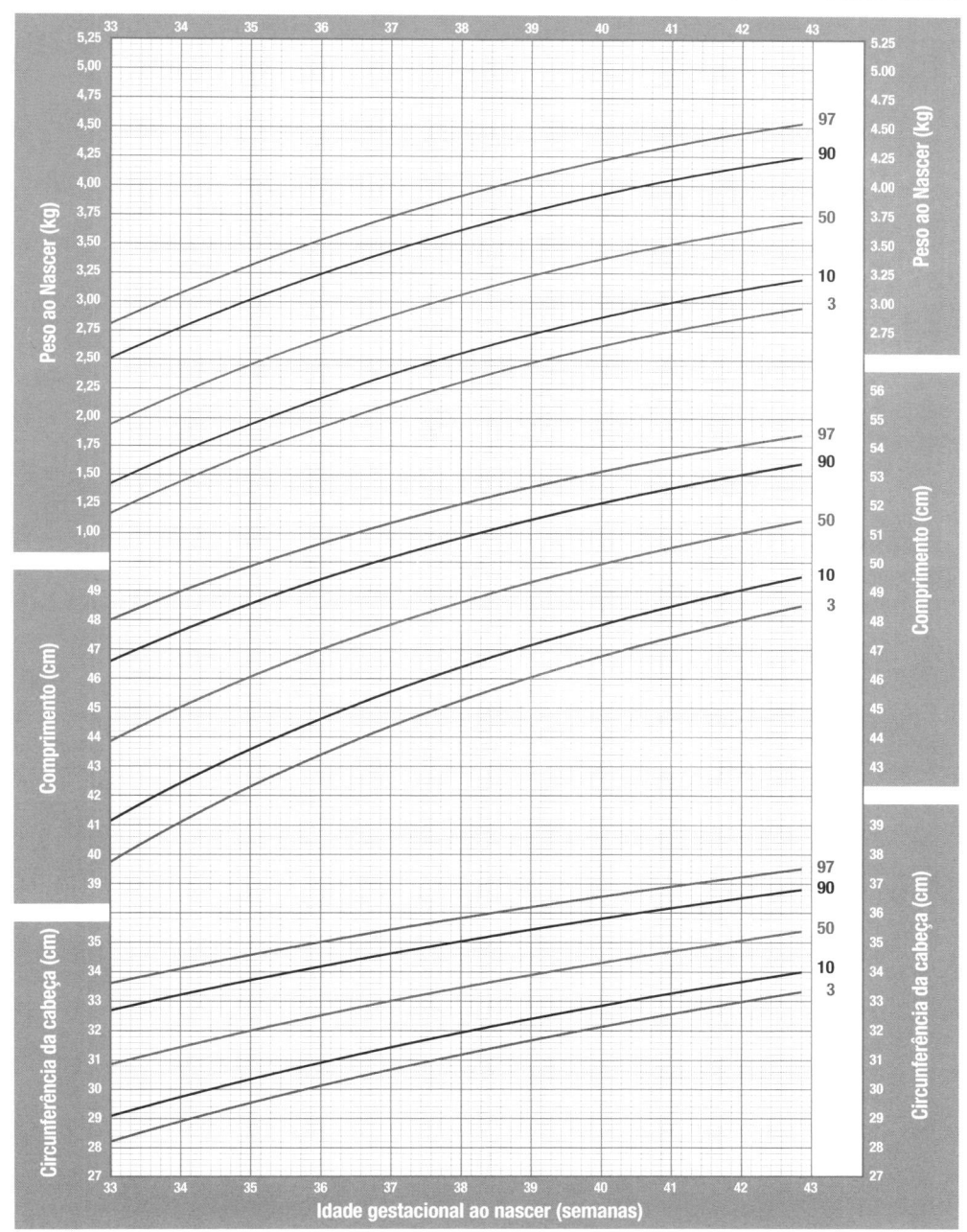

© University of Oxford

FIGURA 3.2.

Fonte: University of Oxford. Disponível em: https://intergrowth21.tghn.org/site_media/media/articles/
INTERGROWTH-21st_Newborn_Size_at_Birth_Chart_Boys.pdf.

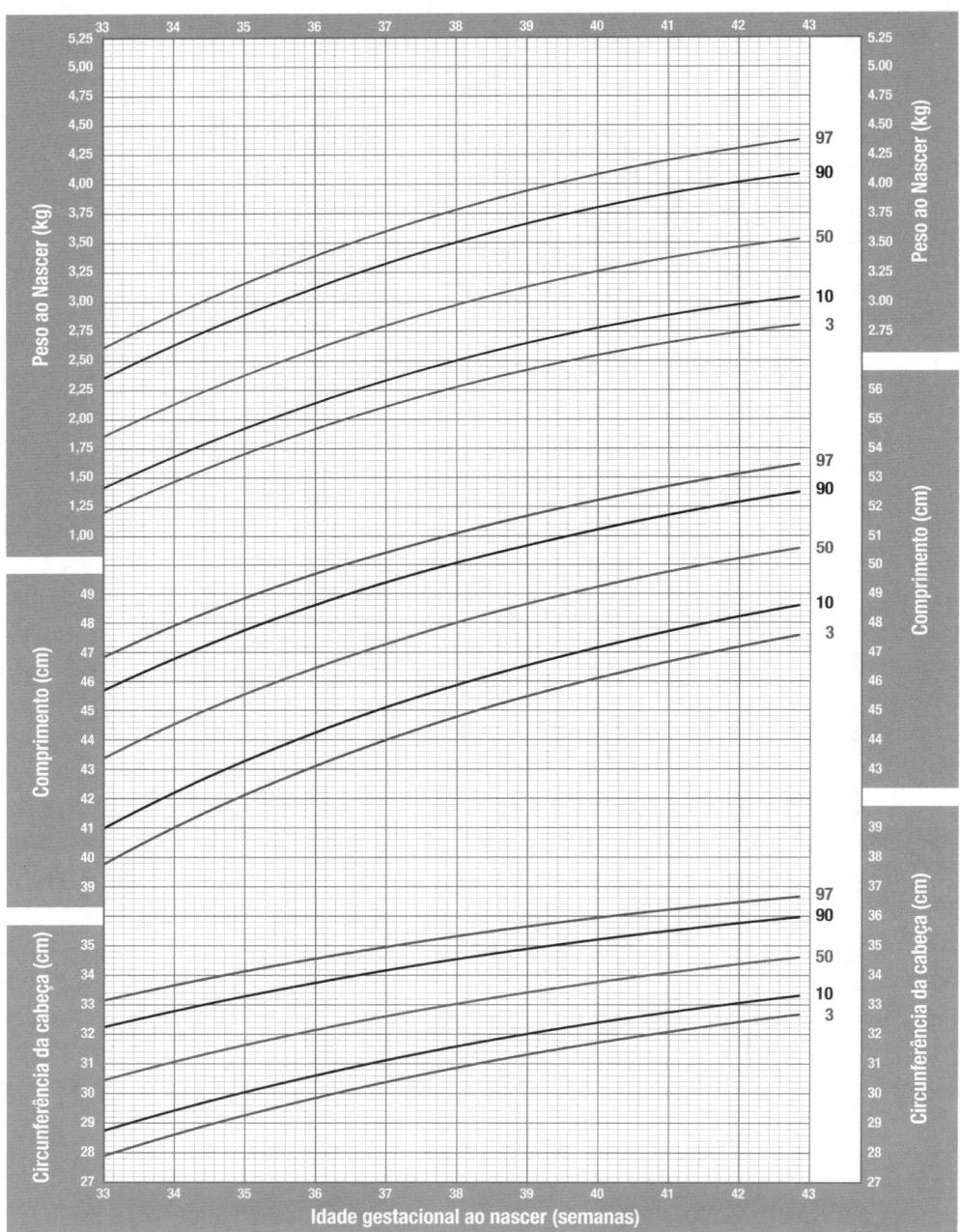

FIGURA 3.3.
Fonte: University of Oxford. Disponível em: https://intergrowth21.tghn.org/site_media/media/articles/INTERGROWTH-21st_Newborn_Size_at_Birth_Chart_Girls_1.pdf.

PADRÕES DE CRESCIMENTO PÓS-NATAL DOS RECÉM-NASCIDOS A TERMO

O crescimento fetal está intimamente vinculado à oferta de oxigênio e nutrientes, sendo também influenciado por fatores genéticos, que são mais importantes no início da gestação, e sempre influenciados pelo ambiente materno, com maior importância no final da gestação. Os fatores genéticos respondem por 38% da variação do peso de nascimento e os 62% restantes, a fatores não genéticos. E, desses, metade depende de variáveis maternas e a outra metade, de causas desconhecidas.

Assim, permanece atual investigar os fatores determinantes do crescimento na primeira infância, principalmente devido ao impacto das alterações desse processo a médio e longo prazo, como o aumento do risco de morbimortalidade e de atraso do desenvolvimento neuropsicomotor.

As novas curvas de recém-nascidos, apresentadas em um artigo da edição da revista *Lancet*, a princípio, suprem essas restrições. Elas foram construídas pelos pesquisadores do Consórcio Internacional sobre Crescimento Fetal e de Recém-nascidos para o Século XXI (Intergrowth-21st) usando a mesma metodologia e o mesmo tipo de equipamento usados para realizar as medições e, principalmente, reuniram dados de mulheres e crianças de oito países com variados níveis de desenvolvimento social e econômico (Estados Unidos, Brasil, Inglaterra, Itália, Quênia, Omã, Índia e China) e espalhados por quatro continentes.

As faixas que mais preocupam os médicos são as das extremidades inferior e superior. As primeiras marcam os percentis 3 e 10 e representam os valores que estão, respectivamente, entre os 3% e os 10% mais baixos para aquela característica. Já as duas últimas, os percentis 90 e 97, incluem os valores que correspondem aos 10% e aos 3% mais elevados. As faixas intermediárias incluem os 90% restantes dos valores, aqueles em que pais e médicos gostariam de ver as crianças.

Os extremos preocupam, pois são sinal de problema, porque a restrição de crescimento é a segunda causa de morte perinatal, aumentando em sete vezes o risco de uma criança morrer durante a gestação. Um estudo recente, conduzido pelo obstetra húngaro Jason Gardosi, autor de uma curva de crescimento individualizada que utiliza características de saúde da mãe para projetar o desenvolvimento esperado de cada bebê, avaliou a saúde de 92.218 crianças nascidas entre 2009 e 2011 na Inglaterra. A taxa de morte entre crianças sem restrição de crescimento foi de 2,4 casos para cada mil nascimentos, enquanto esse índice saltou para 16,7 por mil entre as que passaram por privação de alimentos no útero. Segundo artigo publicado em 2013 no *British Medical Journal*, a proporção de mortes foi ainda mais elevada (19,8 por mil) quando não se identificava a restrição precocemente.

PADRÕES DE CRESCIMENTO PÓS-NATAL DOS RECÉM-NASCIDOS PRÉ-TERMO

Há muitos anos e ainda hoje, não há consenso sobre valores de referência para avaliar o crescimento de crianças nascidas prematuras.

Assim, de acordo com especialistas, devem-se utilizar as curvas de prematuro da seguinte forma:

- Fenton e Kim, 2013 (padrão): ao nascer + pós-natal curto prazo (Figura 3.4);
- Ehrenkranz, 1999 (referência): pós-natal curto prazo;
- Organização Mundial da Saúde (OMS), 2006 (padrão): pós-natal longo prazo.

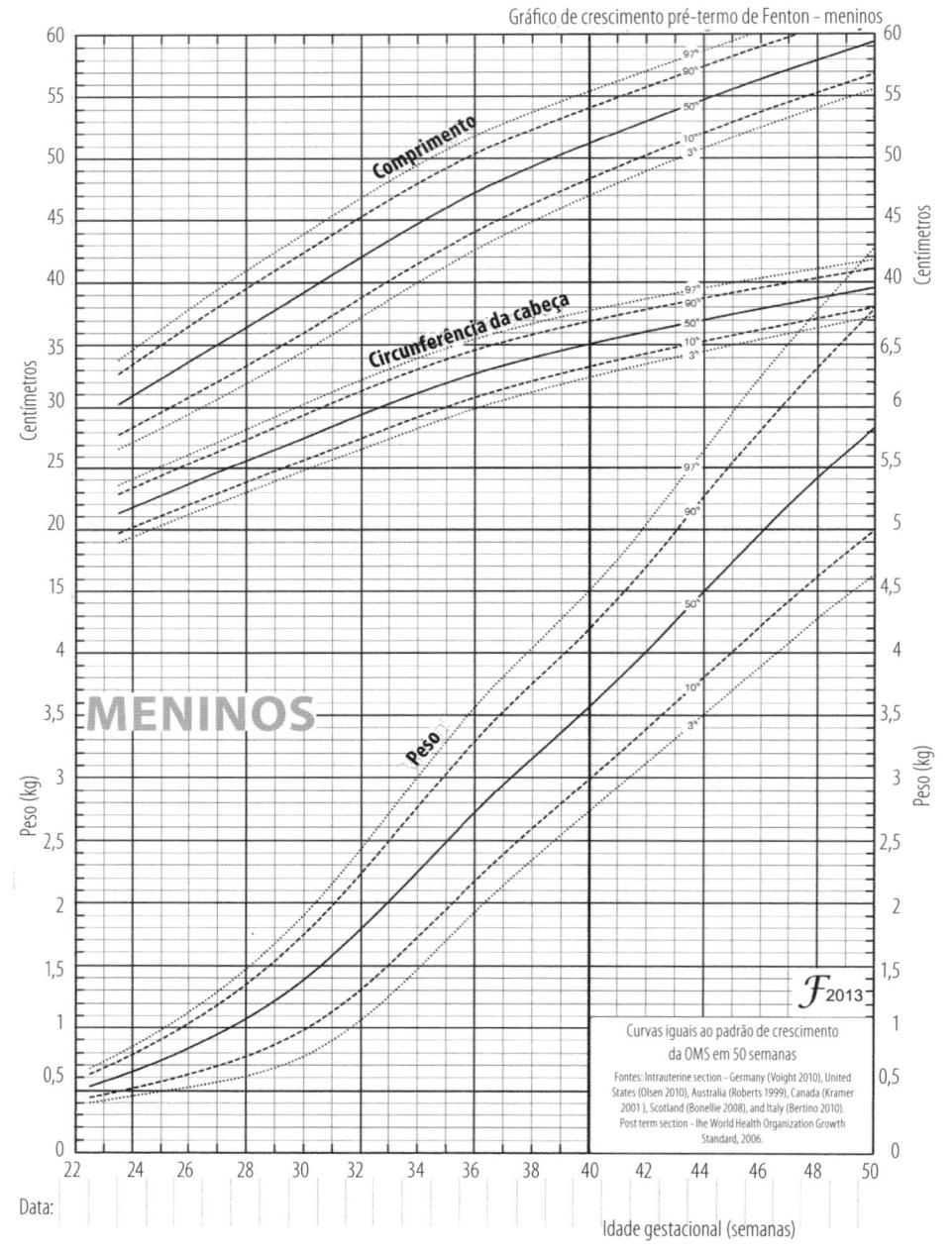

FIGURA 3.4. Curva de prematuro. Fonte: www.ucalgary.ca/fenton/2013chart.

O Intergrowth-21st tratou-se de um estudo multicêntrico, multiétnico, com uma amostra representativa populacional de oito áreas geográficas (Brasil, China, Índia, Itália, Quênia, Omã, Reino Unido e EUA), planejado pela OMS (Multicenter Growth Reference Study), cujo objetivo era produzir curvas prescritivas do crescimento intrauterino e neonatal que pudessem ser adotadas como padrão internacional.

O objetivo principal foi a construção de curvas atualizadas do crescimento fetal (Fetal Growth Longitudinal Study – FGLS), avaliando principalmente o peso, a circunferência craniana e o comprimento para a idade gestacional (Newborn Cross-Sectional Study – NCSS).

O crescimento pós-natal de RNs prematuros (Preterm Postnatal Follow-up Study – PPFS) foi o ponto-chave.

Como objetivos secundários, o Intergrowth-21st investigou determinantes da prematuridade e do crescimento intrauterino restrito (Preterm and Impaired Growth Syndromes Study – PIGSS) e o desenvolvimento do método de ultrassom 2D para a determinação da idade gestacional no meio e no final da gestação (Mild-late Pregnancy Gestational Age Prediction Study – MPGAPS).

Nesse contexto, com relação às curvas de crescimento: o que fazer?

- Classificar o recém-nascido pré-termo (RNPT): pequeno para a idade gestacional (PIG), adequado para a idade gestacional (AIG), grande para a idade gestacional (GIG), de acordo com Olsen, 2010 (23 a 42 semanas) ou Intergrowth-21st (33 a 42 semanas);
- Classificar o índice de massa corporal (IMC), segundo Olsen, 2015, e os indicadores combinados (23 a 42 semanas);

Acompanhar o crescimento pós-natal:

- Com o Intergrowth-21st até 64 semanas (superior a 27 semanas);
- Com as curvas da OMS, 2006, com IC para 40 semanas até 2 anos.

BIBLIOGRAFIA RECOMENDADA

Alexander GR, Himes JH, Kaufman RB, Mor J, Kogan M. A United States national reference for fetal growth. Obstet Gynecol. 1996;87(2):163-8.

Alfirevic Z, Devane D, Gyte GM, Cuthbert A. Continuous cardiotocography (CTG) as a form of electronic fetal monitoring (EFM) for fetal assessment during labour. Cochrane Database Syst Rev. 2017;2:CD006066.

Amer-Wåhlin I, Maršál K. ST analysis of fetal electrocardiography in labor. Semin Fetal Neonatal Med. 2011;16(1):29-35.

Bastos GA, Aragão JCS, Meirelles RMS, Roque JBO, Pimenta M. Ultrassonografia obstétrica como ferramenta didática no rastreamento de patologias fetais. Rev Práxis. 2013;4(8).

Bricker L, Neilson JP. Routine ultrasound in late pregnancy (after 24 weeks gestation) (Cochrane Review). In: The Cochrane Library. Issue 1. Oxford: Update Software; 2006.

Brock RS, Falcão MC. Avaliação nutricional do recém-nascido: limitações dos métodos atuais e novas perspectivas. Rev Paul Pediatr. 2008;26(1):70-6.

Couto JFC, Silva MHB, Villamil QTMF. Ultrassonografia obstétrica.

Committee on Obstetric Practice, American College of Obstetricians and Gynecologists. ACOG Committee Opinion. Number 326, December 2005. Inappropriate use of the terms fetal distress and birth asphyxia. Obstet Gynecol. 2005;106(6):1469-70.

Eickmann SH, Lima MC, Motta MEFA, Romani SAM, Lira PIC. Crescimento de nascidos a termo com peso baixo e adequado nos dois primeiros anos de vida. Rev Saúde Pública. 2006;40(6):1073-81.

Holzmann M, Cnattingius S, Nordstrom L. Outcome of severe intrapartum acidemia diagnosed with fetal scalp blood sampling. J Perinat Med. 2011;39(5):545-8.

Houfflin-Debarge V, Closset E, Deruelle P. [Labor monitoring in high-risk situations]. J Gynecol Obstet Biol Reprod (Paris). 2008;37 Suppl 1:S81-92.

Khunpradit S, Lumbiganon P, Laopaiboon M. Admission tests other than cardiotocography for fetal assessment during labour. Cochrane Database Syst Rev. 2011;(6):CD008410.

Sobre INTERGROWTH-21st (Portuguese) - INTERGROWTH-21st https://intergrowth21.tghn.org/about/sobre-intergrowth-21st-portuguese/ acesso em setembro 2017

Liston R, Sawchuck D, Young D; Society of Obstetrics and Gynaecologists of Canada; British Columbia Perinatal Health Program. Fetal health surveillance: antepartum and intrapartum consensus guideline. J Obstet Gynaecol Can. 2007;29(9 Suppl 4):S3-56.

Moron AF, Milani HJF, Barreto EQS, Araujo Jr E, Haratz KK, Rolo LC, et al. Analysis of three--dimensional power Doppler sonography reproducibility in the assessment of fetal brain circulation. Radiol Bras. 2010;43(6):369-74.

Nomura RMY, Paiva LV, Costa VN, Liao AW, Zugaib M. Influence of maternal nutritional status, weight gain and energy intake on fetal growth in high-risk pregnancies. Rev Bras Ginecol Obstet. 2012;34(3):107-12.

Patterson AJ, Zhang L. Hypoxia and fetal heart development. Curr Mol Med. 2010;10(7):653-66.

Rathore AM, Ramji S, Devi CB, Saini S, Manaktala U, Batra S. Fetal scalp stimulation test: an adjunct to intermittent auscultation in non-reassuring fetal status during labor. J Obstet Gynaecol Res. 2011;37(7):819-24.

São Paulo (Estado). Secretaria da Saúde. Coordenadoria de Planejamento em Saúde. Assessoria Técnica em Saúde da Mulher. Atenção à gestante e à puérpera no SUS – SP: manual técnico do pré-natal e puerpério. Organização: Karina Calife, Tania Lago, Carmen Lavras – São Paulo: SES/SP; 2010.

Sholapurkar SL. Intermittent auscultation of fetal heart rate during labour – a widely accepted technique for low risk pregnancies: but are the current national guidelines robust and practical? J Obstet Gynaecol. 2010;30(6):537-40.

Shy KK, Luthy DA, Bennett FC, Whitfield M, Larson EB, van Belle G, et al. Effects of electronic fetal-heart-rate monitoring, as compared with periodic auscultation, on the neurologic development of premature infants. N Engl J Med. 1990;322(9):588-93.

Villar J, Altman DG, Purwar M, Noble JA, Knight HE, Ruyan P, et al.; International Fetal and Newborn Growth Consortium for the 21st Century. The objectives, design and implementation of the INTERGROWTH-21st Project. BJOG. 2013;120 Suppl 2:9-26.

Villar J, Papageorghiou AT, Pang R, Ohuma EO, Cheikh Ismail L, Barros FC, et al.; International Fetal and Newborn Growth Consortium for the 21st Century (INTERGROWTH--21st). The likeness of fetal growth and newborn size across non-isolated populations in the INTERGROWTH-21st Project: the Fetal Growth Longitudinal Study and Newborn Cross-Sectional Study. Lancet Diabetes Endocrinol. 2014;2(10):781-92.

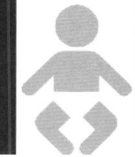

Capítulo 4

NEW BALLARD

Aurimery Gomes Chermont

MÉTODO NEW BALLARD PARA AVALIAÇÃO DA IDADE GESTACIONAL

A avaliação de idade gestacional (IG) pelo pediatra deve ser feita pelo método New Ballard e complementada pela avaliação da IG do obstetra.

É um método de avaliação da IG de recém-nascido (RN) por meio da análise de seis parâmetros neurológicos (postura, ângulo de flexão do punho, retração do braço, ângulo poplíteo, sinal do xale, calcanhar-orelha) e seis parâmetros físicos (pele, lanugo, superfície plantar, glândula mamária, olhos/orelhas, genital masculino, genital feminino), a cada um dos quais se atribui uma pontuação, cujo somatório determinará a estimativa da IG (Figura 4.1, Tabelas 4.1 e 4.2).

SINAL	CONTAGEM							CONTAGEM DO SINAL
	-1	0	1	2	3	4	5	
Postura								
Janela quadrada	> 90°	90°	60°	45°	30°	0°		
Retração do braço		180°	140° - 180°	110° - 140°	90° - 110°	< 90°		
Ângulo poplíteo	180°	160°	140°	120°	100°	90°	< 90°	
Sinal do Xale								
Calcanhar à orelha								
CONTAGEM TOTAL DE NEUROMUSCULAR								

FIGURA 4.1. Avaliação da idade gestacional pelo Método New Ballard – Maturidade Neuromuscular. Adaptada de: Ballard *et al.* (1991).

Está modificado da versão original com alguns itens agregados, permitindo a avaliação de RN com IG a partir de 20 semanas.

A correlação entre o New Ballard Score e a IG calculada pela amenorreia é de 0,97; para o RN com menos de 26 semanas, essa correlação foi mantida quando o método foi aplicado nas primeiras 12 horas de vida.

A estimativa da IG pelo método de Ballard é mais precisa quando avaliada entre 12 e 20 horas.

TABELA 4.1. Avaliação da idade gestacional pelo Método New Ballard – Maturidade Física

SINAL	CONTAGEM							CONTAGEM DO SINAL
	-1	0	1	2	3	4	5	
Pele	Pegajoso, friável, transparente	Gelatinoso, vermelha, translúcida	Homogeneamente rosa, veias visíveis	*Rash*, descamações superficiais ou poucas veias	Descamação grosseira, áreas de palidez, raras veias	Apergaminhada, fissuras profundas, sem vasos	Coriácea, fissuras profundas, enrugada	
Lanugo	Nenhum	Escasso	Abundante	Diluir	Áreas sem pelo	Praticamente ausente		
Superfície plantar	40-50mm: -1 < 40mm: -2	> 50 mm, sem marcas	Marcas tênues	Marcas na superfície anterior	Marcas nos 2/3 anteriores	Marcas cobrem toda a superfície plantar		
Glândula mamária	Imperceptível	Pouco perceptível	Aréola lisa sem glândula	Aréola parcialmente elevada Glândula 1-2 mm	Aréola elevada Glândula 3-4 mm	Borda elevada Glândula 5-10 mm		
Olho/orelha	Pálpebras fundidas frouxamente: -1 firmemente: -2	Pálpebras abertas; pavilhão plano permanece dobrado	Pavilhão parcialmente encurvado, mole, com recolhimento lento	Pavilhão completamente encurvado, mole, com recolhimento rápido	Pavilhão completamente encurvado, firme, com recolhimento instantâneo	Cartilagem grossa, orelha firme		
Genital (masculino)	Escroto plano, liso	Testículo fora da bolsa escrotal, sem rugas	Testículo no canal superior, rugas raras	Testículo descendo, poucas rugas	Testículos na bolsa, rugas bem visíveis	Bolsa escrotal em pêndulo, rugas profundas		
Genital (feminino)	Clitóris proeminente, lábios planos	Clitóris proeminente, lábios menores pequenos	Clitóris proeminente, pequenos lábios evidentes	Lábios menores e maiores igualmente proeminentes	Lábios maiores grandes e menores pequenos	Lábios maiores recobrem o clitóris e lábios menores		
CONTAGEM FÍSICA TOTAL DA MATURIDADE								

Adaptado de: Ballard *et al.* (1991).

MATURIDADE NEUROMUSCULAR

TABELA 4.2. Avaliação em semanas de idade gestacional

PONTUAÇÃO	IDADE EM SEMANAS
-10	20 SEMANAS
-9	20 + 3 d
-8	20 + 6 d
-7	21 + 1 d
-6	21 + 4 d
-5	22 SEMANAS
-4	22 + 3 d
-3	22 + 6 d
-2	23 + 1 d
-1	23 + 4 d
0	24 SEMANAS
1	24 + 3 d
2	24 + 6 d
3	25 + 1 d
4	25 + 4 d
5	26 SEMANAS
6	26 + 3 d
7	26 + 6 d
8	27 + 1 d
9	27 + 4 d
10	28 SEMANAS
11	28 + 3 d
12	28 + 6 d
13	29 + 1 d
14	29 + 4 d
15	30 SEMANAS
16	30 + 3 d
17	30 + 6 d
18	31 + 1 d
19	31 + 4 d
20	32 SEMANAS
21	32 + 3 d
22	32 + 6 d
23	33 + 1 d
24	33 + 4 d
25	34 SEMANAS
26	34 + 3 d
27	34 + 6 d
28	35 + 1 d
29	35 + 4 d
30	36 SEMANAS
31	36 + 3 d
32	36 + 6 d

Continua

Continuação

PONTUAÇÃO	IDADE EM SEMANAS
33	37 + 1 d
34	37 + 4 d
35	38 SEMANAS
36	38 + 3 d
37	38 + 6 d
38	39 + 1 d
39	39 + 4 d
40	40 SEMANAS
41	40 + 3 d
42	40 + 6 d
43	41 + 1 d
44	41 + 4 d
45	42 SEMANAS
46	42 + 3 d
47	42 + 6 d
48	43 + 1 d
49	43 + 4 d
50	44 SEMANAS

Adaptada de: Ballard *et al.* (1991).

TÉCNICA DE EXAME – MÉTODO NEW BALLARD

O tônus muscular reflete-se na postura preferida da criança em repouso e na resistência ao estiramento de grupos musculares individuais (Figura 4.2). Conforme progride a maturação, o feto assume gradualmente o tônus passivo dos flexores no sentido centrípeto e caudal-cranial, com as extremidades inferiores antes das superiores. Sabe-se que muito cedo, na gestação, somente os tornozelos são flexionados. Os joelhos flexionam-se somente após os pulsos começarem a flexionar. A flexão do quadril, então, abdução, ocorre antes da do cotovelo, e só então haverá a flexão da cintura escapular. O prematuro exibe primeiramente o tônus extensor passivo sem oposição. Conforme se aproxima do termo, o RN apresenta progressivamente menos oposição ao tônus flexor, assim a postura fletida é um indício de maturação.

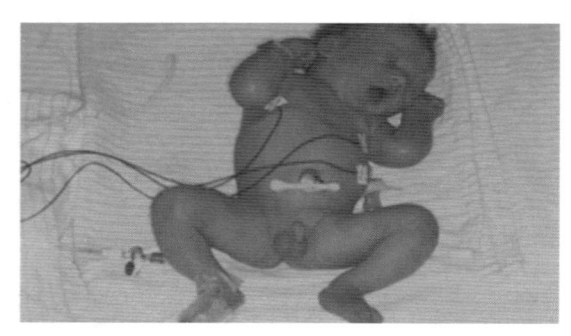

FIGURA 4.2. Postura. Adaptada de: Ballard *et al.* (1991).

A flexibilidade e/ou a resistência da "janela quadrada" do pulso ao estiramento do extensor são responsáveis pelo ângulo resultante da flexão do pulso.

O examinador endireita os dedos do RN e aplica uma pressão delicada no dorso da mão, perto dos dedos (Figura 4.3). Do prematuro extremo ao pós-termo, o ângulo resultante entre a palma da mão e o antebraço é estimado em: >90°, 90°, 60°, 45°, 30° e 0°.

Essa manobra focaliza o tônus passivo do flexor do bíceps, medindo o ângulo do recolhimento que segue a extensão muito breve da extremidade superior.

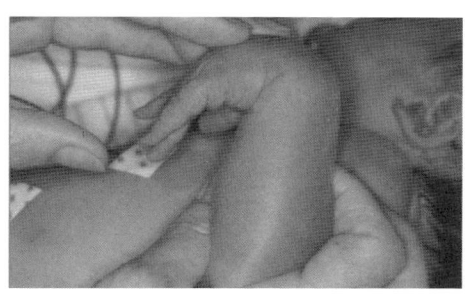

FIGURA 4.3. Ângulo de flexão do punho. Adaptada de: Ballard *et al.* (1991).

Com o RN em posição supina (Figura 4.4), o examinador coloca uma das mãos abaixo do cotovelo para sustentação. Tomando a mão do RN, o examinador ajusta momentaneamente o cotovelo em flexão e estende momentaneamente o braço antes de liberar a mão. O ângulo de recolhimento a que o antebraço retorna é anotado, e o quadrado apropriado é selecionado na folha da contagem. O prematuro extremo não exibirá nenhum recolhimento do braço.

A análise do ângulo poplíteo Figura 4.5 é realizada somente se houver um contato entre o punho do RN e o rosto (observado em RN termo e pós-termo).

É necessário ter cuidado durante o manuseio para não prender o braço na posição estendida por um período prolongado, porque isso pode causar fadiga, e os resultados serão falsamente baixos devido ao pobre recolhimento do flexor.

Essa manobra avalia a maturação do tônus passivo dos flexores na cintura escapular na junção do joelho, testando a resistência à extensão da extremidade inferior.

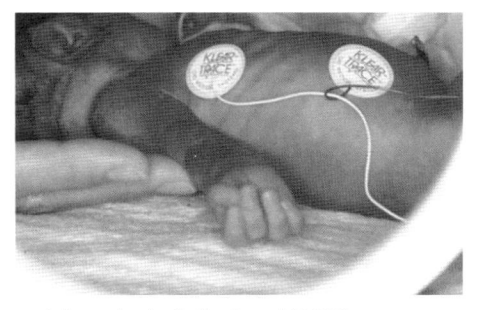

FIGURA 4.4. Retração do braço. Adaptada de: Ballard *et al.* (1991).

Com o RN em supino e sem a fralda, colocar a coxa delicadamente sobre o abdome com o joelho flexionado inteiramente. Depois que o RN relaxa nessa posição, o examinador segura delicadamente o pé pelos lados com uma mão e suporta lateralmente a coxa com a outra. Cuidado para não exercer pressão nas extremidades, para não interferir no exame. A perna é estendida até que uma resistência definitiva à extensão seja percebida. Nesse momento o ângulo formado no joelho entre a perna e a coxa é medido.

Atenção: É importante esperar até que o bebê sossegue antes de estender o pé. No caso de o neonato nascer na posição pélvica, esse posicionamento interferirá na manobra nas primeiras 24 a 48 horas de vida devido à fadiga intrauterina do flexor. O teste deverá ser repetido logo após a sua recuperação.

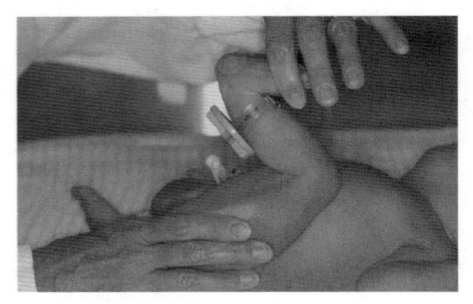

FIGURA 4.5. Ângulo poplíteo. Adaptada de: Ballard *et al.* (1991).

Com o RN na posição supina, o examinador ajusta a cabeça na linha média e segura a mão do RN, estabilizando o tórax com a outra mão ao mesmo tempo que o polegar é colocado no cotovelo (Figura 4.6).

O examinador conduz o cotovelo através da caixa torácica, sentindo a flexão passiva ou a resistência à extensão dos músculos flexores posteriores da cintura escapular.

O ponto na caixa torácica para o qual o cotovelo se move facilmente antes da resistência significativa é anotado.

Os marcos observados em ordem da maturidade crescente são: "xale" completo ao redor do pescoço (-1), linha axilar contralateral (0), linha mamilar contralateral (1), processo xifoide (2), linha mamilar ipsilateral (3) e linha axilar ipsilateral (4).

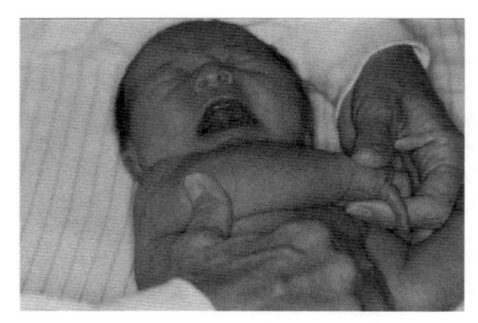

FIGURA 4.6. Sinal do xale. Adaptada de: Ballard *et al.* (1991).

A manobra de calcanhar à orelha (Figura 4.7) mede o tônus passivo flexor da cintura pélvica ao testar a flexão passiva ou a resistência à extensão dos músculos flexores posteriores do quadril.

Coloca-se o RN em supino e a extremidade inferior flexionada é trazida para descansar no colchão ao lado do tronco do infante.

O examinador suporta a coxa lateralmente ao lado do corpo com a palma de uma mão. A outra mão é usada para segurar o pé e puxá-lo para a orelha ipsilateral.

O examinador sente a resistência à extensão dos flexores posteriores da cintura pélvica e anota a posição do calcanhar em que a resistência significativa é percebida. Os marcos observados em ordem da maturidade crescente incluem a resistência sentida quando o calcanhar está sobre ou próximo a: orelha (-1), nariz (0), queixo (1), mamilo (2), umbigo (3) e linha femoral (4).

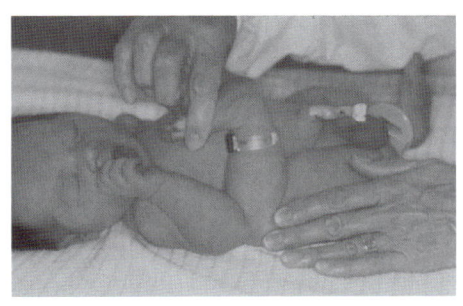

FIGURA 4.7. Manobra de calcanhar à orelha. Adaptada de: Ballard *et al.* (1991).

QUANTO À RELAÇÃO PESO-IDADE GESTACIONAL

Para cada época da gestação, existe uma variação de peso considerada normal, entre os percentis de peso 10 e 90, para uma dada população. A partir daí, o RN pode ser classificado como:

- Grande para a idade gestacional (GIG): acima do percentil 90;
- Apropriado para a idade gestacional – (AIG): entre o percentil 10 e 90;
- Pequeno para a idade gestacional (PIG): abaixo do percentil 10.

O RN pode ser PIG em consequência de constituição genética, infecções crônicas durante a gravidez, hipertensão materna, disfunções placentárias, malformações congênitas e síndromes cromossômicas.

O grupo de RN PIG, conforme denominação do Código Internacional de Doenças (CID-10), compreende dois subgrupos:

- RN PIG com PN abaixo do percentil 10, porém com estatura acima do percentil 10 para a IG (P05.0);
- RN PIG com peso e estatura ao nascer abaixo do percentil 10 (P05.1).

O RN pode ser GIG por constituição genética ou em consequência de diabetes materno. O filho de mãe diabética apresenta risco aumentado para mortalidade perinatal, prematuridade, asfixia, hipoglicemia precoce e outros distúrbios metabólicos e respiratórios, tocotraumatismos, infecções e malformações congênitas.

O CID-10 subdivide o grupo em:
- RN de mães com diabetes gestacional (P70.0);
- RN de mães diabéticas (P70.1);
- Outros RN GIG (exclui RN > 4.500g) (P08.1).

BIBLIOGRAFIA RECOMENDADA

Ballard JL, Khoury JC, Wedig K, Wang L, Eilers-Walsman BL, Lipp R. New Ballard Score, expanded to include extremely premature infants. J Pediatr. 1991;119(3):417-23.

Donovan EF, Tyson JE, Ehrenkranz RA, Verter J, Wright LL, Korones SB, et al. Inaccuracy of Ballard scores before 28 weeks' gestation. National Institute of Child Health and Human Development Neonatal Research Network. J Pediatr. 1999;135(2 Pt 1):147-52.

Institute of Medicine (US) Committee on Understanding Premature Birth and Assuring Healthy Outcomes; Behrman RE, Butler AS, editors. Preterm Birth: Causes, Consequences and Prevention. Washington (DC): National Academies Press (US); 2007.

Margotto PR. Neonato em ação. Disponível em: www.paulomargotto.com.br/documentos/New%20Ballard%20Score.doc. Acesso em: 2 jul. 2016.

Perumal N, Gaffey MF, Bassani DG, Roth DE. WHO Child Growth Standards Are Often Incorrectly Applied to Children Born Preterm in Epidemiologic Research. J Nutr. 2015;145(11):2429-39.

Pessoto MA, Marba STM. Apêndices (Método do New Ballard). In: Marba STM, Mezzacappa Filho F, organizadores. Manual de Neonatologia. Rio de Janeiro: Revinter; 1998. p. 372-3.

Sasidharan K, Dutta S, Narang A. Validity of New Ballard Score until 7th day of postnatal life in moderately preterm neonates. Arch Dis Child Fetal Neonatal Ed. 2009;94(1):F39-44.

Secretaria de Estado da Saúde. Manual de neonatologia. 2015. Disponível em: <http://www.saude.sp.gov.br/resources/ses/perfil/gestor/homepage/programa-de-fortalecimento-da-gestao-da-saude-no-estado-de-sao-paulo/consultas-publicas/manual_de_neonatologia.pdf>. Acesso em: 5 jul. 2016.

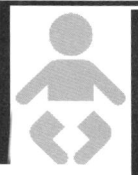

Capítulo 5

IDENTIFICAÇÃO DO RECÉM-NASCIDO DE ALTO RISCO

Aurimery Gomes Chermont

O recém-nascido de alto risco (RNAR) é aquele que apresenta risco elevado para problemas no desenvolvimento, especialmente por ter sobrevivido a um parto traumático ou prematuro e por ser egresso de unidade de terapia intensiva neonatal (UTIN).

Assim, o neonato é considerado de alto risco e encaminhado para serviços especiais de acompanhamento quando apresenta alguma das seguintes condições: prematuridade [idade gestacional (IG) menor que 33 semanas e peso ao nascer (PN) menor ou igual a 1.500g], asfixia perinatal grave, alterações neurológicas, convulsão, hemorragia intra-craniana, meningite, crescimento anormal do perímetro cefálico, pequeno para a idade gestacional (PIG), distúrbios metabólicos sintomáticos (hipoglicemia), hiperviscosidade sintomática, hiperbilirrubinemia indireta, oxigenoterapia, parada cardiorrespiratória, in-fecção congênita, síndrome inespecífica sistêmica (sepse de difícil controle, enterocolite necrosante) e erros inatos do metabolismo.

A redução da mortalidade infantil é um grande desafio para a sociedade brasileira. Apesar da queda importante na última década, decorrente da redução da mortalidade pós-neonatal (27 dias a 1 ano de vida), os índices são ainda elevados, principalmente na região norte do Brasil, devido à estagnação da mortalidade neonatal (0 a 27 dias de vida) no país, e concentram-se nas regiões e populações mais pobres, e algumas vezes se devem somente a um grande descaso das autoridades locais.

A situação é grave, mas essas mortes precoces podem ser evitadas pelo acesso aos serviços de atenção primária à saúde, realizando-se um pré-natal de qualidade, o que na maioria das vezes não ocorre, especialmente quando se trata de multigestas ou adolescen-tes. Portanto, o nascimento saudável, a promoção do crescimento e do desenvolvimento, o aleitamento materno exclusivo até os 6 meses e a vigilância à saúde das crianças de maior risco são ações que devem ser realizadas de forma adequada até os primeiros cinco anos de vida, como preconizado pelo Ministério da Saúde (MS), que considera como crianças de risco aquelas comum dos critérios a seguir: residência em área de risco; baixo PN (menor que 2.500g); prematuridade (menor que 37 semanas de IG); asfixia grave (Apgar menor que 7 no quinto minuto de vida); internamento ou intercorrências na maternidade ou em unidade de assistência ao recém-nascido (RN); recebimento de orientações especiais à alta da maternidade ou em unidade de assistência ao neonato; RN de mãe adolescente (menor que 18 anos); RN de mãe com baixa instrução (menos de oito anos de estudo); relato de morte de crianças menores de 5 anos na família.

Além do cuidado realizado pela Equipe de Saúde da Família (ESF) e pela Unidade Básica de Saúde (UBS), essas crianças demandam atenção especializada e atendimento multiprofissional, sendo imperioso o seguimento, em ambulatórios, desses bebês de risco, até no mínimo os 5 anos de idade, priorizando a captação precoce e busca ativa para a manutenção do calendário de atenção à saúde da criança.

De acordo com os estudos de Silva *et al.* (2014), para determinar os fatores associados à mortalidade intra-hospitalar, utilizaram-se como variáveis explicativas as características individuais da mãe, da assistência ao pré-natal, do parto, do período neonatal e dos RNs internados em UTINs de Alto Risco, integrantes da Rede Norte-Nordeste de Saúde Perinatal, no Nordeste, em uma população de 3.623 nascidos vivos internados em 34 UTINs. Após o ajuste para os três níveis hierárquicos do modelo de determinação do óbito em UTIN até o 27º dia de vida, associaram-se: tipo de parto – cesariana [*odds ratio* (OR) = 0,72; intervalo de confiança (IC) 95%: 0,56-0,95]; não uso de corticoide antenatal (OR = 1,51; IC95%: 1,01-2,25); pré-eclâmpsia (OR = 0,73; IC95%: 0,56-0,95); oligodrâmnio (OR = 1,57; IC95%: 1,17-2,10); peso ao nascer menor que 2.500g (OR = 1,40; IC95%: 1,03-1,90); escore de Apgar no quinto minuto menor que 7 (OR = 2,63; IC95%: 2,21-3,14); uso de tubo endotraqueal (OR = 1,95; IC95%: 1,31-2,91); não uso de surfactante (OR = 0,54; IC95%: 0,43-0,69). Concluiu-se que o óbito em UTIN é determinado pelas condições assistenciais à gestação, ao parto e ao RN.

Segundo Alves (2014), no estado do Pará, a proporção de nascidos vivos de mães adolescentes foi de 27,42% e, em 2010, acima da média nacional (19,31%). Mais agravante ainda é a participação de adolescentes com até 14 anos nos partos de nascidos vivos no estado, de 1,6% em 2010, sem redução nos anos seguintes. Assim, a prevalência de RNs com de baixo peso ao nascer (BPN) no estado foi de 11,51% em 2009.

FATORES DE RISCO PARA MORBIMORTALIDADE PERI E NEONATAL

Maternos

- Mãe com idade acima 40 anos apresenta risco associado para o feto e o RN de cromossomopatias macrossomia e retardo de crescimento intrauterino (RCIU), gerando um RN PIG.
- Mãe com idade abaixo de 16 anos apresenta risco associado para o feto e o RN de: prematuridade, pré-eclâmpsia e RCIU, gerando um RN PIG.

- Mãe em uso de álcool ou drogas ilícitas apresenta risco associado para o feto e o RN de: PIG, RCIU, morte súbita, síndrome fetal alcoólica, síndrome de abstinência.
- Mãe fumante, em uso de drogas ilícitas, apresenta risco associado para o feto e o RN de: PIG, RCIU, morte fetal e neonatal.

História clínica

- Mãe portadora de *diabetes mellitus* apresenta risco associado para o feto e o RN de: morte fetal, anomalias congênitas, prematuridade e sequelas, macrossomia, tocotraumatismos.
- Mãe com doença tireoidiana apresenta risco associado para o feto e o RN de: hipo ou hipertireoidismo.
- Mãe com doença renal crônica apresenta risco associado para o feto e o RN de: PIG (RCIU), morte fetal, prematuridade.
- Mãe com infecção de trato urinário apresenta risco associado para o feto e o RN de: prematuridade, sepses.
- Mãe com pneumopatias e cardiopatias apresenta risco associado para o feto e o RN de: PIG (RCIU), morte fetal, prematuridade.
- Mãe com síndromes hipertensivas apresenta risco associado para o feto e o RN de: PIG (RCIU), morte fetal, prematuridade, asfixia, anemia, morte fetal.

O Quadro 5.1 apresenta os fatores e os riscos associados para o feto e o RN que podem levar à morbidade.

QUADRO 5.1. Fatores e riscos associados para o feto e o recém-nascido

Fatores	Riscos associados para o feto e o RN
HISTÓRIA CLÍNICA	
Síndromes hipertensivas	– PIG (RCIU), morte fetal, prematuridade
Isoimunização por antígenos de hemácias	– Morte fetal, hidropisia, anemia, icterícia
Isoimunização por antígenos plaquetários	– Morte fetal, sangramento
Trombocitopenia	– Morte fetal, sangramento
HISTÓRIA OBSTÉTRICA	
Polidrâmnio	– Cromossomopatias, anomalias congênitas gastrointestinais (atresia duodenal ou esofagiana, fístula traqueoesofágica, onfalocele, gastrosquise), hérnia diafragmática, craniofaciais (anencefalia, holoprosencefalia, hidrocefalia, micrognatia, agnatia, fenda de palato), pulmonares (malformação adenomatoide cística), quilotórax, cardíacas (malformações), neuromusculares, hidropisia (imune e não imune), *diabetes mellitus*, infecção intrauterina
Oligodrâmnio	– PIG (RCIU): hipertensão materna, condições autoimunes, vasculopatia diabética, pós-maturidade, morte fetal, asfixia perinatal, anomalias congênitas geniturinárias (agenesia renal, rins displásicos, multicísticos ou policísticos, obstrução uretral ou ureteral), hipoplasia pulmonar, deformidades de membros, ruptura de membranas (prematura ou prolongada), gemelaridade, placenta abrupta crônica.

Continua

Continuação

Fatores	Riscos associados para o feto e o RN
Infertilidade	− Anomalias congênitas, BPN, morte fetal
História pregressa de RN com prematuridade, anomalias congênitas, doença da membrana hialina (DMH), icterícia	− Recorrência de eventos
Sangramento	− Morte fetal, prematuridade, anemia
Ruptura prematura de membranas	− Prematuridade, infecção
Ruptura prolongada de membranas	− Sepses
Febre, infecção aguda	− Sepse
TORCHS, HB, HIV	− TORCHS, HB, HIV
Medicamentos	− Malformações, interferência no metabolismo fetal, abstinência
Gemelaridade	− Prematuridade, síndrome transfusional, asfixia, traumatismos de parto
CONDIÇÕES FETAIS	
Macrossomia	− Anomalias congênitas, asfixia, traumatismos de parto, hipoglicemia
Restrição de crescimento intrauterino	− Morte fetal, anomalias congênitas, asfixia, hipoglicemia, policitemia
Anomalias de ritmo cardíaco fetal	− Asfixia, bloqueio cardíaco, insuficiência cardíaca congênita (ICC), hidropisia
CONDIÇÕES DO PARTO E NASCIMENTO	
Parto prematuro	− Asfixia, DMH, infecção, distúrbios metabólicos, hemorragia peri-intraventricular
Parto pós-termo	− Asfixia, aspiração meconial, morte fetal
Hipotensão materna	− Asfixia, morte fetal
Trabalho de parto prolongado	− Asfixia, tocotraumatismos, morte fetal
Hipertonia uterina	− Asfixia
Líquido meconial	− Asfixia, aspiração meconial, morte fetal, hipertensão pulmonar
Prolapso de cordão	− Asfixia
Anestesia	− Depressão respiratória, hipotensão, hipotermia
ANOMALIAS PLACENTÁRIAS	
Pequena	− PIG
Grande	− Hidropisia, diabetes
Prévia	− Perda sanguínea
Apgar	
Apgar com 1 min < 4	− Asfixia, prematuridade extrema, infecção
Apgar com 5 min < 4	− Atraso de desenvolvimento, sequelas neurológicas

BAIXO PESO AO NASCER E CRESCIMENTO INTRAUTERINO RESTRITO

O BPN é o fator individual que mais influencia o estado de saúde e a sobrevivência da criança, principalmente no primeiro mês de vida, por ser facilmente mensurado, fornecendo dados relevantes para a descrição e a classificação dos RNs (Silva, 2007).

Caracteriza-se como baixo peso o peso ao nascimento inferior a 2.500g. Considera-se como peso satisfatório ao nascimento: de 3.000a 3.999g; peso insuficiente ao nascer: de 2.500 a 2.999g; muito baixo peso: aqueles com menos que 1.500g; extremo baixo peso: aqueles que nascem com menos de 750g. Dados da Organização Mundial de Saúde (OMS) indicam que mais de 20 milhões de indivíduos nascem no mundo com baixo peso todos os anos, representando 15,5% do total de nascimentos. Desses, 95,6% ocorrem em países em desenvolvimento, onde 16,5% dos RNs têm baixo peso, mais que o dobro da média dos países desenvolvidos (7%).

Em geral, nos países desenvolvidos essas taxas são decorrentes de partos prematuros – dois terços do total –, contrapondo-se aos países em desenvolvimento, onde a maioria decorre de RCIU.

A incidência do baixo PN nas seis regiões geográficas do mundo varia entre 6% e 18%. No Brasil, de acordo com informações do Sistema de Informações sobre Nascidos Vivos (Sinasc), a proporção de baixo PN aumentou 10,4% num período de 10 anos, saindo de 7,4%, em 1994, e atingindo 8,2%, em 2004 (porcentagem essa que persiste ainda em 2007. Esses dados são alarmantes no Pará, segundo pesquisa com 364 puérperas adolescentes com a proporção de RNs PIGs de 34,61%.

Há 10 anos, a mortalidade neonatal dos bebês com crescimento intrauterino restrito (CIUR) é de 6 a 10 vezes maior que o daqueles que apresentaram crescimento normal intraútero, atestando que quanto menor o percentil do peso ao nascimento, maior a morbimortalidade. Quanto à etiologia do CIUR, apesar de serem classificados em fetais, maternos e placentários, em 60% dos casos, sua etiologia é desconhecida.

O baixo PN está intimamente relacionado com a mortalidade fetal e neonatal e com a morbidade, inibindo o crescimento e o desenvolvimento cognitivo, e favorecendo o aparecimento de doenças crônicas durante a vida (fatores relativos à criança, à mãe e ao ambiente exercem papel importante sobre a determinação do baixo PN e das condições futuras de saúde da criança).

Evidências recentes apontam para um declínio da morbidade de RNs com mais de 750g, apesar de não ocorrer com a mesma intensidade que a redução da mortalidade. Recém-nascidos com peso inferior a 750g podem ter um prognóstico menos favorecido no longo prazo, destacando a elevada incidência de problemas de comportamento e escolares, que demandam abordagens especiais para o tratamento dessas dificuldades, que normalmente aparecem na segunda infância. O peso ao nascimento é determinado tanto pelo crescimento fetal quanto pela duração da gravidez. Assim, 40% da variação no crescimento fetal são atribuídos a fatores genéticos, entre os quais os genótipos maternos e fetais apresentam um papel importante, com uma pequena contribuição adicional do sexo da criança. Os 60% restantes da variação são determinados por fatores ambientais maternos. A causa do baixo PN determinará comorbidades distintas ao longo do desenvolvimento da criança. Entretanto, a condição de baixo PN eleva as chances de doenças crônicas na vida adulta como diabetes tipo II, resistência à insulina, obesidade, hipertensão arterial sistêmica, doença coronariana, acidente vascular cerebral e depressão em adolescentes do sexo feminino.

A literatura aponta como principais fatores de risco associados ao baixo PN, em ordem decrescente de importância: ocorrência de hemorragias durante a gestação, elevação da pressão arterial na gestação (independentemente da sua etiologia/classificação), pequeno número de consultas de pré-natal, amniorrexe prematura, intervalo interpartal de hipertensão arterial crônica, baixo peso materno pré-gestacional, hábito de fumar além do quarto mês de gestação, intervalo interpartal doenças infecciosas na gestação, início tardio do pré-natal (após o terceiro mês), antecedente de cesárea e idade materna. Obesidade materna pré-gestacional e estar grávida pela primeira vez mostraram-se fatores protetores para baixo peso.

PREMATURIDADE

As pesquisas de Beck *et al.* (2010) estimaram que, em 2005, 12,9 milhões de RNs ou 9,6% de todos os nascidos vivos do mundo eram prematuros. Do total de nascimentos pré-termo, 0,9 milhão ocorreu na América Latina e Caribe. O Brasil registrou, no ano de 2007, 6,6% de nascimentos pré-termo, proporção muito próxima à calculada por Beck *et al.* para a Europa em 2005.

Behrman e Butler (2007) afirmam que, entre 1996 e 2003, o total de partos cirúrgicos elevou-se em todas as idades gestacionais, observando-se um aumento entre os prematuros de 32 a 36 semanas.

As causas da prematuridade são multifatoriais e complexas, incluindo aspectos demográficos da mãe, bem como o estado nutricional, a história da gestação e características presentes, os aspectos psicológicos, comportamentos adversos, as infecções e os marcadores genéticos e biológicos.

Segundo Goldenberg *et al.* (2008), entre os fatores desencadeantes do nascimento prematuro, 45% estão associados ao trabalho de parto espontâneo prematuro, 30% ao parto devido a infecções materna e/ou fetal e 25% são decorrentes da ruptura prematura de membranas (RPM). Verifica-se, assim, a existência de uma variação entre os diferentes grupos populacionais em relação ao risco atribuível a cada um dos fatores desencadeantes da prematuridade.

Barros e Vélez (2006) estudaram os nascimentos no período entre 1985 e 2003, em 51 maternidades de 16 países da América Latina, e pontuaram que, entre os nascimentos prematuros, 68,3% foram decorrentes de parto prematuro espontâneo, 16,2% de rotura prolongada de membranas e 15,5% de parto induzido e/ou cesariana eletiva em razão de características maternas e/ou fetais.

A discussão sobre a prevalência aumentada de prematuros, filhos de adolescentes e/ou de indivíduos de raça/cor negra, perpassa pela associação existente entre pobreza, adolescência e sua prevalência entre mulheres de raça/cor negra ou parda.

Kramer (2003) afirmava que, nos países em desenvolvimento, os principais determinantes do nascimento pré-termo são, em ordem decrescente de importância: infecção genital, gestação múltipla, hipertensão gestacional, baixo índice de massa corporal (IMC) pré-gestacional, incompetência istmo-cervical e antecedente de parto prematuro.

ASFIXIA NEONATAL

O estudo feito pelo Programa de Reanimação Neonatal mostrou que, entre 2005 e 2010, no Brasil, ocorreram cinco a seis mortes precoces por dia de neonatos com 2.500g ou mais sem anomalias congênitas, por causas associadas à asfixia perinatal, sendo duas delas, em cada dia, decorrentes de síndrome de aspiração de mecônio. A maior parte dessas mortes aconteceu no primeiro dia de vida.

Segundo dados do Departamento de Informática do Sistema Único de Saúde (Datasus), em 2014, nasceram 2.976.327 RNs; desses, 38.362 evoluíram a óbito antes do primeiro ano de vida e 53% deles morreram entre 0 e 6 dias de vida. Desse total, 20% dos óbitos neonatais foram decorrentes de asfixia perinatal; ou seja, a triste realidade é que a cada 2 horas se perde um RN, totalizando aproximadamente 12 óbitos neonatais por dia.

O Programa de Reanimação Neonatal orienta que, ao nascimento, cerca de um em cada 10 RNs necessita de ajuda para iniciar a respiração efetiva; um em cada 100 precisa de intubação traqueal; e um a dois em cada 1.000 requer intubação acompanhada de massagem cardíaca e/ou medicações, desde que a ventilação seja aplicada adequadamente.

Por ser uma causa de morte evitável, essa agressão ao feto ou RN (hipóxia e/ou isquemia), em um ou mais órgãos, provoca acidose metabólica ou mista (pH menor que 7), podendo ser associada a um índice de Apgar baixo por mais de 5 minutos, evoluindo com sequelas neurológicas como convulsões, coma, hipotonia ou falência múltipla de órgãos.

Sabe-se que os fetos submetidos à asfixia crônica na gestação apresentam maior risco, correspondendo a 55% dos casos de sofrimento fetal, sendo os outros 25% originários de problemas durante o trabalho de parto e 20% ocorrem em fetos considerados de baixo risco ou de risco não antecipado.

Entre os fatores associados à asfixia neonatal, a alteração do fluxo sanguíneo uterino, hipóxia materna, insuficiência placentária, prolapso e compressão do cordão umbilical podem interferir na transferência de substratos para o feto ou alterar a passagem de catabólitos procedentes do feto para a sua mãe, resultando em sofrimento fetal.

As causas comuns de asfixia no período perinatal relacionadas ao RN são o tocotraumatismo, parto pélvico, síndromes aspirativas (síndrome de aspiração meconial, entre outras), insuficiência respiratória de outras causas e crises de apneia.

Estudos nacionais e internacionais têm registrado aumento na prevalência de crianças com condições de risco ao nascer, destacando-se na literatura algumas justificativas plausíveis para esse fato, como a redução da mortalidade, o aumento da gestação em extremos de idade e a medicalização da gestação e do parto.

AUMENTO DA SOBREVIDA DOS RECÉM-NASCIDOS DE ALTO RISCO

A evolução dos cuidados pré, peri e pós-natais no Brasil e no mundo tem contribuído para se alcançar uma importante meta do milênio: a redução da mortalidade infantil. Essa tem sido uma medida amplamente utilizada para avaliar o nível global de saúde e as condições de vida de uma população, bem como a efetividade (cobertura e capacidade resolutiva) dos serviços de saúde. No Brasil e em muitos países do mundo, a taxa de mortalidade infantil ainda apresenta uma cifra lastimável, e verifica-se que na maioria das vezes se trata de óbitos evitáveis.

Uma tendência recente importante é o predomínio da mortalidade neonatal precoce, que, segundo França e Lansky (2009), correspondeu a cerca de 50% dos óbitos infantis em todas as regiões do Brasil. Embora pareça contraditório, o maior investimento na gravidez de alto risco e na utilização e acesso à UTIN teve como consequência a diminuição da mortalidade fetal, passando, então, esses óbitos para o período neonatal precoce, contribuindo, assim, pelo menos por um período de transição, para a manutenção das taxas de mortalidade infantil.

No entanto, no mundo todo a melhora nos cuidados ofertados às gestantes e aos seus conceptos reduziu expressivamente a mortalidade dos prematuros de muito baixo peso nos serviços com UTIN. Entre os avanços que contribuíram para a redução da mortalidade e da morbidade, está a administração de surfactante exógeno no tratamento da síndrome de desconforto respiratório e o uso de corticosteroide antenatal nas gestantes em risco de trabalho de parto prematuro.

Em países desenvolvidos, as taxas de sobrevida para prematuros com pesos entre 1.000g e 1.500g são superiores a 90%; para aqueles entre 751g e 1.000g, são de 86%; para os menores que 750g, entre 54% e 70%; e para prematuros de 500g ou menos, com limite de viabilidade em torno de 24 semanas de gestação, observa-se sobrevida de até 37%.

Um estudo norueguês mostrou sobrevida de 16% a 39% em crianças com 23 semanas de IG, aumentando para 44% a 60% nas com 24 semanas; 66% a 80% nas com 25 semanas; 72% a 84% nas com 26 semanas e em torno de 90% a partir de 27 semanas.

Assim, as crianças de risco ao nascimento apresentam aumento de mortalidade no primeiro ano de vida. No entanto, quando sobrevivem, demonstram maior incidência de desordens neurocognitivas e de alterações na vida adulta, como hipertensão arterial, infarto agudo do miocárdio e *diabetes mellitus*.

ACOMPANHAMENTO DO RECÉM-NASCIDO DE ALTO RISCO

A diminuição da mortalidade de RNAR devido aos avanços da neonatologia resultou em aumento de RNs sobreviventes com sequelas muitas vezes incapacitantes. Desse modo, tornou-se imperativo fornecer um mecanismo para assegurar o cuidado continuado e a avaliação dos sobreviventes de alto risco, de modo a oferecer a essa criança chances de um desenvolvimento com menos sequelas.

O desenvolvimento é o processo de maturação da criança que se inicia na concepção e continua durante o crescimento físico e o amadurecimento neurológico, comportamental, cognitivo, social e afetivo. Esse processo tem como produto tornar a criança competente para responder às suas necessidades e às do seu meio, considerando seu contexto de vida.

Surgem, então, os ambulatórios de seguimento ou acompanhamento sistematizado da saúde do RN de risco, com o objetivo de identificar precocemente fatores de risco para alterações no crescimento e desenvolvimento da criança, possibilitando uma intervenção profilática e/ou terapêutica o mais precocemente possível. Esse seguimento permite ainda verificar os resultados a longo prazo dos cuidados intensivos neonatais e dar suporte à família, esclarecendo, apoiando e facilitando vínculos.

O cuidado com esses bebês deve ser iniciado ainda na UTIN, com a equipe multidisciplinar atuando na postura, contenção e cuidados com a ventilação mecânica, utilizando a ventilação gentil e pouco oxigênio, realizando sucção do tubo traqueal, e o método mãe canguru até a alta hospitalar, especialmente para os menores de 1.000g. A preparação para a alta hospitalar do prematuro é iniciada tão logo o RN começa a coordenar sucção e deglutição, alimenta-se via oral sem sonda e controla bem a temperatura corporal, mesmo que ainda não tenha peso suficiente para ir para casa.

Destaca-se a importância a vigilância do desenvolvimento da criança pelos pais. Há um consenso na literatura de que os pais são bons observadores e detectores acurados das deficiências observadas em seus filhos, com alta sensibilidade, especificidade e valor preditivo da opinião deles na detecção de problemas no desenvolvimento das crianças.

A dinâmica do crescimento no período neonatal caracteriza-se por perda inicial de peso, seguida pela recuperação do peso de nascimento, sendo a intensidade e duração dessas duas fases inversamente relacionadas à IG, ao peso de nascimento e à gravidade do RN. Assim, prematuros com menos de 1.000g geralmente recuperam o peso de nascimento em torno da terceira semana de vida, e depois evoluem com velocidade de crescimento semelhante à da vida intrauterina. Essa dinâmica não lhes permite atingir a composição corporal de um feto de mesma idade pós-concepcional, e na ocasião da alta hospitalar seus parâmetros antropométricos encontram-se muito aquém do percentil mínimo de normalidade nas curvas de crescimento intrauterino. A expectativa quanto ao crescimento de RNs prematuros é que ocorra aceleração máxima entre 36 e 40 semanas de idade pós-concepção e que a maioria apresente *catch-up*, atingindo seu canal de crescimento entre os percentis de normalidade nas curvas de referência até os 2 a 3 anos de idade. Geralmente, o *catch-up* ocorre primeiro no perímetro cefálico, seguido pelo comprimento e depois pelo peso.

Nesse contexto, a organização do seguimento ambulatorial é fundamental, com o trabalho de uma equipe multidisciplinar com o papel de cada membro bem estabelecido e definido. A coordenação, em situação ideal, deverá ser do neonatologista ou pediatra que já tenha vínculo com a família e conheça a situação da criança em detalhes enquanto ela estiver internada na Neonatologia. Essa equipe deverá ser formada por: neonatologista, psicólogo, fisioterapeuta, fonoaudiologista, terapeuta ocupacional, enfermeiro, nutricionista, oftalmologista, assistente social e otorrinolaringologista.

Esquema recomendado pela Sociedade Brasileira de Pediatria – SBP (2012):

* Primeira consulta: 7 a 10 dias após a alta;
* Revisões mensais: até 6 meses de idade corrigida;
* Revisões bimestrais ou trimestrais: dos 6 meses aos 12 meses de idade corrigida;
* Revisões trimestrais: de 13 a 24 meses;
* Revisões semestrais: de 2 a 4 anos de idade cronológica;
* Revisões anuais: dos 4 anos até a puberdade.

Para a detecção precoce de anormalidades, um dos testes mais utilizados pelos ambulatórios de seguimento no Brasil é o Teste de Denver II.

A proposta do *follow-up* é vantajosa, pois sugere a identificação precoce de problemas. Com isso, possibilita um trabalho de menor complexidade tecnológica, direcionado às abordagens de promoção de saúde e de estimulação essencial, visando evitar a ocorrência de acontecimentos prejudiciais à vida e à saúde ou minimizar os efeitos, quando o dano já ocorreu.

Embora, como exposto anteriormente, essa criança necessite muitas vezes de atendimento especializado com equipe multiprofissional, em muitos casos o cuidado primário na UBS pode ser a melhor estratégia para criar um vínculo com a família, permitindo um acompanhamento sistemático do RN. O cuidado realizado pelo pediatra ou mesmo pelo médico generalista, próximo à residência, com consultas periódicas ao RN de risco, ajuda a enfatizar a importância do crescimento e desenvolvimento e a disseminar informações atualizadas sobre os problemas particulares encontrados durante os primeiros anos de vida, permitindo menor perda de pacientes durante o seguimento.

Espera-se que os municípios criem programas após a alta hospitalar para que haja orientação das mães sobre os cuidados básicos com a criança, como o aleitamento materno, a higiene e as roupas do RN, cuidados com o coto umbilical, a importância da vacinação e a realização da triagem neonatal (Teste do Pezinho). O ideal é agendar a primeira consulta do bebê em uma UBS, PSF (Programa de Saúde da Família) ou Ambulatório de Pediatria, a revisão do parto e a triagem auditiva neonatal (Teste da Orelhinha) antes da alta hospitalar.

BIBLIOGRAFIA RECOMENDADA

Alves MF. Fatores associados ao nascimento de pequenos para a idade gestacional em adolescentes com idade menor ou igual a 15 anos. Universidade Federal do Rio Grande do Sul. Faculdade de Medicina. Programa de Pós-Graduação em Medicina: Ciências Médicas. 2014.

Antonio MARG, et al. Fatores associados ao peso insuficiente ao nascimento. Revista da Associação Médica Brasileira; 2009.

Barbas DS, et al. Determinantes do peso insuficiente e do baixo peso ao nascer na cidade do Rio de Janeiro, Brasil, 2001. Epidemiologia e Serviços de Saúde. 2009;18(2):161-70.

Barros FC, Vélez Mdel P. Temporal trends of preterm birth subtypes and neonatal outcomes. Obstet Gynecol. 2006;107(5):1035-41.

Behrman RE, Butler AS, editors. Preterm birth: causes, consequences, and prevention. Committee on Understanding Premature Birth and Assuring Healthy Outcomes. Board on Health Sciences Policy. Washington: National Academy of Sciences, 2007. Disponível em: <http://www.nap.edu/catalog/11622.html>.

Brasil. Ministério da Saúde. Datasus. Indicadores e dados básicos do Brasil – IDB – 2010. Disponível em: <http://tabnet.datasus.gov.br>.

Brasil. Ministério da Saúde. Secretaria de Atenção à Saúde. Departamento de Ações Programáticas e Estratégicas. Agenda de compromissos para a saúde integral da criança e redução da mortalidade infantil. [monografia on-line]. Brasília (DF); 2004 Disponível em: <http://bvsms.saude.gov.br/bvs/publicacoes/agenda_compro_crianca.pdf>. Acesso em: 10 jul. 2005.

Carvalho M, Gomes MASM. A mortalidade do prematuro extremo em nosso meio: realidade e desafios. J Pediatr (Rio J). 2005;81 Supl 1:S111-8.

Formiga CKMR, Linhares MBM. Avaliação do desenvolvimento inicial de crianças nascidas pré--termo. Rev Esc Enferm USP. 2009;43(2):472-80.

Goldenberg RL, Culhane JF, Iams JD, Romero R. Epidemiology and causes of preterm birth. Lancet. 2008;371(9606):75-84.

Guellec I, Lapillonne A, Renolleau S, Charlaluk ML, Roze JC, Marret S, et al.; EPIPAGE Study Group. Neurologic outcomes at school age in very preterm infants born with severe or mild growth restriction. Pediatrics. 2011;127(4):e883-91.

Lansky S, França E, Kawachi I. Social Inequalities in Perinatal Mortality in Belo Horizonte, Brazil: The Role of Hospital Care. Am J Public Health. 2007;97(5):867-73.

Machado CJ, HILL K. Determinantes da mortalidade neonatal e pós-neonatal no Município de São Paulo. Rev Bras Epidemiol. [online]. 2003;6(4):345-58.

Moreira MEFH, et al. Determinantes socioeconômicos e gestacionais do peso ao nascer de crianças nascidas a termo. Medicina (Ribeirao Preto. Online). 2017;50(2):83-90.

Nascimento RM, Leite AJM, Almeida NMGS, Almeida PC, Silva CF. Determinants of neonatal mortality: a case-control study in Fortaleza, Ceará State, Brazil. Cad Saúde Pública. 2012;28(3):559-72.

Penalva O. Organização de um programa de follow-up. In: Comitê de Follow-up do RNAR da SOPERJ (1992-1994). Novo manual de follow-up do recém-nascido de alto-risco. Rio de Janeiro: Nestlé Serviço de Informação Científica; 1995. cap. 1, p. 10-8.

Pinto ACM. Avaliação da assistência e da saúde do RNAR no Distrito Sanitário Leste de Belo Horizonte, 2006-2009 [dissertação]. Belo Horizonte: Universidade Federal de Minas Gerais; 2010.

Rajaratnam JK, Marcus JR, Flaxman AD, Wang H, Levin-Rector A, Dwyer L, et al.Neonatal, postneonatal, childhood, and under-5 mortality for 187 countries, 1970-2010: a systematic analysis of progress towards Millennium Development Goal 4. Lancet. 2010;375(9730):1988-2008.

Ribeiro VS, Silva AAM. Neonatal mortality trends in São Luís, Maranhão, Brazil, from 1979 to 1996. Cad Saúde Pública. 2000;16(2):429-38.

Santos NLAC, et al. Gravidez na adolescência: análise de fatores de risco para baixo peso, prematuridade e cesariana. Ciênc Saúde Coletiva. 2014;19(3):719-26.

Schoeps D, Furquim de Almeida M, Alencar GP, França Jr I, Novaes HMD, Franco de Siqueira AA, et al. Risk factors for early neonatal mortality. Rev Saúde Pública. 2007;41(6):1013-22.

Silva CF, Leite AJM, Almeida NMGS, Leon ACMP, Olofin I; Rede Norte-Nordeste de Saúde Perinatal. Fatores associados ao óbito neonatal de recém-nascidos de alto risco: estudo multicêntrico em Unidades Neonatais de Alto Risco no Nordeste brasileiro. Cad. Saúde Pública. 2014;30(2):355-68.

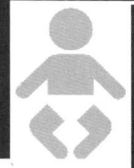

Capítulo 6

ANAMNESE

Aurimery Gomes Chermont

IDENTIFICAÇÃO DO RECÉM-NASCIDO

Recém-nascido (RN) de nome da mãe, cor, sexo, procedência, instrução, estado civil, residência eregistro materno e do RN. O exame completo do RN consiste de:

1. História perinatal;
2. Exame físico;
3. Avaliação dos achados.

História perinatal

Importância

Antes de examinar o RN, realizar primeiramente a história perinatal. Deve ser realizada com a própria mãe, em conjunto com os dados maternos e neonatais realizados na sala de parto. A discussão do caso com o *staff* que realizou o parto é importante também. A história materna com frequência identificará os problemase sugere que sinais clínicos procurar durante o exame físico do RN.

Um exame geral não está completo se a história materna não foi realizada pelo próprio examinador.

Etapas da história perinatal

1. História materna:
- Antecedentes familiares: doenças geneticamente transmissíveis e infectocontagiosas ativas;

- Mãe: condições de saúde da mãe (diabetes, doenças infecciosas, hipertensão arterial, nefropatias, cardiopatias, distúrbios metabólicos, glandulares eneurológicos, uso de drogas endovenosas).

1 .1 História gestacional:

- Idade da mãe, gestação, paridade e abortamentos, sejam espontâneos ou provocados; indagar a causa, se possível;
- Antecedentes obstétricos: enumerar o número de gestações e abortos, tipo de parto, número de natimortos e nascidos vivos com peso inferior a 2.500g. Em caso de óbito após o nascimento, anotar a época e o diagnóstico provável;
- Número de filhos vivos e mortos; causa da morte e idade em que morreu;
- Peso de nascimento dos filhos anteriores;
- Indagar sobre problemas com os filhos anteriores como icterícia, parto prematuro, anormalidades e más-formações congênitas;
- *Status* socioeconômico (moradia, renda *per capita*);
- História familiar de má-formação congênita.

2. Gestação atual:

- Idade gestacional (IG) baseada na data da última menstruação (DUM) ou exame de ultrassonografia;
- Início e término de consultas de pré-natal (0 a 9) + vacina antitetânica;
- Problemas durante a gestação, como sangramento vaginal, infecção do trato urinário (ITU), vulvovaginite, ameaça de parto prematuro em que trimestre ocorreu, o que usou, em que intervalo (se 8 em 8 horas ou 6 em 6 horas) e por quanto tempo, e qual o controle de cura]; gravidez múltipla, hipertensão prévia, pré-eclâmpsia, eclâmpsia, cardiopatia, diabetes; outras infecções, parasitoses, anemia;
- Doenças durante a gravidez como sífilis, rubéola, febre sem causa aparente;
- Uso de álcool, fumo, drogas ilícitas;
- Sorologias: VDRL (*venereal disease research laboratory*) (ou RPR – *rapid plasma reagin*) e FTA (*fluorescent treponemal antibody*) resultados (em que trimestre ocorreu, qual o tratamento realizado e se houve controle de cura); toxoplasmose, rubéola, citomegalovírus;
- HIV (vírus da imunodeficiência humana) *status*;
- Grupo sanguíneo ABO, fator Rh, sensibilização pelo fator Rh;
- Avaliação de crescimento fetal e condição.

3. Condições de parto e nascimento:

- Tipo de parto: espontâneo, operatório. Houve indução ou foi espontâneo?
- Duração do parto;

- Trabalho de parto: alterações da frequência cardíaca, eliminação de mecônio, tempo de rotura de membranas;
- Sinais de sofrimento fetal;
- Problemas durante o parto e o nascimento;
- Medicamentos dados à mãe como terapia antirretroviral, antibióticos.

4. Condições de nascimento:
- Apresentação: cefálica, pélvica, pelvipodálica, córmica e face;
- Escore Apgar e se houve necessidade de alguma reanimação;
- Qualquer anormalidade detectada;
- Peso ao nascer, estatura e perímetro cefálico;
- Idade gestacional estimada;
- Vitamina K se foi feita [1 mg intramuscular em recém-nascido de termo (RNT) ou 0,5 mg em recém-nascido pré-termo (RNPT)];
- Peso da placenta.

5. Recém-nascido após o parto:
- Idade em horas após o nascimento;
- Dieta ofertada;
- Eliminação de mecônio e urina;
- Qualquer problema clínico detectado ou suspeitado como hipoglicemia, desconforto respiratório, hipotermia/hipertermia;
- Contato entre mãe e RN.

Avaliação da história

Exercício para realizar uma avaliação criteriosa dos problemas potenciais e atuais antes de examinar a criança. Isso o ajuda a procurar sinais clínicos importantes que podem confirmar ou excluir problemas sugeridos pela história.

A classificação do RN, em um serviço de Neonatologia, é de grande importância, porque possibilita sua codificação e posterior avaliação quanto ao risco de mortalidade e morbidade, sendo fundamental para uma assistência adequada.

Definição:
- Recém-nascido: é a criança nos primeiros 28 dias de vida;
- Período perinatal: da 28ª semana de gestação (≥ 1.000g) até o 7º dia completo de vida.
- Período neonatal: intervalo de vida do nascimento ao 28º dia de vida.

Classificação de acordo com o peso de nascimento:
- RN baixo peso: RN com peso com menos de 2.500g;

- RN muito baixo peso: RN com menos de 1.500g;
- RN de muitíssimo baixo peso: RN com menos de 1.000g.

Classificação de acordo com a IG – Organização Mundial da Saúde (OMS): IG é o tempo transcorrido desde a concepção até o momento do nascimento. A avaliação da IG visa analisar o risco de morbimortalidade, a fim de proporcionar assistência adequada, identificar e facilitar reconhecimento do RN quanto à relação entre seu peso de nascimento e a IG para avaliar seu crescimento e desenvolvimento intrauterino. Pode ser inferido de forma indireta a partir da DUM. Esse método, de uso universal, é mais confiável quando a mãe recorda as datas das suas menstruações e quanto mais regulares sejam seus ciclos. Se a DUM for desconhecida, pode ser avaliada pela ultrassonografia (primeiras 12 semanas), e se for desconhecida, pode-se utilizar o Capurro ou New Ballard (RN com 1.500g ou mais).

Recém-nascido pré-termo: crianças nascidas vivas antes da 38ª semana de gestação, ou seja, até 37 semanas e seis dias (265 dias), segundo a Academia Americana de Pediatria (AAP, 1970). Segundo a OMS(http://apps.who.int/iris/bitstre am/10665/44864/1/9789241503433_eng.pdf?ua=1), é todo aquele que nasce antes da 37ª semana.

Recém-nascido a termo:
- Termo precoce: 37 a 38 semanas;
- Termo: 39 a 40 semanas;
- Termo tardio: 41 a 41 e 6.

Recém-nascido pós-termo – crianças nascidas vivas com 42 semanas ou mais:
- GIG (grande para a idade gestacional) – peso acima do percentil 90;
- PIG (pequeno para a idade gestacional) – peso abaixo do percentil 10;
- AIG (adequado para a idade gestacional) – peso entre percentil 10 e percentil 90.

A classificação do estado nutricional do RN é importante para identificar aqueles com risco para hipoglicemia e policitemia nos GIGs.

Nos RNs pequenos para a IG, o baixo peso pode ser decorrente de "insuficiência placentária"; anomalias congênitas ou infecções congênitas (toxoplasmose, rubéola, sífilis).

Para avaliar a relação entre peso e comprimento, pode-se utilizar o Índice Ponderal de Rohrer (IP)[3]:

IP = PN (g) × 100

Onde PN é o peso ao nascer; CN[3] (cm): onde CN é o comprimento ao nascer em centímetros cúbicos, cálculo este mais fidedigno para demonstrar a desnutrição intrauterina.

- IP entre os percentis 10 e 90: RNPIG simétrico ou proporcionado – ocorre com a desnutrição materna crônica.
- IP menor que o percentil 10: RNPIG assimétrico ou desproporcionado –ocorre com a desnutrição intrauterina aguda.

A importância dessa classificação reflete-se na evolução dessas crianças, pois os RNs-PIGs proporcionados podem cursar com déficit pôndero-estatural e do desenvolvimento neuropsicomotor.

ESCORE APGAR

Avalia o estado do RN no primeiro e quinto minutos de vida após o nascimento. Avalia cinco sinais clínicos gerais da criança (Tabela 6.1). Cada critério recebe uma pontuação de zero a dois que somados darão o Índice de Apgar. A contagem é feita no primeiro e quinto minutos. Os componentes mais importantes são a frequência cardíaca e a respiração. O Apgar não deve ser usado para decidir a necessidade de reanimação em uma criança asfixiada, pois a reanimação deve ser iniciada antes do primeiro minuto de vida. Um escore de Apgar inferior a 7 no quinto minuto indica depressão do sistema nervoso central e inferior a 4 indica depressão grave.

TABELA 6.1. Sinais clínicos

Sinais clínicos	0	1	2
Frequência cardíaca	Ausente	Menos de 100	Mais de 100
Esforço respiratório	Ausente	Lento e irregular	Bom, choro forte
Tônus muscular	Flacidez	Alguma flexão em membros	Movimentos ativos
Irritabilidade reflexa	Ausência de respostas	Choro	Choro vigoroso
Cor	Cianose, palidez	Cianose extrema	Todo rosado

Fonte: Ministério da Saúde (2014).

BIBLIOGRAFIA RECOMENDADA

Alves VC. Humanização da assistência de enfermagem no pré-natal. Rev Enferm Prof. 2014;1(2):471-88.

Busanello J, Kerber NPC, Mendoza-Sassi RA, Mano OS, Susin LRO, Gonçalves BG. Atenção humanizada ao parto de adolescentes: análise das práticas desenvolvidas em um centro obstétrico. Rev Bras Enferm. 2011;64(5):824-32.

Brock RS, Falcão MC. Avaliação nutricional do recém-nascido: limitações dos métodos atuais e novas perspectivas. Rev Paul Pediatr. 2008;26(1):70-6.

CardosoLEB, Falcão MC. Importância da avaliação nutricional de recém-nascidos pré-termo por meio de relações antropométricas. Rev Paul Pediatr. 2007;25(2):135-41.

Centro Latino-Americano de Perinatologia, Saúde da Mulher e Reprodutiva. Conjunto de Ferramentas para o fortalecimento da parteria nas Américas. Montevidéu: CLAP/SMR, 2014. (CLAP/SMR. Publicação Científica, 1599-03). 1. Tocologia. 2. Serviços de Saúde Reprodutiva. 3. Enfermagem Obstétrica. 4. Obstetrícia Profissional. 5. Bem-estar Materno.

Chagoyán OT, Franco LV. Sensibilidad y especificidad del índice ponderal de Rohrer en el diagnóstico de la desnutrición intrauterina. Rev Mex Pediatr. 2000;67(6):255-8.

El-Dib M, Massaro AN, Glass P, Aly H. Neurodevelopmental assessment of the newborn: An opportunity for prediction of outcome. Brain Dev. 2011;33(2):95-105.

Falcão MC. Avaliação nutricional do recém-nascido. Pediatria. 2000;22(3):233-9.

Brasil. Ministério da Saúde. Secretaria de Atenção à Saúde. Departamento de Ações Programáticas Estratégicas. Atenção à saúde do recém-nascido: guia para os profissionais de saúde/ Ministério da Saúde, Secretaria de Atenção à Saúde, Departamento de Ações Programáticas Estratégicas. – 2. ed. atual. – Brasília: Ministério da Saúde, 2014. 4 v.: il. ISBN 978-85-334-1982-7 obra completa ISBN 978-85-334-1983-4, volume 1.

Leão Filho JC, Lira PIC. Study of body proportionality using Rohrer's Ponderal Index and degree of intrauterine growth retardation in full-term neonates. Cad Saúde Pública. 2003;19(6):1603-10.

Lewis ML. A Comprehensive Newborn Examination: Part I. General, Head and Neck, Cardiopulmonary. Am Fam Physician. 2014;90(5):289-96.

Lopes MCL, Santander CA, Marcon SS. Acompanhamento dos recém-nascidos de risco de uma unidade básica de saúde de Maringá-PR. Rev Rene. 2012;11(1).

Mainero L, Martínez G, Rubino M, De Mucio B, Díaz Rosello JL, Durán P, et al. Sistema informático perinatal (SIP): manual de uso del programa para elanálisis y aprovechamiento de lainformación. 2ª ed. Montevidéu: CLAP/SMR; 2011.

Milanesi ACB, Rezende RQ, Lovato BH, Bellettini CV, Sukiennik R. Avaliação da interação entre alunos no processo ensino-aprendizado na disciplina de Pediatria. Boletim Científico de Pediatria. 2013;2(3).

Nunes DC, Silva LAM. Humanização na assistência de Enfermagem durante gestação, parto e puerpério e seus desafios na promoção de saúde. Revista Mineira de Ciências da Saúde. 2012;4:57-68.

Rudge MVC. Avaliação do peso dos recém-nascidos: o que é normal ou anormal. Rev Bras Ginecol Obstet. 2005;27(6):299-300.

Santos Neto ET, Oliveira AE, Zandonade E, Gama SGN, Leal MC. O que os cartões de pré-natal das gestantes revelam sobre a assistência nos serviços do SUS da Região Metropolitana da Grande Vitória, Espírito Santo, Brasil?. Cad Saúde Pública. 2012;28(9):1650-62.

Segre CAM, Colletto GMDD, Bertagnon JRD. Curvas de crescimento intrauterino de uma população de alto nível socioeconômico. J Pediatr (Rio J). 2001;77(3):169-74.

Wan MJ, VanderVeen DK. Eye disorders in newborn infants (excluding retinopathy of prematurity). Arch Dis Child Fetal Neonatal Ed. 2015;100(3):F264-9.

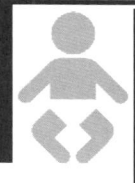

Capítulo 7

CARACTERÍSTICAS ANATOMOFISIOLÓGICAS E EXAME FÍSICO DO RECÉM-NASCIDO

Aurimery Gomes Chermont

Amanda Chermont

Luck Santana de Brito

Anabela Moraes

Cássia Lopes

Regina Célia Beltrão

É considerado recém-nascido (RN) normal ou de baixo risco todo aquele nascido com idade gestacional (IG) entre 37 e 42 semanas, boa vitalidade, crescimento intrauterino adequado e ausência de patologias ou malformações.

Equipamentos e materiais individuais de cada interno: termômetro, estetoscópio, fita métrica e lanterna.

Ectoscopia: é a fase inicial do exame físico, em que se avalia o paciente como um todo.

Observação geral: deve incluir a observação do estado geral, fácies, atitude, atividade espontânea, tônus muscular, postura, coloração da pele, tipo respiratório, estado de hidratação e estado de consciência (características variáveis de acordo com a IG). Observe e anote: presença de anomalias, sinais ou anomalias que possam sugerir alguma patologia. Logo após o nascimento e realizados ou não as manobras de reanimação e os cuidados gerais com o nitrato de prata e vitamina K intramuscular.

PESAGEM DO RECÉM-NASCIDO

Realizar a pesagem do RN, que pode variar de 3.000g a 3.500g (média: 3.300g), como indicado na Figura 7.1. Observa-se perda ponderal fisiológica de até 10% do peso do nascimento até o 5º dia, devendo-se recuperar o peso em torno do 10º dia de vida.

COMPRIMENTO

O comprimento do RN varia de 49 a 50 cm. É importante assegurar a extensão dos membros inferiores encostando a planta do pé na régua (Figura 7.2).

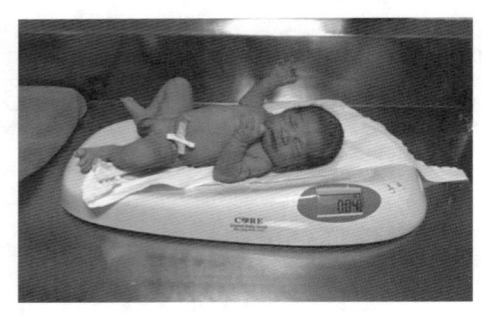

FIGURA 7.1. Pesagem do recém-nascido.

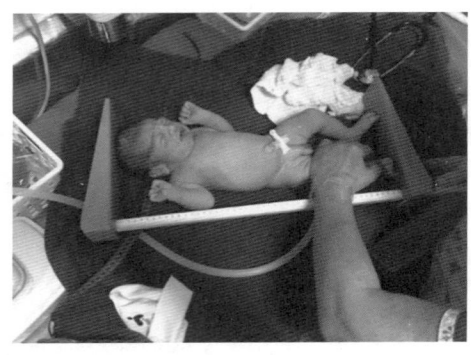

FIGURA 7.2. Medição do recém-nascido.

PERÍMETRO CEFÁLICO

O perímetro cefálico (PC) varia de 34 a 35 cm. Utiliza-se a fita métrica, que deve passar pelo occipito e acima da linha das sobrancelhas do RN (Figura 7.3).

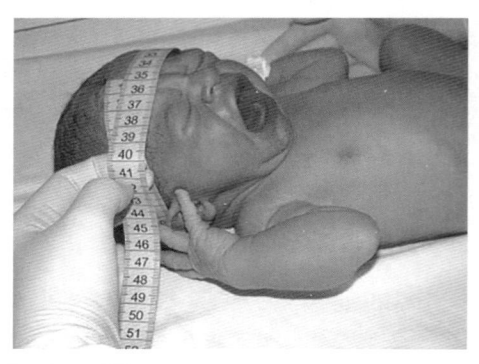

FIGURA 7.3. Medição do perímetro cefálico.

PERÍMETRO TORÁCICO

O perímetro torácico (PT) é de 1 a 2 cm menor que o PC. Colocar a fita métrica sobre o tórax e passá-la na direção dos mamilos durante a inspiração (Figura 7.4).

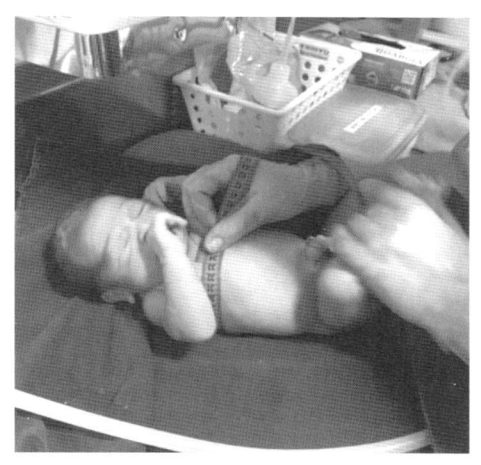

FIGURA 7.4. Medição do perímetro torácico.

PELE

Na pele, usar luz natural, sempre que possível.

A coloração da pele de RNs de cor branca é rosa e a de RNs de cor negra tende para o avermelhado. A cor da criança é apenas um índice isolado da função cardiorrespiratória. Uma "boa" coloração em crianças caucasoides significa um matiz que varia entre o avermelhado e o rosado, exceto por uma possível cianose das mãos e pés (acrocianose). As membranas mucosas de crianças que apresentam uma tez mais pigmentada funcionam como indicadores mais confiáveis de cianose do que a pele. As crianças filhas de diabéticas mostram-se mais rosadas do que a média, enquanto as crianças pós-maturas apresentam-se mais pálidas.

Eritrodermia fisiológica: vermelhidão intensa, devida ao número excessivo de glóbulos vermelhos na circulação, com tendência a diminuir pela má circulação periférica por diminuição do retorno venoso; há cianose transitória, que desaparece com o aquecimento.

Lanugo ou lanugem: surge em torno da 20ª semana da gestação. Em torno de 28 semanas, começa a desaparecer na face e na parte superior do tronco. No recém-nascido de termo (RNT), está presente nos ombros.

Pelos frontais: ver Figura 7.5.

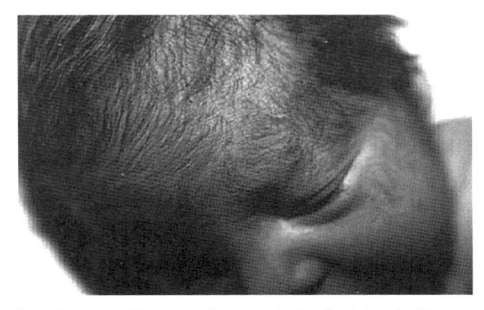

FIGURA 7.5. Exemplo de pelos frontais. Fonte: Maternidade Saúde da Criança.

Vérnix caseoso: surge entre 20 e 24 semanas, diminuindo em torno de 36 semanas e desaparecendo com 41 semanas. Embora a quantidade presente ao nascimento seja correlacionada com a IG, pode ser modificada pela nutrição fetal. É o produto de secreção da pele durante a vida intrauterina, que recobre e protege a pele contra a maceração pelo líquido amniótico. Favorece o deslizamento do corpo na hora do parto e mantém a temperatura corporal da criança após o nascimento. Alguns autores descrevem como sendo constituído de glicerina, gorduras, matérias proteicas e colesterina, pelos e resíduos epidérmicos. A película lipoide é reabsorvida nas primeiras horas de vida.

Acne neonatorum: consiste em comedones fechados na testa, nariz e bochechas (Figura 7.6). É resultado de simulação de glândulas sebáceas por androgênios maternos. Deve-se orientar a família de que usualmente as lesões apresentam resolução espontânea dentro de quatro meses e não deixam cicatriz. Tratamento geralmente não é indicado.

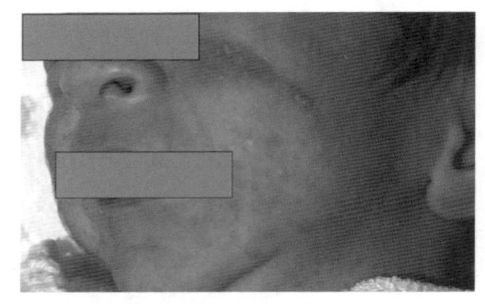

FIGURA 7.6. *Acne neonatorum.* Fonte: Maternidade Saúde da Criança.

Máscara equimótica: é o produto da estase venosa provocada pela compressão dos vasos do pescoço, em geral causada por circular de cordão.

Manchas mongólicas: são manchas de coloração azulada, principalmente na região sacra e nádegas. Não têm significado clínico e desaparecem espontaneamente nos primeiros anos (Figura 7.7).

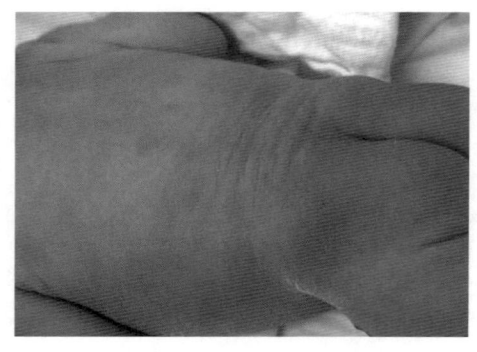

FIGURA 7.7. Manchas mongólicas. Fonte: Maternidade Saúde da Criança. .

***Milium* facial:** *milium* facial, ou sebáceo, são múltiplos cistos de inclusão amarelo-esbranquiçados, que medem de 1 a 2 mm de diâmetro e aparecem com frequência na base de nariz, queixo, pálpebras e região frontal (Figura 7.8). Ocorrem devido à obstrução das glândulas sebáceas e ao acúmulo de secreção, desaparecendo espontaneamente (contêm queratina envolta por um infiltrado linfocítico).

Eritema tóxico: é uma dermatose de origem desconhecida, bastante frequente em 50% dos RNs a termo, podendo ocorrer a partir do primeiro ao quarto dia de vida, com máculas eritematosas de poucos milímetros a vários centímetros de diâmetro, com ou sem pequenas pápulas cor-de-rosa pálido ou amareladas (70% dos casos), e/ou vesicopustulosas de 1 a 2 mm rodeadas por halo eritematoso (30%), sobretudo no tronco superior (Figura 7.9). As lesões são assintomáticas, com duração de dois a três dias. Possui etiologia desconhecida, eventualmente relacionada à eosinofilia ou antecedentes de atopia familiar. É classificado como exantema benigno, desaparecendo em uma semana.

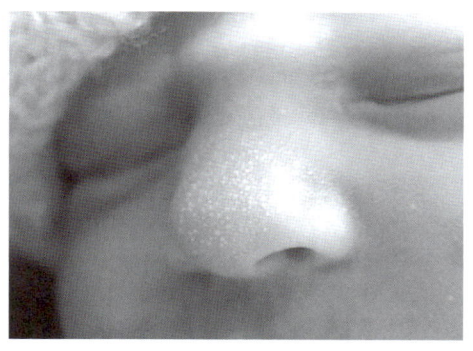

FIGURA 7.8. *Milium* facial. Fonte: Maternidade Saúde da Criança.

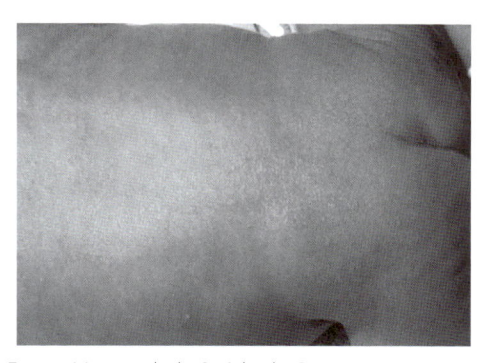

FIGURA 7.9. Eritema tóxico. Fonte: Maternidade Saúde da Criança.

Melanose pustular transitória neonatal: é um processo benigno, de causa desconhecida, com aparecimento de máculas, vesículas e pústulas, presentes, já no momento do nascimento, na face e tronco, flácidas e superficiais. Rompem-se facilmente, formando uma crosta e colarete de escamas, deixando máculas hiperpigmentadas acastanhadas residuais (Figura 7.10). Possui resolução nas primeiras semanas de vida. É frequente na raça negra (5%). Não requer tratamento.

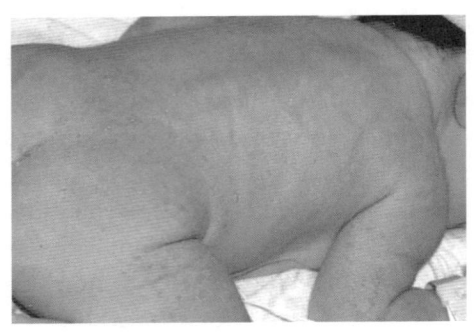

FIGURA 7.10. Melanose pustular transitória. Fonte: Maternidade Saúde da Criança.

Nevos vasculares simples ou hemangiomas vasculares transitórios ou hemangiomas capilares: são pequenas manchas róseo-avermelhadas devidas à dilatação capilar superficial, tendendo a desaparecer com o crescimento; ocorrem em fronte, nuca e pálpebra superior e desaparecem em alguns meses.

Mancha em salmão: é uma lesão plana, rósea ou avermelhada, de localização preferencial na nuca, pálpebra superior, glabela e região nasolabial (Figura 7.11). Origina-se de capilares dérmicos ectásicos e geralmente regride espontaneamente no primeiro ano de vida.

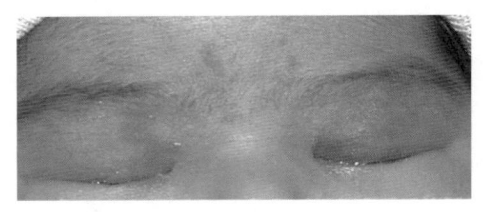

FIGURA 7.11. Mancha em salmão. Fonte: Maternidade Saúde da Criança.

Coloração arlequim: ocorre uma divisão do corpo da região frontal ao púbis, sendo uma metade vermelha e outra pálida (alteração vasomotora transitória). Pode ocorrer durante a fototerapia (Figura 7.12).

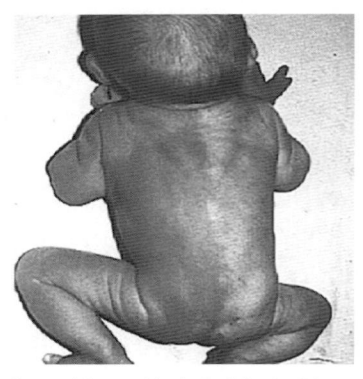

FIGURA 7.12. Coloração arlequim. Fonte: Maternidade Saúde da Criança.

Descamação fisiológica: ocorre nos primeiros 15 dias de vida, podendo se estender até o final do primeiro mês. É a descamação da pele em pequenas lâminas, enroladas e orientadas no sentido do eixo longitudinal do corpo, às vezes em verdadeira poeira furfurácea. É encontrada geralmente no abdome, tórax, pés e mãos.

Quistos da cavidade oral (pérolas de Epstein e nódulos de Bohn): as pérolas de Epstein são pápulas branco-amareladas localizadas na região mediana do "céu da boca" (palato). Os nódulos de Bohn são quistos alveolares, mais frequentes na maxila do que na mandíbula. Não necessitam de tratamento e regridem espontaneamente.

Anormalidades: palidez (anemia ou vasoconstrição periférica), cianose generalizada (problemas cardiorrespiratórios), pletora, icterícia precoce antes de 24 horas e após sete dias, ou com duração maior que uma ou duas semanas em RNT ou RN pré-termo, hematomas, petéquias e equimoses extensas.

O EXAME FÍSICO DO RECÉM-NASCIDO

Exigências para o exame:

- Sempre que possível, a mãe da criança deve estar presente. Isso lhe dá a chance para fazer perguntas.
- O exame deve ser realizado em ambiente adequado, a fim de evitar resfriamento do RN. Deve ser realizado no berço, sempre com a presença da mãe ou acompanhante;
- Uma boa luminosidade é importante para evitar erros de avaliação como luz florescente;
- Deve-se realizar a lavagem das mãos antes de se iniciar o exame físico e após terminá-lo, a fim de prevenir infecção, em como usar luvas para proteção individual, o que não elimina a lavagem das mãos;
- O RN precisa estar desnudo.

Ordem do exame

O exame físico **sempre** deve ser executado em uma ordem fixa, de forma que nada seja esquecido. Normalmente os passos abaixo devem ser seguidos:

1. Medidas

Peso, estatura, PC e PT são medidos e anotados. Mesmo assim, devem ser novamente checados.

A avaliação da IG deve ser feita independentemente de ter sido feita anteriormente na sala de parto. O método que se deve utilizar é New Ballard, que avalia a maturidade neuromuscular e física, devendo ser realizado entre 12 e 20 horas de vida, com o RN em estado de alerta calmo.

A **temperatura** deve ser medida na ocasião do exame.

2. Inspeção geral: é feita simplesmente olhando para o RN e avaliando sua postura, fácies, estado nutricional, respiração e coloração da pele.

3. Exame regional: exame físico do RN feito por regiões, iniciando-se pela cabeça e terminando nos pés (cefalocaudal). O exame dos quadris é usualmente deixado por último, porque com frequência provoca choro no bebê.

4. Estado neurológico.

5. Exame do quadril.

6. Avaliação: abrange a história da gestação e do parto, a classificação de risco perinatal e o exame físico sistematizado.

O exame físico do RN não é fácil e exige prática diária durante o seu estágio no AL-CON (manhã e tarde). O método de exame correto deve ser ensinado ao leito pelo seu preceptor. Não é possível aprender a realizar o exame físico de um RN simplesmente pela leitura do método de exame físico do RN.

Anotações dos achados do exame físico

Utiliza-se para lembrar o aluno, residente ou preceptor quais os sinais clínicos procurar e também para registrar os resultados do exame físico. São listadas as observações importantes e os resultados normais ou anormais.

No exame geral, a atenção deve ser dirigida para determinar:

- Se existe alguma anomalia congênita;
- Se a transição respiratória (respiração intrauterina para respiração extrauterina) se processou a contento;
- Até que ponto a gestação, o trabalho de parto, o parto em si, os analgésicos ou os anestésicos afetaram a criança;
- Se a criança apresenta algum sinal de infecção ou distúrbio metabólico até então insuspeitado.

O bebê deve ser mantido desnudo durante o exame. As crianças aquecidas caracteristicamente se mostram mais contentes nuas do que vestidas, entretanto, quando despidas, facilmente sentem frio, sendo prudente não deixá-las descobertos por períodos superiores a 1 ou 2 minutos. Essa inspeção geral do neonato permite uma avaliação mais rápida, visando à identificação da presença de anomalias, icterícia ou mecônio, sendo possível, ainda, observar se a criança está enfrentando problemas para se ajustar à respiração extrauterina. Pelo menos metade de todas as crianças apresenta icterícia, embora, habitualmente, ela só apareça em seu auge no terceiro ou quarto dia de vida.

ATITUDE

O RN apresenta a atitude de flexão generalizada. Há hipertonia flexora dos quatro membros e hipotonia da musculatura cervical paravertebral. Em decúbito lateral, nota-se discreta flexão axial. Os quirodáctilos estão fletidos. Observa-se, ocasionalmente, abertura das mãos. Há movimentação dos membros inferiores (extensão e flexão) em pedalagem ou cruzando-os (Figura 7.13).

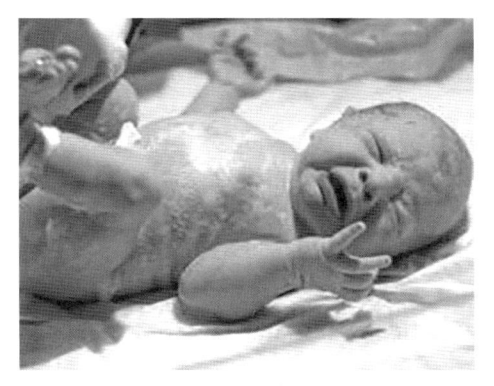

FIGURA 7.13. Apresentação pélvica: MMII em extensão, fletidos sobre o tronco.

Apresentação de face: a cabeça fica em hiperextensão (como no opistótono).

Para pesquisar déficits motores, cruzamos os braços da criança adiante do pescoço, segurando suas mãos; em seguida, ao soltá-los, observamos com que amplitude e de que modo os membros voltam à posição normal (manobra do cachecol).

A atitude relacionada com a apresentação fetal persiste de 24 a 48 horas.

Apresentação cefálica: membros superiores em flexão com as mãos fechadas e membros inferiores em semiflexão.

CABEÇA

O tamanho da cabeça do RN corresponde a 1/4 do restante do corpo. Para medir o PC (34 a 36 cm), recomenda-se que a fita seja posicionada sobre a proeminência occipital e sobre o arco das sobrancelhas. A medida deve ser feita a cada consulta de puericultura (Figura 7.14).

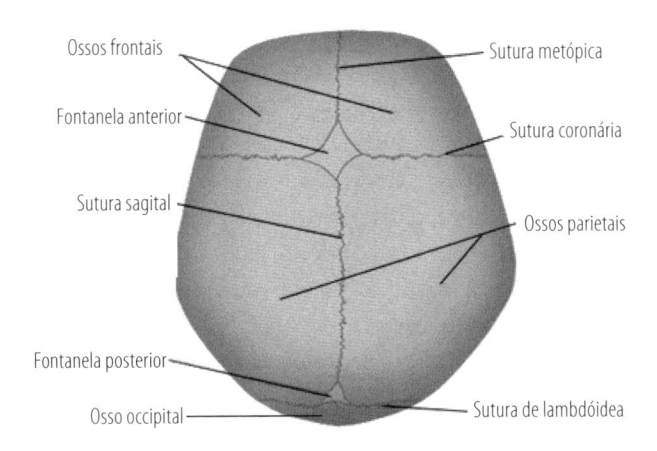

FIGURA 7.14. Crânio normal de um recém-nascido.

No RNT, o PC ao nascer mede em torno de 34 a 36 cm; enquanto no RN pré-termo, o PC de nascimento mede em torno de 33 cm.

As áreas amolecidas nos ossos parietais no vértice próximo à sutura sagital são chamadas de craniotabes, sendo comuns em prematuros e neonatos que foram expostos à compressão uterina.

O crânio apresenta um aumento médio de:

- No primeiro trimestre: 2 cm por mês;
- No segundo trimestre: 1 cm por mês;
- No terceiro trimestre: 0,5 cm por mês;
- No quarto trimestre: 0,5 cm por mês.

Fontanelas (tamanho e tensão): no RNT geralmente pode haver duas fontanelas a serem palpadas: a bregmática ou anterior e a lambdoide ou posterior –, as quais se apresentam planas em relação ao couro cabeludo.

A fontanela bregmática localiza-se na região anterior, tem formato de losango, mede 2x2 cm e se fecha por volta dos 18 meses de vida. Caso haja o fechamento precoce antes do sexto mês, deve-se agendar consulta com neurologista pediátrico. A fontanela lambdoide (posterior) localiza-se na região occipital, tem formato triangular, é menor ou igual a 0,5 cm e fecha-se entre o segundo e o terceiro mês de vida.

Faz-se necessário lembrar que as fontanelas possuem tamanho bastante variável. A persistência de fontanela anterior e posterior excessivamente grande pode estar associada a acondroplasia, hidrocefalia, hipotireoidismo, síndrome de rubéola congênita e trissomias 13, 18 e 21, cabendo investigação.

Há uma terceira fontanela, que pode ser palpável em prematuros e nos pacientes com trissomia 21.

Entre as fontanelas, existem as suturas: metópica, sagital, coronal e lambdoide. A sutura metópica localiza-se entre os ossos frontais; a sutura sagital, entre os ossos parietais; a sutura coronal, entre os ossos parietais e frontal; e a sutura lambdoide, entre os ossos parietais e occipital.

A presença de cavalgamento ósseo é comum, principalmente dos parietais sobre os occipitais e os frontais, permitindo que as linhas de suturas e as fontanelas sejam palpadas.

A craniossinostose corresponde à fusão prematura das suturas.

A bossa serossanguínea (*caput succedaneum*–couro cabeludo) aparece mais rapidamente do que o céfalo-hematoma (desde a sala de parto). Diferencia-se por edema serossanguíneo de couro cabeludo, extraperiostal, ocasionado pela rotura de capilares do subcutâneo, causando um edema (sinal de Godet positivo), menos doloroso que o céfalo-hematoma. Desaparece nos primeiros dias de vida pós-natal. Apresenta limites indefinidos, não respeitando a linha de sutura óssea. Pode alcançar tamanho exagerado, a ponto de parecer uma extensão da cabeça (*caput succedaneum*), como observado nas Figuras 7.15 e 7.16.

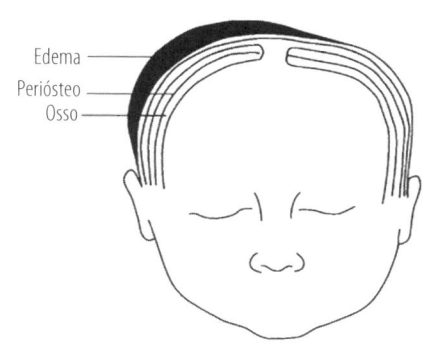

FIGURA 7.15. *Caput succedaneum.*

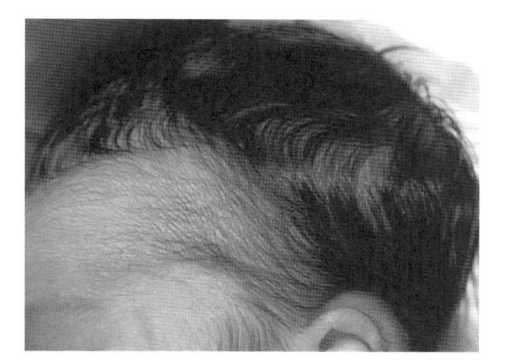

FIGURA 7.16. Exemplo de *caput succedaneum*. Fonte: Maternidade Saúde da Criança.

Céfalo-hematoma (subperiostal): derrame sanguíneo subperiostal, uni ou bilateral, decorrente da rotura de vasos do periósteo pela presença dos ossos cranianos contra a bacia materna. Possui consistência cística (amolecida – sensação de presença de líquidos) e volume variável, é moderadamente doloroso à palpação e respeita a linha das suturas, limitando-se apenas ao osso craniano atingido. A localização mais frequente é na região dos parietais (Figuras 7.17 e 7.18). É doloroso à palpação e pode levar semanas para ser reabsorvido. Possui contornos nítidos e regressão lenta, desaparecendo entre o primeiro e o segundo mês de vida. Pode causar acentuada hiperbilirrubinemia indireta.

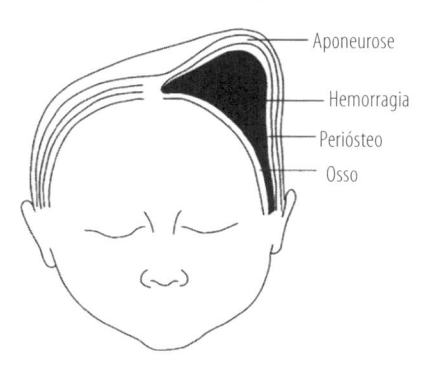

FIGURA 7.17. Céfalo-hematoma.

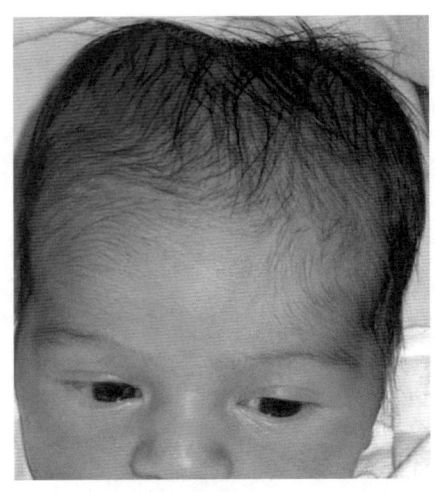

FIGURA 7.18. Exemplo de céfalo-hematoma. Fonte: Maternidade Saúde da Criança.

A grande diferença entre a bossa serossanguínea e o céfalo-hematoma está na delimitação da lesão. Na bossa, formada por uma coleção subgaleal, a tumoração não é limitada a um dos ossos cranianos e estende-se sobre vários ossos da calota. No céfalo-hematoma, caracteristicamente, a tumoração limita-se ao osso acometido, por ser uma coleção subperiostal, delimitada pelo periósteo do osso acometido.

Alterações da forma:

- Hematoma subgaleal: hemorragia sob a aponeurose epicraniana do músculo occipitofrontal. Massa firme ou flutuante de bordas mal definidas. Se extensa, pode causar anemia e hipotensão;
- Craniossinostose: encerramento prematuro de uma ou mais suturas cranianas, provocando assimetria do crânio;
- Trigonocefalia: encerramento da sutura metópica;
- Braquicefalia: encerramento da sutura coronal;
- Escafocefalia: encerramento da sutura sagital.

A Figura 7.19 apresenta as formas de crânio associadas com fechamento prematuro das suturas.

A Figura 7.20 apresenta um exemplo de craniossinostose e a Figura 7.21 apresenta um exemplo de trigonocefalia.

Os cabelos no RNT são abundantes e sedosos e em prematuros são muitas vezes escassos, finos e algodoados. A implantação baixa dos cabelos na testa e na nuca pode estar associada à presença de malformações cromossomiais.

Fácies: As estruturas da face, no conjunto, podem sugerir síndromes ou malformações congênitas. Observar a simetria e a forma. Porém, uma assimetria facial pode ser consequência de má posição intrauterina ou ser paralisia do nervo facial. O RN filho de mãe diabética nasce com face em forma de "lua cheia". É frequente o RN nascer com máscara equimótica consequente a circular de cordão.

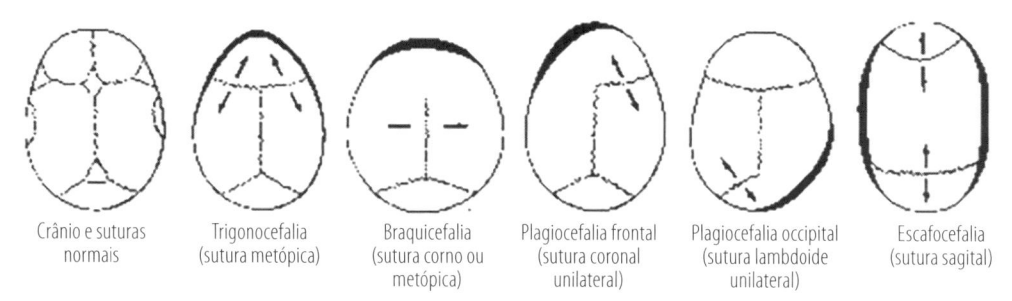

| Crânio e suturas normais | Trigonocefalia (sutura metópica) | Braquicefalia (sutura corno ou metópica) | Plagiocefalia frontal (sutura coronal unilateral) | Plagiocefalia occipital (sutura lambdoide unilateral) | Escafocefalia (sutura sagital) |

FIGURA 7.19. Formas de crânio associadas com fechamento prematuro das suturas. O arco denota direções de crescimento contínuo através das suturas, que permanecem abertas. As linhas mais acentuadas indicam áreas de maior achatamento do crânio. Quando as combinações das suturas permanecem fechadas, mais complexa ficará a forma do crânio.

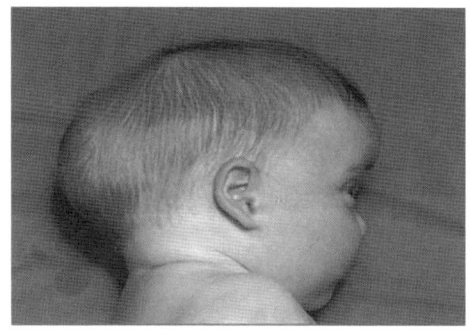

FIGURA 7.20. Craniossinostose. Fonte: Maternidade Saúde da Criança.

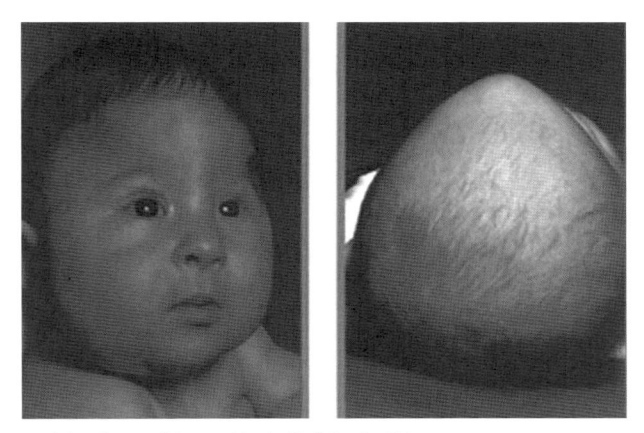

FIGURA 7.21. Trigonocefalia. Fonte: Maternidade Saúde da Criança.

OLHOS

Nos três primeiros dias de vida neonatal, o edema de pálpebras pode impedir o exame dos olhos. No terceiro dia, geralmente, quando a criança recebe alta hospitalar, os olhos podem ser examinados para a detecção de hemorragias da esclerótica, exsudatos conjuntivais, coloração da íris, tamanho da pupila, simetria e isocoria. Realizar sempre o reflexo vermelho investigando a presença de cataratas. O glaucoma manifesta-se pela presença de uma grande névoa corneana. A córnea normal de uma criança ao nascer mede menos de 10,5 mm em seu diâmetro horizontal.

Investigar a presença de:

- Fenda palpebral (direção: transversal, oblíqua e fimose; afastamento e epicanto);
- Edema palpebral;
- Hemorragia subconjuntival (5%);
- Pupilas: avaliar a disposição no centro da córnea, se redondas e simétricas, tamanho (midríase, miose), igualdade (isocoria, anisocoria), reflexo fotomotor;
- Estrabismo (sem significado nessa idade), nistagmo lateral (frequente) (Figura 7.26).

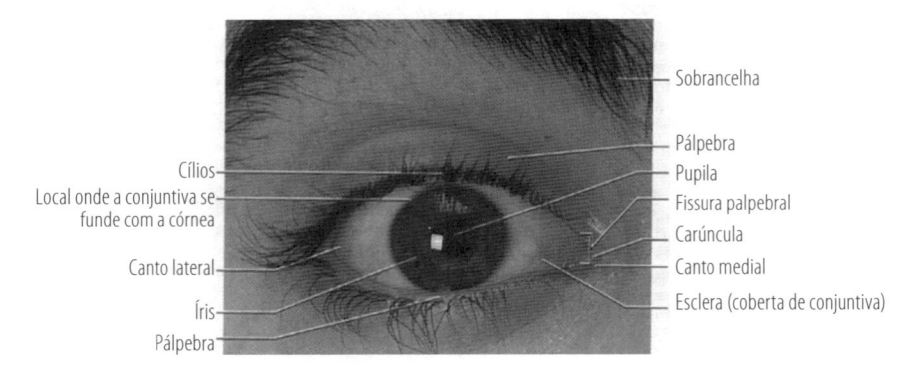

FIGURA 7.22. Avaliação normal do globo ocular neonatal.

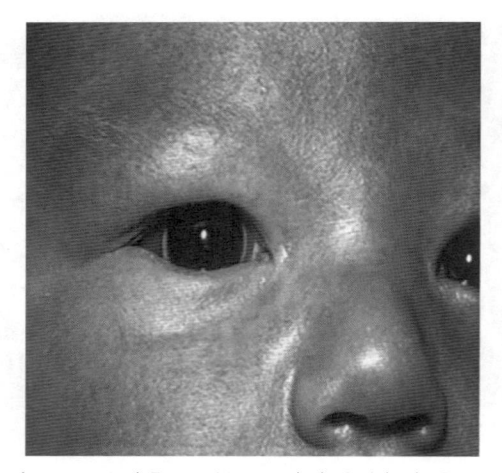

FIGURA 7.23. Hemorragia subconjuntival. Fonte: Maternidade Saúde da Criança.

Anormalidades: secreções purulentas, opacificação da córnea (indício de catarata), esclerótica azulada (osteogênese imperfeita) e coloboma iridiano.

Anormalidades quanto:

- Ao tamanho: microftalmia é a diminuição do globo ocular e buftalmia é o aumento do globo ocular;
- À posição: hipertelorismo ocular é o aumento da distância entre os olhos, com achatamento da base do nariz;
- Ao nível: exoftalmia são olhos salientes e enoftalmia é a depressão dos olhos; abertura da fenda palpebral; escleróticas no prematuro são levemente azuladas e tornam-se amarelas em presença de icterícia; no RNT tem coloração branca; córnea (observar o tamanho, brilho, transparência); opacidade do cristalino = reflexo pupilar branco, desaparecimento do fundo vermelho normal (catarata congênita);
- Às pálpebras: ptose palpebral é a queda inerte da pálpebra superior; epicanto (Figura 7.24) é uma prega cutânea semilunar, vertical no ângulo interno do olho, que liga a pálpebra superior com a inferior; manchas de Brushfield e obliquidade dos eixos palpebrais para fora e para cima são características da síndrome de Down.

Glaucoma congênito: córnea aumentada de tamanho, opacidade difusa com tom azul acinzentado, impossibilidade de visualizar a íris (Figura 7.25).

Ausência de íris: anidria associado a tumor de Wilms.

Perda de continuidade da íris: coloboma; várias síndromes polimalformativas; tumor de Wilms.

Pálpebra superior imóvel: paralisia do III par, miopatia (bilateral).

Incapacidade de fechar a pálpebra: paralisia do VII par.

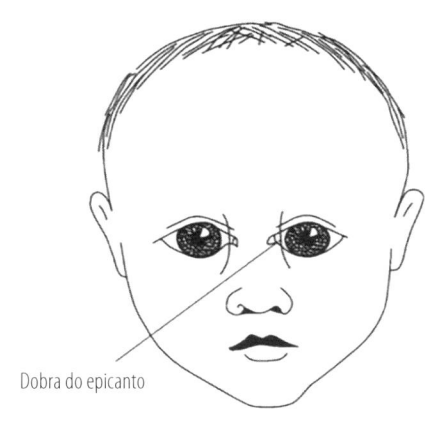

Dobra do epicanto

FIGURA 7.24. Epicanto.

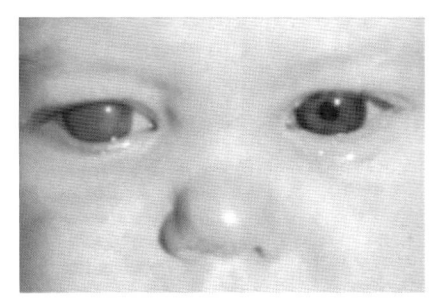

FIGURA 7.25. Glaucoma congênito.

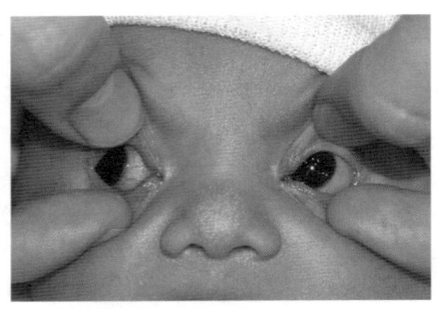

FIGURA 7.26. Estrabismo. Fonte: Maternidade Saúde da Criança.

CONJUNTIVITE

A conjuntivite química (Figura 7.27) ocorre 24 horas após a instilação de nitrato de prata a 1% nos olhos ao nascimento. Clínica: moderado edema com eliminação de liqui-do claro estéril dos olhos. Tratamento: resolve-se dentro de 48 horas

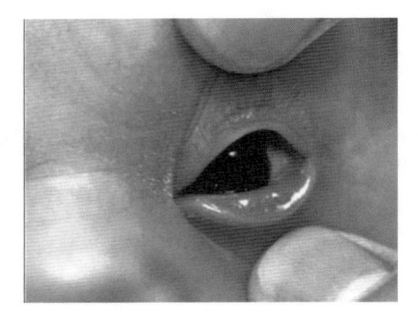

FIGURA 7.27. Conjuntivite química.

A conjuntivite gonocócica (Figura 7.28) ocorre de 24 a 48 horas após o nascimento. Clínica: edema intenso, quemose, exsudato intensamente purulento, ulceração da córnea. Tratamento: P.G. cristalina 100.000 U/kg/dia, endovenoso, de 6 em 6 horas, por sete dias; e devido à emergência de resistência da *Neisseria gonorrhoeae* e à irrigação frequente dos olhos, devem ser tratados a mãe e parceiro.

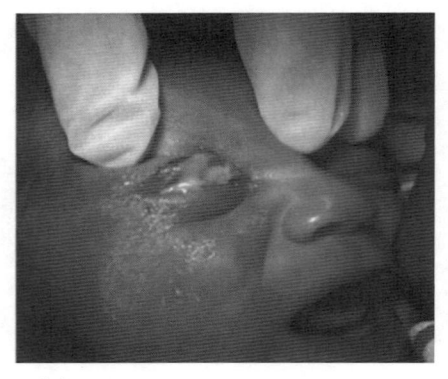

FIGURA 7.28. Conjuntivite gonocócica.

A conjuntivite por *Chlamydia trachomatis* (Figura 7.29) ocorre dentro de 7 a 14 dias após o nascimento. Clínica: lacrimejamento e passando a copiosamente purulento. O não tratamento resulta em úlcera de córnea. Tratamento: eritromicina 50 mg/kg/dia via oral, de 6 em 6 horas, por duas semanas.

Veja no Quadro 7.1 o diagnóstico diferencial das conjuntivites.

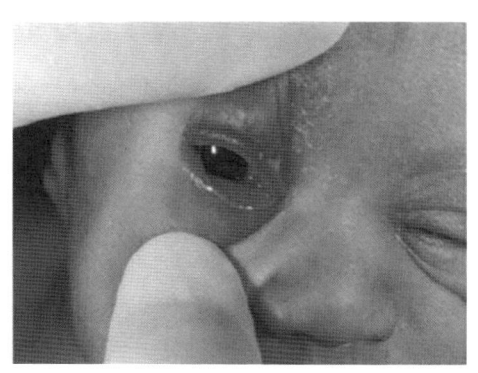

FIGURA 7.29. Conjuntivite por *Chlamydia*. Fonte: FSCMPa.

QUADRO 7.1. Diagnóstico diferencial das conjuntivites

História	Exame físico	Coloração com Gram e resultados da cultura	Diagnóstico provável
Início do quadro no 3º dia ou mais tarde	Envolvimento de um dos olhos	Cocos Gram-+ em agrupamentos	Conjuntivite por *Staphylococcus aureus*
Mãe com doença sexualmente transmissível. Profilaxia ocular não realizada ou feita após a primeira hora de vida Início do quadro no 1º dia ou mais tarde	Envolvimento de ambos os olhos Grande quantidade de pus	Diplococos Gram-negativos Cultura + para gonococos	Conjuntivite por gonococo
Inicialmente secreção aquosa nos olhos → purulenta Mãe com infecção sexualmente transmissível Início do quadro: 5º dia	Ambos os olhos Pouca quantidade de pus	Cultura negativa	Conjuntivite por clamídia
Há gotas de nitrato de prata nos olhos. Início quadro 1º ou 2º	Ambos os olhos envolvidos vermelhos e inchados Pouca quantidade de pus	Cultura negativa	Irritação química Tratamento não indicado

PAVILHÕES AURICULARES

As demarcações iniciais da orelha no embrião humano aparecem no começo da terceira semana como um espessamento da superfície ectodérmica de cada lado do disco nervoso exposto, sendo esse espessamento chamado deplacoide ótico. Por volta do 23º dia, cada placoide se invagina e forma a depressão ótica. Em torno do 30º dia, as bordas dessa depressão juntam-se e fundem-se para formar uma vesícula auditiva, ou otocisto, o primórdio do labirinto membranoso.

Observar a forma, o tamanho, a simetria e a implantação. É normal ser rosado, sem lesões (Figura 7.30). A presença de transparência pode sugerir anemia.

Pesquisar:

- Apêndices cutâneos pré-auriculares (Figura 7.31);
- Excesso de pelos em RN de mãe diabética;
- Acuidade auditiva (reflexo cócleo-palpebral = ruído próximo ao ouvido, resposta = piscar dos olhos).

A orelha interna é o único órgão sensorial a atingir completa diferenciação e tamanho adulto na altura da metade do desenvolvimento fetal.

A porção coclear é o último terminal da orelha interna a apresentar diferenciação e maturação. Por isso, a cóclea está mais sujeita a desvios de desenvolvimento, malformações e doenças que os órgãos terminais.

Ao nascer, o bebê apresenta apenas audição do tipo reflexa. Em seguida, inicia-se o processo de aprendizagem, e novas respostas ao som passam a ser desenvolvidas. Assim que essas experiências vão sendo adquiridas, ocorre a inibição das respostas reflexas. Nesse contexto, a audição puramente reflexa no nascimento passa a adquirir forma mais sofisticada e complexa, denominada de "audição de compreensão", necessária à compreensão e à produção da fala.

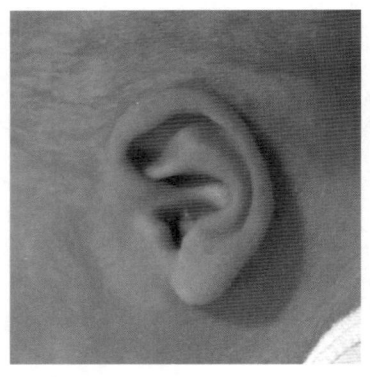

FIGURA 7.30. Pavilhão auricular normal. Fonte: FSCMPa.

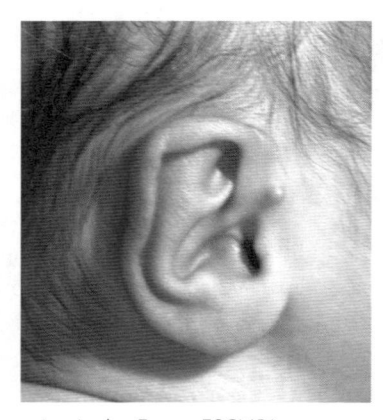

FIGURA 7.31. Presença de anexo periauricular. Fonte: FSCMPA.

A implantação baixa encontra-se em graves malformações renais e em várias anomalias cromossômicas como síndrome de Down, síndrome de Turner, trissomia do cromossomo 13 e trissomia do cromossomo 18.

Nesse contexto, as alterações na forma do pavilhão auricular podem ter significado antiestético, alteração na audição e até surdez completa.

NARIZ

Observar a simetria, obstrução e secreção. A presença de coriza sanguinolenta em criança até o terceiro mês de vida sugere sífilis congênita.

Todo RN é um respirador predominantemente nasal.

Avaliar a permeabilidade nasal verificando-se há obstrução nasal (limpeza com solução salina a 0,9%) e atresia de coanas (estreitamento ou obstrução completa). Tentar usar sempre uma sonda de menor calibre – se bilateral é uma emergência neonatal, presença de secreção sanguinolenta (sífilis congênita).

A assimetria de septo nasal ocorre devido ao posicionamento intraútero.

As malformações congênitas mais comuns são as associadas ao lábio leporino. A base do nariz achatada e larga pode ocorrer em algumas síndromes.

BOCA

Avaliar os lábios e o palato duro e o mole, para verificar se há presença de lábio leporino, fenda palatina e pérolas de Epstein (cistos de retenção de glândulas mucosas, sem significado patológico).

A mucosa oral saudável é lisa, rósea e brilhante. Entretanto, na presença de candidíase oral, contém placas esbranquiçadas semelhantes a grumos de leite, que oferecem resistência quando se tenta retirá-las.

A língua pode apresentar aumento do seu volume (macroglossia), que habitualmente acompanha alguma patologia como glossoptose (queda da língua para trás) ou rânula (formação cística sublingual).

Nas gengivas, podem ser encontrados pequenos cistos de retenção, que frequentemente são diagnosticados erroneamente como formações dentárias e desaparecem espontaneamente em meses (Figura 7.32); mais raramente, podem apresentar dentes (Figura 7.33). Avaliar a parede posterior da faringe e epiglote.

Rima bucal (desvios), lábio leporino, fenda palatina, as gengivas róseas e úmidas.

Língua: avaliar tamanho (macroglossia = hipotireoidismo congênito, síndrome de Beckwith-Wiedemann ou síndrome de Down) e aspecto (lisa, úmida).

O *milium* palatino, nódulos de Bohn ou "pérolas de Epstein" são cistos epidermoides branco-nacarados, do tamanho de cabeças de alfinete, medianos, na porção posterior do palato ou nas gengivas. Desaparecem espontaneamente.

As aftas de Bednar são lesões erosivas com halo avermelhado.

Pode haver presença ou ausência de dentes supranumerários (1:4.000).

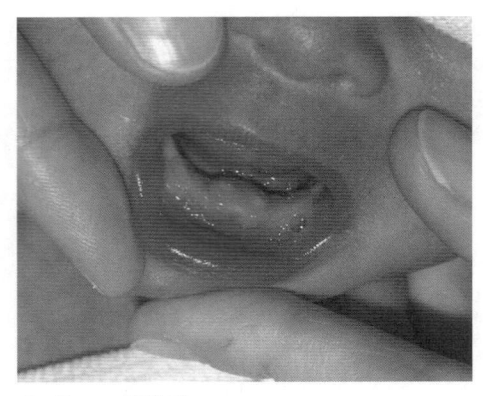

FIGURA 7.32. Cistos de retenção. Fonte: FSCMPa.

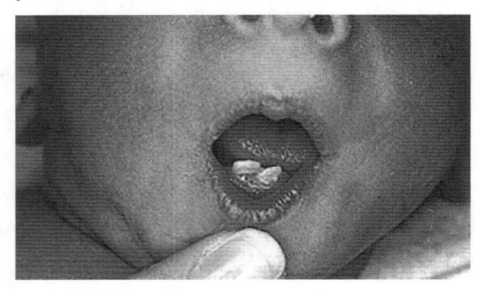

FIGURA 7.33. Dentes. Fonte: Maternidade Saúde da Criança. .

Freio da língua: o teste da linguinha é uma avaliação do frênulo da língua ("freio da língua") para verificar se ele está preso, o que dificulta a amamentação dos bebês (Figuras 7.34 e 7.35).

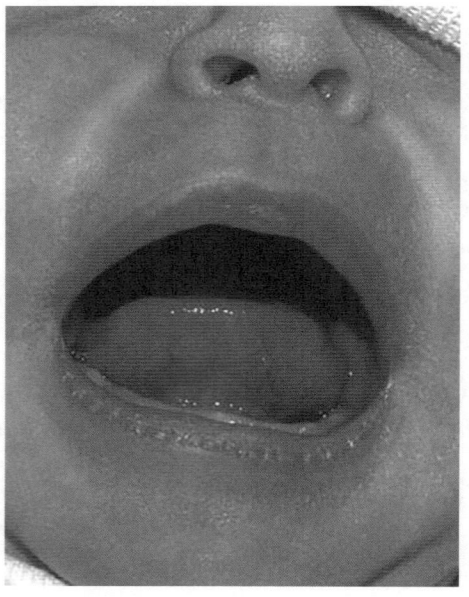

FIGURA 7.34. Língua normal. Fonte: FSCMPa.

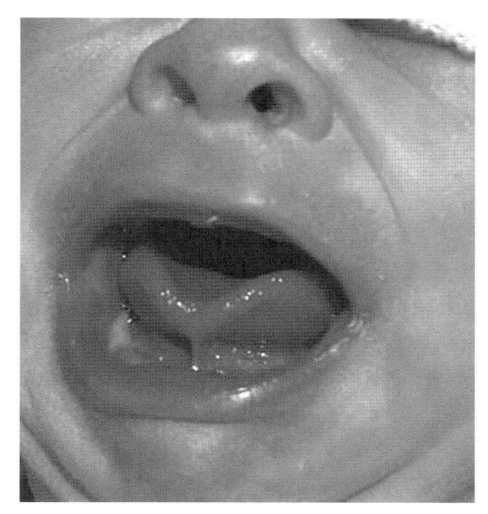

FIGURA 7.35. Anquiloglossia. Fonte: FSCMPa.

Rânula: cisto de retenção devido à obstrução do canal da glândula salivar sublingual, localizado no pavimento da boca. Exame da mandíbula: micrognatia (hipoplásica), retrognatia. Presença de desvios da comissura labial: detectáveis durante o choro (paralisia do VII par).

Filtro longo: associado à síndrome alcoólico fetal e síndrome de Williams; filtro curto: associado à síndrome de Di George.

Síndrome de Pierre Robin: hipoplasia mandibular, fissura do palato e ptose lingual. Há dificuldade respiratória grave, podendo ser necessária a glossopexia para permitir ventilação eficaz.

A posição da mandíbula (retrognatia) e o arqueamento do palato (ogival) dependem da não atividade motora na vida intrauterina da língua contra o palato e o relaxamento da mandíbula.

CHORO

A primeira forma de comunicação do bebê com o mundo é o choro. O bebê chora não somente porque está com fome ou dor, mas para demonstrar que algo o incomoda. Portanto, é uma reação primitiva a situações de desconforto e reposta não condicionada como sede, fome, cólica, desconforto térmico, fralda molhada ou suja, prurido, odor ou gosto desagradáveis, ruídos súbitos, estímulos luminosos, mudanças bruscas da posição do corpo, sensação de isolamento, banho, limitação de movimentos, necessidade de sucção, constituição neuropática ou hipertônica, dor, fadiga e interrupção brusca de sono.

Há diferentes intensidades e sonoridades para os diversos tipos de choro. Pode-se pensar em alguns tipos de choro já descritos:

* Fome: gemidos semelhantes a um apelo e que não cessam com carinhos, mas somente quando o RN estiver satisfeito;

- Dor: grito agudo seguido de um pequeno intervalo;
- Fralda suja ou roupa desconfortável: choro fraquinho e estridente;
- Cólica: choro agudo e intenso; normalmente leva a criança a esticar e encolher as perninhas, tremer o queixo e fazer cara de dor;
- Frio ou calor: é um choro copioso de desconforto;
- Excesso de estímulo ou irritação: é um choro meloso que ocorre ao fim de um dia movimentado;
- Sono: bebê agitado;
- Emocional: choro geralmente acompanhado de soluços, como se o pequeno estivesse meio "engasgado" de raiva.

PESCOÇO

O pescoço de um RN é curto, grosso e hipotônico. Faz-se necessário explorara mobilidade, o tônus e a presença de crepitações. Deve-se verificar a amplitude de movimentos e a presença de bócio e cisto tireoglosso ou braquial.

A assimetria cervical acentuada é observada em associação a uma concavidade profunda em um dos lados e sugere uma postura fetal persistente, com a cabeça inclinada para um dos lados (assinclitismo). É facilmente confirmado observando que a linha gengival mandibular não se encontra em paralelo à linha gengival maxilar, evidência ainda mais forte de que a mandíbula foi submetida a uma pressão desigual, resultante de a cabeça ser mantida fletida para um dos lados por certo período de tempo.

As clavículas devem se palpadas para avaliar fratura, que pode acontecer nos partos vaginais de RN grande para IG.

Investigar anormalidades:

- Cistos e fístulas branquiais (1ª, 2ª e 5ª fendas branquiais – junto ao lobo da orelha ou bordo anterior do esternocleidomastóideo);
- Palpação do esternocleidomastóideo: hematoma (tumefação dura de forma oval); se não detectado e diagnosticado, evolui para torcicolo congênito (o torcicolo pode só ser palpado após a segunda ou terceira semana de vida e pode conduzir à assimetria facial marcada e à inclinação da cabeça sobre o ombro por encurtamento do músculo);
- Palpação bilateral das clavículas: crepitação ou saliência óssea é indicativa de fratura. Em caso de dúvida, deve-se provocar o reflexo de Moro (assimétrico);
- Reflexo de Moro assimétrico: suspeitar de fratura da clavícula ou úmero ou lesão do plexo braquial. Nesse caso é importante solicitar a radiografia da clavícula e do úmero;
- Fístulas branquiais no terço inferior do pescoço;
- Fístulas ou quistos do canal tireoglosso localizadas no terço superior, na linha média, entre a base do pescoço e o osso hioide;

- *Pterigium coli*: quantidade excessiva de pele que se estende desde a região mastóidea até os ombros; é associado à síndrome de Turner;
- Torcicolo congênito: contratura do músculo esternocleidomastóideo na segunda semana de vida. Resolução espontânea na maioria dos casos, podendo evoluir para assimetria facial e posição viciosa da cabeça;
- Teratoma cervical: grande tumoração cervical na parte mediana do pescoço. Possibilidade de malignização. Pode causar obstrução respiratória;
- Higroma cístico: tumoração cística de tamanho variado com crescimento, rápido que invade o assoalho da boca, o mediastino e as axilas. Pode causar obstrução respiratória;
- Bócio congênito: causa idiopática ou filho de mãe que recebe iodo na gestação. Tem consistência elástica e forma de colar cervical, de mobilidade reduzida, podendo causar obstrução respiratória.

TÓRAX

A respiração do RN é predominantemente abdominal. A frequência respiratória varia de 40 (no termo) a 60 mrpm (no prematuro). Deve ser aferida em 1 minuto, porque a respiração é irregular. Todos os bebês apresentam respiração periódica, porém os prematuros apresentam essa periodicidade de forma ainda mais marcante do que as crianças a termo.

O perímetro torácico é aferido de uma saliência escapular à outra, circundando o tórax, passando por cima dos mamilos. Nos RNs a termo o valor é igual a 32 cm e em prematuros, varia de 29 a 30 cm. Iguala-se ao PC em torno do terceiro mês e o ultrapassa após o sexto mês.

Logo após as primeiras horas de nascido, pode haver estertores úmidos ao nascimento desaparecendo nas primeiras horas.

Pode haver ginecomastia fisiológica.

Inspeção: a forma do tórax é arredondada. Devem-se avaliar assimetrias, escavações ou abaulamentos e retrações costais. O padrão respiratório é abdominal.

Palpação: o frêmito cardíaco e toracovocal (durante o choro). Localizar o *ictus cordis* no RN entre o terceiro e o quarto espaço interesternal, para fora da linha hemiclavicular, e avaliar a sede, extensão e força.

Percussão: no RN, faz-se a percussão em casos de suspeita de pneumotórax (timpanismo).

Avaliação cardiovascular: palpação de pulsos – femoral*; frequência cardíaca (FC) = 120 a 160 bpm.

O examinador deve observar a atividade precordial, a FC, o ritmo, a qualidade das bulhas cardíacas, além da presença ou ausência de sopros.

Auscultar os quatro focos cardíacos, avaliando o ritmo, o número de bulhas e a fones, e observando a presença de sopros. A ausculta deve ser feita em todo o precórdio e regiões vizinhas.

Orientações:

a. Se a criança estiver chorando, oferecer o dedo enluvado para acalmá-la. É inútil tentar examinar o coração de uma criança irritada ou chorosa. Quando a criança está tranquila, a frequência, o ritmo e a presença de sopros podem ser determinados muito mais facilmente;

b. Determinar a localização, se à direita ou à esquerda, pela ausculta;

c. A FC situa-se entre 120 e 160 bpm. Ocasionalmente, o neonato a termo ou pós-maduro pode apresentar FC inferior a 100 bpm ao repouso;

d. O *ictus cordis* (pulsação do coração) em geral não é visível e, à palpação do precórdio, é pouco perceptível. No RN, a posição horizontalizada do coração faz com que o *ictus*, quando palpável, se encontre no quarto espaço intercostal esquerdo, lateralmente, à esquerda da linha hemiclavicular. O deslocamento do *ictus* pode indicar doença; se deslocado para a direita, trata-se de pneumotórax hipertensivo à esquerda. Precórdio hiperdinâmico é o primeiro sinal de persistência de canal arterial (PCA) em recém-nascido pré-termo (RNPT);

e. A detecção de frêmito é sempre sugestiva de cardiopatia, principalmente se associado a sopro. Se mais intenso na borda esternal esquerda alta, sugere estenose pulmonar e/ou de artérias pulmonares; na borda esternal esquerda baixa, comunicação intraventricular; na borda esternal direita alta, estenose aórtica; na fúrcula esternal, estenose aórtica, persistência do canal arterial ou coarctação da aorta;

f. A ausculta cardíaca deve ser realizada com a criança calma e repetidas vezes, avaliando-se as bulhas nos focos em que são normalmente mais audíveis. A primeira bulha (fechamento das valvas atrioventriculares no início da sístole ventricular) é bem avaliada nos focos do ápice; e a segunda, nos focos da base. A detecção de terceira e da quarta bulha (galope) é sugestiva de cardiopatia. Na ausculta da segunda bulha, detecta-se desdobramento inconstante por fechamento assincrônico das valvas semilunares, aórtica e pulmonar. Esse desdobramento normalmente é associado à respiração, aumentando na inspiração e diminuindo ou desaparecendo com a expiração;

g. Sopro sistólico no nível do terceiro ou quarto espaço intercostal, ao longo da borda esternal esquerda, nas primeiras 48 horas de vida, pode ser verificado em RNT. Quando é um achado isolado, sem outros sinais como taquicardia, taquipneia ou cianose, sem repercussão clínica, em geral, desaparece nos três primeiros meses de vida. No entanto, a ausência de sopros não afasta cardiopatia, porque em 20% das cardiopatias congênitas graves não se auscultam sopros de imediato. É importante lembrar que no útero o ventrículo direito é mais requisitado que o esquerdo, por isso se encontra hipertrofiado ao nascimento. Assim, nas comunicações intraventriculares, pode não se auscultar sopro nos primeiros dias de vida;

h. No caso de dúvida, com base na ausculta cardíaca e na inspeção, sobre a localização e o tamanho do coração ou sobre uma superatividade dele, solicitar a radiografia de tórax para avaliação precisa. A presença de hipofonese das bulhas cardíacas, especialmente se acompanhada de sintomas respiratórios, frequentemente é secundária a pneumotórax ou pneumomediastino;

i. Os pulsos femorais devem ser palpados, apesar de muito tênues no primeiro e segundo dia de vida. É possível substituir esse pulso.* Se na época da alta hospitalar ainda existirem dúvidas acerca dos pulsos femorais, a pressão arterial em MMII deve ser verificada.

A presença de sopros em RNs é comum nos primeiros dias e pode desaparecer em alguns dias. A palpação dos pulsos radiais e femorais é obrigatória.

Anormalidade: glândulas supranumerárias, retrações, tiragens.

A palpação de pulsos radial, femoral e pedioso é importante para avaliar a amplitude. Pulso femoral e pedioso ausente com radial vigoroso é indicativo de coartação da aorta.

ABDOME

O abdome do RN possui forma cilíndrica uniforme e regular graças ao tônus muscular e à gordura subcutânea, normalmente sem abaulamento. O perímetro abdominal mede cerca de 2 a 3 cm, sendo menor que o cefálico. O cordão umbilical situa-se em um ponto epicêntrico da parede anterior do abdome.

Avaliar os seguintes dados:

- Características da parede abdominal (cor, opacidade e turgência);
- Ondas peristálticas e mobilidade do abdome;
- Distensão ou retração abdominal;
- Região umbilical;

Alterações da parede abdominal:

- Extrofiavesical;
- Agenesia da musculatura abdominal.

Inspeção abdominal: A pele da parede abdominal pode estar: rosada, pálida, ictérica ou esverdeada (mecônio). Se ocorrer presença de eritema da parede abdominal, deve-se pensar em peritonite secundária à gangrena ou perfuração intestinal; a cor azulada sugere hemorragia intraperitoneal.

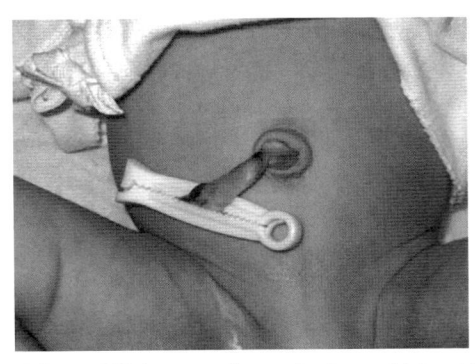

FIGURA 7.36. Abdome normal de um RN durante a inspeção. Fonte: Maternidade Saúde da Criança.

A presença de circulação venosa colateral do abdome é visualizada em RNPT, RN pequeno para a idade gestacional e nos casos de atresia de vias biliares.

A turgescência da pele e a espessura do panículo adiposo do abdome proporcionam uma ideia sobre a nutrição e o estado de hidratação do RN.

O sinal da prega cutânea (pinçar a pele com o polegar e o indicador) está presente na desidratação hipotônica. Quando o RN apresenta desidratação, ou crescimento intrauterino retardado ou pós-maturidade, o sinal da prega cutânea pode ficar mantido por alguns instantes. Na desidratação hipertônica, a prega cutânea tem consistência similar ao de mixedema. Se o RN apresentar boa hidratação, o desaparecimento da prega é rápido.

A potente musculatura abdominal do RN desenvolve-se após seis a oito meses do nascimento. Os órgãos situados na loja anterior do abdome (fígado, baço e intestinos) podem ser visualizados através da parede abdominal em neonatos magros ou prematuros.

Pesquisar defeitos da parede abdominal, como onfalocele e gastrosquise. Na onfalocele, ocorre herniação na linha média, recoberta por saco peritoneal, com o cordão umbilical inserido no centro dessa massa. Pode estar associada atrissomias ou outras anomalias congênitas.

Na gastrosquise, o defeito encontra-se à direita do umbigo, com as alças intestinais e outros órgãos abdominais podendo se exteriorizar através dessa abertura, sem membrana peritoneal recobrindo o conteúdo exposto.

A eliminação de mecônio costuma ocorrer nas primeiras 24 a 36 horas de vida. Trata-se de material viscoso, verde-escuro, composto por sais biliares, células epiteliais de descamação, sucos digestivos e lanugo, sendo eliminado nos primeiros três a quatro dias de vida. Após esse período, as fezes, denominadas de transição, têm coloração amarelo-esverdeada e são liquefeitas.

O reflexo gastrocólico exacerbado, isto é, o relaxamento do esfíncter anal que ocorre com a distensão do estômago, aumenta o número de evacuações diárias, sobretudo no RN em aleitamento materno exclusivo sob livre demanda, que pode evacuar em cada mamada.

Distensão ou retração abdominal

Nos prematuros e nos RNs com crescimento intrauterino restrito, há diminuição do panículo adiposo, perdendo-se a uniformidade do abdome e dos músculos reto abdominais, delimitados facilmente. Nesses bebês, observa-se a diástase dos retos abdominais (Figura 7.37) permitindo que a parede abdominal abaúle entre as bordas internas desses músculos, principalmente durante esforço e choro, tendendo a desaparecer antes de 12 meses de vida.

Os transtornos hidroeletrolíticos como a hipopotassemia são outra causa de hipotonicidade e distensão da musculatura abdominal.

Se há suspeita de distensão abdominal, deve-se medir a circunferência abdominal no ponto acima e abaixo do umbigo como ponto de referência e manter a medição seriada. A distensão ainda pode ocorrer por ascite, meteorismo, infecções peritoneais, visceromegalia, massas anormais ou tumoração, obstrução intestinal, mecânica ou funcional.

Na obstrução intestinal alta por atresia duodenal, a distensão ocorre na região epigástrica, enquanto a metade inferior do abdome permanece plana.

As lesões obstrutivas jejunoileais ou mais baixas ocorrem com distensão abdominal de todo o abdome, de forma simétrica e generalizada.

O aumento do volume localizado em flancos pode ocorrer por tumorações renais e de ovário.

Na presença de hérnia diafragmática, o abdome pode ser plano ou escavado, além de poder haver cianose importante e dificuldade respiratória grave.

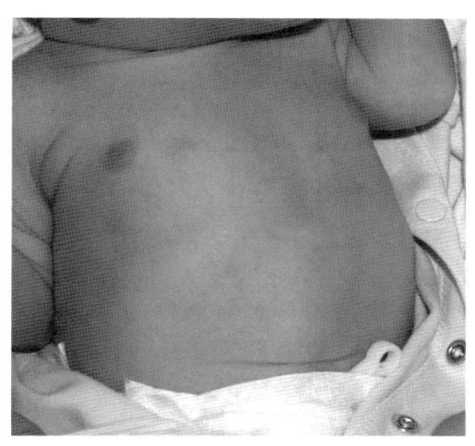

FIGURA 7.37. Diástase de retos abdominais. Fonte: Maternidade Saúde da Criança. .

Alterações da parede abdominal

Os defeitos estruturais da parede abdominal são a extrofia vesical, a agenesia e ausência da musculatura abdominal.

Extrofia vesical: ausência da parede abdominal anterior na zona vesical com a exposição do exterior da mucosa vesical, do trígono e começo da uretra. É diagnosticada pela simples inspeção do abdome. Ocorre a saída intermitente de urina uretral. Nos meninos, os testículos não desceram, o pênis é curto e existe uma epispádia completa. Nas meninas, observa-se a fissura do clitóris com grau de separação dos lábios. A incidência é de 0,06 por 1.000 nascidos vivos.

Agenesia da musculatura abdominal: síndrome de *prune-belly* ou abdome em "barriga de ameixa": é um defeito congênito pouco frequente, diagnosticado pela inspeção logo ao nascer; observa-se um enrugamento com atonia da parede abdominal, com ventre abaulado e flancos flácidos e pêndulos (Figura 7.38). É quase exclusiva do sexo masculino e está associada a grande variedade de defeitos geniturinários como as anomalias de descida testicular, hidroureter, hidronefrose, rins policísticos, úraco cístico, valva de uretra posterior e outras anomalias não renais como ânus imperfurado e *artrogriposis*. Avaliar o grau de distensão abdominal, enrugamento e pregas cutâneas do abdome.

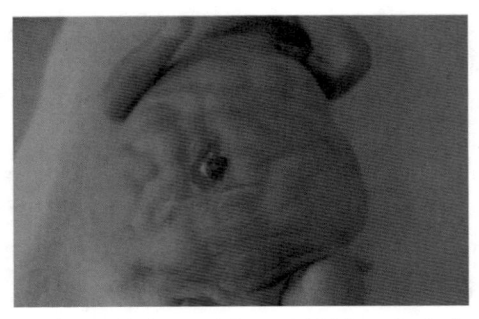

FIGURA 7.38. Agenesia da musculatura abdominal. Fonte: FSCMPa – Ambulatório do Prematuro 2010.

Palpação abdominal

Tem como principais objetivos:
- Determinar alterações da sensibilidade, dor ou crepitação da parede abdominal;
- Precisar o tamanho e as características das vísceras abdominais;
- Diagnosticar a presença de massas anormais, líquido ou ar na cavidade. Essa exploração é realizada com maior facilidade nas primeiras 24 horas de vida (menor tônus muscular). Aproveitar o tempo inspiratório quando o abdome é deprimido e a parede abdominal relaxa.

As mãos do examinador têm que estar em temperatura adequada e secas. Inicialmente, deve-se explorar a sensibilidade à dor com a mão estendida sobre a parede abdominal, utilizando a ponta dos dedos. A presença de dor pode ser avaliada pela mímica facial (escala NFCS – Neonatal Facial Action Coding System). A presença de resistência à movimentação nas zonas de dor pode ser diagnosticada enfisema subcutâneo da parede pela crepitação baixa nos do examinador.

Palpação profunda: evitar manobras bruscas e o uso das mãos na posição vertical; preferir iniciar a palpação superficial e lentamente, chegando aos planos profundos utilizando a manobra bi ou mono manual. Às vezes, é suficiente no caso de edema, usar os dedos indicador e médio unidos e flexionados.

A **palpação do fígado** realiza-se utilizando a mão direita entre o umbigo e a crista ilíaca direita, avançando lentamente até o rebordo costal do mesmo lado até encontrar o lóbulo direito do fígado. O bordo hepático deve ser plano. É normal que o fígado do neonato seja relativamente grande, com bordo inferior palpável a 2 ou 3 centímetros abaixo do rebordo costal direito. Pela percussão da macicez nos últimos espaços intercostais do hemitórax direito, pode-se precisar com exatidão seu limite superior e seu verdadeiro tamanho.

A hepatomegalia pode estar associada a enfermidade hemolítica, insuficiência cardíaca, infecções, hematoma subcapsular hepático, enfermidades metabólicas, hemangioma, cisto solitário do fígado e neoplasias.

Na atresia de vias biliares, pode ocorrer hepatomegalia progressiva, podendo-se palpar o bordo que ultrapassa a linha média.

Um fígado palpável à esquerda significa um *situs inversus* ou síndrome de asplenia.

O hematoma subcapsular hepático é uma complicação frequente de traumatismo no parto e pouco comentado em livros. É a expressão mais frequente de traumatismo de parto no abdome; o quadro clínico clássico acontece com neonatos grandes para a idade gestacional (GIGs) que nascem em apresentação pélvica com determinadas manobras de extração, asfixia e transtornos da coagulação. Em casos mais graves (menos frequentes), desde o nascimento, pode apresentar sinais de abdome agudo, anemia e choque. Comumente, o RN mantém-se assintomático nos primeiros três dias de vida e gradativamente aparecem os sinais de anemia e aumento do volume do fígado. Se ocorrer a agudização da anemia associada a sinais de choque, é consequência da ruptura do hematoma subcapsular e extravasamento sanguíneo para a cavidade peritoneal. O diagnóstico se dá pela ultrassonografia (US) de abdome; com a paracentese, evidencia-se a presença de sangue na cavidade abdominal.

Palpação do baço: a ponta do baço pode ser palpável durante a inspiração, em neonatos, devido a parede ser muito delgada. Seu aumento ocorre quando há doença hemolítica do RN, infecções, doenças metabólicas e tumorações. Além do aumento, o baço está posicionado mais superficialmente com o bordo mais fino.

Palpação dos rins: pode ser palpável o polo inferior do rim direito. O método prático de exploração deve ser a colocação de uma mão por debaixo da região lombar superior, exercendo uma pressão suave acima, enquanto se realiza a real palpação com a outra mão. A manobra de Jasso consiste em colocar o neonato em posição semissentada e, depois, colocar os quatro dedos da mão direita do observador na parte posterior (ângulo costovertebral esquerdo), com exceção do polegar, que é usado para realizar a exploração sistematizada, superficial e, depois, profundamente, a qual se realiza fazendo uma suave pressão como polegar abaixo das costelas, na direção posterior e cefálica, deslizando-o abaixo sem reduzir a pressão dos quatro dedos que pressionam a região lombar, assim, pode-se palpar o rim entre o dedo polegar, que ascende, e os quatro dedos colocados posteriormente. As principais causas de nefromegalia são a hidronefrose, a trombose da veia renal, a doença cística, a hemorragia suprarrenal e os tumores renais.

A bexiga do RN tem capacidade de 40 a 50 Ml e, quando cheia, pode ser avaliada pela inspeção. A presença de bexigoma, à palpação, é frequente em RN com encefalopatia hipóxico-isquêmica grave ou com defeitos congênitos do tubo neural, podendo ser secundária à obstrução uretral.

As ondas peristálticas e a mobilidade do abdome são observadas em RNPT normais, desnutridos, podendo ser uma expressão clínica de atresia, estenose ou obstrução intestinal.

O abdome globoso, distendido, com ondas peristálticas visíveis é sinal de obstrução.

A respiração do neonato tem predomínio abdominal sincrônico com a do tórax. No caso de insuficiência respiratória, ocorre a perda do sincronismo, estabelecendo-se movimentos de vai e vem entre ambos.

Os movimentos abdominais podem diminuir ou desaparecer em algumas infecções peritoniais e na presença de distensão abdominal.

Na paralisia diafragmática unilateral secundária à paralisia frênica (trauma), o RN apresenta respiração puramente torácica, acompanhada de depressão abdominal durante a inspiração e abaulamento unilateral na expiração apenas de um lado (correspondendo ao lado paralisado), enquanto no lado são o movimento é inverso.

Palpação de massas anormais

O **íleo meconial** pode ser uma manifestação precoce de fibrose cística no período neonatal (5% a 15%) e se iniciar na vida fetal com a obstrução do intestino delgado, principalmente o íleo terminal, por mecônio com características especiais (espesso e aderente), não mobilizado pelo peristaltismo intestinal, com quadro clínico similar ao da oclusão intestinal neonatal. À palpação, as alças intestinais estão dilatadas e têm consistência gomosa ou dura, distribuindo-se por todo o abdome.

O diagnóstico pré-natal da enfermidade fibrocística é feito pelos antecedentes familiares (irmãos) e pela avaliação da atividade da fosfatase alcalina no líquido amniótico.

O diagnóstico pós-natal é feito pelo teste do suor (≥ 60 mEq/L de cloro), e a dosagem do tripsinógeno imunorreativo na amostra de sangue tem sensibilidade de 95%.

A radiografia do abdome mostra a dilatação das alças do intestino delgado alternando com outras menos dilatadas e quantidades hidroaéreas escassas ou ausentes.

A síndrome de mecônio espesso pode produzir um quadro clínico similar ao íleo meconial, com retardo na eliminação de mecônio.

Estenose hipertrófica do piloro é a obstrução incompleta do piloro causada pela hipertrofia das fibras musculares lisas circulares do piloro, que pode aumentar duas vezes o tamanho normal. Tem início clínico entre a segunda e a terceira semana de idade, podendo o vômito não bilioso ser o primeiro sintoma, com início esparso, intensificando-se posteriormente. Durante a palpação, é fundamental palpar a oliva pilórica (patognomônico – piloro hipertrofiado), com o bebê relaxado e de estômago vazio. Com a palpação profunda do quadrante superior direito, 2 a 3 cm acima do umbigo, encontra-se a oliva (massa dura).

O diagnóstico clínico baseia-se nas características do vômito, presença de ondas peristálticas e palpação da tumoração pilórica.

O exame da radiografia simples do abdome mostra:

- Dilatação gástrica marcante;
- Inexistência de bulbo duodenal cheio de ar;
- Escassez ou ausência de ar no intestino delgado e no intestino grosso (Figura 7.39);
- Conteúdo gástrico espumoso e moteado;
- Pneumatose gástrica (rara), ou mesmo um aspecto normal.

A radiografia contrastada com bário e o controle fluoroscópico (Figura 7.40) servem para determinar a motilidade esofagogástrica. Em condições normais, o esvaziamento gástrico começa em 5 a 10 minutos e sai do estômago e duodeno em 3 horas; com 4 horas, deve estar no ceco.

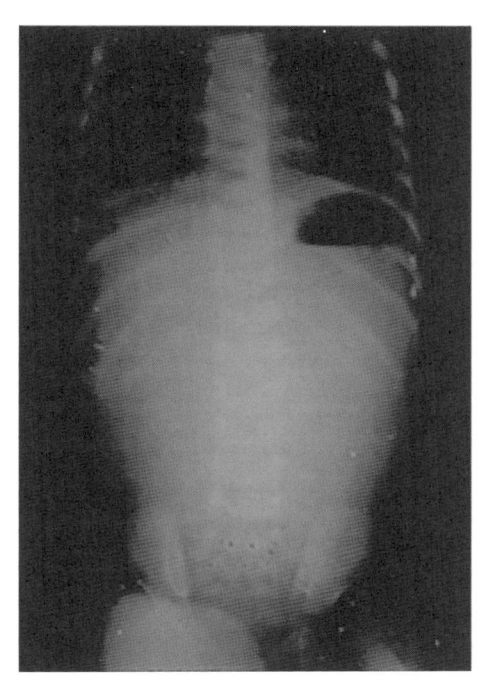

FIGURA 7.39. Radiograna do abdome em incidência anteroposterior de um lactente com EHP evidencia ausência de conteúdo gasoso em intestino delgado e intestino grosso, além de ectasia gástrica com considerável nível hidroaéreo.

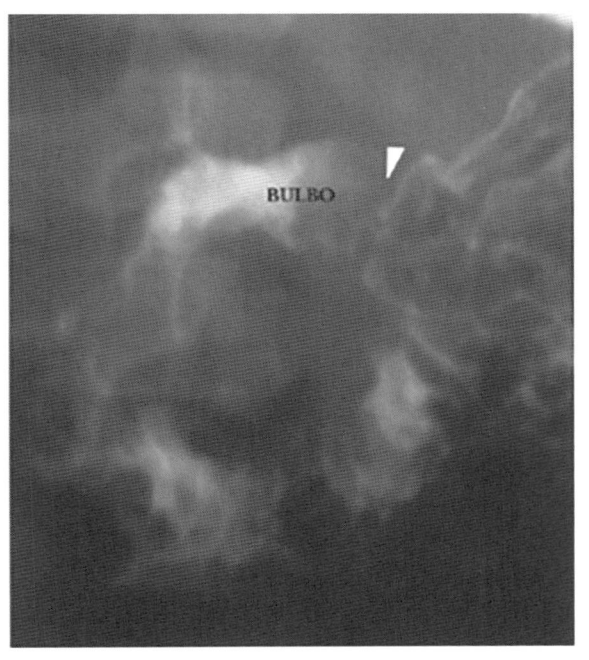

FIGURA 7.40. Radiografia contrastada da região antroduodenal de um lactente sadio com quatro meses de idade mostra canal pilórico normal, permeável (ponta de seta branca). O intervalo entre a base bulbar e o antro gástrico corresponde à musculatura pilórica normal.

O sinal do ombro é a impressão convexa da musculatura pilórica na porção distal do antro gástrico preenchido por bário. Devido ao ângulo ascendente da contratura muscular pilórica, a porção superior do antro distal está mais comprimida que a inferior (Figura 7.41).

Sinal do colar ou do cordão: passagem de pequena coluna (raia) de bário pelo canal pilórico, sem peristalse e constantemente estreitado, curvado discretamente nosentido cefálico (Figura 7.42).

O sinal do duplo/triplo trilho ocorre quando a compressão do piloro alongado provoca retenção de bário entre as dobras de mucosa redundante, sendo visualizado como dois ou mais "trilhos", em vez de um único lúmen (Figura 7.43).

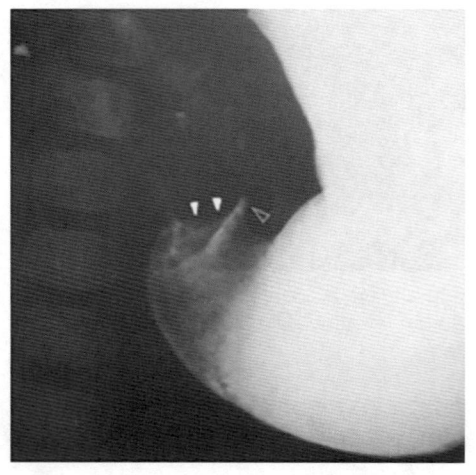

FIGURA 7.41. *Sinal do ombro:* impressão convexa da musculatura pilórica no antro gástrico. Nota-se um "ombro" superior mais proeminente que o inferior (pontas de setas brancas). *Sinal do mamilo pilórico:* evaginação em forma de mamilo imediatamente adjacente ao "ombro" superior da musculatura pilórica hipertrofiada (contorno de ponta de seta).

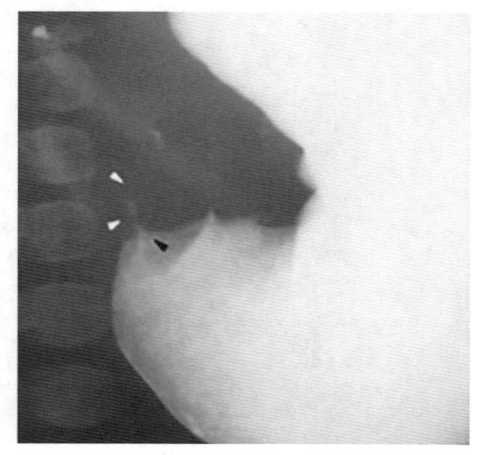

FIGURA 7.42. *Sinal do cordão:* observa-se fina coluna de bário ao longo do canal pilórico alongado e cranialmente direcionado (pontas de setas brancas). *Sinal do bico:* representado por uma projeção cônica de contraste baritado entre os "ombros" da musculatura pilórica hipertrofiada (ponta de sela preta).

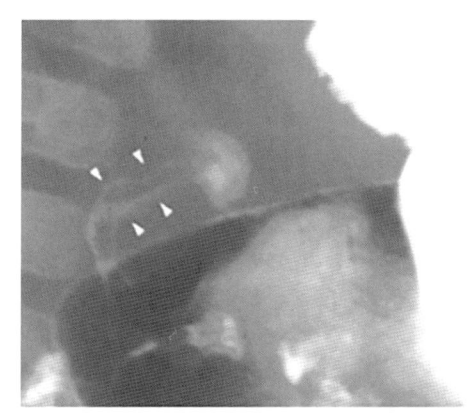

FIGURA 7.43. *Sinal do duplo trilho:* duas finas colunas paralelas de meio de contraste baritado são vistas ao longo do canal pilórico alongado e cranialmente orientado (pontas de setas brancas).

Um atraso na abertura do piloro por mais de 20 minutos pode ocorrer em lactentes normais. As incidências tardias devem ser obtidas antes que um diagnóstico de estenose hipertrófica do piloro seja realizado. O diagnóstico correto é feito quando se observam a constância do alongamento do canal por um período adequado, a peristalse dessa região e, mais importante, as características do aumento de volume muscular pilórico. Nesse caso, a ecografia abdominal substitui as técnicas de contraste nos casos difíceis (Figura 7.44).

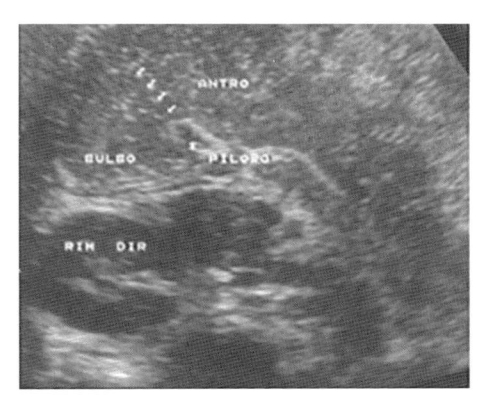

FIGURA 7.44. Sonograma em tomada oblíqua da região antropilórica de um lactente sadio imediatamente após ingesta láctea mostra canal pilórico normal, permeável, com livre fluxo de leite para o bulbo (setas brancas paralelas). O músculo pilórico tem dimensões normais (asterisco).

Sinal do alvo: corresponde ao anel hipoecoico do músculo pilórico hipertrofiado em torno da mucosa ecogênica centralmente localizada. É obtido em tomada transversa ao piloro. A oliva é visualizada medialmente à vesícula biliar e anteriormente ao rim direito (Figura 7.45).

Duplicações gastrointestinais: são raras, podendo localizar-se em qualquer nível desde a língua até o ânus. A localização mais comum é no intestino delgado (especialmente no íleo e na região da válvula ileocecal). O quadro clínico é há presença de fezes com sangue, acessos de dor abdominal e anemia. À radiografia de abdome: presença de cistos cheios de ar quando tem comunicação. O diagnóstico radiográfico só se baseia nos desvios causados por tumor sólido interposto. A radiografia contrastada melhora as possibilidades diagnósticas. A Figura 7.46 ilustra as duplicações gastrointestinais.

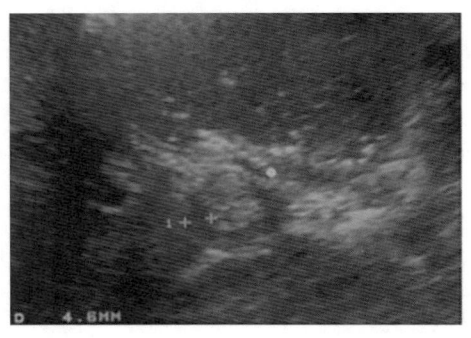

FIGURA 7.45. Tomada transversal mostra aspecto em alvo do piloro (*sinal do alvo*) caracterizado por musculatura periférica hipoecoica limitando o centro ecogênico, correspondente à mucosa pilórica redundante. A espessura do músculo pilórico é igual a 4,6 mm (cursores).

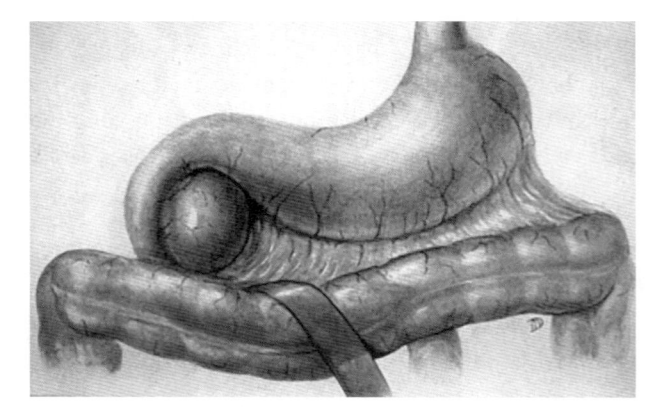

FIGURA 7.46. Duplicações intestinais.

Massas renais: aproximadamente metade das tumorações abdominais presentes no neonato corresponde ao trato geniturinário. As tumorações correspondentes ao rim são devidas à:

Hidronefrose: dilatação da pelve e cálices renais (mais frequente alteração do trato urinário fetal pela ecografia obstétrica). Estudos em populações não selecionadas demonstram um achado de hidronefrose fetal para cada 500 a 700 avaliações ecográficas na gestação. A US no pré-natal tem sensibilidade de 83% a 100% no diagnóstico das anomalias congênitas.

Abordagem no pós-natal: os fatores preditivos de mau prognóstico são oligodrâmnio, obstrução uretral, cromossomopatias e malformações em outros sistemas. No pós-natal imediato, massa unilateral palpável no flanco pode ser secundária a rim multicístico ou estenose da junção ureteropélvica. Quando bilateral, pode ser secundária à obstrução ureteropélvica bilateral (rara), ou causada por rins hidronefróticos ou displásicos devido a obstrução uretral, como nos casos de válvula de uretra posterior nos meninos. Os seguintes exames laboratoriais devem ser realizados: urina para avaliação de sedimentoscopia, bioquímica e cultura; dosagem sérica de ureia e creatinina. A avaliação bioquímica deve ser postergada, até 72 horas de vida, porque nos três primeiros dias de vida a creatinina do neonato reflete ainda a passagem transplacentária da creatinina materna. A profilaxia de infecção urinária deve ser iniciada imediatamente após a coleta de urina. A droga de primeira escolha é uma cefalosporina de primeira geração (cefalexina ou cefadroxila, na dose de 50 a 100 mg por dia).

Investigação por imagens

Inicialmente, realizar a US dos rins e das vias urinárias, incluindo a avaliação do trato urinário alto (volume e tamanho renal, parênquima renal, diferenciação corticomedular, presença e gravidade da hidronefrose) (Figura 7.47) e baixo (dilatação ureteral, espessura da parede vesical, resíduo pós-miccional, inserção vesical dos ureteres).

Exceção: obstrução uretral (válvula de uretra posterior, atresia de uretra, síndrome de Prune-Belly) no final da primeira semana de vida, porque ocorre oligúria transitória e muitas vezes a pelve dilatada pode parecer normal à ecografia.

A uretrocistografia miccional (UCM) deve ser realizada com a criança já em quimioprofilaxia e sem bacteriúria. É importante lembrar que 30% a 70% dos casos de refluxo vesicoureteral não são detectados pela US.

Todo RN com hidronefrose fetal deve ser submetido à US e à UCM

Na suspeita de processo obstrutivo alto, especialmente obstrução da junção ureteropélvica, indicar a cintilografia dinâmica com 99mTc-DTPA, a ser realizado após o período neonatal (com maior maturidade funcional).

A urografia excretora é um exame útil no estudo do trato urinário alto (duplicação do trato urinário, ureter ectópico, megaureter primário e casos suspeitos de obstrução da junção ureteropélvica).

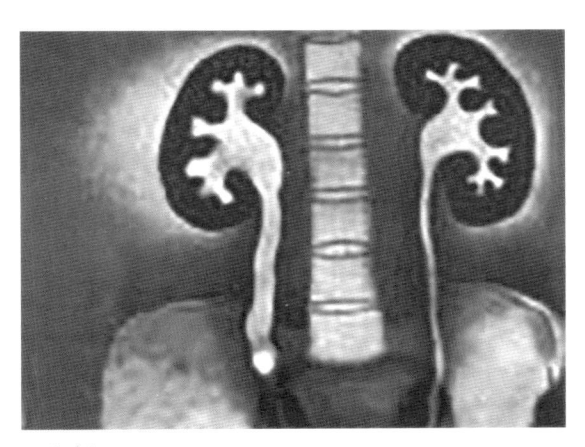

FIGURA 7.47. US das vias urinárias.

Rim policístico

É a causa mais comum de tumoração abdominal no neonato (Behrman). São grandes cistos unilaterais que desorganizam toda a estrutura do rim e dão lugar a um rim não funcionante. Predomina no sexo masculino, sem antecedentes familiares.

À palpação, verifica-se a presença de massa renal aumentada com nódulos irregulares em um dos flancos; não há formações císticas em outros órgãos (doença policística renal). A tumoração é unilateral e o rim contralateral pode mostrar anomalias durante o seu desenvolvimento ou evoluir com hipertrofia compensatória. O diagnóstico é realizado pela US e urografia excretora.

Trombose da veia renal

Ocorre em 75% dos RNs, predominando no sexo masculino: 1,9:1,0 (RN). Clinicamente, o rim é palpável unilateralmente e há hematúria macroscópica e palidez. É um transtorno vascular agudo, de início súbito. A lesão vascular é causada com um infarto renal, venoso, podendo produzir aumento do rim, associado à oligoanúria e à hematúria, bem como transtornos hemorrágicos por consumo de fatores de coagulação. A lesão pode ser uni ou bilateral. Os filhos de mães diabéticas são os mais suscetíveis. Outros fatores predisponentes: desidratação, hipovolemia, policitemia, septicemia e baixo fluxo plasmático renal.

Cisto do colédoco

A dilatação cística do duto biliar é clinicamente suspeita pela palpação de uma massa abdominal no quadrante superior direito, abaixo do fígado. À percussão, tem-se timpanismo, e a extensão e o timbre estão diretamente relacionados com a quantidade de gás existente. À ausculta, quando há obstrução orgânica, os ruídos hidroaéreos estão aumentados; quando há íleo funcional paralítico, os ruídos diminuem ou desaparecem.

Obstrução intestinal

É uma grave complicação do tubo gastrointestinal e a principal causa de intervenção cirúrgica abdominal urgente no período neonatal. Possui frequência de 1/500 nascimentos em qualquer porção do trato gastrointestinal. São sinais clássicos de obstrução intestinal: vômitos, ausência ou atraso da eliminação de fezes e distensão abdominal.

Na obstrução intestinal alta (duodenal ou de jejuno proximal), os vômitos aparecem precocemente nas primeiras 24 horas de vida. Na obstrução intestinal baixa, os vômitos são tardios.

Coloração do vômito: no caso de a lesão ser pré-ampolar, os vômitos não são biliosos, mas se a lesão for pós-ampolar, os vômitos são biliosos podendo ser até fecaloides.

Se a obstrução intestinal é alta, os vômitos são hemorrágicos. Nesse caso, para diferenciar o sangue neonatal do sangue materno por DPP ou fissura mamária, deve-se realizar o teste de APT, que determina se o sangue é materno ou fetal; a baixa concentração de hemoglobina fetal no sangue materno em relação a maior concentração no sangue fetal.

As principais causas de vômito com sangue fetal são esofagite ulcerativa, úlcera péptica de estômago ou enfermidade hemorrágica do RN, infecções sistemáticas graves, duplicação do intestino e gastrite medicamentosa.

Pode ser completa ou parcial, de intensidade variável; localiza-se na região epigástrica nas obstruções proximais (duodeno).

A avaliação do quadro clínico oclusivo baseia-se no diagnóstico precoce da perfuração intestinal e da peritonite. Em ambas, observa-se aumento rápido e difuso da distensão abdominal e do meteorismo. A presença de endurecimento, eritema ou sensação de pastosidade da parede abdominal é sinal sugestivos de peritonite.

Assim, o diagnóstico da obstrução intestinal pode ser realizado por meio da radiografia simples toracoabdominal na posição supina e em pé, anteroposterior e lateral. O ar é o contraste ideal para realizar o estudo do trânsito intestinal.

No RNT o ar é observado no reto antes das 12 horas de idade (Figura 7.48), e no RNPT pode demorar de 24 a 36 horas.

Os achados radiográficos importantes são:

- Na atresia pilórica, observa-se a imagem de uma bolha de ar única;
- Na atresia duodenal, observa-se a imagem de dupla bolha, que corresponde à dilatação da câmara gástrica e à primeira e à segunda porção do duodeno, acompanhada de opacidade quase uniforme do resto do abdome (Figura 7.49). Pode estar associada ao pâncreas anular;

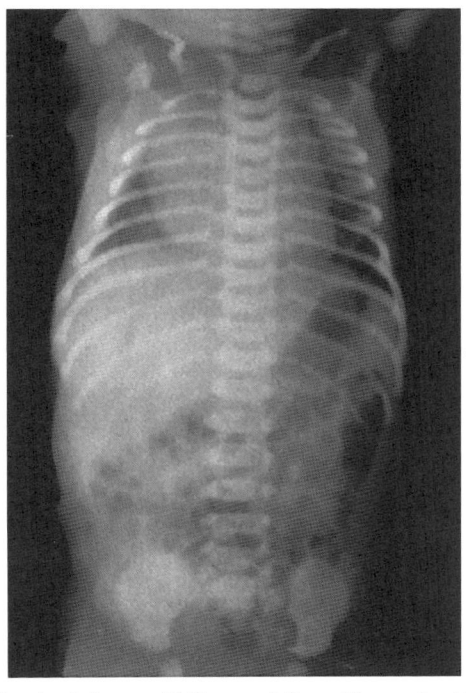

FIGURA 7.48. Radiografia simples de abdome – RNT normal. Com 6 horas de vida, observa-se gás no reto.

- Na atresia jejunal, visualiza-se a dilatação de algumas alças intestinais;
- Nas obstruções do íleo e do colón, há numerosas alças intestinais dilatadas com níveis hidroaéreos em forma de imagem em degrau da esclera.

No caso de a radiografia simples não ser conclusiva, realiza-se o estudo contrastado do cólon e reto (cólon por enema), o qual permite visualizar o microcólon de desuso na atresia intestinal baixa e no íleo meconial.

No caso de perfuração intestinal, há líquido rar dentro da cavidade peritoneal, porém, se a perfuração ocorreu intraútero (íleo meconial ou atresia intestinal), só se detecta líquido, sem o ar.

A enterocolite necrotizante é um quadro clínico gastrointestinal grave e frequente no período neonatal, afetando 1% a 5% dos neonatos internados em unidade de terapia intensiva neonatal (UTIN). É tida como uma complicação tardia nos neonatos de baixo peso e prematuros. São fatores predisponentes: prematuro (menos de 34 semanas) de baixo peso (menos de 1.500 g), em 10% dos casos ocorre em RNT.

Pode ocorrer entre o 3º e o 10º dia de vida em prematuros abaixo de 1.500g com síndrome do desconforto respiratório com sintomas inespecíficos como letargia, irritabilidade, alteração da termorregulação, apneia, bradicardia, sinais de coagulação intravascular disseminada (CIVD), aumento do resíduo gástrico ou vômitos. A distensão abdominal é um dos primeiros sinais em 70% a 90% dos casos e ausência de ruídos intestinais. A parede abdominal pode estar tensa e dolorosa à palpação, e a vigilância contínua do abdome

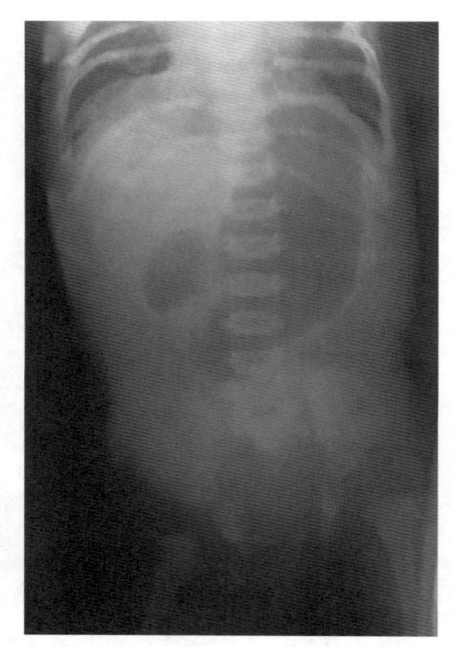

FIGURA 7.49. Neonato com obstrução intestinal alta. À radiografia simples de abdome, observa-se grande distensão da silhueta gasosa gástrica, associada à dilatação da mitra ou bulbo duodenal, dando a aparência de dupla bolha.

pode detectar precocemente eritema e equimose da parede abdominal como suspeita de perfuração intestinal ou peritonite. A crepitação é sinal de pneumatose intestinal.

Diagnóstico – radiografia simples anteroposterior e lateral de abdome:

- Distensão de alças intestinais (intestino delgado, cólon ou ambos) com edema de interalça;
- Pneumatose intestinal (presença de ar intramural) em todo o trato intestinal, mais precocemente na região ileocecal (sinal radiográfico precoce);
- Presença de ar na circulação portal ou ar livre na cavidade abdominal (sinal de perfuração intestinal) (Figura 7.50).

Deve-se realizar a radiografia seriada de abdome a cada 6 a 8 horas para identificar no momento oportuno a presença de perfuração intestinal e de peritonite.

Os exames a solicitar são: hemograma, gases sanguíneos, culturas de sangue, fezes, urina e líquido cefalorraquidiano, glicemia, pH fecal e pesquisa de sangue oculto nas fezes.

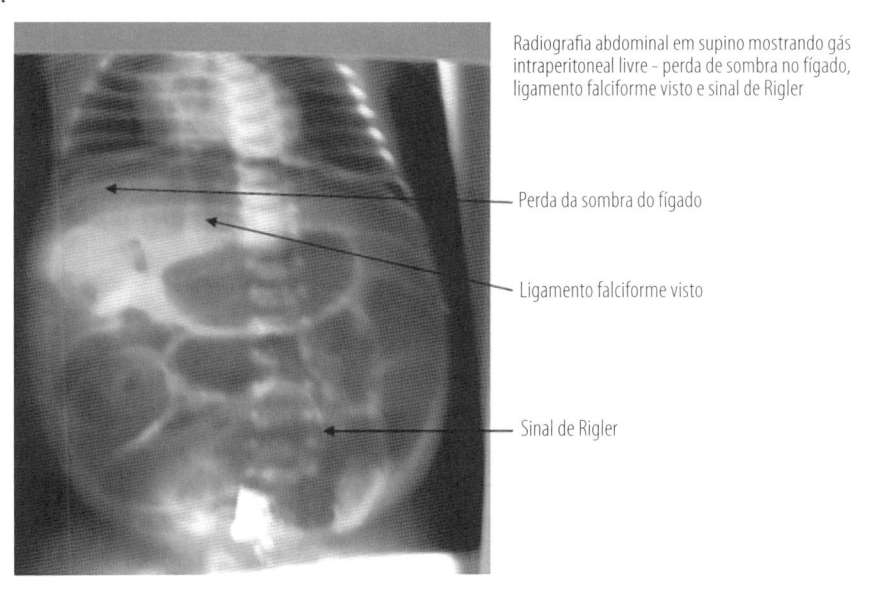

Radiografia abdominal em supino mostrando gás intraperitoneal livre - perda de sombra no fígado, ligamento falciforme visto e sinal de Rigler

Perda da sombra do fígado

Ligamento falciforme visto

Sinal de Rigler

FIGURA 7.50. À radiografia de abdome, observa-se presença de ar na circulação portal.

REGIÃO UMBILICAL

O umbigo inicialmente é gelatinoso (Figura 7.51), mumificando-se perto do 3º ou 4º dia de vida e desprendendo-se do corpo em torno do 6º ao 15º dia. Apresenta duas artérias e uma veia.

A presença de artéria umbilical única pode estar associada a anomalias renais ou problemas genéticos, principalmente trissomia 18.

Pesquisar a presença de secreções na base do coto umbilical ou de eritema da pele ao redor da implantação umbilical (Figura 7.52).

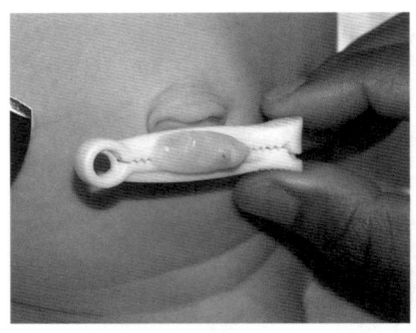

FIGURA 7.51. Aspecto gelatinoso do umbigo. Fonte: Maternidade Saúde da Criança.

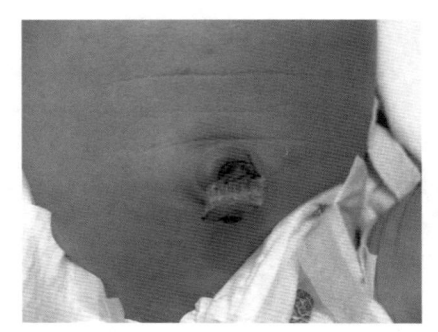

FIGURA 7.52. Presença de secreção no coto umbilical.

Secreção purulenta na base do coto, com edema e hiperemia da parede abdominal – se houver formação de um triângulo na parte superior do umbigo, pensar em onfalite.

Estima-se uma incidência de onfalite de 0,6% RN nos países em desenvolvimento. A secreção através da base do umbigo pode ser serosa, sanguinolenta ou purulenta, associada a eritema, edema e inflamação periumbilical. Realizar cultura das secreções, hemograma e proteína C reativa (PCR). O tratamento pode ser local ou com antibiótico endovenoso.

Prevenção: higiene da região umbilical com álcool a 70%. Imediatamente após a limpeza, pode-se observar hiperemia transitória da pele, o que não apresenta risco para o RN (Figura 7.53).

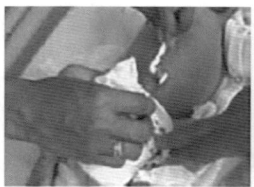 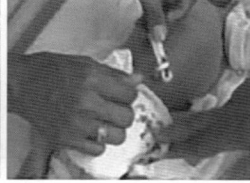 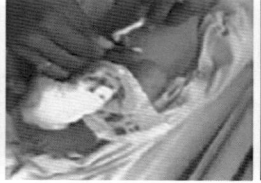 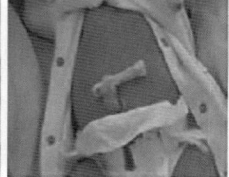

| I - Limpar ao redor do coto com cotonete embebido em álcool a 70%, com movimentos circulares até retirar toda a sujidade. | II - Proceder à limpeza do coto, também com cotonete e álcool a 70%. | III - Secar toda área com cotonete. | IV - Fazer a dobra na fralda, expondo o coto umbilical para evitar a proliferação de microrganismos. |

Realizar a limpeza do coto umbilical três vezes ao dia.

FIGURA 7.53. Passo a passo para a limpeza do coto umbilical.

Granuloma umbilical é o tecido granulomatoso de 0,5 a 2 cm e pode excretar secreção serosa ou sanguinolenta (Figura 7.54).

ATENÇÃO: A persistência do cordão umbilical após 12 dias sugere o diagnóstico de hipotireoidismo congênito, infecção umbilical ou a persistência do conduto onfalo-mesentérico.

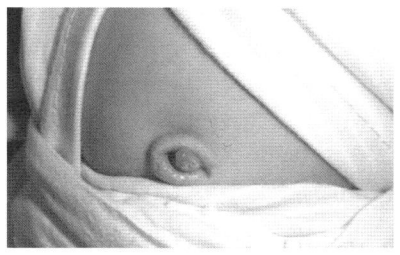

FIGURA 7.54. Granuloma umbilical.

Tipos de umbigo

Normal: a pele cobre a parede abdominal até encontrar o cordão umbilical.

Umbigo cutâneo: a pele da parede abdominal se estende mais de 1 cm sobre o cordão DD – hérnia umbilical (Figura 7.55).

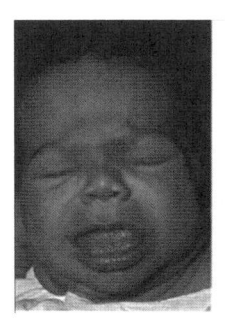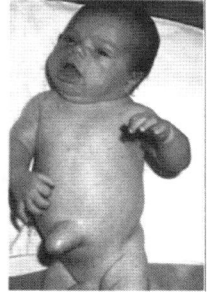

FIGURA 7.55. Hérnia umbilical.

Umbigo amniótico: a pele não chega até a base do cordão, porque há uma zona formada por uma membrana delgada amniótica que cobre o cordão umbilical, estendendo-se sobre a parede abdominal, formando uma pequena úlcera superficial, que depois se cobre por um tecido de granulação e deixa uma cicatriz atrófica, parecida com a da vacina antivariólica (Figura 7.56).

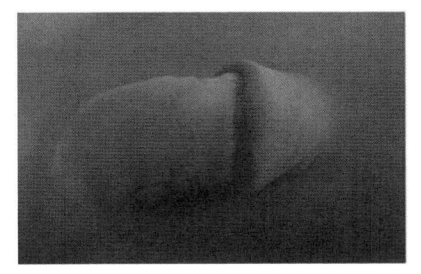

FIGURA 7.56. Umbigo amniótico.

Onfalocele

Defeito na parede abdominal, na inserção do cordão umbilical, com herniação de órgãos abdominais. Incidência de 2,5 em 10.000 nascidos vivos.

O diagnóstico pré-natal baseia-se na demonstração do defeito na linha mediana da parede abdominal, com presença de saco herniário com conteúdo visceral no qual se insere o cordão umbilical. O defeito é a ausência dos músculos abdominais, fáscia e pele, havendo a cobertura de uma membrana avascular formando uma hérnia. O saco herniado é formado por uma camada interna (peritônio) e uma externa (membrana amniótica), e entre as duas existe uma fina camada de geleia de Wharton.

A migração das alças intestinais no cordão umbilical ocorre normalmente entre 8 e 12 semanas de gestação, e a falha no retorno das alças intestinais para a cavidade abdominal resulta na formação de onfalocele. A associação de onfalocele com anomalias cromossômicas ocorre em 8% a 67% dos casos (trissomias 18, 13 e 21).

Prognóstico: fetos com onfalocele apresentam alta mortalidade, que varia de acordo com a presença de malformações ou cromossomopatias associadas. Quando isolada, o prognóstico é muito bom, com taxa de sobrevida de até 94%. A Figura 7.57 apresenta um exemplo de paciente com onfalocele.

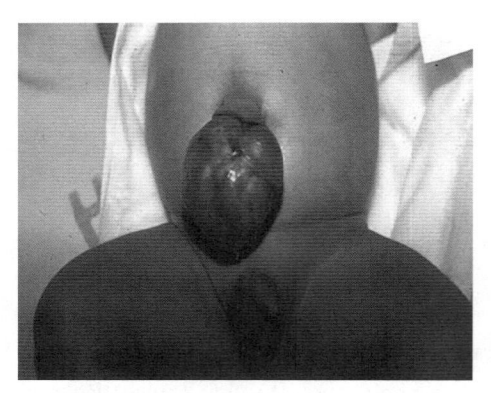

FIGURA 7.57. Onfalocele. Fonte: Maternidade Saúde da Criança. .

Gastrosquise

Localizada no lado direito do cordão umbilical. Alças intestinais e outros órgãos abdominais podem protruir através dessa abertura, sem apresentar membrana peritoneal recobrindo o conteúdo exteriorizado, o que a diferencia da onfalocele. Diagnóstico: ouso da US obstétrica em larga escala a partir da 12ª semana de gestação e a dosagem de alfafetoproteína materna têm permitido a detecção de defeitos da parede abdominal fetal, principalmente a partir do segundo semestre de gestação. Diagnóstico diferencial: onfalocele, que apresenta associação mais frequente com anomalias cromossômicas e outras malformações, o que modifica a conduta e o aconselhamento pré-natal em cada caso. É um evento esporádico de etiologia multifatorial. É mais frequente em gestantes jovens, e sua incidência gira em torno de 1 a 5 por 10.000 nascidos vivos, não havendo predileção por gênero ou sexo. Manifestações clínicas: a alfafetoproteína materna elevada no segundo semestre de gestação associada à imagem característica na US obstétrica define o diagnóstico pré-natal. A imagem ultrassonográfica revela um defeito paraumbilical da parede abdominal, com herniação visceral (imagem em couve-flor). Se isolada, o prognóstico é muito bom, com taxa de sobrevida pós-correção cirúrgica que pode variar de 43% a 92,3% após o diagnóstico pré-natal. A Figura 7.58 apresenta um exemplo de paciente com gastrosquise.

Risco imediato de: hipotermia, infecção, desidratação e distúrbios metabólicos.

Se o diagnóstico é feito no pré-natal: transferir a gestante para um centro que disponha de cirurgia pediátrica.

Conduta neonatal na sala de parto: o neonatologista deve colocar o RN em berço de calor radiante, de modo a evitar a perda de calor imediatamente após o parto. As vísceras devem ser cuidadosamente manipuladas e colocadas em uma bolsa plástica preenchida com soro fisiológico ou, na falta desta, envolvidas em filme plástico estéril. Isso permite a observação imediata do conteúdo eviscerado (verificar áreas de isquemia, necrose ou perfuração), bem como diminui a perda de fluidos. Não sendo possível nenhum dos dois procedimentos, envolver as vísceras em compressas estéreis embebidas com soro fisiológico morno. Inserir sonda orogástrica para descomprimir o estômago. Hidratação venosa deve ser imediatamente instalada com uma taxa hídrica 50% maior que a indicada para o peso e a IG. Iniciar antibióticos de amplo espectro para cobrir germes da flora vaginal materna (por exemplo, ampicilina + gentamicina).

Conduta cirúrgica: o contato com a equipe cirúrgica deve ser feito o mais rápido possível (de preferência antes do parto). A tendência atual é que, não havendo desproporção visceroabdominal, o fechamento primário deve ser preferido. No caso de desproporção, o silo deve ser colocado e a redução progressiva deve ser realizada ao longo de cinco dias

Outra questão que se coloca refere-se à correção de malformações intestinais associadas (gastrosquise complexa) antes do fechamento primário. Muitas vezes, a extensão da gastrosquise e a espessura do intestino não permitem uma imediata anastomose. No caso

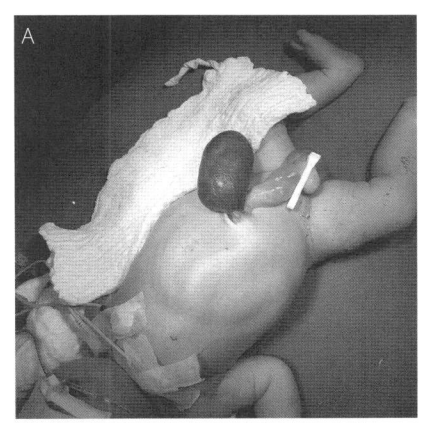 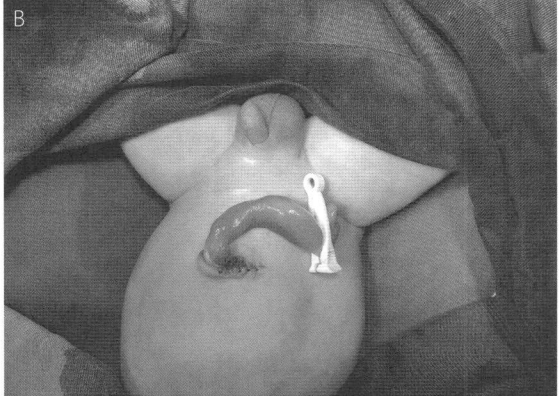

FIGURA 7.58. A. Gastrosquise. B. Após correção cirúrgica com 4 horas de vida. Fonte: Maternidade Saúde da Criança.

das figuras o RN apresentava, além da gastrosquise, atresia de íleo com correção feita no mesmo tempo cirúrgico em 2 horas de cirurgia.

CÓLICAS DO RN

As cólicas parecem dos 15 dias até os 3 meses de vida, sempre na mesma hora do dia, normalmente no final de tarde.

Clínica: choro forte, flexão e extensão rítmica dos membros, mímica facial de dor; pode durar horas; cede brusca e espontaneamente e com decúbito ventral e apoio no abdome.

Causa: desconhecida. Pode ser agravada com acúmulo de gás no intestino ou choro prolongado, sucção em seio vazio e sucção em mamadeiras com orifício de dimensões excessivas.

Tratamento: diminuição da tensão familiar, consolo com sucção, massagens, compressas mornas, diminuição da fermentação, dimeticona, dieta materna sem lactose e não utilização de antiespasmódicos ou sedativos.

REGURGITAÇÕES

Expulsão não forçada de alimentos e secreções do esôfago ou estômago pela boca. É fisiológica quando ocorre uma ou mais vezes por dia após alimentação, com bom ganho de peso ponderal, até 7 a 8 meses. Pode ser decorrente de técnica alimentar inadequada.

Hérnia umbilical

Falha do fechamento do anel umbilical, vista como protusão do umbigo, mais evidente ao choro, tosse ou esforço; prevalece na raça negra e em RN de baixo peso, acometendo 80% dos RNs com menos de 1.200g. Fechamento espontâneo até os 2 a 3 anos.

DORSO, COLUNA DORSAL E EXTREMIDADES

Após o nascimento, com o *golden minute* sem necessidade de reanimação, deve-se realizar o exame físico sumário do RN; para tanto, no dorso, devem-se palpar todas as vértebras da coluna e, simultaneamente, o RN realiza, na maioria das vezes, o reflexo de Galant.

Deve-se observar a presença de: mancha mongólica – mancha de cor azulada, localizada geralmente em região sacrococcígea, que significa miscigenação das raças; pilificação em excesso; anormalidades – fístulas em região sacral, podendo ocorrer saída de fezes.

Extremidades: tamanho, forma, simetria, presença ou não de edemas. Anormalidades: pé torto congênito, dedos supranumerários, sindactilia, prega simiesca, paralisias, fraturas, anomalias posturais dos pés (pseudo pé torto congênito) devem ser pesquisados (Figura 7.59).

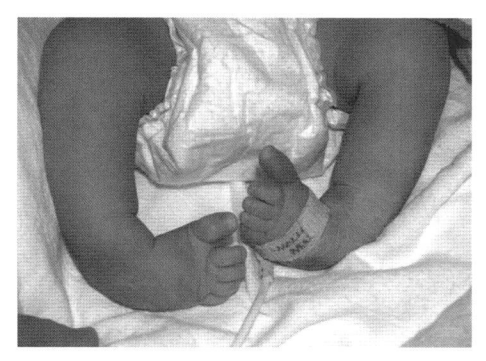

FIGURA 7.59. Exemplo de avaliação da extremidade. Fonte: Maternidade Saúde da Criança.

Exame do quadril: para excluir deslocamento congênito ou instabilidade do quadril. Examinar o RN deitado em posição supina (costas de nenhum leito) com os quadris dobrados em um ângulo reto e joelhos fletidos (Figura 7.60).

Manobra de Ortolani: para determinar a presença de deslocamento de quadril (se presente, é importante ter em mente que a cabeça femoral mais frequentemente terá se deslocado para cima e para trás), as pernas da criança devem ser colocadas numa posição de sapo. Com o dedo médio posicionado sobre o trocanter maior e o polegar e o indicador segurando o joelho, tente recolocar a cabeça do fêmur dentro do acetábulo, empurrando para cima e para fora, em relação ao colchão, com o dedo médio, enquanto o polegar sobre o joelho fará tração em direção ao colchão e lateralmente. Na vigência de um deslocamento, será possível perceber um movimento distinto da cabeça femoral para cima, quando esta voltar a se posicionar dentro do acetábulo. Os cliques de quadril, possivelmente secundários ao movimento do ligamento teres no acetábulo, são mais comuns do que o deslocamento do quadril em si, não representando uma causa para preocupação.

Manobra de Barlow: (realizada pelo ortopedista) demonstra deslocamento ou instabilidade de um dos lados do quadril. Uma mão imobiliza a pélvis (dedo polegar em cima

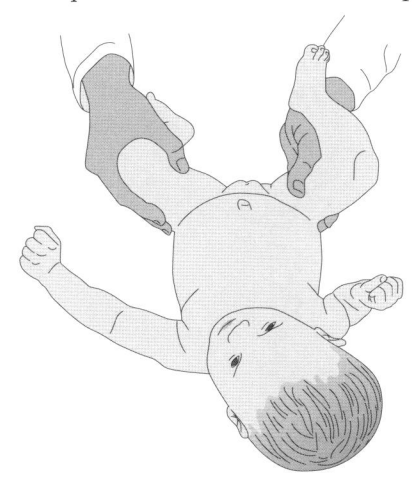

FIGURA 7.60. Exame de quadril.

de ramo púbico, dedos em cima de sacro), enquanto a outra mão passa a coxa oposta a meio-sequestro. Se o quadril está deslocado, realizar pressão para trás na parte interna da coxa, com o polegar na parte interna da coxa fazendo que a cabeça do fêmur escorregue para trás do acetábulo. Por outro lado, a pressão no lado externo da coxa com os dedos tende a levara cabeça para frente, voltando para o acetábulo. O mesmo procedimento, em seguida, é realizado no lado oposto.

Paralisia braquial

Afeta os músculos do braço e é rara e bilateral. É consequência de traumatismo mecânico das raízes espinhais entre C5 e T1 (C4 é afetado com menor frequência). Ocorre com fetos GIGs durante o parto. Incidência de 0,5 a 1,9/1.000 nascimentos.

Paralisia braquial obstétrica

Estiramento exagerado das raízes do plexo braquial em suas inserções cervicais, quando do deslocamento da cabeça derradeira no parto pélvico ou no parto vaginal de apresentação cefálica com canal de parto estreito. Manifesta-se por tipos clínicos.

Paralisia da porção superior do braço ou paralisia de Erb-Duchenne

É a mais comum e constitui 90% dos casos de paralisia braquial. Afeta a parte superior do plexo – C5 e C6, e ocasionalmente C4.

Braços em abdução e rotação interna, com pronação do antebraço e flexão do punho. Os movimentos das mãos e dos dedos não são afetados.

A posição do membro afetado se caracteriza por adução e rotação interna do braço, e extensão do cotovelo com pronação do antebraço, ou seja, o braço está estendido próximo ao tronco com o punho dobrado para fora. Os dedos estão ligeiramente flexionados (pedindo gorjeta). Reflexo de Moro e bicipital estão ausentes no lado afetado. Reflexo de preensão palmar se mantém intacto (Figura 7.61).

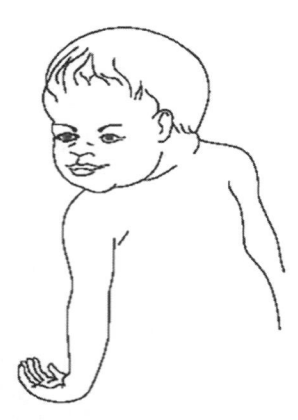

FIGURA 7.61. Paralisia da porção superior do braço ou paralisia de Erb-Duchenne. Fonte: Mangurten (2007).

Paralisia da porção inferior do braço ou paralisia de Klumpke

A mão é paralítica e os movimentos dos punhos não são obtidos. Há ausência de reflexo de preensão palmar.

A associação com síndrome de Horner do mesmo lado (pupila em miose, ptose palpebral e enoftalmia) é comum, porque pode haver lesão concomitante das fibras do simpático cervical, a nível de T1 (Figura 7.62).

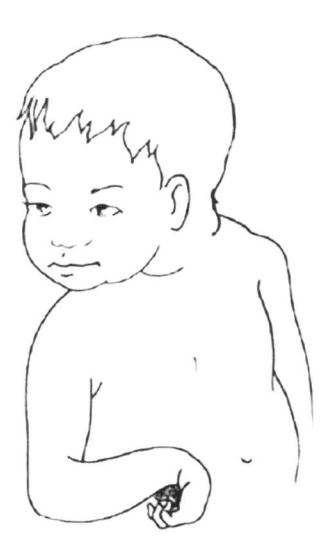

FIGURA 7.62. Paralisia da porção inferior do braço ou paralisia de Klumpke. Fonte: Mangurten (2007).

Paralisia braquial total

Ocorre em 8% a 9% dos casos, afetando as raízes de C5, C6, C8 e T1. O braço é totalmente comprometido, mantendo flacidez e ausência de movimento e de todos os reflexos.

As anormalidades mais frequentes encontradas estão localizadas no final da coluna vertebral, na região chamada de sacro, ou seja, aquela situada logo acima do sulco interglúteo.

Algumas vezes, a criança nasce com anormalidades na pele dessa região, sendo um dos exemplos mais comuns a presença de um "furinho" ou, como mencionado por muitos, uma "covinha", na pele da região sacral (Figura 7.63). Podem-se encontrar também lesões cutâneas escuras na pele dessa região, podendo conter acúmulo de pelos, conhecido como "tufo piloso" ou hipertricose.

Outro aspecto que chama a atenção dos familiares é a presença de assimetria ou desvio da prega do sulco interglúteo, além de qualquer caroço ou aumento de volume localizado na região lombar ou sacral. O disrafismo espinhal pode sinalizar qualquer patologia congênita do tubo neural localizada no canal medular ou na medula e/ou raízes espinhais.

Apesar de o RN apresentar alguma das anormalidades cutâneas supracitadas, pode haver mobilidade e sensibilidade completas dos membros inferiores.

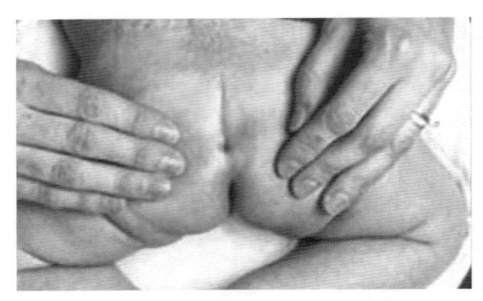

FIGURA 7.63. Exemplo de "covinha" na pele da região sacral. Fonte: FSCMPA. Ambulatório do prematuro. (2007).

O disrafismo espinhal mais comum é conhecido como espinha bífida oculta, que é um defeito ósseo de fechamento do arco posterior da quinta vértebra lombar ou da primeira vertebra sacral.

Diagnóstico:exame de imagem da coluna vertebral. Não leva a nenhuma repercussão motora, não causa sintomas e pode estar presente em crianças que apresentam ou não a "covinha" ou o "furinho" na pele na região sacral. Até 20% da população apresentam espinha bífida oculta, sem nenhuma anormalidade ou sinal cutâneo para isso, por isso a denominação "oculta", muitas vezes sendo um achado no exame de imagem feito para outro fim (Figura 7.64).

Na maioria das vezes, o "furinho"na pele, que tem a denominação médica de *dimple*, não se comunica com o canal medular e não exige nenhum cuidado especial. Pode ocorrer, associado a sintomas dolorosos lombares ou déficit neurológico progressivo nos membros inferiores, como:

- Dor lombar e/ou sacral;
- Escoliose de início precoce e progressiva;
- Claudicação na marcha (mancar);
- Diminuição na circunferência da coxa ou perna em um dos lados do corpo;
- Diminuição no tamanho do pé em um dos lados;
- Presença de deformidade progressiva, unilateral no pé, sendo o mais comum o surgimento de aumento do arco plantar medial, conhecido como pé cavo;
- Surgimento de incontinência urinária.

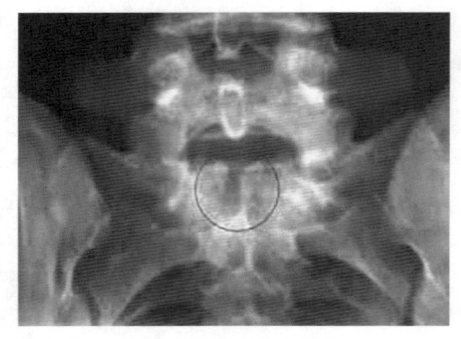

FIGURA 7.64. Exame de imagem indicando disrafismo espinhal.

A presença desses sintomas, associados a alterações cutâneas na região lombar e sacral, obriga a fazer a investigação de patologias do canal medular que cursam com ancoramento da medula (Figura 7.65), pois as anormalidades cutâneas na linha média dorsal do corpo do bebê podem significar patologias no tubo neural.

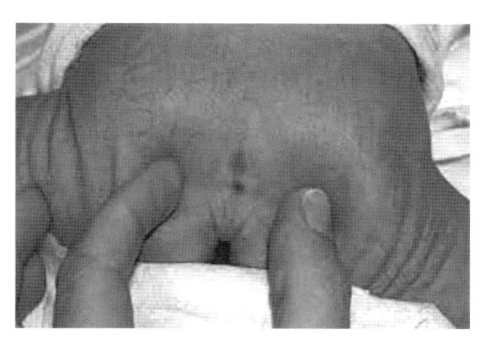

FIGURA 7.65. Presença de alterações cutâneas na linha média dorsal sugere patologias no tubo neural.

BIBLIOGRAFIA RECOMENDADA

Araújo T, Schachner L. Erupções vesicopustulosas benignas no neonato. An Bras Dermatol. 2006;81(4):359-66.

Beck D, Ganges F, Goldman S, Long P. Saving newborn lives (Salvando vidas de recem-nascidos). Washington, DC: Save the Children Federation; 2004.

Brasil. Ministério da Saúde. Secretaria de Atenção à Saúde. Departamento de Ações Programáticas Estratégicas. Atenção à saúde do recém-nascido: guia para os profissionais de saúde. 2ª ed. Brasília: Ministério da Saúde; 2014.

Cámara-Roca L, Bru-Martin C, Rodríguez-Rivero A, Soler-Gaiton M, Usagre-Pernia F. La cura en seco del cordón umbilical en el recién nacido: revisión de la evidencia. Matronas Prof. 2009;10(3). Disponível em: <http://www.federacion-matronas.org/rs/621/d112d6ad-54e-c-438b-9358-4483f9e98868/578/filename/vol10n3pag20-24.pdf>. Acesso em: 15 dez 2016.

Chauhan SP, Rose CH, Gherman RB, Magann EF, Holland MW, Morrison JC. Brachial plexus injury: a 23-year experience from a tertiary center. Am J Obstet Gynecol. 2005;192(6):1795-800.

Carvalho VA, Markus JR, Abagge KT, Giraldi S, Campos TB. Sociedade Brasileira de Pediatria. Consenso de cuidado com a pele do Recém-nascido. Disponível em: <http://www.sbp.com.br/fileadmin/user_upload/flipping-book/consenso-cuidados-pele/cuidados-com-a--pele/assets/downloads/publication.pdf>. Acesso em: 29 nov. 2016.

Covas MC, Alda E, Sol Medina M, Ventura S, Pezutti O, Paris de Baeza A, et al. Higiene del cordón umbilical con alcohol comparado con secado natural y baño antes de su caída, en recién nacidos de término: ensayo clínico controlado aleatorizado. Arch Pediatr Urug [internet]. 2013;84(1):58-66. Disponível em: <http://www.scielo.edu.uy/pdf/adp/v84n1/adp84-1_argentina-cordon.pdf>. Acesso em: 7 dez. 2016.

Cunha MLC, Mendes ENW, Bonilha ALL. O cuidado com a pele do recém-nascido. Rev Gaúcha Enferm. 2002;23(2):6-15.

Drolet BA, Chamlin SL, Garzon MC, Adams D, Baselga E, Haggstrom AN, et al. Prospective study of spinal anomalies in children with infantile hemangiomas of the lumbosacral skin. J Pediatr. 2010;157(5):789-94.

Eichenfield LF, Frieden IJ, Esterly NB. Dermatología neonatal. 2ª ed. Barcelona: Elsevier; 2009.

Fernandes JM, Machado MCR, Oliveira ZNP. Prevenção e cuidados com a pele da criança e do recém-nascido. An Bras Dermatol. 2011;86(1):102-10.

Fernandes MGO, Barbosa VB, Naganuma M. Exame físico de enfermagem do recém-nascido a termo: software autoinstrucional. Rev Latino-Am Enfermagem. 2006;14(2):243-50.

Forlin E, Munhoz da Cunha LA, Figueiredo DC. Treatment of developmental dysplasia of the hip after walking age with open reduction, femoral shortening, and acetabular osteotomy. Orthop Clin North Am. 2006;37(2):149-60.

Fuloria M, Kreiter S. The newborn examination: part I. Emergencies and common abnormalities involving the skin, head, neck, chest, and respiratory and cardiovascular systems. Am Fam Physician. 2002;65(1):61-8.

Guarniero R. Displasia do desenvolvimento do quadril: atualização. Rev Bras Ortop. 2010;45(2):116-21.

Harris-Haman P. Neonatal Pocket Guide for NICU Nurses. PESI HealthCare – PHC Publshing Group; 2013.

Hoeskma AF, Wolf H, Oei SL. Obstetrical brachial plexus injuries: incidence, natural course and shoulder contracture. Clin Rehabil. 2000;14(5):523-6.

Iglesias EA, Calvo FF, Pascual VR. Patología umbilical frecuente [internet]. España: Asociación Española de Pediatría; 2008 [citado 20 jun. 2014]. Disponível em: <http://aeped.es/sites/default/files/documentos/41.pdf>. Acesso em: 7 dez. 2016.

Karlsen K. The S.T.A.B.L.E. Program, Learner/Provider Manual: Post-Resuscitation/Pre-Transport Stabilization Care of Sick Infants – Guidelines for Neonatal Heal .../Post-Resuscition Stabilization. 6th ed. Elk Grove Village, IL: American Academy of Pediatrics; 2012.

Mangurten HH. Birth injuries. In: Fanaroff AA, Martin RJ, editors. Neonatalperinatal medicine: diseases of the fetus and infant. 6th ed. St. Louis: Mosby-Year Book, 2007. p. 425-54.

Marchini G, Ulfgren AK. Erythema toxicum neonatorum: an immunohistochemical analysis. Pediatr Dermatol. 2001;18(3):177-87.

May M. Neck masses in children: diagnosis and treatment. Pediatr Ann. 1976;5(8):517-35.

Martin RJ, Fanaroff AA, Walsh MC. Fanaroff and Martin's: Neonatal-Perinatal Medicine. 10th ed.Philadelphia: Saunders; 2014. 2v.

Ministério da Saúde. Manual de Referência Técnica sobre Assistência ao Parto, ao Recém-Nascido e Emergências Obstétricas. Homepage: www.misau.gov.mz.

Moreira MEL, Gama SGN, Pereira APE, Silva AAM, Lansky S, Pinheiro RS, et al. Práticas de atenção hospitalar ao recém-nascido saudável no Brasil. Cad Saúde Pública. 2014;30 Supl:S128-39.

Mota M, Melo A, Burak C, Daltro C, Rodrigues B, Lucena R. Antropometria craniana de recém--nascidos normais. Arq Neuropsiquiatr. 2004;62(3a):626-9.

Pereira LB, Gontijo B, Silva CMR. Dermatoses neonatais. An Bras Dermatol. 2001;76(5):505-37.

Pérez IDH, Domínguez MMO. Programa de intervención educativa para disminuir la onfalitis y sus complicaciones en recién nacidos. III Congreso Regional de Medicina Familiar Wonca Iberoamericana – CIMF. X Seminario Internacional de Atención Primaria de Salud. Granma: Universidad de Ciencias Médicas; 2012. Disponível em: <http://www.cimf-cuba2012.sld.cu/index.php/xseminarioAPS/2012/paper/viewFile/352/213>.

Acesso em: 6 dez. 2016.

Pickering LK, editor. Red Book: Report of the Committee on Infectious Diseases. Elk Grove Village, IL: American Academy of Pediatrics; 2009.

Pride HB, Yan AC, Zanglein AL. Requisites in dermatology. Pediatric Dermatology. Philadelphia: Elsevier; 2008

Pueyo-de-Casabé ST, Luis-de-Vautier M. Lesiones transitorias benignas manifestaciones frecuentes. In: Pueyo-de-Casabe ST. Dermatología neonatal. Buenos Aires: Artes Gráficas Buschi; 2005. cap. 11, p. 171-98.

Rios LTM, Oliveira RVB, Martins MG, Leitão OMR, Simões VMF, Nascimento JMS. Spinal lipoma associated with congenital dermal sinus: a case report. Radiol Bras.2011;44(4):265-7.

Roche MN. Dermatologia neonatal. Derma Venez.1993;31(1 Supl):64-8.

Santos RRR, Cardoso MVLML, Silva GRF, Lúcio IML. Aplicação de manual educativo sobre a pele do recém-nascido com estudantes de enfermagem. Rev Eletrônica Enfermagem. 2007;9(3);759-71.

Staheli LT. Ortopedia pediátrica na prática. 2ª ed. Porto Alegre: Artmed; 2008.

Seabra JF. Paralisia. In: Conceitos básicos de ortopedia infantil 3ª ed. Coimbra: ASIC; 2000. p. 202-4.

Vázquez Solano E, Hernández Ruiz S, Acevedo Tirado T, Cabrera-Muñoz ML. Recién nacido con onfalitis y deshidratación hipernatrémica. Bol Méd Hosp Infant Mex. 2011;68(6):455-66. Disponível em: <http://www.scielo.org.mx/pdf/bmim/v68n6/v68n6a9.pdf>. Acesso em: 6 dez. 2016.

Zveiter M. Contribuições ao documento da Organização Mundial de Saúde: cuidados essenciais ao recém-nascido comentários sobre as implicações psíquicas [dissertação]. Rio de Janeiro: Instituto Fernandes Figueiras, Fundação Oswaldo Cruz; 2003.

Zywicke HA, Rozzelle CJ. Sacral dimples. Pediatr Rev. 2011;32(3).

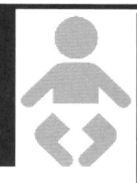

Capítulo 8

EXAME NEUROLÓGICO

Regina Célia Beltrão

Na observação da atitude e da reatividade, evitar a realização do exame neurológico nas primeiras 12 horas de vida para minimizar a influência do estresse do parto, que pode mascarar algumas respostas normais, dando a falsa impressão de comprometimento.

Durante o exame, atentar para o estado de alerta da criança, que reflete a integridade de vários níveis do sistema nervoso central (SNC). Como o exame sofre grande influência do estado de sono/vigília, é importante aguardar a criança despertar para uma adequada avaliação.

O tônus em flexão é relacionado à idade gestacional. Recém-nascidos (RN) a termo apresentam-se com hipertonia em flexão dos membros, com postura semelhante à fetal; conseguem inclusive manter a cabeça no mesmo nível que o corpo por alguns segundos quando levantados pelos braços; e movimentam-se ativamente ao serem manipulados.

Choro forte

Reflexo é uma reação corporal automática à estimulação (reflexo de Moro). Comportamentos reflexos ou respondentes são interações estímulo-resposta incondicionadas. Muitos reflexos permanecem entre os adultos, mas o RN tem alguns reflexos, designados de reflexos primitivos, que desaparecem à medida que o córtex vai se desenvolvendo totalmente. Os reflexos primitivos característicos do RN devem ser avaliados, por fornecerem informações importantes sobre seu estado de saúde. São caracterizados por resposta motora involuntária a um estímulo e estão presentes em bebês desde antes do nascimento até por volta dos seis meses de vida. São mediados por mecanismos neuromusculares subcorticais, que se encontram desenvolvidos desde o período pré-natal. O desaparecimento desses reflexos durante o curso normal de maturação do sistema neuromuscular nos primeiros seis meses de vida é atribuído ao desenvolvimento de mecanismos corticais inibitórios.

Reflexo do abraço ou Moro: "reflexo do abraço" é um movimento global do qual participam os membros superiores e inferiores; deve ser um dos últimos reflexos a serem testados, por produzir algum desconforto que leva ao choro. Técnica: elevar levemente os braços do RN, puxados pelo observador de modo a levantá-lo discretamente do colchão do exame, seguindo-se de retirada da sustentação, quase encostando no colchão. Ao retornar à posição anterior, o RN apresenta, de forma simétrica e harmônica, uma abertura em abdução dos braços estendidos, seguida de abdução deles, lembrando um abraço (Figura 8.1).

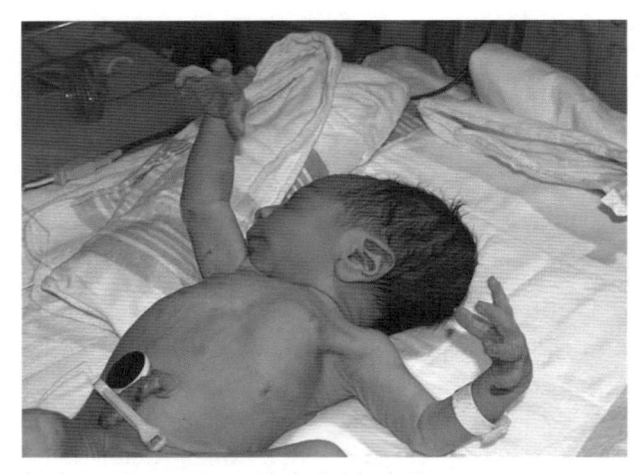

FIGURA 8.1. Reflexo do abraço. Fonte: Maternidade Saúde da Criança.

A ausência ou redução do reflexo significa grave lesão do SNC. Se é assimétrico, significa paralisia braquial, sífilis congênita (pseudoparalisia de Parrot) ou fratura de clavícula ou úmero. Desaparece aos 3 a 4 meses de idade.

Reflexo da sucção: ao tocar os lábios do RN com o dedo enluvado (Figura 8.2), produzem-se vigorosos movimentos de sucção. Pode estar ausente nos prematuros. Desaparece aos 3 meses em vigília e aos 6 meses no sono. Sua ausência no RN a termo indica lesão cerebral.

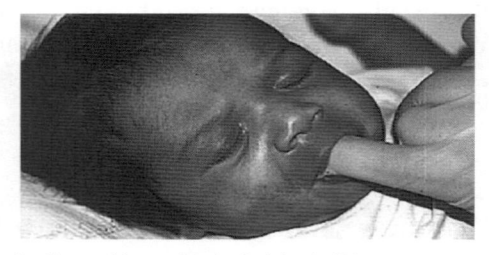

FIGURA 8.2. Reflexo de sucção. Fonte: Maternidade Saúde da Criança.

Reflexo da preensão palmar e plantar: o examinador pressiona com a polpa digital as regiões palmar (Figura 8.3A) e plantar do RN (Figura 8.3B); a resposta palmar é a flexão dos dedos abraçando os dedos do examinador, já a resposta plantar é a flexão dos artelhos em direção à sola do pé. O reflexo palmar desaparece entre o quarto e o sexto mês. O reflexo plantar desaparece até os 6 meses.

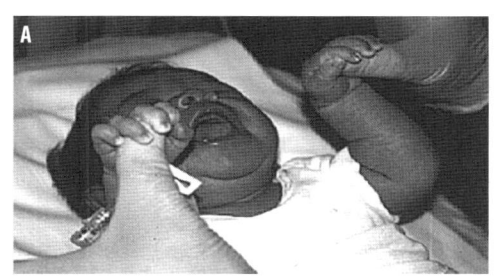 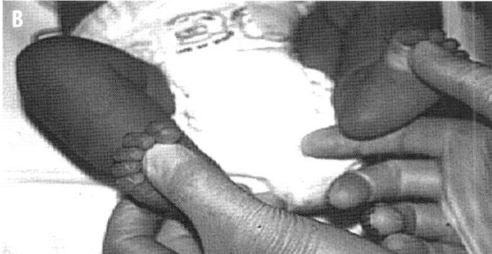

FIGURA 8.3 A E B. Reflexo da preensão palmar e plantar. Fonte: Maternidade Saúde da Criança.

Reflexo de busca, também chamado de procura ou de pontos cardeais: excitando uma das bochechas do RN com o dedo (Figura 8.4), ele vira a face para o lado estimulado, abrindo a boca, procurando sugar.

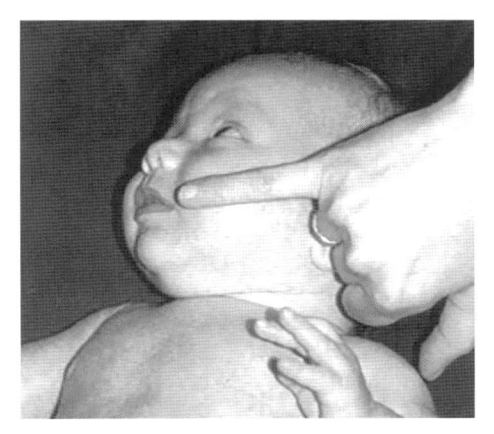

FIGURA 8.4. Reflexo de busca. Fonte: Maternidade Saúde da Criança.

Marcha reflexa: sustentando-se o RN sob as axilas em posição supina (Figura 8.5), encosta-se um dos pés do RN sobre o plano. Esse contato vai desencadear uma flexão do outro membro inferior, que se adianta e vai tocar o plano à frente, desencadeando uma sucessão de movimentos que simulam a deambulação. Desaparece aos 2 meses.

Reflexo cutâneo-plantar: pesquisa-se riscando, com a unha ou estilete, a sola do pé do RN na sua borda externa, desde o calcanhar até a ponta (Figura 8.6). Aproximadamente até 1 ano de idade, o reflexo cutâneo-plantar se faz em extensão; os dedos se estendem e se abrem em leque, simulando o sinal de Babinski.

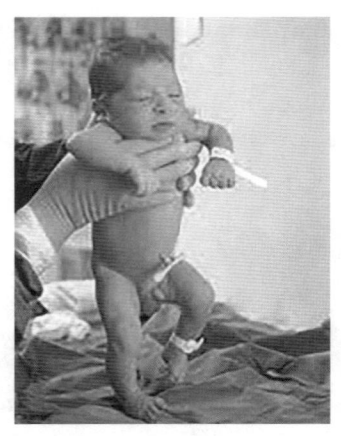

FIGURA 8.5. Marcha reflexa. Fonte: Maternidade Saúde da Criança.

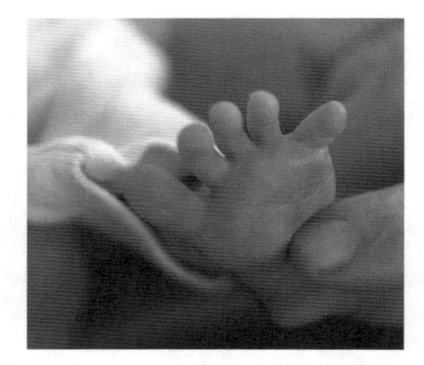

FIGURA 8.6. Exame cutâneo-plantar. Fonte: Maternidade Saúde da Criança.

Reflexo de propulsão: coloca-se o RN em decúbito ventral; as mãos do examinador apoiam a planta dos pés do RN (Figura 8.7), que reage deslocando-se para frente, simulando um engatinhar.

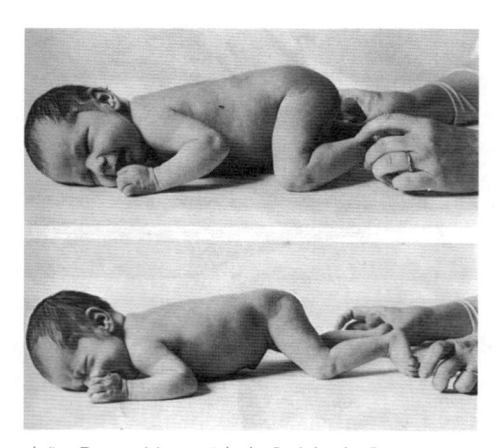

FIGURA 8.7. Reflexo de propulsão. Fonte: Maternidade Saúde da Criança.

Reflexo tônico cervical assimétrico ou Magnus-De Kleijn: com o RN em decúbito dorsal, com uma das mãos da criança na região anterior do tórax e a outra virando a cabeça da criança para os lados (Figura 8.8), havendo extensão dos membros voltados para o lado facial e flexão dos membros voltados para o lado occipital (atitude do esgrimista).

Reflexo de Galant: com o bebê está deitado de barriga para baixo, passamos-lhe os dedos pelos rins, paralelamente à coluna vertebral (Figura 8.9). Quando se faz no lado esquerdo, o corpo curva-se ligeiramente para a esquerda, enquanto se é feito do lado direito, ele alonga-se para a direita.

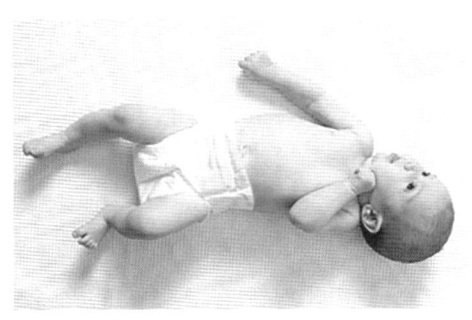

FIGURA 8.8. Reflexo tônico cervical assimétrico. Fonte: Maternidade Saúde da Criança.

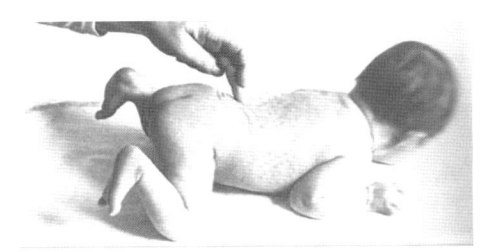

FIGURA 8.9. Reflexo de Galant. Fonte: Maternidade Saúde da Criança.

BIBLIOGRAFIA RECOMENDADA

Bearzoti P. Considerações sobre o reflexo tônico cervical de Magnus-De Kleijn. Arq Neuropsiquiatr. 1997;55(1):70-4.

Cardoso AA, Magalhães LC, Amorim RHC, Paixão ML, ManciniII MC, Rossi LDF. Validade preditiva do Movement Assessment of Infants para crianças pré-termo brasileiras. Arq Neuropsiquiatr. 2004;62(4):52-7.

Diament AJ. Bases do desenvolvimento neurológico. Arq Neuropsiquiatr. 1978;36(4):285-302.

Dick L. O papel da psicomotricidade na fisioterapia no atraso motor no estágio do desenvolvimento na criança de 0 a 1 ano [monografia]. Rio de Janeiro: Universidade Cândido Mendes; 2003.

Eckert MA, Grave M. Avaliação do desenvolvimento motor de bebês prematuros internados em UTI pediátrica neonatal, a partir dos reflexos neonatais. Rev Destaques Acadêmicos. 2009;1(3):31-9.

Gherpelli JLD. Propedêutica neurológica do recém-nascido e sua evolução. Rev Med. 2003:82(1-4):22-33.

Giachetta L, NicolauII CM, Costa APBM, Zuana AD. Influência do tempo de hospitalização sobre o desenvolvimento neuromotor de recém-nascidos pré-termo. Fisioter Pesqui. 2010;17(1):24-9.

Godoy AJ. Desenvolvimento neuromotor. In: Ricco RG, Del Ciampo LA, Almeida CAN. Puericultura: princípios e práticas: atenção integral à saúde da criança e do adolescente. 2ª ed. São Paulo: Atheneu; 2008. p. 55-63.

Guimarães EL, Tudella E. Reflexos primitivos e reações posturais como sinais indicativos de alterações neurossensoriomotoras em bebês de risco. Pediatria (São Paulo). 2003;25(1/2):28-34

Pessoa JHL. Desenvolvimento da criança, uma visão pediátrica. 2003. Disponível em: <http://www.aulasecia.com/anexos/158/4213/Desenvolvimento%20da%20crian%C3%A7a%20(RBM).pdf>.

Moura-Ribeiro MVL, Gonçalves VMG. Neurologia do desenvolvimento da criança. Rio de Janeiro: Revinter; 2006.

Nascimento KK, Casagrande GMA, Golin MO. Avaliação neurológica de recém-nascidos a termo de baixo risco pelo Método Dubowitz. Arq Bras Ciênc Saúde. 201136(3):134-9.

Neiva FCB. Sucção em recém-nascidos: algumas contribuições da fonoaudiologia. Pediatria. 2000;22(3):264-70.

Olhweiler L, Silva AR, Rotta NT. Estudo dos reflexos primitivos em pacientes recém-nascidos pré-termo normais no primeiro ano de vida. Arq Neuropsiquiatr. 2005;63(2-A):294-7.

Smid J, Nitrini R. Propedêutica neurológica [dissertação]. São Paulo: Universidade de São Paulo.

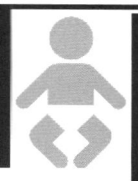

Capítulo 9

NEONATAL CHECKLIST

Aurimery Gomes Chermont

O *neonatal checklist* é uma forma prática de checagem dos resultados do exame físico neonatal e está indicado na Tabela 9.1.

TABELA 9.1. *Neonatal checklist* – **método prático de exame para o aluno/residente**

MEDIDAS	NORMAL	ANORMAL
Peso ao nascer	2.500g ou mais. Sempre entre os percentis 10th e 90th para IG	Baixo peso (↓2.500g) PIG (↓P10th) ou GIG (↑P90th) para a IG
Perímetro cefálico	Entre P 10th e 90th para IG	Microcefalia (↓P 10th) Macrocefalia (↑P90th) para a IG
Idade gestacional	Características físicas e neurológicas de RNT (37-42 sem.)	Características de imaturidade RNPT (↓37 sem.) RN pós-termo (>42 sem. e ↑), unhas longas
Temperatura da pele	Parede abdominal (36-36,5 °C) ou axilar (36,5-37 °C)	Hipotermia (<35 °C)
INSPEÇÃO GERAL	**NORMAL**	**ANORMAL**
Atividade em conforto	Alerta, ativo	Letárgico, parece doente, RN não vai bem
Aparência	Normal	Anormalidades grosseiras, fácies típica
Cor	Rosado, língua rosada	Cianose, palidez, icterícia, pletora
Pele	Macia ou moderadamente seca, vérnix lanugo, eritema tóxico, mancha mongólica	Seca, descamação importante, manchada de mecônio, petéquias, hematomas, nevos largos e/ou muito pigmentados em grande quantidade, hemangioma cavernoso, edema, infecção

Continua

Continuação

EXAME SETORIAL		
CABEÇA	**NORMAL**	**ANORMAL**
Forma	Bossa, em moldagem	Céfalo-hematoma, sangramento subaponeurótico, assimetria, anencefalia, hidrocefalia, encefalocele
Fontanela	Aberta, fontanela macia com suturas palpáveis	Abaulada ou rebaixada. Muito largas > 5 cm ou fechadas <1 polpa digital. Suturas alargadas ou fundidas
OLHOS	**NORMAIS**	**ANORMAIS**
Posição dos olhos		Muito próximos ou estreitados
Tamanho dos olhos		Pequenos ou anormais
Pálpebras	Edema discreto após o parto	Edema intenso, não abre espontaneamente, ptose, hematoma
Conjuntivas	Hemorragia subconjuntival pequena pode ocorrer	Pálida ou pletórica. Conjuntivite. Lacrimejamento excessivo quando há obstrução do canal lacrimal
Córnea, íris, cristalino	Córnea clara, pupilas isocóricas, reflexo vermelho presente	Opacidade córnea, pupilas assimétricas, cataratas, ausência de reflexo vermelho, estrabismo. Movimento anormal dos olhos
NARIZ	**NORMAL**	**ANORMAL**
Forma	Pequeno	Achatado em oligoâmnios
Narinas	Pérvias, passagem fácil, com sonda orogástrica 8-10	Atresia de coanas, obstruída por secreção ressecada
Secreção		Mucoide purulenta, sanguinolenta
BOCA	**NORMAL**	**ANORMAL**
Lábios	Calos de sucção	Achatados nos oligoâmnios
Palato	Pérolas de Epstein	Ogival ou fenda palatina
Língua	Rosada	Cianosada, pálida ou alargada
Dentes	Ausentes	Extras ou dentes primários
Gengivas	Cistos pequenos de inclusão	Tumorações
Membrana mucosa	Rosada e brilhante	Ulcerações, aftas
Saliva		Excessiva = estenose de esôfago
Mandíbula	Menor do que em crianças mais velhas	Muito pequena
OUVIDOS	**NORMAIS**	**ANORMAIS**
Posição	Vertical	Baixa implantação
Aparência	Variação familiar	Apêndices, malformações, presença de tufos de cabelo

Continua

Continuação

PESCOÇO	NORMAL	ANORMAL
Forma	Curto e grosso	Alado, torcicolo
Presença de massas	Ausência de linfonodos	Higroma cístico, bócio, tumoração do esternocleidomastóideo
Clavículas		Edema ou fraturas

PEITO	NORMAL	ANORMAL
Aparência	Mamilo 5-10 mm RNT, entumescimento mamário	Mamilos supranumerários/mastite

CIRCULATÓRIO	NORMAL	ANORMAL
Pulsos	Braquial efemoral facilmente palpáveis, 120-160 bpm/min	Fracos, colapsados ou ausentes, rápidos, lentos ou irregulares
Tempo de enchimento capilar	< 3 segundos no tórax e extremidades	> 3 segundos no RN com choque ou frio
Pressão arterial	Sistólica = 50-70 no RNT	Hipertensivo/hipotensivo
Precórdio	Moderada pulsação sentida sobre o coração e epigástrio	Hiperativo
Ápice dos batimentos	Bem audível no lado esquerdo do esterno	Melhor audível à direita do esterno na dextrocardia
Sopros	Suave, sistólico curto comum no 1º dia de vida	Sistólico ou diastólico
Falência cardíaca		Edema, hepatomegalia, taquipneia, ganho excessivo de peso

RESPIRATÓRIO	NORMAL	ANORMAL
Frequência respiratória	40-60 resp./min. Irregular no sono REM. Respiração periódica sem alteração na cor ou FC	Taquipneia > 60 resp./min Gasping, apneia com queda da FC, cianose ou palidez
Formato	Simétrico	Hiperinsuflado ou muito pequeno em relação ao abdome
Movimentação torácica	Simétrica	Assimétrica no pneumotórax e hérnia diafragmática
Retração	Moderada no RNPT	Intensa na SDR
Sibilos		Expiratório no desconforto respiratório
Estridor		Estridor inspiratório = obstrução de VA alta
Percussão	Ressonante bilateral	Macicez = infusão ou hemotórax Hiper-ressonante = pneumotórax
Entrada de ar	Entrada de ar + bilateral	Desigual ou diminuída
Ruídos adventícios	MV presente	Roncos, sibilos, crepitações

Continua

Continuação

ABDOME	NORMAL	ANORMAL
Umbigo	2 artérias/1 veia	1 artéria/1 veia; infecção, sangramentos, hérnias, onfalocele, extrofia
Pele		Edema, flogose periumbilical
Forma	Globoso	Distendido ou escavado
Fígado	Palpável até 2 cm do rebordo costal, macio	Aumentado, endurecido
Baço	Frequentemente não fácil de palpar	Aumentado, endurecido
Rins	Geralmente palpáveis, com tamanho normal	Aumentado, endurecido
Massas	Ausentes; bexiga cheia pode ser percutida	
Sons abdominais	Facilmente audíveis à ausculta	Poucos ou ausentes
Ânus	Patente	Não pérvio
Fezes	Eliminação de mecônio dentro de 48h de vida. Fezes amareladas a partir do 5º dia. Fezes do aleitamento materno podem ser esverdeadas e com muco	Presença de sangue nas fezes. Fezes esbranquiçadas na icterícia obstrutiva, fezes aquosas em grande quantidade
COLUNA VERTEBRAL	**NORMAL**	**ANORMAL**
Aparência	Covinha coccígea	Covinha sacral; escoliose; meningomielocele
GENITÁLIA	**NORMAL**	**ANORMAL**
Pênis	Abertura uretral centralizada na glande	Hipospádia
Testículos	Descem por volta da 37ª semana	Ausentes na bolsa escrotal
Bolsa escrotal	Bem formada no RNT	Hérnia inguinal; hidrocele
Vulva	Hímen proeminente, secreção mucosa/sanguinolenta	Fusão de grandes lábios
Clitóris	Proeminente em prematuros	Alargado na hipoplasia adrenal
Urina	Eliminada nas primeiras 24h	Jato fraco diminuído = válvula de uretra posterior
BRAÇOS	**NORMAIS**	**ANORMAIS**
Posição	Fletidos no RNT	Paralisia do plexo braquial
MÃOS	**NORMAIS**	**ANORMAIS**
Aparência		Dedos extra, fundidos/ausente, apêndices, prega palmar única, unhas hipoplásicas
PERNAS	**NORMAIS**	**ANORMAIS**
Aparência	Moderado arqueamento da porção inferior	Deslocamento de joelhos na porção inferior
PÉS	**NORMAIS**	**ANORMAIS**
Aparência	Pé torto posicional	Pé torto congênito, dedos anormais

Continua

Continuação

ESTADO NEUROLÓGICO	NORMAL	ANORMAL
Comportamento	Alerta, responsivo	Sonolento, irritado
Atitude	Flexão de todos os membros	MM estendidos ou posição do sapo em prematuros e RNs doentes
Movimentos	Ativos, movimenta todos os membros quando alerta. Espreguiça, geme, se contorce	Ausentes, diminuídos ou assimétricos. Convulsão, tremores
Tônus	Presente	Diminuído ou aumentado
Mãos	Intermitentemente fechadas	Permanentemente fechadas
Choro	Bom choro, forte quando acordado	Choro fraco, estridente ou rouco
Visão	Segue um rosto, objeto brilhante ou vermelho	Seguimento ausente ou pobre
Audição	Responde a barulhos	Não responde
Sucção	Boa e forte sucção, reflexo de busca presente após a 36ª sem.	Fraca no RNT
Reflexo de moro	Extensão completa seguida de flexão dos braços e mãos. Simétrico	Ausente, incompleto ou assimétrico
QUADRIL	NORMAL	ANORMAL
Movimentos	Click comum Abdução completa	Deslocamento ou instabilidade Abdução limitada

Fonte: Perinatal Education Programme. Newborn Care: Skills 18: 1/2005.

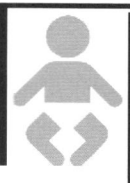

Capítulo 10

MECÔNIO E DIURESE

Aurimery Gomes Chermont

EVACUAÇÕES

As primeiras evacuações do recém-nascido (RN) são denominadas de mecônio. "São fezes que foram produzidas no período intrauterino", segundo Bailey (2009).

O mecônio é formado por fezes escuras e esverdeadas, asséptica e viscosas, devendo ser eliminado em 90% dos casos dentro das primeiras 24 horas. Considera-se retardo a eliminação após 36 a 48 horas, podendo sugerir obstrução intestinal, doença de Hirschsprüng, mucoviscidose ou hipermagnesemia. O retardo na eliminação do mecônio pode levar à icterícia significativa (acima de 15 mg/dL em RN a termo).

As fezes de transição acontecem entre o quarto ou quinto ou 5º dia, são líquidas e castanho-esverdeadas, e têm odor forte.

Padrão definitivo (fezes lácteas): amareladas, semilíquidas ou pastosas, podendo ser explosivas e espumosas. O número variável de vezes é relacionado com a frequência e a quantidade de alimentação ingerida.

No primeiro mês de vida, o bebê normalmente faz cocô após cada mamada. É o reflexo gastrocólico que o estimula a evacuar toda vez que está com a barriga cheia. Assim, a cada 2 ou 3 horas, a fralda em geral fica suja. A partir do segundo mês, essa frequência se espaça.

A obstrução intestinal neonatal é a ausência de eliminação de mecônio, acompanhada de distensão abdominal progressiva e vômitos, ainda que até 30% das obstruções apresentem eliminação meconial nos primeiros dias.

A primeira evacuação ocorre dentro das primeiras 24 horas do nascimento, em 99% dos RNs de termo, e nas primeiras 48 horas, em todos RNs de termo saudáveis. A ausência de eliminação de mecônio nas primeiras 24 horas em RNs a termo levanta a suspeita de obstrução intestinal. No entanto, em prematuros, somente 37% de 844 deles tiveram sua primeira evacuação nas primeiras 24 horas; 32% tiveram retardo na eliminação de 48 horas. Em 99% dos prematuros, a primeira eliminação ocorreu até o nono dia após o nascimento.

As principais causas de obstrução intestinal no RN são atresias intestinais, vícios de rotação intestinal, íleo meconial, doença de Hirschsprüng, síndrome da rolha meconial e anomalias anorretais.

O diagnóstico pré-natal deve ser realizado por meio da ultrassonografia materna a partir da 20ª semana de gestação, sendo útil para a avaliação do trato gastrointestinal. A associação entre história materna de polidrâmnio e obstrução intestinal em RNs é bem diagnosticada pela evidência.

A obstrução intestinal alta ocorre até as porções iniciais da região ileal. A ultrassonografia pré-natal é mais confiável na detecção de atresia duodenal do que nas obstruções distais. O achado de polidrâmnio torna imperioso que, ao se recepcionar o RN, se verifique o volume de líquido aspirado da câmara gástrica, porque, se houver um volume superior a 20 mL, é sugestivo de obstrução.

Se ocorrer vômito bilioso, com ou sem distensão abdominal, esse é o primeiro sinal de obstrução do intestino delgado. Os sinais clínicos clássicos da obstrução intestinal em neonatos são: falha na eliminação de mecônio ou eliminação de mecônio anormal (acinzentado), distensão abdominal progressiva, recusa alimentar e vômitos biliosos. O exame abdominal frequentemente revela alças intestinais distendidas, podendo ser palpáveis e, mesmo, visíveis. Quanto menor o número de alças dilatadas, mais proximal a obstrução intestinal. A inspeção anal, acompanhada de toque retal, é essencial para excluir a presença de anomalia anorretal.

O diagnóstico radiológico é feito por meio da radiografia simples de abdome em pé e deitado, e o padrão gasoso intestinal normal em neonatos é aquele no qual se observa presença de gás no estômago e intestinos delgado e grosso. O gás nas alças dos intestinos delgado e grosso apresenta-se como múltiplas áreas radiotransparentes, lembrando aspecto de "favo de mel", ocupando praticamente todo o abdome. Na obstrução mecânica, há dilatação das alças proximais à obstrução, com formação de níveis hidroaéreos e ausência de ar nos segmentos distais.

No estudo do trato gastrointestinal superior, o ar é o melhor meio de contraste no diagnóstico das obstruções intestinais em neonatos.

O exame de enema opaco pode evidenciar zona de transição na doença de Hirschsprüng, ao nível do retossigmoide, microcolo na atresia ileal distal.

A maior dificuldade no tratamento inicial é selecionar quais os bebês são candidatos à cirurgia de emergência. Idealmente, todos os neonatos com suspeita de obstrução intestinal devem receber tratamento em centro de referência com cirurgião pediátrico disponível.

OBSTRUÇÃO INTESTINAL POR CAUSAS MECÂNICAS

A atresia intestinal é a causa mais comum de obstrução intestinal congênita, correspondendo a um terço das causas de obstrução intestinal no neonato. A prevalência é de 1/2.500 nascidos vivos.

A história pré-natal de polidrâmnio auxilia no diagnóstico. A aspiração gástrica, realizada ao nascimento, com mais de 20 mL de secreção gástrica e, principalmente biliosa, sugere obstrução intestinal.

A distensão abdominal global está presente em 80% dos neonatos com obstrução distal ao jejuno. Nas obstruções intestinais altas, proximais ao jejuno, a distensão é exclusivamente epigástrica. Movimentos peristálticos da alça proximal são observados na obstrução.

A falha na passagem de mecônio é indicativa de obstrução intestinal, mas aproximadamente 30% dos pacientes com atresia duodenal e 20% daqueles com atresia jejuno-ileal têm eliminação de pequena quantidade de mecônio, com características anormais após o nascimento.

A radiografia simples de abdome, em pé e deitado, pode definir o diagnóstico se houver presença de duas bolhas gasosas no hemiabdome superior, indicando obstrução duodenal completa; poucas bolhas indicam obstrução jejunal e várias bolhas, obstrução ileal e de colo. Evitar a utilização de contraste baritado, via oral, no estudo gastrointestinal.

O tratamento é cirúrgico, com reconstituição do trânsito intestinal, preferencialmente com ressecção da porção mais dilatada e anastomose término-terminal.

Rotação intestinal incompleta: os vícios de rotação intestinal prevalecem em 1/500 nascidos vivos.

A obstrução duodenal aguda ocorre mais comumente no RN e é resultado da torção do duodeno, que acompanha o volvo do intestino médio.

O diagnóstico precoce é importante para se evitar essa complicação.

Na obstrução duodenal crônica, os sinais clínicos aparecem quando as bridas de Ladd, formadas entre o ceco, em posição anormal, e a parede abdominal lateral direita, comprimem a segunda porção duodenal e causam vômitos biliosos. A distensão epigástrica pode ocorrer na dependência do grau de obstrução e da frequência de esvaziamento gástrico por vômitos.

DIURESE

A primeira diurese deve ocorrer antes de completadas as primeiras 24 horas de vida, apresentando, como características, grande volume e coloração amarelo-clara. Em geral, 23% dos RNs urinam na sala de parto e 99% urinam em 48 horas o volume total. O volume de urina nas primeiras 24 horas é de 15 mL.

O débito urinário e a taxa de filtração glomerular (TFG) são baixos nos primeiros dias de vida. A proteinúria é comum e há maior quantidade de uratos (coloração rósea), durante a primeira semana de vida, cheiro característico e volume: 15 mL (1º dia), atingindo 200 mL no 7º dia de vida.

A temperatura é em torno de 36,5 a 37 ^{0}C ao nascer: 1 a 2 décimos de graus acima da temperatura axilar da mãe.

A diurese no período neonatal passa por três fases fisiológicas que refletem as mudanças na TFG, o fluxo sanguíneo renal e as trocas nos compartimentos da água corporal total:

1. Fase pré-diurética: é variável, usualmente, entre 12 e 24 horas de vida; reflete a baixa TFG e a elevada resistência vascular renal. No RN a termo, a diurese é de aproximadamente 1 mL/kg/h e no RN prematuro é de 0,5 a 1 mL/kg/h;

2. Fase diurética: geralmente de um a quatro dias de vida (a duração e a magnitude da diurese é inversamente proporcional à idade gestacional). Reflete o aumento na TFG, queda na resistência vascular renal e volume extracelular aumentado. O débito urinário no RN a termo é até 1,5 vez maior e no prematuro, até três vezes maior;

3. Fase pós-diurética: reflete a capacidade maturacional de absorção de sódio e água. O débito urinário e a excreção fracionada do sódio (FENa) positiva retornam aos níveis pré-diuréticos, de modo que os prematuros apresentam baixa capacidade de reabsorver sódio e, consequentemente, a FENa positiva é usualmente elevada.

É importante lembrar que 3% dos neonatos saudáveis podem não apresentar diurese nas primeiras 24 horas.

Os prematuros com extremo baixo peso ao nascer possuem maior perda de líquidos, na sua maior parte por perdas insensíveis através do epitélio respiratório e da pele.

Os RNs a termo têm valores de creatinina sérica de 0,4 a 0,6 mg/dL.

Assim, o aumento da idade gestacional incrementa o fluxo sanguíneo renal e aumenta a TFG. No feto, os rins recebem de 3% a 4% do gasto cardíaco, sendo igual ao do adulto aos 2 de idade.

O fluxo sanguíneo renal depende de duas grandes condições: a pressão de perfusão renal, que é igual à pressão arterial sistêmica, e a resistência vascular renal, regulada pelas arteríolas aferentes e eferentes. Ao nascer, o fluxo sanguíneo renal aumenta, bem como a pressão de perfusão, e ocorre a diminuição da resistência renal, fato que pode ser atribuído ao aumento do diâmetro e do número total de vasos renais, assim como à produção de substâncias vasoativas como angiotensina II, catecolaminas, prostaglandinas e óxido nítrico.

A ureia plasmática é um pobre indicador de filtração glomerular, bem como a relação ureia-creatinina.

A insuficiência renal aguda (IRA) ocorre aproximadamente em 8% a 24% dos neonatos admitidos na unidade de terapia intensiva (UTI) neonatal. As causas mais frequentes incluem: asfixia, sepses, hipotensão, anomalias congênitas e acidentes renovasculares.

Com base no gasto urinário, há dois tipos: oligoanúria e não oligúrica. A IRA no RN é classificada, de acordo com o sítio do dano, em:

- Pré-renal: 75% a 80%;
- Intrínseca ou renal: 10% a 15%;
- Obstrutiva ou pós-renal: 5%.

O Quadro 10.1 apresenta a classificação etiológica da IRA neonatal. A Figura 10.1 apresenta um fluxograma para avaliação inicial de RN com oligúria e/ou creatinina elevada.

QUADRO 10.1. Classificação etiológica da IRA neonatal

IRA funcional	IRA intrínseca	IRA pós-renal
Hipoperfusão renal Asfixia perinatal ICC PO cardíaco SDR PCA Drogas (tolazolina, captopril, indometacina)	**Malformações congênitas** Agenesia bilateral Displasia renal Doença policística	**IRA pós-renal** Estenose de JUP bilateral Estenose de JUV bilateral Válvula de uretra posterior Estenose ou distrofia uretral Ureterocele Megaureter megacístico Bexiga neurogênica Refluxo vesicoureteral
Hipovolemia Hipotensão Choque Sepses Desidratação	**Doenças infecciosas** Sífilis Toxoplasmose HIV Pielonefrite	**Compressão extrínseca** Massas tumorais Teratoma sacrococcígeo
	Doenças vasculares renais Trombose de artéria ou veia renal CIVD Microangiopatia trombótica	**Compressão intrínseca** Massas tumorais Teratoma sacrococcígeo
	Obstrução intrarrenal Nefropatia por ácido úrico Mioglobinúria Hemoglobinúria	**Obstrução intrínseca** Cálculo renal Massas fúngicas
	Nefrotoxinas Aminoglicosídeos Anfotericina B Indometacina	

Fonte: Bailey (2009).

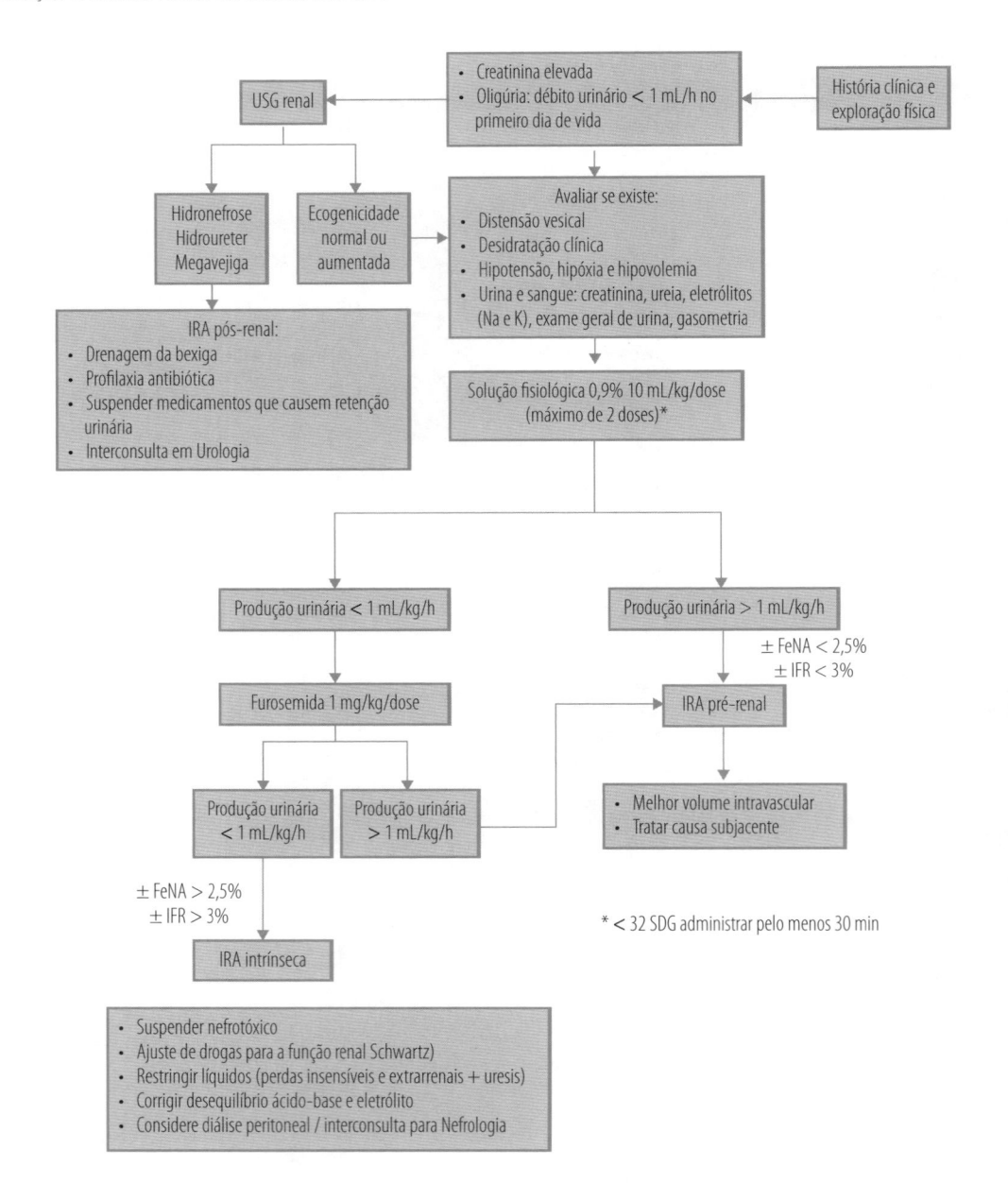

FIGURA 10.1. Fluxograma para avaliação inicial de RN com oligúria e/ou creatinina elevada.

BIBLIOGRAFIA RECOMENDADA

Cannizzaro CM, Paladino MA. Fisiología y fisiopatología de la adaptación neonatal. Anest Analg Reanim. 2011;24(2):59-74.

García-Pérez CS, Cordero-González G. Función renal en el recién nacido. Perinatol Reprod Hum. 2011;25(3):161-8.

Kelly LK, Seri I. Renal developmental physiology: relevance to clinical care. NeoReviews. 2008;9(4):e150-61.

Lorenz J. Fluid and electrolyte therapy in the very low-birth weight neonate. NeoReviews. 2008;9:e102-8.

Mota-Fernández F, Udaeta-Mora E. Manejo de líquidos y electrolitos en el recién nacido a término y pretérmino. Bol Med Hosp Infant Mex. 1998;55:106-17.

Muñoz-Arizpe R, Morales-Monterrosas J, Medeiros-Domingo M, Velásquez-Jones L, Romero- Navarro B. Fisiología renal del feto y del recién nacido. Bol Med Hosp Infant Mex 1998;55:156-63.

Omar SA, DeCristofaro JD, Agarwal BI, La Gamma EF. Effect of prenatal steroids on potassium balance in extremely low birth weight neonates. Pediatrics. 2000;106(3):561-7.

Omar SA, DeCristofaro JD, Agarwal BI, La Gamma EF. Effects of prenatal steroids on water and sodium homeostasis in extremely low birth weight neonates. Pediatrics. 1999;104(3 Pt 1):482-8.

Phillips S. Acute renal failure in the newborn. Semin Perinatol. 2004;28:112-23.

Raineki C, Lucion AB, Weinberg J. Neonatal handling: an overview of the positive and negative effects. Dev Psychobiol. 2014;56(8):1613-25.

Salvesen B, Stenvik J, Rossetti C, Saugstad OD, Espevik T, Mollnes TE. Meconium-induced release of cytokines is mediated by the TRL4/MD-2 complex in a CD14-dependent manner. Mol Immunol. 2010;47:1226-34.

Solís-Sánchez G, Menéndez-Arias C. Insuficiencia renal aguda del neonato. Bol Pediatr. 2006;46(Supl 1):135-40.

Su WS, Stonestreet B. Core concepts: neonatal glomerular filtration rate. NeoReviews. 2010;11(12):e714-21.

Vio CP, Olavarria F, Krause S, Herrmann F, Grob K. Kallikrein excretion: relationship with maturation and renal function in human neonates at different gestational ages. Biol Neonate. 1987;52(3):121-6.

Xu R, Zuo L. Low birth weight and chronic kidney disease. Nephrology. 2010;15 Suppl 2:18-22.

Wilkins BH. Renal function in sick very low birthweight infants: 1. Glomerular filtration rate. Arch Dis Child. 1992;67(10 Spec No):1140-5.

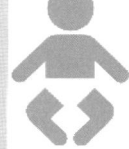

ORIENTAÇÃO À AMAMENTAÇÃO

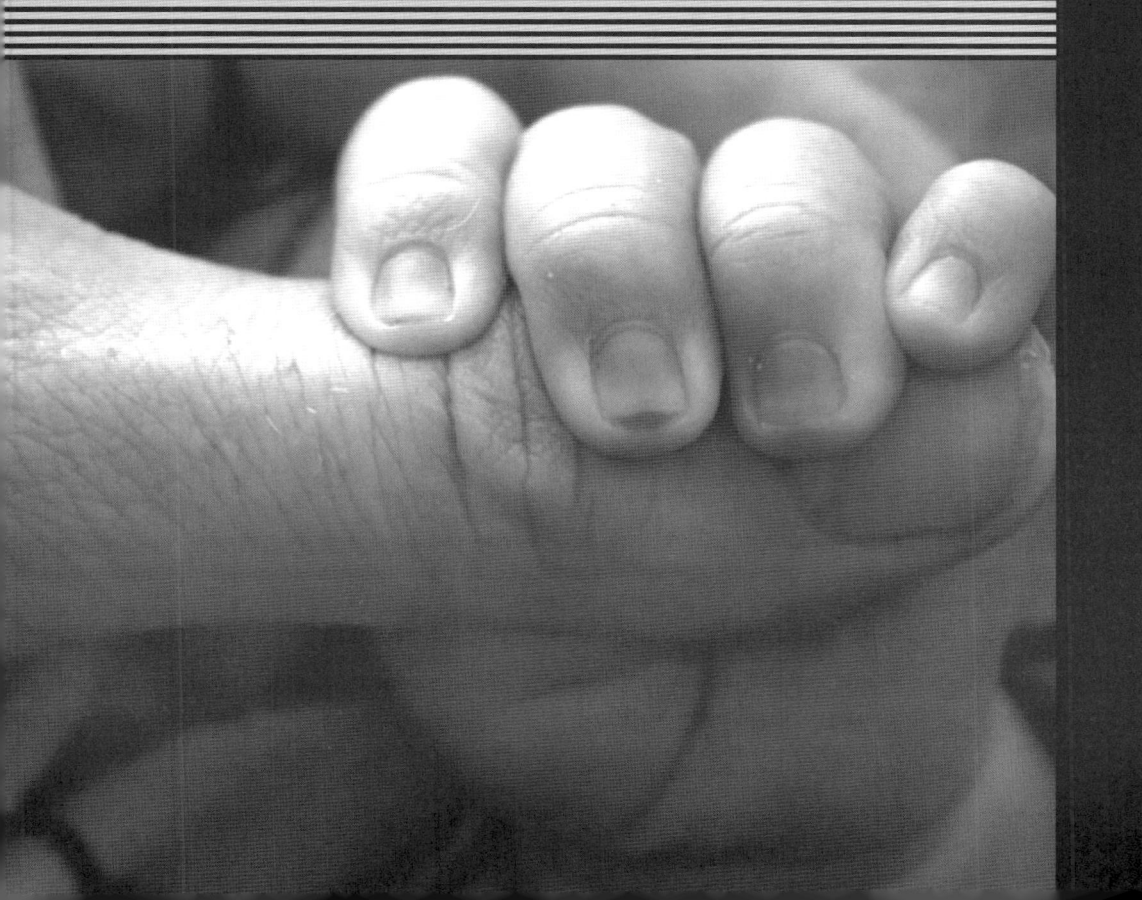

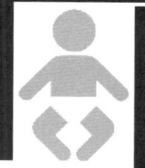

Capítulo 11

ALEITAMENTO MATERNO: DIFICULDADES

Aurimery Gomes Chermont
Laélia Maria Barra Feio Brasil

ALEITAMENTO MATERNO

O leite materno é o alimento adequado para as crianças nos primeiros meses de vida, tanto do ponto de vista nutritivo e imunológico quanto no plano psicológico, além de favorecer o vínculo mãe-filho quando o ato de amamentar é bem vivenciado pelas mães.

Na maioria dos livros e *sites*, pode-se encontrar tudo sobre a fisiologia da amamentação, porque, na realidade, apesar de toda a orientação durante o pré-natal, observa-se extrema dificuldade da mãe na realização da tarefa de amamentar.

As principais dificuldades do aleitamento materno podem estar relacionadas com o recém-nascido ou com a mãe. Dificuldades relacionadas com a criança: bebês que resistem às tentativas de serem amamentados, que não conseguem pegar a aréola adequadamente, que não conseguem manter a pega, que não sugam e que recusam um dos seios. Dificuldades relacionadas com a mãe: demora na descida do leite, mamilos planos ou invertidos (Figura 11.1), mamilos dolorosos, trauma mamilar, ingurgitamento mamário,

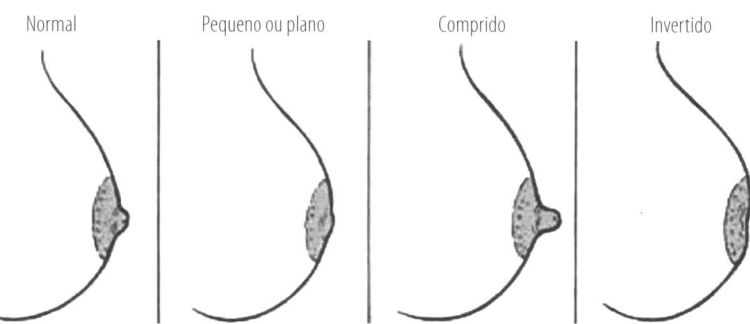

Normal   Pequeno ou plano   Comprido   Invertido

FIGURA 11.1. Formatos de mamilos.

bloqueio dos ductos lactíferos, mastite/abscesso, cirurgia de redução das mamas, mãe trabalhadora e baixa produção de leite.

Deve-se promover e apoiar o aleitamento materno no puerpério, ensinando à mãe o manejo da lactação.

Procedimentos

- Ao profissional de nível superior, cabe orientar e executar os procedimentos com embasamento teórico e supervisionar e checar o atendimento realizado pelo técnico de enfermagem. Ao técnico de enfermagem, cabe orientar e executar os procedimentos;
- Use as habilidades de ouvir e aprender, e de aumentar a autoconfiança e dar apoio;
- O profissional deve tornar o ambiente acolhedor;
- Receba o paciente da sala de parto e peça para que a mãe coloque o bebê no peito. Caso o recém-nascido não queira, volte em outro momento para observar, avaliar e ajudar na mamada (dentro das primeiras 6 horas após o parto);
- Dê apoio à mãe na primeira mamada;
- Quando a mãe estiver com o bebê no peito, observe a pega e a posição do bebê e as corrija, se necessário;
- Oriente a amamentação sob livre demanda;
- Reforce o não uso de bicos artificiais e da amamentação cruzada (bebê mamar no peito de outra mãe);
- Se a mãe estiver com o bebê internado na unidade neonatal, oriente-a a ficar com o bebê nos horários da dieta dele; oriente-a sobre a massagem e a ordenha de 3 em 3 horas; explique-lhe a importância do leite humano para o bebê internado;
- Encaminhe as mães para serem acompanhadas pela nutricionista da sala de apoio à amamentação;
- Identifique as mães com risco de não amamentar e acompanhe-as de perto;
- Explique que, para definir se a produção é suficiente, ela e o bebê precisam de acompanhamento intra e extra-hospitalar;
- Proíba a distribuição, propaganda e venda a baixo custo de bicos artificiais, mamadeiras e substitutos do leite materno, assim como a distribuição de amostras (Resolução nº 31/92, do Conselho Nacional de Saúde);
- Reforce para a mãe manter a amamentação após a alta e participar do Programa de Incentivo à Amamentação Exclusiva ou procurar atendimento no Banco de Leite da Santa Casa, que funciona 24 horas por dia, para acompanhamento e avaliação.

BEBÊS QUE RESISTEM À AMAMENTAÇÃO

Bebês resistem à tentativa de ser amamentados por causa desconhecida, uso de mamadeiras/chupetas ou dor quando estão na posição para mamar. Nesse caso, o manejo correto será acalmar mãe e bebê, suspender o uso de mamadeiras/chupetas, insistir nas mamadas por alguns minutos a cada vez, estimular a mama regularmente (ordenha) e oferecer o leite ordenhado à criança.

É necessário dar orientações a mãe com o intuito de aumentar seu fluxo de leite, corrigindo a insuficiência da lactação.

Procedimentos:

- Aos profissionais que lidam com o trinômio mãe-bebê-rede social que os cerca, cabe orientar e executar os procedimentos com embasamento teórico, apoiando, promovendo e protegendo o aleitamento materno exclusivo, utilizando as habilidades de ouvir e aprender, e de aumentar a autoconfiança e dar apoio;
- Lave as mãos com água e sabonete neutro;
- Coloque luvas de procedimento;
- Realize a escuta da lactante, valorizando cada fala. Se perceber a necessidade de acompanhamento especializado, encaminhe-a para o psicólogo;
- Examine as mamas da mãe e descreva como está o fluxo de leite (deve ser observado pelo menos por um período de 20 minutos de ordenha), levando em consideração a condição "psicológica" da lactante;
- Valorize o fato de a lactante ainda estar amamentando;
- Oriente para que a lactante dê o peito ao bebê com mais frequência;
- Desestimule o uso de mamadeiras, chucas e chupetas, considerando a possível confusão de bicos e a pega errada;
- Oriente a relactação;
- Oriente a mãe a oferecer o complemento de copo ou colher ou relactação (mais indicado, pois estimula mais o peito);
- Marque retorno com três dias para reavaliar a redução do complemento;
- Oriente a redução do complemento paulatino com a avaliação do ganho ponderal e bom volume urinário (pelo menos seis vezes ao dia);
- Sempre discuta a redução gradativa do complemento com o médico pediatra que acompanha o bebê, se possível.

BEBÊS QUE NÃO CONSEGUEM PEGAR A ARÉOLA

Alguns bebês não conseguem pegar a aréola adequadamente, o que pode ser devido a mal posicionamento, boca pouco aberta ou uso de mamadeiras/chupetas.

Em caso de mamas tensas e ingurgitadas, realizar mamadas frequentes, massagens (para diminuir a viscosidade) e compressas quentes/mornas; o uso da concha de silicone (Figura 11.2) pode ser de grande utilidade.

Procedimentos

- Passo 1 – Durante um banho morno, deixar a água cair sobre as mamas por alguns minutos. Após, apoiar uma das mamas com uma mão e usar a outra mão para massagear suavemente a mama, com movimentos circulares que se iniciam próximo à aréola e depois se estendem por toda a mama;

- Passo 2 – Segurar as duas mamas pela lateral com as mãos e juntar os dois seios. Fazer esse movimento suavemente quatro ou cinco vezes;
- Passo 3 – Movimentar as mãos em volta do mamilo de forma circular com uma leve pressão para facilitar a retirada do leite, pressionando a região onde começa a aréola utilizando os dedos indicador e polegar (Figura 11.3), até que saia um pouco de leite e a mama fique menos inchada e mais maleável, depois colocar o bebê para mamar.

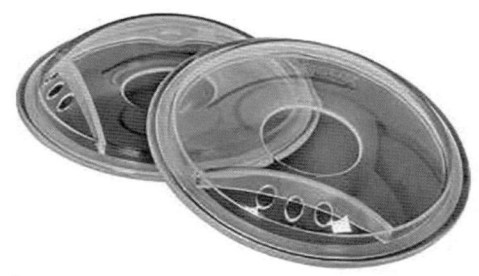

FIGURA 11.2. Conchas de silicone.

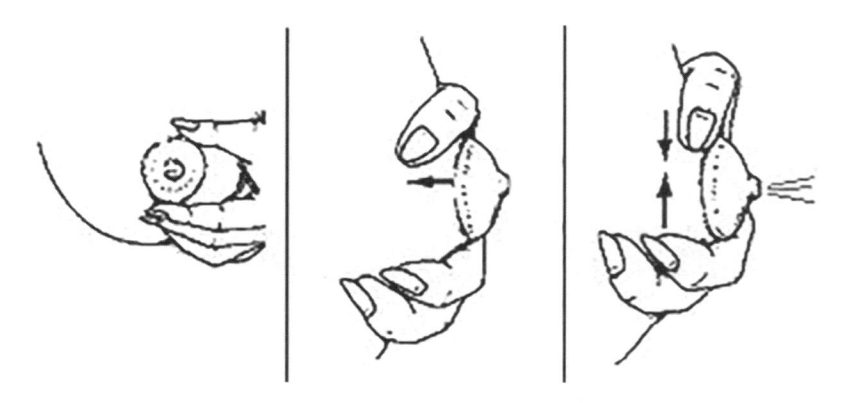

FIGURA 11.3. Pressão da aréola com os dedos indicador e polegar.

MAMILOS CURTOS/INVERTIDOS

Promover a confiança na mãe, ajudando-a com a pega, a manter a aréola flácida, a tentar diferentes posições, a realizar manobras para protrair os mamilos, a ordenhar o leite enquanto a criança não suga efetivamente e a oferecer o leite em copinho.

A estimulação do mamilo pode ser feita com a bomba de retirar leite, durante 30 a 60 segundos, sempre antes de amamentar, ou usando uma seringa adaptada (Figura 11.4). Em casos em que essas técnicas não sejam possíveis, podem-se usar bicos artificiais, que são aplicados sobre o seio e ajudam a amamentar.

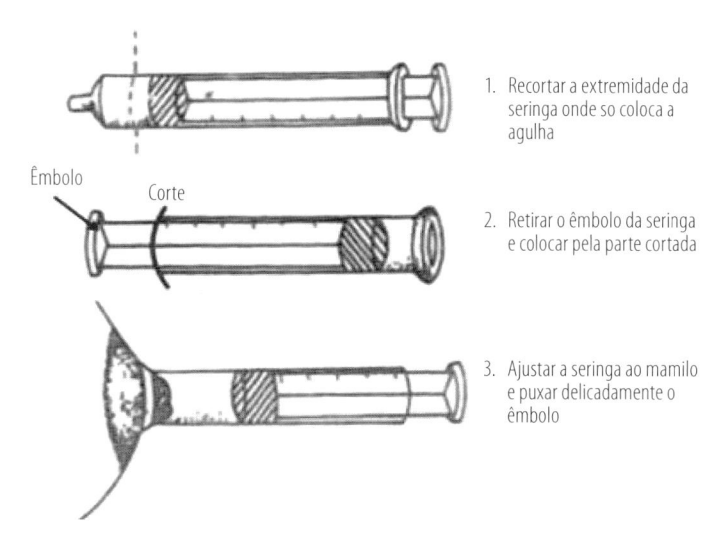

1. Recortar a extremidade da seringa onde so coloca a agulha

2. Retirar o êmbolo da seringa e colocar pela parte cortada

3. Ajustar a seringa ao mamilo e puxar delicadamente o êmbolo

FIGURA 11.4. Seringa adaptada.

MAMILOS DOLOROSOS/TRAUMA MAMILAR

O objetivo é descrever os procedimentos executados pelo profissional para tratar a paciente com fissura e calosidade mamilar (Protocolo da Maternidade Saúde da Criança).

Procedimentos

- Aos profissionais que lidam com o trinômio mãe-bebê-rede social que os cerca, cabe orientar e executar os procedimentos com embasamento teórico, apoiando, promovendo e protegendo o aleitamento materno exclusivo. utilizando as habilidades de ouvir e aprender, e de aumentar a autoconfiança e dar apoio;
- Lave as mãos com água e sabonete neutro;
- Coloque luvas de procedimento;
- Examine as mamas da mãe para avaliar a fissura;
- Avalie a mamada e ajude a lactante a corrigir a pega do bebê no peito;
- Explique os riscos dos bicos artificiais (confusão de bicos, diminuição do estímulo mamário, risco de fissura mamilar) e oriente a sua suspensão;
- Verifique se há ingurgitamento mamário;
- Ordenhe manualmente, se necessário; evite a ordenha com bomba elétrica, para não aumentar a fissura;
- Ofereça o leite ordenhado ao bebê, caso necessário;
- Oriente o oferecimento do leite ordenhado no copo, pois em alguns momentos é preciso que a mãe ordenhe e ofereça o leite ordenhado ao bebê até que ele consiga pegar o peito novamente;
- Oriente a mãe a passar o próprio leite nos mamilos e deixar secar ao ar livre;

- Reforce à mãe para que não há necessidade de higienizar os mamilos antes de cada mamada, somente durante o banho diário, e que ela deve evitar o uso de sabonetes e não utilizar pomadas, cremes e buchas, e nos casos de fissura grave deve ser encaminhada à sua obstetra;
- Solicite que, após a alta, ela retorne para o grupo de apoio ao aleitamento materno para acompanhamento.

No caso de bloqueio dos ductos lactíferos: orientar mamadas frequentes, variação do modo de amamentação utilizando diferentes posições, uso de calor local ou massagens suaves. Surge por volta do terceiro ao quarto dia, sendo importante oferecer a mama sempre que o bebê quiser. Além disso, após a mamada, deve-se aplicar água fria nos seios com uma compressa ou no banho, pois ajuda a diminuir o inchaço e a dor.

MASTITE/ABCESSOS

O objetivo é descrever os procedimentos executados pelo profissional para tratar a cliente com mastite, obstrução ductal e abscesso mamário.

Procedimentos

- Aos profissionais que lidam com o trinômio mãe-bebê-rede social que os cercam, cabe orientar e executar os procedimentos com embasamento teórico, apoiando, promovendo e protegendo o aleitamento materno exclusivo, etilizando as habilidades de ouvir e aprender, e de aumentar a autoconfiança e dar apoio;
- Lave as mãos com água e sabonete neutro;
- Coloque luvas de procedimento;
- Examine as mamas da lactante;
- Descreva a localização da mastite no exame físico;
- Avalie a mamada e ajude a lactante a corrigir a pega do bebê no peito, se necessário;
- Verifique se há pressões nas mamas das mães como: sutiã apertado ou outras roupas ou se há o hábito de segurar a mama "em tesoura" para o ato de amamentar;
- Peça para a mãe usar sutiã frouxo; ajude o bebê a pegar o peito e se preciso segurar a mama com a mão "em concha", sem apertar, ou usar apoio na mama, por exemplo, rolo de lençol embaixo da mama ou lençol como suspensório para suspender a mama;
- Ordenhe a mama da mãe e oriente como continuar a ordenha manual de 3 em 3 horas;
- Orientar ordenha com bomba elétrica, se necessário;
- Oriente amamentar o bebê com frequência;
- Encaminhe ao médico obstetra para a avaliação de necessidade de tomar medicação (analgésico e antibiótico), em casos excepcionais;
- Marque um retorno com três dias, ou antes, para checar a melhora da mastite.

BEBÊS QUE NÃO CONSEGUEM MANTER A PEGA

Alguns bebês que não conseguem manter a pega devido ao mau posicionamento, narinas obstruídas, reflexo de ejeção do leite exacerbado ou uso de mamadeiras.

Conduta em RNs com menos de 2.500g e/ou menos de 36 semanas (Protocolo Maternidade Saude da Criança).

Devem-se dar orientações à mãe com o intuito de aumentar seu fluxo de leite, corrigindo a insuficiência da lactação.

Procedimentos

- Aos profissionais que lidam com o trinômio mãe-bebê-rede social que os cercam, cabe orientar e executar os procedimentos com embasamento teórico, apoiando, promovendo e protegendo o aleitamento materno exclusivo, etilizando as habilidades de ouvir e aprender, e de aumentar a autoconfiança e dar apoio;
- Lave as mãos com água e sabonete neutro;
- Coloque luvas de procedimento;
- Realize a escuta da lactante, valorizando cada fala. Se perceber a necessidade de acompanhamento especializado, encaminhe para psicólogo;
- Examine as mamas da mãe; descreva como está o fluxo de leite (deve ser observado pelo menos por um período de 20 minutos de ordenha), levando em consideração a condição "psicológica" da lactante;
- Valorize o fato de a lactante ainda estar amamentando;
- Oriente para que a lactante dê o peito ao bebê com mais frequência;
- Desestimule o uso de mamadeiras, chucas e chupetas, pela possível confusão de bicos e pega errada;
- Oriente a mãe para oferecer o complemento de copo ou colher ou relactação (mais indicado, pois estimula mais o peito);
- Marque retorno com três dias para reavaliar a redução do complemento;
- Oriente a redução do complemento paulatino com a avaliação do ganho ponderal e bom volume urinário (pelo menos seis vezes ao dia);
- Sempre discuta a redução gradativa do complemento com o médico pediatra que acompanha o bebê, se possível.

Caso mãe tenha bom fluxo, mas o bebê não tenha ganho ponderal adequado, o pediatra investigará possíveis causas.

INSUFICIÊNCIA NA LACTAÇÃO

Procedimentos

- É importante realizar a escuta da lactante, valorizando cada fala;
- Se perceber a necessidade de acompanhamento especializado, encaminhe para o psicólogo;

- Examine as mamas da mãe; descreva como está o fluxo de leite (deve ser observado pelo menos por um período de 20 minutos de ordenha), levando em consideração a condição "psicológica" da lactante;
- Valorize o fato de a lactante ainda estar amamentando;
- Oriente para que a lactante dê o peito ao bebê com mais frequência. Desestimule o uso de mamadeiras, chucas e chupetas, pela possível confusão de bicos e pega errada;
- Oriente a relactação, oferecendo o complemento de copo ou colher ou relactação (mais indicado, pois estimula mais o peito);
- Marque retorno com três dias para reavaliar redução do complemento;
- Oriente a redução do complemento paulatino com a avaliação do ganho ponderal e bom volume urinário (pelo menos seis vezes ao dia);
- Sempre discuta a redução gradativa do complemento com o médico pediatra que acompanha o bebê, se possível.

Os problemas mais comuns na amamentação incluem o bico do seio rachado, o leite empedrado e as mamas inchadas e duras, geralmente nos primeiros dias após o parto, causando dor e desconforto para a mãe

BOAS PRÁTICAS NA AMAMENTAÇÃO

Posição

- Permitir que o bebê fique livre, e não todo enrolado;
- Todo o corpo do bebê deve estar voltado para a mãe e próximo do seu corpo;
- A cara do bebê deve estar perto do seio, com a ponta do nariz defronte ao mamilo e o queixo do bebê tocando o seio;
- As nádegas do bebê devem ser suportadas pelo braço da mãe, e não apoiadas no colo dela;
- A cabeça do bebê deve estar de frente para o seio, ao mesmo nível da mama, nem acima nem abaixo. A cabeça e o corpo do bebê devem estar em linha reta;
- O pescoço não deve estar estendido ou esticado;
- Os braços do bebê não devem estar entre o bebê e o corpo da mãe. O braço inferior do bebê abraça a mãe.

Posição da mãe

- A mãe deve sentar-se ou deitar-se em qualquer lugar confortável, de forma a estar relaxada.

Para uma boa pega na amamentação:

- Tocar com o mamilo no lábio superior do bebê e, quando ele abrir a boca, introduzir o mamilo.

Sinais de uma boa pega na amamentação

- A boca do bebê cobre o mamilo e o máximo possível da aréola;
- A aréola deve estar mais visível na parte de cima do seio;
- O queixo da criança deve tocar o seio;
- O lábio inferior do bebê fica curvado para fora ("boca de peixe");
- A sucção e a deglutição do leite podem fazer algum ruído.
- O bebê fica fixo na mama, sem escorregar ou largar;
- O bebê faz movimento de sucção.

PRINCÍPIOS DA TÉCNICA ADEQUADA

Posição da mãe

Existem várias posições para dar de mamar (Figura 11.5):

- Deitada: deitar-se de lado, apoiando a cabeça e as costas no travesseiro para ficar mais à vontade. Com o braço, apoiar o ombro do bebê e com a outra mão, aproximar o bico do seio da boca do bebê. Deixar que ele próprio pegue o peito. Você pode também dar de mamar recostada na cama;
- Sentada: cruzar as pernas ou usar travesseiros sobre as coxas ou ainda colocar os pés sobre um banco ou uma lista telefônica, para que o bebê fique apoiado e não canse os seus braços com seu peso.

Posição mãe/bebê

A mãe deve estar em posição confortável, com a cabeça e o tronco do bebê alinhados e corpo dele voltado para a mãe. O bebê deve estar bem próximo à mãe, bem apoiado, com o rosto voltado para a mama e o nariz em oposição ao mamilo. Os pés da mãe deve estar apoiados.

Para a pega, a boca deve estar bem aberta, os lábios virados para fora, o queixo tocando a mama, a aréola mais visível na parte superior da boca do bebê do que na inferior e o nariz livre (Figura 11.6).

Bebês que se recusam a sugar podem estar sem fome, sonolentos, doentes, sem força para sugar (pré-termo, hipotônicos). Nesses casos, deve-se estimular a sucção e acionar um fonoaudiólogo para ajudar.

Se o bebê recusa um dos peitos, pode haver: diferença entre as mamas, dificuldade em posicionar a criança em um dos lados, dor em determinada posição, mãe insegura e sem ajuda. Deve-se estimular a sucção na mama recusada e acionar fonoaudiólogo para ajudar.

Se houver demora na descida do leite, deve-se desenvolver a confiança da mãe orientando medidas de estímulo da mama como sucção frequente e ordenha a cada 3 horas.

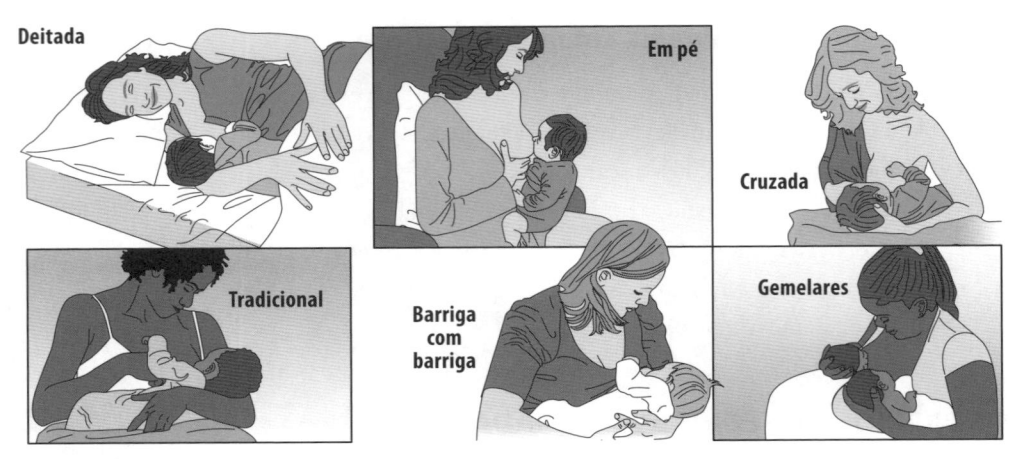

FIGURA 11.5. Posições para o aleitamento.

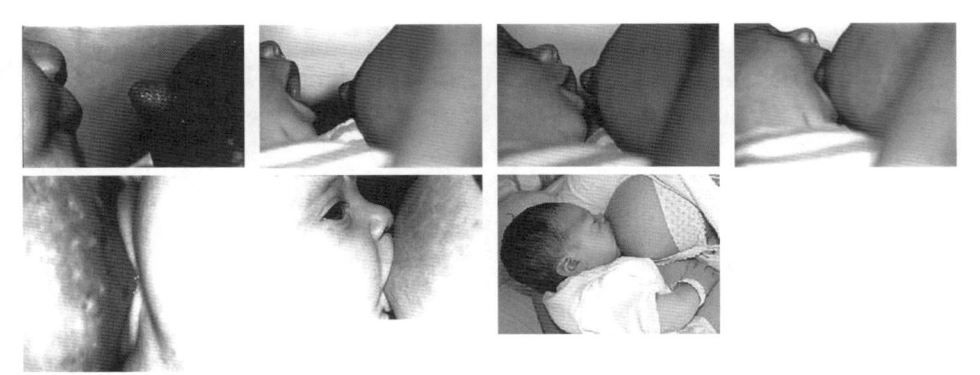

FIGURA 11.6. Sequência de pega.

BIBLIOGRAFIA RECOMENDADA

Almeida JSG. Dificuldades das puérperas adolescentes para amamentar: Revisão sistemática [TCC]. Campina Grande: Universidade Estadual da Paraíba; 2015.

Alves ALN, Oliveira MIC, Moraes JR. Iniciativa Unidade Básica Amiga da Amamentação e sua relação com o aleitamento materno exclusivo." Rev Saúde Pública. 2013;47(6):1130-40.

Bosi MLM, Machado MT. Amamentação: um resgate histórico. Cad ESP. 2005;1(1):17-25.

Castelli CTR, Maahs MAP, Almeida ST. Identificação das dúvidas e dificuldades de gestantes e puérperas em relação ao aleitamento materno. Revista CEFAC. 2014;16(4):1178-86.

Fundo das Nações Unidas para a Infância. Organização Mundial da Saúde. Iniciativa Hospital Amigo da Criança: revista, atualizada e ampliada para o cuidado integrado. Módulo 3 – Promovendo e incentivando a amamentação em um Hospital Amigo da Criança: curso de 20 horas para equipes de maternidade. Brasília: Ministério da Saúde; 2009.

Galvão DG. Formação em aleitamento materno e suas repercussões na prática clínica. Rev Bras Enferm. 2011;64(2):308-14.

Giugliani ERJ. Problemas comuns na lactação e seu manejo. J Pediatr (Rio J). 2004;80(5 Supl):147-54.

Marques RFSV, Lopez FA, Braga JAP. O crescimento de crianças alimentadas com leite materno exclusivo nos primeiros 6 meses de vida. J Pediatr (Rio J). 2004;80(2). Disponível em: <http://www.scielo.br/scielo.php?script=sci_arttext&pid=S0021-75572004000200005>. Acesso em: 16 maio 2013.

Ministério da Saúde. Área Temática de Saúde da Criança e Aleitamento Materno. Departamento de Ações Programáticas Estratégias. Secretaria de Atenção à Saúde. Brasília: Ministério da Saúde; 2011.

Ministério da Saúde. Saúde da Criança: nutrição Infantil, aleitamento e alimentação complementar. Caderno de Atenção Básica. Brasília; 2009.

Monte CMG, Giugliani ERJ, Carvalho MFCC, Philippi ST, Albuquerque ZP. Guia Alimentar para crianças menores de 2 anos. Brasília, DF: Ministério da Saúde; 2012.

Neves ACM. Preditores do aleitamento materno exclusivo, Amazônia Legal e Nordeste, Brasil, 2010 [dissertação]. Brasília: Universidade de Brasília; 2013.

Rocci E, Fernandes RAQ. Dificuldades no aleitamento materno e influência no desmame precoce. Rev Bras Enferm. 2014;67(1):22-7.

Sales AN, Vieira GO, Moura MSQ, Almeida SPTMA, Vieira TO. Mastite puerperal: estudo de fatores predisponentes. Rev Bras Ginecol Obstet. 2000;22(10).

Souza MFL, Ortiz PN, Soares PL, Vieira TO, Vieira GO, Silva LR. Avaliação da promoção ao aleitamento materno em Hospitais Amigos da Criança. Rev Paul Pediatr. 2011;29(4). Disponível em: <http://www.scielo.br/pdf/rpp/v29n4/06.pdf>. Acesso em: 4 out. 2013.

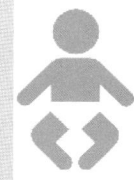

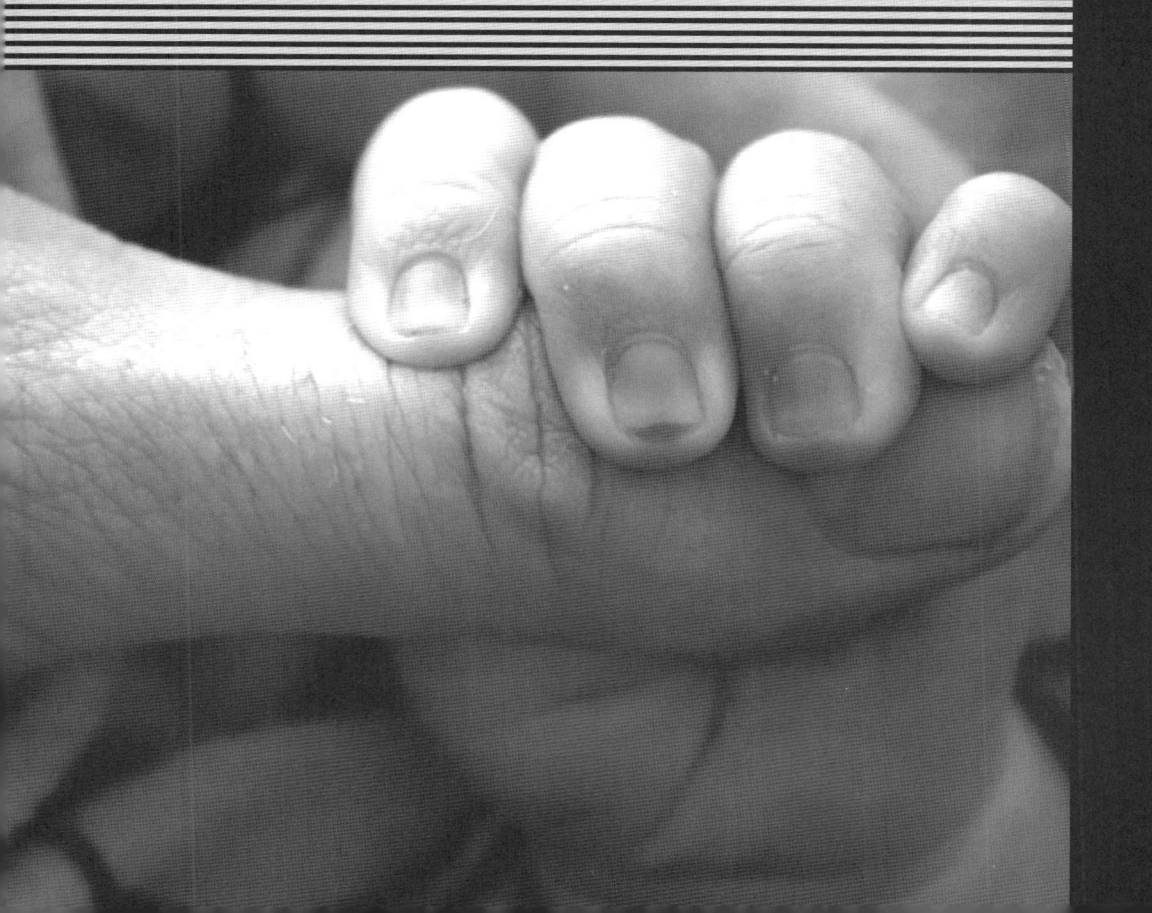

SEÇÃO

4

ALTA HOSPITALAR E TESTES

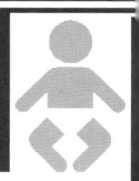

Capítulo 12

ALTA HOSPITALAR E TESTES

Amanda Chermont

O Comitê sobre Feto e Recém-Nascido da Academia Americana de Pediatria (AAP), em 2010, revisou os critérios publicados e estabeleceu os critérios mínimos (abaixo) para o tempo de permanência e alta hospitalar de puérperas submetidas a parto vaginal, sem auxílio de instrumentos, e de seus recém-nascidos (RNs) a termo (37 a 41 semanas completas) saudáveis, salientando que é pouco provável que todas essas condições sejam preenchidas antes de 48 horas do nascimento:

1. Evolução pré, intra e pós-parto sem complicação para a mãe;
2. RN com peso adequado para a idade gestacional;
3. Período de transição da vida intrauterina para a extrauterina sem anormalidades;
4. Presença de diurese e eliminação de mecônio espontaneamente;
5. Ausência de icterícia nas primeiras 24 horas de vida;
6. Existência de anotação escrita de que o RN está hábil para coordenar sucção, deglutição e respiração, enquanto é amamentado ao seio e/ou alimentado pelo menos por duas vezes com sucesso. É importante relatar a saciedade do RN e a inexistência de dor ou fissura na mama;
7. Avaliação e monitorização adequadas dos RNs para sepse neonatal precoce com base nos fatores de risco da mãe e de acordo com as diretrizes atuais para a prevenção da doença perinatal pelo estreptococo do grupo B;
8. Documentação dos sinais vitais do RN, que devem estar normais e estáveis nas 12 horas que precedem a alta (frequência respiratória inferior a 60 respirações por minuto, frequência cardíaca de 100 a 160 batimentos por minuto, temperatura axilar de 36,1 a 37,0 °C em berço aberto com vestimenta apropriada);

9. Administração das orientações sobre amamentação por equipe treinada. A mãe, ou preferencialmente ambos os pais, devem ter conhecimento, habilidade e confiança para dispensar cuidados adequados ao RN e reconhecer a ingestão inadequada de alimento, o agravamento da icterícia e eventual desidratação nos primeiros sete dias de vida;

10. Verificação de sangramento importante no local da circuncisão, se essa foi realizada;

11. Revisão de possíveis anormalidades no exame físico que podem requerer prolongamento da hospitalização;

12. Revisão dos exames laboratoriais realizados: sorologia materna para sífilis, HIV, hepatite B, tipagem sanguínea e Coombs da mãe e RN;

13. Realização dos testes de triagem para erros inatos do metabolismo, hipotireoidismo, hemoglobinopatias e fibrose cística com 48 horas após, no mínimo, duas alimentações plenas.

14. Realização do teste de triagem auditiva antes da alta;

15. Avaliação, por ocasião da alta, do risco clínico de desenvolvimento de hiperbilirrubinemia grave, segundo as diretrizes da AAP;

16. Realização da imunização para hepatite B na unidade neonatal ou encaminhamento para aplicação na primeira semana de vida, sendo importante a orientar sobre a continuidade da imunização em serviço de referência;

17. Orientação da família sobre a posição de dormir recomendada pela AAP (supina) e sobre os cuidados no transporte da criança;

18. Avaliação da família, do ambiente e dos fatores de risco social, como uso de drogas ilícitas, alcoolismo, fumo, antecedentes de negligência com irmãos, violência doméstica e doença mental, doenças transmissíveis, suporte social e econômico insuficiente, ausência de residência fixa. Deve-se retardar a alta quando esses fatores estiverem presentes e solicitar apoio do serviço social e de ambulatórios da comunidade para salvaguardar o RN. É o princípio do cuidado centrado na família;

Todos os RNs que recebem alta hospitalar antes de 48 horas devem ser examinados por médico pediatra nas próximas 48 a 72 horas, com a finalidade de:

- Avaliar a saúde em geral, padrão alimentar, técnica de aleitamento materno, aceitação e saciedade, hidratação, grau de icterícia e identificação de novos problemas clínicos que possam estar presentes;
- Avaliar a adequada eliminação de urina e fezes;
- Reforçar as técnicas dos cuidados de higiene, trocas de fralda, banho, posição adequada de dormir (supina) e durante o transporte;
- Avaliar a segurança e a habilidade dos pais nos cuidados com o RN, a qualidade da interação mãe-filho e detalhes de comportamento dos familiares;
- Orientar que o ambiente da casa deve ser limpo e o quarto da criança livre de fumo;

- Rever os resultados dos testes laboratoriais realizados antes da alta;
- Encaminhar para seguimento em serviço de atenção primária em saúde orientando referências para situações de emergência.

Nesse contexto, o Departamento de Neonatologia da Sociedade Brasileira de Pediatria (SBP) alerta para os perigos e desvantagens de uma permanência hospitalar inferior a 48 horas e para a necessidade de cumprimento dos critérios mínimos citados e recomendados pela AAP para que a alta de RNs de termo saudáveis seja segura.

RECOMENDAÇÕES ANTES DA ALTA

- Esclarecer sobre os benefícios da amamentação para o binômio mãe-filho;
- Verificar os resultados do VDRL, HIV e todas as sorologias realizadas na gestação;
- Verificar a perda total de peso. Se maior que 6%, reorientar as técnicas de amamentação e considerar prolongamento da estadia hospitalar para o binômio mãe-filho;
- Verificar a tipagem sanguínea e o teste de Coombs da mãe e do RN;
- Avaliar o risco clínico de hiperbilirrubinemia grave por meio da identificação de fatores epidemiológicos de agravo e/ou exames laboratoriais;
- Realizar os testes do pezinho e da orelhinha (emissões otoacústicas), o reflexo vermelho e teste do coraçãozinho (saturação pré e pós-ductal);
- Realizar vacinação com vacina BCG e hepatite B;
- É desejável que a alta hospitalar e a saída sejam simultâneas: mãe e filho;
- Para RNs em condições clínicas estáveis, em aleitamento materno e sem intercorrências clínicas, com pais capacitados, orientados e seguros, dar alta hospitalar após 48 horas de vida;
- Retorno ambulatorial em 48 a 72 horas após a alta, de preferência já agendado, para vincular a família com as novas fontes de apoio e para avaliar as condições de amamentação, hidratação, eliminações, icterícia e outras intercorrências ou possíveis doenças.

O Departamento de Neonatologia da SBP chama a atenção, ainda, para o cuidado de um grupo de RNs com idade gestacional de 34 a 36 semanas completas (prematuros tardios), que comumente apresentam peso acima de 2.500g, ficam em alojamento conjunto com suas mães; eles assemelham-se a RNs de termo, mas são pré-termos e imaturos em vários aspectos fisiológicos e metabólicos e não devem ser cuidados como se fossem de termo.

Esses prematuros tardios que recebem alta em 48 horas, especialmente em aleitamento materno exclusivo, apresentam risco duas vezes maior de morbidade até 28 dias, com perda de peso maior que 2% ao dia, icterícia (pico de icterícia ocorre do quinto ao sétimo dia), problemas alimentares, desidratação, hipotermia, apneia e infecções, as principais causas da reinternação hospitalar nos primeiros 10 dias de vida.

A extensão da estadia deverá ser baseada em características únicas de cada binômio mãe-filho, incluindo: saúde da mãe; saúde e estabilidade do RN; capacidade, habilidade e confiança da mãe para cuidar de si e de seu RN; adequado suporte em casa e acesso a assistência e seguimento qualificados.

Todos os esforços devem ser feitos para que mãe e o RN tenham alta hospitalar juntos. Os profissionais que prestam assistência devem decidir, em concordância com a família, sobre o momento mais adequado para a saída.

Importante: Retornar ao posto de saúde entre cinco e sete dias para avaliação das condições de amamentação e avaliação de icterícia e outras intercorrências.

Escrever na Caderneta de Saúde da Criança e dar as seguintes orientações às mães:

- Amamentação ao seio livre, sem horários. Evitar chupetas ou mamadeiras;
- Realização de vacina BCG e hepatite B na maternidade;
- Realização dos testes na maternidade.

Teste do pezinho básico:

- O que diagnostica: fenilcetonúria (deficiência no metabolismo de determinada proteína, que pode levar a retardo mental), hipotireoidismo congênito (deficiência na produção de hormônios da tireoide, que pode afetar o desenvolvimento da criança ou levar a retardo mental), fibrose cística (doença hereditária que pode gerar acúmulo de muco nos pulmões e no pâncreas, podendo levar à morte), hemoglobinopatias (doenças de sangue, como a anemia falciforme);
- Quando deve ser feito: 48 horas após o nascimento;
- Como é feito: por meio da coleta de sangue do calcanhar (pela praticidade) ou da veia do bebê. Ele precisa ter sido amamentado antes do exame, pois o leite materno deixa problemas metabólicos do organismo mais evidentes;
- Disponibilidade: obrigatório e realizado gratuitamente pela rede pública de saúde.

Teste do pezinho ampliado:

- O que diagnostica: mais de 30 doenças, desde problemas genéticos e metabólicos até doenças infecciosas como a toxoplasmose;
- Quando deve ser feito: 48 horas após o nascimento;
- Como é feito: por meio da coleta de sangue do calcanhar ou da veia do bebê. Ele precisa ter sido amamentado antes do exame, pois o leite materno deixa problemas metabólicos do organismo mais evidentes;
- Disponibilidade: não obrigatório e não oferecido pela rede pública de saúde, mas pode ser solicitado na maternidade.

Teste da orelhinha – exame de emissões otoacústicas evocadas (EOA):

- Quando deve ser feito: ainda na maternidade, de preferência no segundo ou terceiro dia de vida;
- Como é feito: o fonoaudiólogo coloca uma pequena oliva de borracha na entrada do conduto auditivo, que é ligada a um equipamento que mede a presença de emissões otoacústicas evocadas por estímulos transientes; teste que avalia o funcionamento da cóclea (células ciliadas externas) (Figura 12.1);
- Disponibilidade: obrigatório e realizado gratuitamente pela rede pública de saúde.

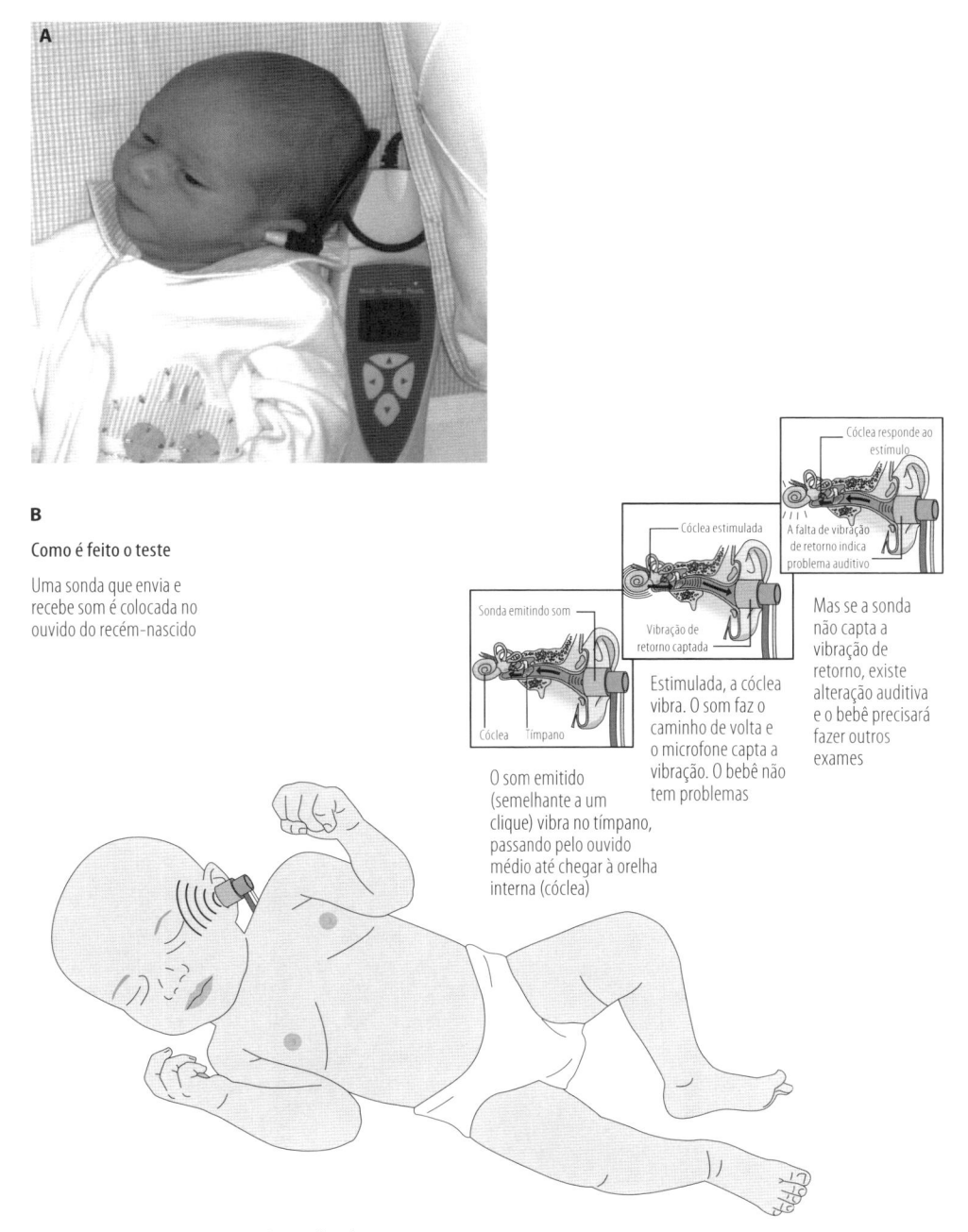

FIGURA 12.1 A E B. Teste da orelhinha.

Teste do Olhinho – é possível detectar várias doenças oculares, principalmente as que precisam de tratamento urgente, como a catarata congênita – segunda causa de cegueira infantil – e o retinoblastoma – tumor mais frequente da infância. Diagnosticar precocemente essas doenças salva vidas. Detecção da catarata congênita deve ser realizada na maternidade.

A Figura 12.2 apresenta o teste do olhinho (Figura 12.2A) e a avaliação normal e anormal (Figuras 12.2 B e C). A Figura 12.3 apresenta o reflexo vermelho ausente e alterado (catarata bilateral), e a Figura 12.4 apresenta o brilho do olho do gato (retinoblastoma).

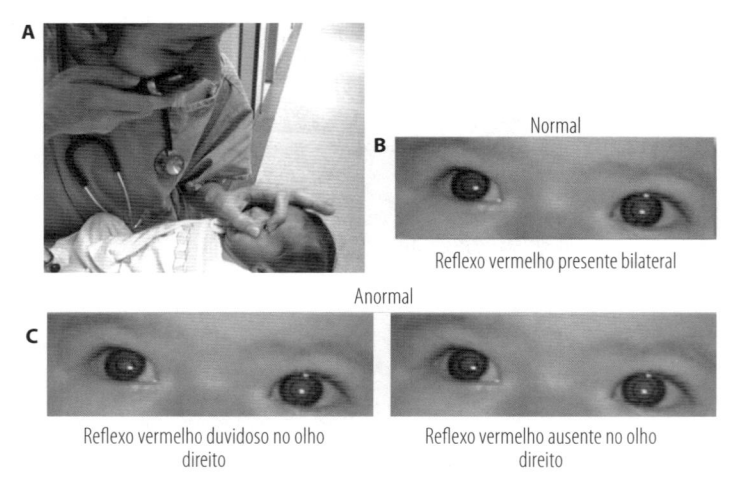

FIGURA 12.2. Teste do olhinho (A) e avaliação normal (B) e anormal (C).

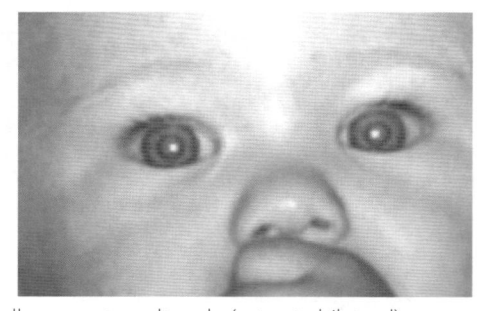

FIGURA 12.3. Reflexo vermelho ausente e alterado (catarata bilateral).

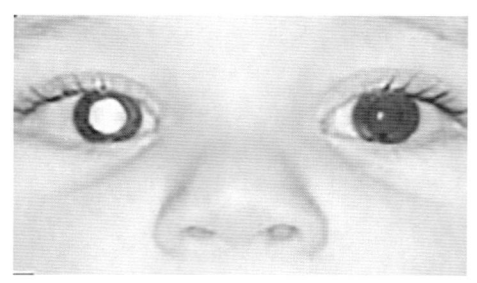

FIGURA 12.4. Brilho do olho do gato – retinoblastoma.

Sobre o teste do olhinho:
- O que diagnostica: alterações oculares, como a catarata, que podem levar à cegueira;
- Quando deve ser feito: na primeira semana de vida;

- Como é feito: um feixe de luz é direcionado nos olhos da criança; se eles forem saudáveis, emitirão uma cor avermelhada e contínua;
- Disponibilidade: não é obrigatório, mas deve ser solicitado; é oferecido pela rede pública, mas realizado obrigatoriamente apenas em algumas cidades.

Teste do coraçãozinho – teste da oximetria:

- Realizar a aferição da oximetria de pulso, em todo RN aparentemente saudável com idade gestacional superior a 34 semanas, antes da alta;
- Local de aferição: membro superior direito e em um dos membros inferiores;
- Para a adequada aferição, é necessário que o RN esteja com as extremidades aquecidas e o monitor evidencie uma onda de traçado homogêneo;.
- Momento da aferição: entre 24 e 48 horas de vida, antes da alta hospitalar;
- Resultado normal: saturação periférica maior ou igual a 95% em ambas as medidas (membro superior direito e membro inferior) e diferença menor que 3% entre as medidas do membro superior direito e membro inferior;
- Resultado anormal: caso qualquer medida da SpO_2 seja menor que 95% ou haja diferença igual ou maior que 3% entre as medidas do membro superior direito e membro inferior, uma nova aferição deverá ser realizada após 1 hora; caso o resultado se confirme, um ecocardiograma deverá ser realizado dentro das 24 horas seguintes (Figura 12.5);
- Limitações: esse teste apresenta sensibilidade de 75% e especificidade de 99%. Sendo assim, algumas cardiopatias críticas podem não ser detectadas por meio dele, principalmente aquelas do tipo coartação de aorta. A realização desse teste não descarta a necessidade de realização de exame físico minucioso e detalhado em todo RN, antes da alta hospitalar.

A Figura 12.6 apresenta a triagem neonatal de cardiopatia congênita crítica.

Tipagem sanguínea:

- O que diagnostica: tipo sanguíneo para o caso de emergências médicas;
- Quando deve ser feita: 48 horas após o nascimento;
- Como é feita: a coleta pode ser feita do bebê ou, em alguns casos, até da placenta;
- Disponibilidade: obrigatória e realizada gratuitamente pela rede pública de saúde;

Recebimento da carteira de vacinas do bebê, entregue pelo pediatra. Retorno ao pediatra com 7 a 10 dias pós-nascido para consulta de rotina.

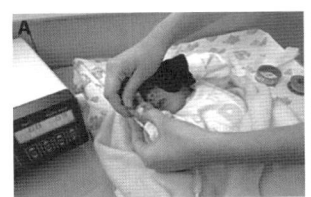 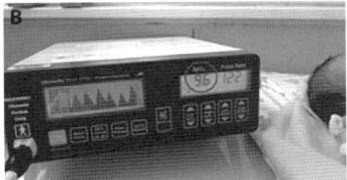 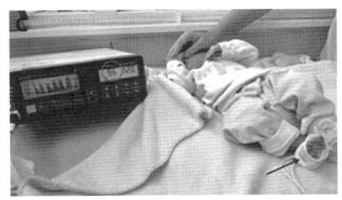

FIGURA 12.5. A) Oximetria de pulso aferida na mão direita. B) Oximetria de pulso aferida no pé direito. C) Saturação periférica de 96%.

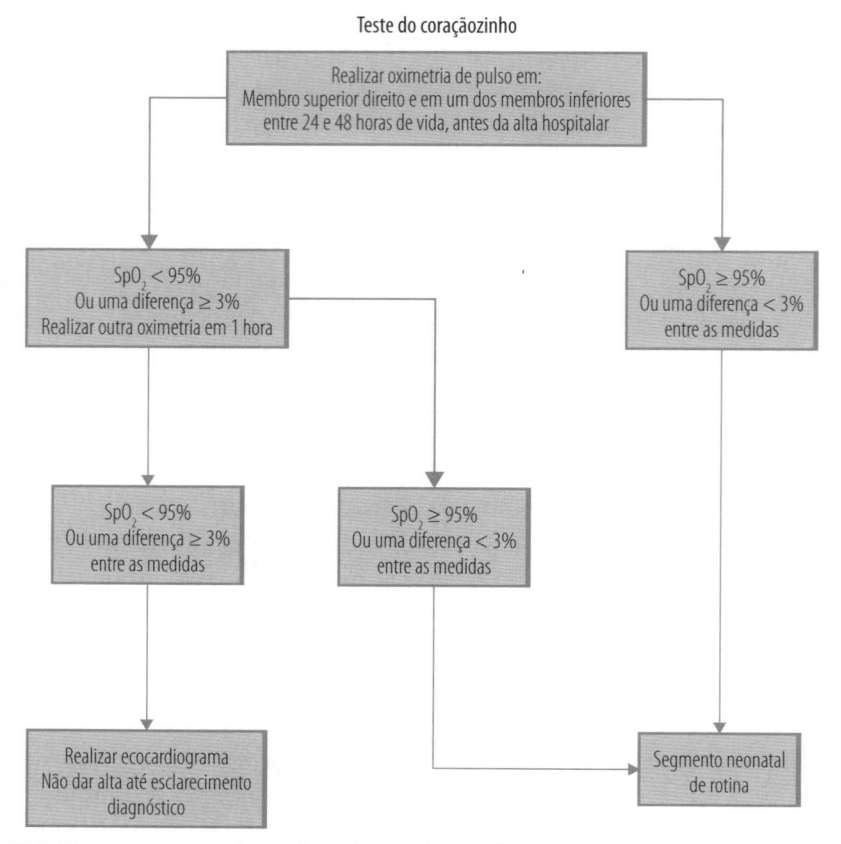

FIGURA 12.6. Triagem neonatal de cardiopatia congênita crítica.

O BANHO DO RECÉM-NASCIDO

Orientar a mãe ou cuidador quanto à necessidade da organização de todo o material a ser utilizado antes do banho, como toalha, roupas e material de higiene, para que não seja necessário desviar a atenção do bebê. Abaixo, alguns procedimentos que não podem ser esquecidos durante a orientação:

- Melhor horário: das 11 às 14 horas;
- Banho de imersão desde o primeiro dia em casa, com banheira limpa e sabonete neutro exclusivo do bebê. A temperatura da água deve ser definida com bom senso em função da temperatura ambiente, morna o suficiente para que o banho seja confortável ao bebê. Não há necessidade de termômetros. Use a mão ou cotovelo para verificar;
- Todo material (sabonete, fralda, toalha e roupinhas limpas) deverá estar previamente preparado.
- Não usar perfumes, *shampoo* ou talco.

PS: No caso de RNs menores do que 2.500g, orientar o banho uma vez por semana.

Passe o seu braço esquerdo pelas costas do bebê, segurando firmemente o bracinho esquerdo dele. Assim, a cabeça do bebê estará apoiada em seu braço. Sua mão direita estará livre para ajudar a segurar o bebê, colocando-o na água delicadamente. Dessa forma, o corpinho do bebê ficará apoiado com segurança e a mão direita da mãe (ou pai ou enfermaria) estará livre para banhá-lo. Lave primeiro o rostinho e a cabeça do bebê, com a água ainda mais limpa. Em seguida, ensaboe delicadamente o corpinho. Retire o bebê da água, envolvendo-o em toalha macia. Enxugue-o delicadamente, especialmente as dobrinhas da pele.

Higiene dos órgãos genitais

Na menina: realize a higiene da vulva sempre no sentido da genitália para o ânus, o que evitará a contaminação da uretra e da vagina por germes presentes nas fezes. As secreções acumuladas entre os grandes e os pequenos lábios, além de eventuais secreções ou sangramentos vaginais (normais nos RNs), também deverão ser limpas da mesma forma, com algodão e água, durante a troca de fraldas.

No menino: o prepúcio (pele que cobre a glande) deve ser tracionado delicadamente, limpando-se a extremidade do pênis com algodão molhado. É comum que o bebê nasça com o prepúcio aderido à glande, o que não significa a presença de fimose. Não há necessidade de tracionar muito a pele, exteriorizando apenas o que for possível, sem sofrimento para o bebê. Com o correr dos meses, sob orientação pediátrica, o descolamento ocorrerá facilmente.

Após o banho, o bebê deve ser vestido no mesmo local, evitando-se, assim, que o corpo esfrie em demasia. Deve-se enxugar bem todas as dobras, o umbigo e os ouvidos, bem como secar bem o coto umbilical e limpar a parte externa do nariz e ouvidos com cotonetes, evitando introduzi-los profundamente. Vestir o bebê levando em consideração a temperatura ambiente. As roupinhas devem ser confortáveis, permitindo a movimentação de bracinhos e perninhas.

O COTO UMBILICAL

O "coto umbilical" geralmente cai entre 7 e 15 dias de vida, mas, em alguns casos, poderá demorar mais, sem que isso deva representar motivo de preocupação.

Recomendar a higiene no coto umbilical com álcool a 70% três vezes ao dia, mantendo-o limpo, seco e descoberto. A Figura 12.7 apresenta o coto umbilical.

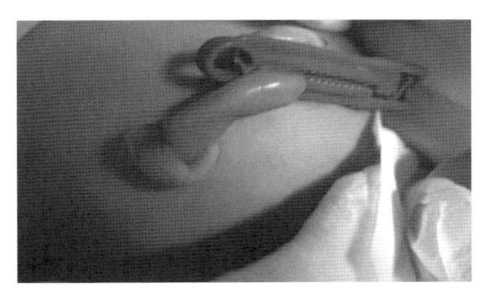

FIGURA 12.7. Coto umbilical.

Veja na Figura 12.8 os quatro passos para a limpeza do coto umbilical.

Cuidados para limpeza do coto umbilical

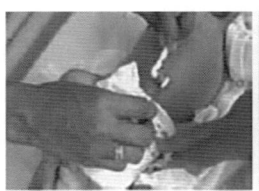 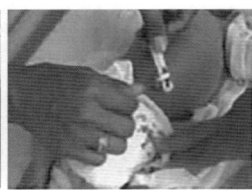 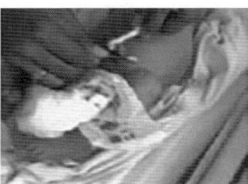 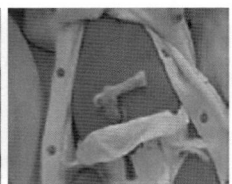

I- Limpar ao redor do coto com cotonete embebido em álcool 70%, com movimentos circulares até retirar toda a sujidade

II- Proceder à limpeza do coto, também com cotonete e álcool a 70%

III- Secar toda área com cotonete

IV- Fazer a dobra na fralda, expondo o coto umbilical para evitar a proliferação de microrganismos

FIGURA 12.8. Quatro passos para a limpeza do coto umbilical.

Enquanto o coto não cair, pode-se dobrar a fralda para que ela não cubra o umbigo do bebê, deixando-o livre. Quando mais exposto e seco ele estiver, mais rápido cairá. Após a queda do coto, continuar limpando o umbigo do bebê com cotonete embebido em álcool 70%, por cerca de 7 a 10 dias.

Durante os cuidados, o bebê pode chorar, mas não se preocupe. O bebê não chora de dor, chora pelo incômodo da temperatura fria do álcool.

Não há com o que se preocupar na hora do banho. O coto umbilical pode ser lavado com água filtrada e sabão neutro. Depois, devem ser feitas a secagem e a limpeza.

Não é aconselhado utilizar faixas, cinteiros ou qualquer outra peça de roupa que impeça o arejamento natural da região. Faça uma dobra na fralda, embaixo do coto umbilical.

Depois da queda do coto, a região ainda deve ser limpa com álcool e algodão por pelo menos 10 dias, já que o tecido ainda está em fase de cicatrização.

Importante: Orientar a mãe ou cuidador a NUNCA usar mercúrio ou álcool iodado, pois intoxicam, e o mercúrio "camufla" uma possível intoxicação por causa da cor avermelhada.

Em alguns bebês, depois que o coto cai, o umbigo pode continuar eliminando pequena quantidade de sangue, por isso deve-se orientar a limpeza diária com álcool a 70% até cessar (cicatrização).

Procurar o hospital se a região ao redor do coto umbilical apresentar-se avermelhada ou com secreção com odor fétido.

A TROCA DE FRALDAS

O objetivo deve ser manter o bebê o mais seco e confortável possível. Recomendar que o bebê nunca seja deixado sozinho.

Troca de fraldas de meninas: limpar de frente para trás, evitando que as fezes entrem em contado com o órgão genital. É normal haver secreção esbranquiçada ou até mesmo sangue em pequena quantidade nos primeiros dias.

Troca de fraldas de meninos: se o bebê não é circuncidado, recomendar que não se force o prepúcio para baixo para limpar, como se observa na Figura 12.9.

Não usar talco em pó, pois ele não impede nem trata assaduras e, se inalado, pode causar problemas respiratórios.

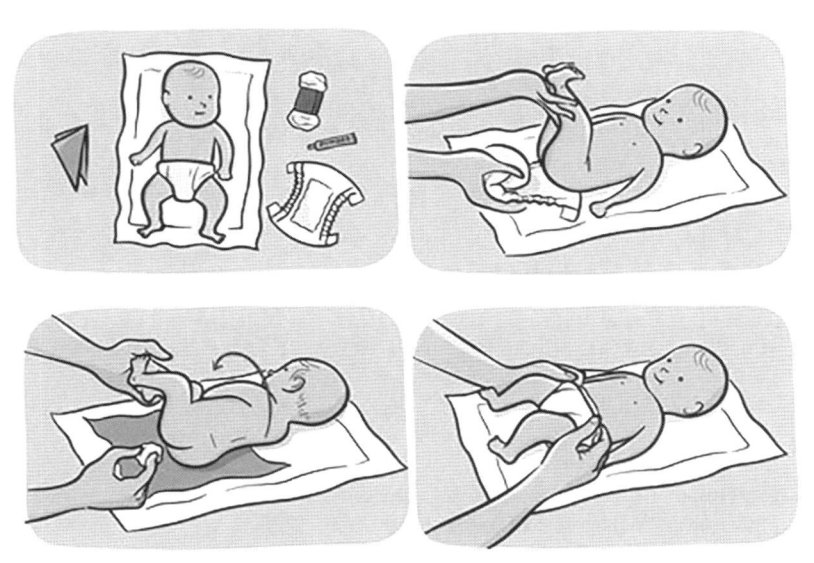

FIGURA 12.9. Passo a passo para a troca de fraldas de meninos.

A HIGIENE BUCAL DO BEBÊ

Os cuidados com a higiene bucal devem começar a partir do nascimento do bebê. No RN, a limpeza deve ser feita envolvendo o dedo previamente limpo com uma gaze ou fralda umedecida em água filtrada e com leveza limpar as gengivas e toda a parte interna da boca, com a finalidade de diminuir a ação e o número de microrganismos (Figura 12.10).

SOLUÇOS E ESPIRROS

Os espirros são comuns já no primeiro dia de vida e não significam que o bebê esteja resfriado. Também é comum que a respiração seja acompanhada por um leve ruído nasal, que não incomoda o RN, dispensando tratamento. A higiene nasal uma ou duas vezes ao dia impedirá que o acúmulo de secreções dificulte a respiração. Os soluços também são frequentes e não incomodam o bebê, dispensando tratamentos. Muitas vezes a troca de fraldas molhadas, o agasalhamento do bebê e a amamentação são suficientes para interromper o soluço. De qualquer forma, isso ocorrerá também espontaneamente.

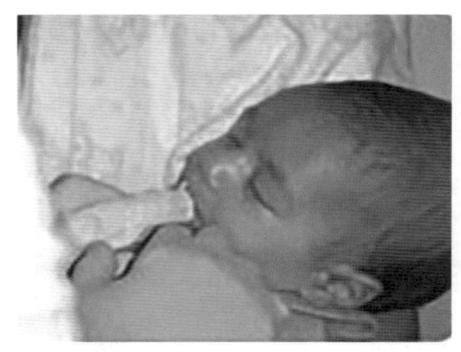

FIGURA 12.10. Higiene bucal do recém-nascido.

BIBLIOGRAFIA RECOMENDADA

American Academy of Pediatrics, American College of Obstetricians and Gynecologists. Guidelines for Perinatal Care. 3th ed. Elk Grove Village, IL: American Academy of Pediatrics; 1992.

American Academy of Pediatrics, American College of Obstetricians and Gynecologists. Guidelines for Perinatal Care. 4th ed. Elk Grove Village, IL: American Academy of Pediatrics; 1997.

American Academy of Pediatrics. Committee on Fetus and Newborn. Hospital stay for healthy term newborns. Pediatrics. 1995;96:788-90.

American Academy of Pediatrics. Committee on Fetus and Newborn. Hospital stay for healthy term newborns. Pediatrics. 2004;113:1434-6.

American Academy of Pediatrics. Committee on Fetus and Newborn. Hospital stay for healthy term newborns. Pediatrics 2010;125:405-9.

Braveman P, Egerter S, Pearl M, Marchi K, Miller C. Problems associated with early discharge of newborn infants. Early discharge of newborns and mothers: a critical review of the literature. Pediatrics. 1995;96(4 Pt 1):716-26.

Brown S, Small R, Faber B, Krastev A, Davis P. Early postnatal discharge from hospital for healthy mothers and term infants. Cochrane Database Syst Rev. 2002;(3):CD002958.

Egerter SA, Braveman PA, Marchi KS. Follow-up of newborns and their mothers after early hospital discharge. Clin Perinatol. 1998;25(2):471-81.

Hyman DA. What lessons should we learn from drive-through deliveries? Pediatrics. 2001;107(2):406-7.

Lee KS, Perlman M, Ballantyne M, Elliott I, To T. Association between duration of neonatal hospital stay and readmission rate. J Pediatr. 1995;127(5):758-66.

Liu LL, Clemens CJ, Shay DK, Davis RL, Novack AH. The safety of newborn early discharge. The Washington State experience. JAMA. 1997;278(4):293-8.

Madden JM, Soumerai SB, Lieu TA, Mandl KD, Zhang F, Ross-Degnan D. Effects on breastfeeding of changes in maternity length-of-stay policy in a large health maintenance organization. Pediatrics. 2003;111(3):519-24.

Maisels MJ, Kring E. Early discharge from the newborn nursery-effect on scheduling of follow-up visits by pediatricians. Pediatrics. 1997;100(1):72-4.

Malkin JD, Garber S, Broder MS, Keeler E. Infant mortality and early postpartum discharge. Obstet Gynecol. 2000;96(2):183-8.

Meara E, Kotagal UR, Atherton HD, Lieu TA. Impact of early newborn discharge legislation and early follow-up visits on infant outcomes in a state Medicaid population. Pediatrics. 2004;113(6):1619-27.

Odontologia CMF: http://www.odontologiacmf.com.br/gestantes.htm

Tomashek KM, Shapiro-Mendoza CK, Weiss J, Kotelchuck M, Barfield W, Evans S, et al. Early discharge among late preterm and term newborns and risk of neonatal morbidity. Semin Perinatol. 2006;30(2):61-8.

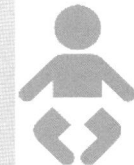

HIDRATAÇÃO VENOSA E CÁLCULO DE DROGAS

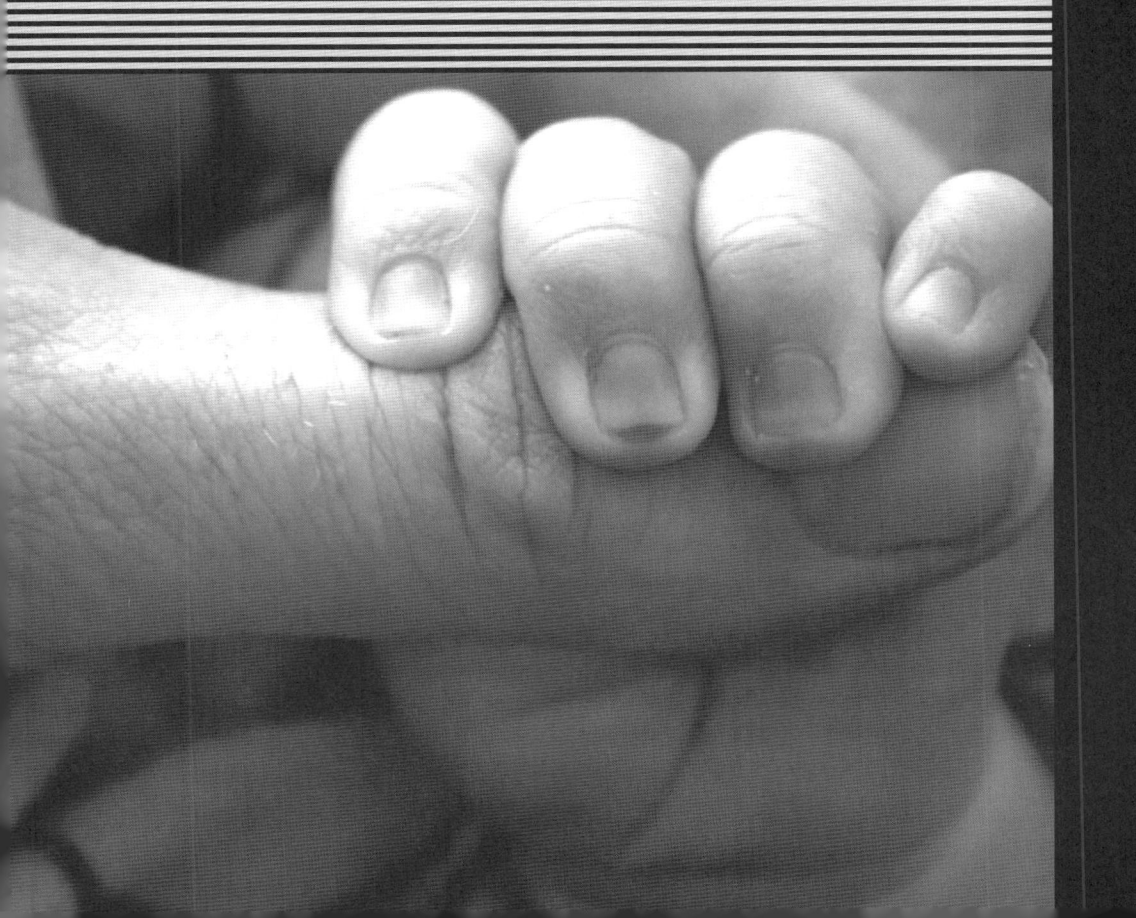

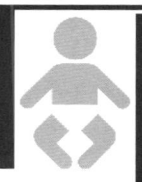

Capítulo 13

HIDRATAÇÃO VENOSA

Alexandre Lopes Miralha

Aurimery Gomes Chermont

A hidratação venosa em neonatologia deve ser indicada visando às seguintes particularidades:

- Maior conteúdo de água corpórea, com predomínio do volume extracelular;
- Menor capacidade de concentrar e diluir a urina;
- Estreita relação entre o ambiente térmico e o equilíbrio hidroeletrolítico;
- Contração do espaço extracelular na primeira semana de vida;
- Necessidade de água e eletrólitos.

Quanto à necessidade de água, em neonatologia, para o cálculo, devem ser somados: perdas insensíveis – 30 a 60 mL/kg/dia, podendo ser de 60 a 120 mL/kg/dia em recém-nascido (RN) com peso menor que 1.250g; perda urinária – 30 a 100 mL/kg/dia; perda fecal – 0 a 10 mL/kg/dia; perda de água pelo suor, geralmente negligenciável no RN; ganho de água produzida no metabolismo endógeno – 10 mL/kg/dia.

A Tabela 13.1 apresenta o peso de nascimento e as perdas insensíveis de água em RNs.

TABELA 13.1. Relação peso de nascimento e perdas insensíveis de água em recém-nascidos

Peso de nascimento (gramas)				Perdas insensíveis (mL/kg/dia)	
< 1.000				60-100	
1.001-1.250				60-65	
1.251-1.500				30-45	
1.501-1.750				15-30	
1.751-2.000				15-20	
> 2.000				20-40	

PESO	1 dia	2 dias	3 dias	4 dias	5-7 dias	> 7 dias
> 1.500g	50-75	75-100	90-120	100-130	120-150	150-180

Fonte: Ministério da Saúde, 2014.

ELETRÓLITOS

Durante as primeiras 24 horas de vida, não é necessário adicionar sódio e potássio ao plano parenteral:

- Sódio: 2 a 3 mEq/kg/dia. As necessidades de sódio nas primeiras duas semanas de vida podem ser de até 6 a 8 mEq/kg/dia para RNs menores de 1.000g (Na^+ = 135 a 145 mEq/L). Iniciar no segundo dia de vida 1 mEq%, até atingir 3 mEq% do quarto dia em diante;
- Potássio: 2 a 3 mEq/kg/dia (K^+ = 3,5 a 5,5 mEq/L). Iniciar no segundo dia de vida somente após diurese comprovada com DU = 1.008 a 1.010 (240 a 360 mOsm/L, na ordem de 0,5 mEq%, atingindo depois do terceiro dia 2 mEq%. Noventa e três por cento dos RNs urinam nas primeiras 24 horas de vida e há um grupo de 7% que não urinam. Ampolas: KCl 19,8% – 1 mL = 2,6 mEq de potássio/KCl 20% – 1 mL = 3,2 mEq de potássio/KCl 10% – 1 mL = 1,34 mEq de potássio;
- Cloro: 4 mEq/kg/dia;
- Cálcio: 1 mEq/kg/dia ou 2 mL/kg de gluconato de cálcio a 10% (Ca^+ – 7,0 a 11 mg%).

CONTROLE DA HIDRATAÇÃO

Para todo RN de alto risco em hidratação venosa:

- Balanço hídrico + pesagem uma vez ao dia, podendo ser necessária pesagem duas vezes ao dia de crianças mais instáveis;
- Manter débito urinário entre 2 e 4 mL/kg/hora ou 50 a 100 mL/kg/dia na ausência de glicosúria;
- Manter densidade urinária entre 1.005 e 1.010 (controle diário);
- Controlar glicosúria duas vezes ao dia e glicemia (ou Dextrostix) pelo menos uma vez ao dia;
- Dosar eletrólitos séricos: Na+, K+ e Ca++ a cada 24 a 48 horas, conforme a gravidade;
- Vigiar sinais de hiper-hidratação: edema pré-tibial, pré-sacral e facial, ganho de peso excessivo.

Aquecimento por calor radiante ou fototerapia convencional (Tabela 13.2):

- Isoladamente em RN a termo, aumentam as perdas insensíveis em 40% a 50%;
- Combinadas aumentam as perdas insensíveis em 100%;
- Fototerapia em RN de baixo peso em incubadora sem ServoControl pode aumentar as perdas insensíveis em 80% a 190%;
- Fototerapia aumenta a perda fecal de água, sódio e potássio.

Desconforto respiratório (Tabela 13.2):

- Taquipneia aumenta as perdas insensíveis, não se dispondo de dados precisos sobre sua intensidade;
- Ventilação artificial: o ar inspirado aquecido e completamente umidificado elimina o componente respiratório das perdas insensíveis, ou seja, diminui em 30% as perdas insensíveis;

- Maior risco de insuficiência cardíaca congestiva e edema pulmonar por *shunt* E-D pelo ducto arterioso permeável;
- A administração elevada de líquidos aumenta a frequência de persistência do canal arterial (PCA) e enterocolite necrotizante. Um guia interessante para manter a oferta de acordo com a necessidade pode ser conferido na Tabela 13.3.

Parâmetros desejáveis para hidratação:

Perda ponderal --- 1% a 2% ao dia

Diurese --- 1 a 3 mL/kg/hora

Densidade urinária ------------------------------------- 1.005 a 1.015

Sódio urinário -- 20 a 60 mEq/L

pH sanguíneo --- 7,25 a 7,35

Natremia --- 130 a 150 mEq/L

Calemia --- 3,5 a 5,5 mEq/L

Glicemia -- 40 a 125 mg/dL

Creatinina sérica -------------------------------------- 0,5 a 0,8 mg/dL

Osmolaridade --- 280 a 320 mOsmol/L

Albumina sérica --------------------------------------- 3,5 a 5 mg/dL

Hematócrito --- mínimo de 35 a 45

TABELA 13.2. Perda insensível de água

| Fatores que interferem nas perdas insensíveis ||
Fator	Efeito
Maturidade	Inversamente proporcional ao PN e IG
Aumento da temperatura ambiente	Aumento proporcional ao aumento da temperatura
Aumento da temperatura corpórea	Aumento 300%
Lesão de pele e defeitos congênitos	Aumento dependente do tamanho da lesão
Fototerapia	Aumento 50%
Atividade motora e choro	Aumento 70%
Taquipneia	Aumento 20 a 30%
Umidificação do ar inspirado	Reduz 30%
Dupla parede	Reduz 30 a 70%
Cobertura plástica	Reduz 30 a 70%
Membrana semipermeável	Reduz 50%
Agentes tópicos	Reduz 50%

Fanaroff AA, Martin RJ, Walsh MC. (2010). Neonatal-Perinatal Medicine: Diseases of the Fetus and Newborn.

TABELA 13.3. Necessidade hídrica diária (em mL/kg/dia) de acordo com o peso de nascimento

Peso ao nascer	1º/2º dias	3º dia	> 3 dias
750g a 1.000g	105	140	150
1.000g a 1250g	100	130	140
1.250g a 1500g	90	120	130
1.500g a 1750g	80	110	130
1.750g a 2000g	80	110	130

Fonte: Lancei. 2009.

O Tabela 13.4 apresenta os fatores que interferem nas perdas insensíveis.

TABELA 13.4. Variáveis que geram recomposição de volume

Aumento em %		Redução em %	
Fototerapia	30 a 50	Cobertura de plástico	30 a 50
Taquipneia	20 a 30	Cobertura de plástico de UCR	30 a 50
Hipertermia	30 a 50	Umidade > 50% incubadora	50 a 100
Convecção, atividade motora e choro	70	CPAP ou TOT em VM	20 a 30
Fonte calor radiante	50 a 100	Incubadora parede dupla	10 a 30
Incubadora comum	10 a 30		

UCR: Unidade de Calor Radiante; CPAP: pressão contínua positiva de vias aéreas; TOT: Tubo orotraqueal; VM: ventilação mecânica. Modificado de: Shaffer SG, et al. Pediatrics. 1987;79:704.

Hidratação neonatal:

- Necessidade diária de líquidos e eletrólitos;
- Osmolaridade de uma solução;
- Glicose – volume × taxa de infusão de glicose (TIG);
- Cálculo das soluções de glicose;
- Cálculo das concentrações de medicamentos;
- Correção rápida de sódio;
- Correção da acidose.

Gotejamento: Para seu cálculo, usar a fórmula:

Nº de gotas = volume/3 × horas

H = tempo previsto para infusão (horas)

3 = constante

Nº de microgotas ou volume/hora = volume: hora

Gotejamento = nº de gotas = volume/3 × horas

Nº de microgotas ou volume/hora = volume/hora

Balanço adequado na primeira semana (Tabela 13.5):

- Urina: 2 a 3 mL/kg/hora;
- DU – densidade urinária: 1.008 a 1.012;
- Perda de peso: 5 a 10 % nos recém-nascido de termo (RNT) e 12% a 15% nos recém-nascido pré-termo (RNPT) na primeira semana de vida;

TABELA 13.5. Balanço adequado

Natremia	Densidade urinária	Peso do RN	Desidratação
Normal	↑	Estável ou ↓	Desidratação inicial
Normal	↓	Estável ou ↓	Super-hidratado
Alta	↑	↓	Desidratação
Baixa	↓	↑	Super-hidratado
Baixa	↓	↑	Síndrome de secreção inapropriada do hormônio antidiurético (SSIADH)
Alta	Normal	Diminuída	Diabetes insípido

Fonte: Polin (2009).

- Trocas bruscas de peso acontecem por perda ou ganho de água, devendo o peso ser reavaliado diariamente;
- Diurese: 2 a 4 mL/kg/hora é normal. Considera-se oligúria < 1 mL/kg/hora;
- A natremia e a densidade urinária ajudam a interpretar os estágios de hidratação.

Necessidade diária de líquido e eletrólitos (Holiday-Hegar)

Necessidades de manutenção para 24 horas de líquidos:

Peso até 10 kg ---------100 mL/kg

Peso de 10 a 20 kg-----1.000 mL + 50 mL/kg para cada kg de peso acima de 10 kg

Peso acima de 20 kg ---1.500 mL + 20 mL para cada kg de peso acima de 20 kg

Para cada 100 mL de líquido (Organização Mundial da Saúde – OMS):

- Soro glicosado 5% – 80 mL;
- Soro fisiológico (SF) 0,9% – 20 mL;
- KCl a 10% – 2 mL; ou
- KCl a 19,1% – 1 mL.

Iniciar com 60 a 80 mL/kg/dia de solução glicosada, que fornecerá ao RN prematuro 4 a 6 mg/kg/min e ao RN a termo 5 a 8 mg/kg/min de glicose com controle de glicemia (fita reagente) na frequência que o caso requeira. A concentração de glicose assim usada não deve ultrapassar 12% quando usada em veia periférica e 20% na veia central. Aumentar o volume de líquido em 10 mL/kg/dia (máximo de 150 mL/kg/dia).

Necessidades de manutenção para 24 horas de líquidos

- Glicose: 6 a 8 mg/kg/min;
- Sódio: 3 a 5 mEq/kg/dia – Limiar excreção renal: 12 ± 2 mEq/kg/dia;
- Potássio: 2 a 4 /kg/dia – Limite superior de infusão venosa: 0,5 mEq/kg/hora;
- Cálcio: 100 a 200 mL/kg/dia, podendo chegar a 200 a 400 mg/kg/dia; obrigatório em RNPT.

Ampolas: NaCl 20% – 1 mL = 3,2 mEq

Ampolas: KCl 19,8% – 1 mL = 2,6 mEq

        KCl 10% – 1 mL = 1,34 mEq

Glicose: 25% e 50%

Cálcio: gluconato de cálcio 10% – 1 mL = 1,3 Osm = 0,5 mEq

Soro glicosado

Exemplo: RN 3 kg – taxa hídrica diária (THD) = 70 mL/kg/dia

70 mL × 3 kg = 210 mL em 24 horas

210 mL: 4 etapas = 52,5 mL a cada 6 horas de soro glicosado 10% ± 52 mL: 6 horas = 8,6 mL/hora ou 8,6 mcgotas/min

Obs.: Nas primeiras 24 ou 48 horas não faz Na e K, sendo somente glicose e cálcio

Sódio NaCl – 2 a 3 mEq/kg/dia

2 mEq × 3 kg = 6 mEq/dia

6 mEq : 4 etapas = 1,5 mEq a cada 6 horas

NaCl 20% – 1 mL = 3,4 mEq então: 1 mL -------- 3,4 mEq

x ml ------- 1,5 mEq = 0,44 mL de NaCl 20% a cada 6 horas

Prescrição

Hidratação venosa:

SG 10% – 52 mL EV em 6h

NaCl 20% – 0,44 mL 8,6 mL/hora

Osmolaridade de uma solução

Concentração de soluto por unidade de água

Glicose = 1 litro = 1.000 mL de SG 5% = 277 mOsm **Caminham para o espaço intracelular por ação da insulina**

Glicose = 1 litro = 1.000 mL de SG 10% = 554 mOsm

1.000 mL de SF 0,9% -------------- + 300 mOsm 150 mEq Na 150 mEq Cl

Exemplo: SG 10% = 52 mL e NaCl 20 = 0,44 mL 1 mL = 3,4 mEq

0,4 mL = × (1,5 mEq)

1.000 mL ---------SF---------- 150 mEq

100 mL -----------SF---------- 15 mEq

50 mL ------------SF---------- 7,5 mEq

52 mL ------------ SF ----------7,8 mEq 7,8 mEq: 5 (1:4) = 1,5 mEq

É uma solução 1:4 ou 30 mEq Na/litro ou 60 mOsm/litro de Na

52 mL ------------Soro 1:1 ---- 3,9 mEq

52 mL ------------Soro 1:2 ---- 2,6 mEq

52 mL ------------Soro 1:3 ---- 1,9 mEq

52 mL ------------Soro 1:4 ---- 1,5 mEq

osm sérica = 2 x (Na + K) + ureia + glicose 2,8 18

Bicarbonato de sódio

8,4% (NaHCO$_3$) = 2.000 mOsm/L (Na = 1.000 mEq/L + HCO$_3$ = 1.000 mEq/L)

Cloreto de sódio

3% (NaCl 3%) = 1.027 mOsm/L (Na = 513 mEq/L + Cl = 513 mEq/L)

NaCl 10% 1,7 mEq/mL de Na+

NaCl 20% 3,4 mEq/mL de Na+

NaCl 30% 5,1 mEq/mL de Na+

Soro glicosado 5% = 278 mOsm/L

Soro fisiológico

0,9% = 308 mOsm/L (Na = 154 mEq/L e Cl = 154 mEq/L)

SF ½ (SF 0,45%) = 154 mOsm/L (Na = 77 mEq/L e Cl = 77 mEq/L)

SF 1/3 (SF 0,3%) = 103 mOsm/L (Na = 51 mEq/L + Cl = 51 mEq/L)

SF 0,9% 0,155 mEq/mL de Na+
KCl 10% 1,3 mEq/mL de K+
Gluconato de Ca 10% 9,3 mg/mL de Ca++

Glicose – volume × TIG
Primeiro pensamento: mg/kg/min (fluxo cerebral)
Exemplo: 52 mL × 4 = 210 mL de SG 10% em 24 horas
Soro glicosado 10% = 10g em 100 mL ou 100g em 1.000 mL
1 grama = 1.000 miligramas
10g --------- 100 mL
20g --------- 200 mL
X (21g)------ 210 mL
=

21.000 mg/24 horas	**21.000 mg: 24 horas = 875 mg**
875 mg/1 hora	**875 mg: 60 minutos = 14,5 mg**
14,5 mg/1 minuto	**14,5 mg: 3 quilos = 4,8 mg**
4,8 mg/kg/min	

Glicose – TIG × volume
TIG: 5 a 8 mg/kg/min (RN) e 3 a 5 mg/kg/min (crianças maiores)
Exemplo: RN com 3 kg – 5 mg/kg/min
5 × 3 = 15 mg/minuto
15 mg × 60 minutos = 900 mg/1 hora
900 mg × 6 horas = 5.400 mg/6 horas

No RN trabalha-se com SG 10%
10g---------- 100 mL ou 10.000 mg
10.000 mg--- 100 mL
5.400 mg---- × (54 mL)

As necessidades de infusão de glicose para cima ou para baixo têm relação direta com o VOLUME. Se houver necessidade de manter a TIG alta com um volume baixo, será necessário aumentar a CONCENTRAÇÃO.

Cálculo das soluções de glicose
Preparo de uma solução com concentração de glicose de 15% em um volume de 100 mL:
$V_0 \times C_0 + V_1 \times C_1 = C_2 \times V_2$
$V_0 \times 50 + (100 - V_0) \times 5 = 15 \times 100$
$50V_0 + 500 - 5V_0 = 1.500$
$50V_0 - 5V_0 = 1.500 - 500$
$45V_0 = 1.000$

V0 = 1.000/45

V0 = 22,22 mL

Se colocarmos 22,22 mL de glicose 50% e

V1 = 100 – V0

V1 = 100 – 22,22

V1 = 77,78 mL

77,78 mL de SG 5%, formaremos 100 mL de uma solução a 15%.

As soluções com concentrações até 12,5% podem ser infundidas por via periférica. Usar acesso venoso central após essa CONCENTRAÇÃO.

Cálculo das concentrações de medicamentos

Dopamina – ampola = 10 mL = 50 mg Diluições Seriadas

1 mL = 5.000 mg ---- 1 mg = 1.000 ug   1:1.00, 1:1.000, 1:1.0000 = 1g

1 ug = 1/1.000 de 1 mg ou 1 mg = 1.000 ug de qualquer substância por

100, 1.000, 10.000. Exemplo: epinefrina

5 ug/kg/min em RN de 3 kg   1:10.000 = 1g/10.000 mL

15 ug/min × 60 minutos = 900 ug/1h = 1 mg/10 mL

900 ug × 4h = 3.600 em 4h = 0,1 mg/mL

1 mL = 5.000 ug 1:10.000 = 1 g/10.000 mL

× = 3.600 ug = 1.000 mg/10.000 mL

X = 0,72 mL em 4 horas = 1.000 mg/10.000 mL

Bicarbonato 8,4% – 1 mEq = 1 mL = 1 mg/10 mL

Cloreto de cálcio 10% – 100 mg/mL = 1.000 ug/10 mL

Atropina – ampola – 1 mg/mL – 0,1 mg/mL = 100 ug/mL

Correção rápida do sódio

Correção do sódio sérico durante hiperglicemia

Na = Na dosado – 1,6 (glicose – 100) mEq/L
                          100

Correção de hiponatremia grave (Na sérico abaixo de 120 mEq/L), com presença de sinais neurológicos

mEq Na = p × 0,6 × 130 – Na plasmático (p = peso; 0,6 = representa água corpórea; 130 = valor esperado; Na = sódio encontrado)

Obs.: Se possível, estabelecer correção lenta com aumentos progressivos.

Correção rápida – NaCl 3% ---- controle clínico rigoroso; infusão lenta e em vaso profundo; ½ do déficit em 4h – 1 a 2h aguardar – exame laboratorial – fazer a outra metade; composições: 1 mL NaCl 3% = 0,5 mEq e 1 mL de NaCl 20% = 3,4 mEq.

Correção da acidose

Indicação: pH abaixo de 7,2 e/ou HCO_3 abaixo de 10 mEq/L

Droga: bicarbonato de sódio

Correção: para 15 e não para 22 mEq/L

Fórmula: $NaHco^3 = (15 - [Hco_3]) \times 0,3 \times peso$ ou

bicarbonato de sódio = $BE \times 0,3 \times peso$

Velocidade: 1\2 a 1\3 em 20 a 30 minutos

1\2 a 2\3 em 2 a 4 horas

Observações:

- Não adianta oferecer bicarbonato à criança hipovolêmica. Aguardar correção hídrica de 10 mL/kg.
- Em acidoses graves (pH < 7,0): na fase de reparação – 1\2 do sódio em bicarbonato e 1\2 em cloreto.
- Verificar sempre a ausência de acidose respiratória Pco_2 = bicarbonato $\times$ 1,5 + 8 a 10.

Necessidade de uso de outras drogas para uso contínuo. Essas drogas devem ser utilizadas preferencialmente em RNs que estejam em UTI neonatal, com toda a monitorização necessária para evitar complicações e para que se possa manter a monitorização de seus efeitos. Após o preparo das soluções, o médico poderá fazer os ajustes de doses no decorrer do plantão modificando a vazão POR MEIO de uma regra de três simples.

Dopamina

Amina simpatomimética. Melhora o trabalho cardíaco, a pressão arterial e a diurese em pacientes criticamente enfermos com hipotensão.

Doses:

De 3 a 20 mcg/kg/min em infusão contínua. Começar com doses baixas e graduar a dose monitorizando os efeitos;

De 3 a 5 mcg/kg/min – aumenta a perfusão periférica, diminui a pós-carga e incrementa a diurese, a fração de excreção de sódio e o *clearance* de creatinina. É utilizada quando está ocorrendo diminuição da diurese, da perfusão periférica e da temperatura periférica em pacientes em estado de choque;

De 5 a 7 mcg/kg/min – agrega efeito inotrópico sobre o miocárdio, com pouco ou nenhum efeito cronotrópico. Dose utilizada quando se suspeita de choque cardiogênico;

De 7 a 15 mcg/kg/min – efeito inotrópico mais efeito alfaestimulante (aumenta a pressão arterial sistólica e média com pouco efeito na pressão diastólica). Utiliza-se essa dose quando se deseja aumentar a pressão arterial sistêmica em pacientes com hipertensão pulmonar. Doses superiores a 15 mcg/kg/min não são aconselháveis, porque aumentam a pressão na artéria pulmonar.

Via de administração: intravenosa (IV) em infusão contínua.

Efeitos adversos: taquicardia, extrassístoles; aumento da pressão na artéria pulmonar com doses de 20 mcg/kg/min.

Compatibilidade: glicose 5% e solução fisiológica 0,9%. Pode ser administrada com:, Nutrição Parenteral Total, aminofilina, ampicilina, cloreto de cálcio, cloranfenicol, dobutamina, enalapril, fluconazol, gentamicina, heparina, lidocaína, midazolam, morfina, nitroprussiato de sódio, pancurônio, cloreto de potássio, penicilina G, ranitidina e tolazolina.

Incompatibilidade: aciclovir, anfotericina B, indometacina e bicarbonato de sódio.

Advertências e precauções: o local de infusão deverá ser controlado, pois a infiltração provoca escaras. Nesse caso, o tratamento sugerido é injetar 1 mg/mL de solução de fentolamina na área afetada, até 5 mL, dependendo do tamanho da infiltração. Não diluir a droga em soluções alcalinas. Evitar administrar em pacientes hipovolêmicos

Como calcular e prescrever?

Peso x dose x 1.440/5.000 = dose em mL. Esse volume pode ser completado para um volume total de 12 mL (para correr em 0,5 mL/h em 24h) ou para 24 mL (para correr na vazão de 1 mL/h). Pode ser diluída em SG 5% ou SF 0,9%.

Dobutamina

Droga simpatomimética (catecolamina) com efeito inotrópico em pacientes com choque e hipotensão. Causa vasodilatação e taquicardia leve na diminuição da contratilidade cardíaca (demonstrada ou suspeita). É frequentemente usada com dopamina. O ecocardiograma é muito útil para avaliar a necessidade de uso da droga (contratilidade, dilatação ventricular, fração de ejeção).

Doses: 2 a 25 mcg/kg/min; máxima de 40 mcg/kg/min.

Via de administração: IV em infusão contínua.

Estabilidade: frasco-ampola: conservar entre 15 e 30 °C. As soluções reconstituídas duram 48 horas no refrigerador. As soluções diluídas para infusão são estáveis por 24 horas.

Efeitos adversos: hipotensão se o paciente estiver hipovolêmico. Recomenda-se volemia adequada prévia no início com a droga. Taquicardia com altas doses. Arritmias, hipertensão e vasodilatação cutânea.

Compatibilidade: glicose 5%, solução fisiológica. Pode ser administrada com NPT, atropina, cloreto e gluconato de cálcio, dopamina, enalapril, epinefrina, fluconazol, heparina, hidralazina, insulina, isoproterenol, lidocaína, brometo de pancurônio, cloreto de potássio, propranolol, ranitidina e tolazolina.

Incompatibilidade: aciclovir, aminofilina, diazepam, digoxina, furosemida, indometacina, midazolam, fenitoína e bicarbonato de sódio.

Advertências e precauções: ver dopamina.

Como calcular e prescrever?

Peso × dose × 1.440/12.500 = dose em mL. Esse volume pode ser completado para um volume total de 12 mL (para correr em 0,5 mL/h em 24h) ou para 24 mL (para correr na vazão de 1 mL/hora). Pode ser diluída em SG 5% ou SF 0,9%

Fentanila

É um analgésico narcótico de ação agonista opiácea. Após uma injeção endovenosa, seu início de ação leva de 7 a 15 minutos e a duração de ação é de 1 a 2 horas. Seu efeito analgésico é 50 a 100 vezes mais potente do que o da morfina em relação ao peso.

Dose e manutenção:

- Sedação e analgesia: 1 a 4 μg/kg por dose IV (lento). Repetir quando necessário (após 2 a 4 horas). Pacientes recebendo drogas depressoras do sistema nervoso central (SNC) devem receber doses menores;
- Sedação/analgesia contínua: inicial – *bolus* de 1 a 2 μg/kg; depois de 0,5 a 1 μg/kg/hora;
- Anestesia: 50 mg/kg/dose.

Obs.: Monitorar frequência cardíaca (FC) frequência respiratória (FR), pressão arterial (PA); observar distensão abdominal, diminuição dos ruídos intestinais e rigidez muscular. Pode-se desenvolver tolerância com o uso de infusões constantes.

Efeitos colaterais: depressão respiratória, depressão do SNC com bradicardia, rigidez da musculatura torácica e esquelética, que pode ser revertida com naloxona ou pancurônio, constipação (íleo paralítico) e retenção urinária.

Considerações: o medicamento pode ser administrado sem ser diluído ou em diluição com dextrose a 5%. Tomar cuidado no paciente não intubado, pois pode fazer depressão respiratória e rigidez muscular. É compatível na diluição de 1:1 de SG 5%, SF 0,9% e ringer lactato, cuja solução é estável fisicamente por 4 horas. É compatível associar com atropina, metoclopramida e midazolam. É incompatível com heparina, pentobarbital e trofenal.

Como calcular e prescrever?

Em *bolus*: diluir 1 mL + 9 mL de água destilada e fazer 0,5 a 2 μg/kg/dose a cada 2 a 4 horas.

Peso × dose × 24/50 = dose em mL. Esse volume pode ser completado para um volume total de 12 mL (para correr em 0,5 mL/h em 24h) ou para 24 mL (para correr na vazão de 1 mL/h). Pode ser diluído em SG 5% ou SF 0,9%.

Midazolam

Benzodiazepínico indicado para sedação e como medicação pré-anestésica e prévia a procedimentos. Convulsões refratárias.

Doses:

- IV em *bolus*: 0,05 a 0,15 mg/kg em 5 min a cada 2 a 4 horas;
- Infusão contínua: 0,01 a 0,06 mg/kg/hora (10 a 60 mcg/kg/h).

Vias de administração: IV, intramuscular (IM), retal.

Estabilidade: conservar em recipientes entre 15 e 30 °C; proteger da luz.

Efeitos adversos: depressão respiratória, hipotensão, bradicardia (recomendada monitorização cardíaca).

Toxicidade: antagonista – flumazenil. Diminuição da frequência respiratória ou pressão arterial e da frequência cardíaca, hipotonia, náuseas e vômitos.

Contraindicação: não utilizar em pacientes com glaucoma de ângulo fechado ou em choque. Um estudo (2016) em recém-nascidos prematuros encontrou que a exposição ao midazolam, comumente utilizado na unidade de terapia intensiva neonatal (UTIN), associou-se à alterações macro e microestruturais no desenvolvimento do hipocampo e a resultados mais consistentes com a dismaturação hipocampal.

Interações: as concentrações séricas podem elevar-se com o uso de cimetidina, eritromicina ou fluconazol. Os efeitos sedantes do midazolam são antagonizados pelo uso da teofilina.

Compatibilidades: glicose 5% e SF 0,9%. Pode ser administrado com atropina, gluconato de cálcio, cefazolina, cefotaxima, clindamicina, digoxina, dopamina, fentanila, fluconazol, gentamicina, metoclopramida, metronidazol, morfina, pancurônio, prostaglandina E1, nitroprussiato de sódio, tobramicina, vancomicina e vecurônio.

Incompatibilidades: ampicilina, ceftazidima, cefuroxima, dexametasona, dobutamina, furosemida, ranitidina e bicarbonato de sódio.

Como calcular e prescrever?

Cálculo em miligramas (com dose entre 0,05 e 0,4 mg/kg/h) – uso contínuo.

Dose × peso × 24/5 e completar para 7,2 a 12 ou 24 mL de SG 5% ou SF 0,9%.

Se o cálculo for em µg/kg/hora em uso contínuo, será da seguinte forma:

- Dose (1 a 2 µg/kg, podendo chegar até 6 µg/kg);
- Dose × peso × 1.440/5.000.

Prostaglandina E1

Vasodilatador. Mantém o canal arterial aberto (pérvio) na cardiopatia canal-dependente (atresia pulmonar, estenose pulmonar, atresia tricúspide, transposição dos grandes vasos, interrupção do arco aórtico, coarctação da aorta e tetralogia de Fallot).

Dose: inicial – 0,05 a 0,1 mcg/kg/min; manutenção – 0,01 mcg/kg/min.

Vias de administração: IV ou via oral (VO) – prostaglandina E2.

Efeitos adversos: vasodilatação cutânea, hipertermia, apneia, bradicardia, proliferação cortical dos ossos longos (uso prolongado), convulsões, hipotensão, hiperplasia do antro gástrico, coagulação intravascular disseminada e hipocalcemia.

Compatibilidade: glicose 5% e SF 0,9%. Pode ser administrada com: aminofilina, atropina, dexametasona, digoxina, dobutamina, dopamina, adrenalina, furosemida, heparina, morfina, pancurônio, fenobarbital e ranitidina.

Cuidados: pode ser utilizada mesmo antes do diagnóstico ecocardiográfico. O paciente deve estar intubado e ventilado pelo alto risco de apneia. Melhor providenciar acesso venoso exclusivo. Pode haver piora diante de uma comunicação interatrial restritiva e tetralogia de Fallot sem PCA. Manter sob refrigeração após diluída.

Prostin: ampolas de 500 e 50 mcg/mL.

Alprostadil: ampolas de 20 μg.

Como calcular e prescrever?

Para o Prostin (1 mL = 500 mcg): peso × dose × 1.440/500 = mL.

Para o alprostadil de 20 μg: peso × dose × 1.440/20 = número de ampolas. Cada ampola = 20 μg com diluente de 1 mil (portanto, o número de ampolas é = mL de alprostadil). O volume deve ser diluído para 12 a 24 mL de SG 5% ou SF 0,9% e passado preferencialmente em bomba perfusora (de seringa).

BIBLIOGRAFIA RECOMENDADA

Andrade CR, Chianca TCM, Werli AR, Couto CR. Avaliação da qualidade do registro do balanço hidroeletrolítico. Rev Enf Hosp Online. 2009;1(1):3-4.

Biesalski HK, Bischoff SC, Boehles HJ, Muehlhoefer A. Water, electrolytes, vitamins and trace elements – Guidelines on Parenteral Nutrition, Chapter 7. Ger Med Sci. 2009;7:Doc21.

Dimitriou G, Kavvadia V, Marcou M, Greenough A. Antenatal steroids and fluid balance in very low birthweight infants. Arch Dis Child Fetal Neonatal Ed. 2005;90(6):F509-13.

Duerden EG, Guo T, Dodbiba L, Chakravarty MM, Chau V, Poskitt KJ, et al. Midazolam dose correlates with abnormal hippocampal growth and neurodevelopmental outcome in preterm infants. Ann Neurol. 2016;79(4):548-59.

Freitas A, et al. Actuação no micronato. Consensos Nacionais em Neonatologia: 17.

Kecskes Z, Healy G, Jensen A. Fluid restriction for term infants with hypoxic-ischaemic encephalopathy following perinatal asphyxia. Cochrane Database Syst Rev. 2005;(3):CD004337.

Margotto PR, Paula AMC. Hidratação venosa. In: Margotto PR, editor. Assistência ao recém-nascido de risco. 2ª ed. Brasília: ESCS; 2004.

Moreira MEL, Lopes JMA, Caralho M, organizadores. O recém-nascido de alto risco: teoria e prática do cuidar. Rio de Janeiro: Editora Fiocruz, 2004. 564p.

Neville KA, Walker JL. Isotonic fluid for intravenous hydration maintenance in children. Lancet. 2015;386(9989):135-6.

Oh W. Fluid and electrolyte management. In: Fanaroff AA, Martin RJ, editors. Neonatal-perinatal medicine: diseases of the fetus and infant. 6th ed. St. Louis, MO: Mosby; 1997. p. 622-38.

Peters O, Ryan S, Matthew L, Cheng K, Lunn J. Randomised controlled trial of acetate in preterm neonates receiving parenteral nutrition. Arch Dis Child Fetal Neonatal Ed. 1997;77(1):F12-5.

Price PT, Kalhan SC. Nutrition for the high-risk infant. In: Klaus MH, Fanaroff AA, editors. Care of the high-risk neonate. 4th ed. Philadelphia, Pa: WB Saunders Co; 1997. p. 130-75.

Sato T, Takahashi N, Komatsu Y, Wada M, Matsunaga M, Ito K, et al. Urinary acidification in extremely low birth weight infants. Early Hum Dev. 2002;70(1-2):15-24.

Silva SLC, Liu PMF, Ferreira AR, Liu SM, Baptista RAN, Moreira EGA. Nutrição parenteral em Pediatria: revisão da literatura. Rev Méd Minas Gerais. 2014;24(Supl 2):66-74.

Silveira MF, Santos IS, Barros AJD, Matijasevich A, Barros FC, Victora CG. Aumento da prematuridade no Brasil: revisão de estudos de base populacional. Rev Saúde Pública. 2008;42(5):957-64.

Williams C, Hellmann J. Withdrawal of artificial nutrition and hydration in neonatal critical care. Diet Nutr Crit Care. 2015:823-34.

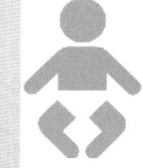

METABOLISMO DO RECÉM-NASCIDO

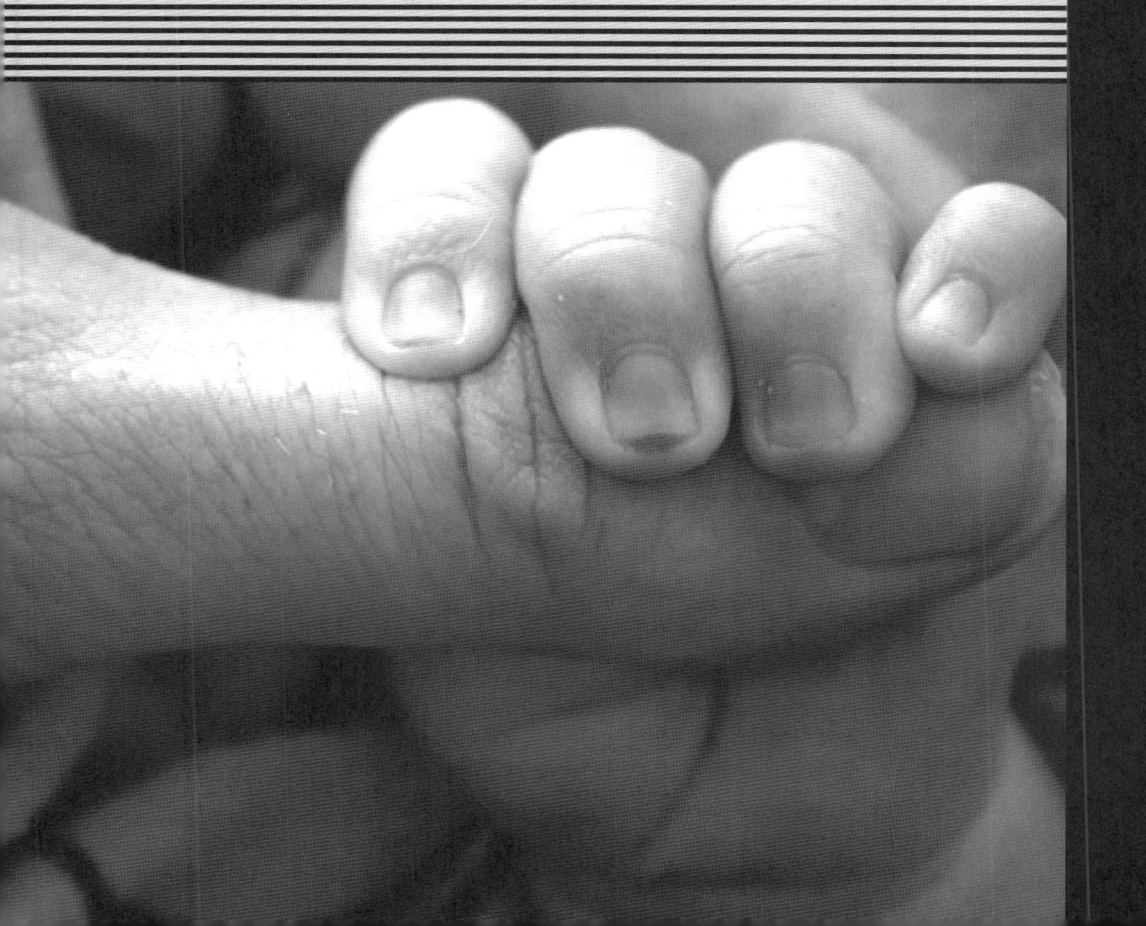

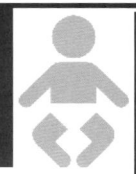

Capítulo 14

CUIDADOS COM O RECÉM-NASCIDO PEQUENO PARA A IDADE GESTACIONAL

Cássia Lopes

Aurimery Gomes Chermont

A literatura mostra que o crescimento fetal intrauterino restrito constitui-se na segunda causa de morbidade e mortalidade neonatal.

Definição: É todo recém-nascido (RN) com peso abaixo do percentil 10 para um dado período gestacional, quando se utiliza a tabela de crescimento intrauterino. É todo RN com crescimento intrauterino retardado.

O termo pequeno para a idade gestacional (PIG) descreve uma criança cujo peso de nascimento em relação à idade gestacional está abaixo de um predeterminado ponto de corte, que varia de estudo para estudo [peso de nascimento < p10 curva referência/PN < 2 desvios-padrão (DP) da média].

O crescimento intrauterino restrito (RCIU), definido como um desvio do padrão de crescimento fetal esperado, é causado por múltiplos efeitos adversos sobre o feto.

Assim, RCIU e PIG não têm o mesmo significado, embora a condição de PIG ao nascer frequentemente esteja associada ao RCIU.

A incidência é de: 9% dos nascimentos no Brasil; 17,9% na América Central; em países em desenvolvimento baixo peso é igual a RCIU por insuficiência placentária e 30% são recém-nascidos pré-termo (RNPT). No Brasil, 30% a 40% apresentam RCIU e 30% são RNPT.

CRESCIMENTO FETAL NORMAL

O crescimento intraútero é um somatório de eventos resultando do acréscimo de substâncias e do aumento do número e do tamanho das células. Em condições normais, ocorre uma relação harmoniosa entre o ambiente externo, a homeostase e a fisiologia maternas, a integridade da placenta (incluindo seu metabolismo, a síntese de hormônios e a transferência de nutrientes) e a fisiologia fetal. O fluxo sanguíneo através da placenta é determinante do suprimento de nutrientes ao feto, e o crescimento fetal é dependente também da sua capacidade de utilizar esses nutrientes. São descritas três fases no crescimento fetal:

1. Fase de hiperplasia celular: há aumento rápido no número de células durante as *primeiras 16 semanas gestacionais*;

2. Fase de hiperplasia e de hipertrofia concomitantes: *de 16 a 32 semanas gestacionais*, ocorre progressivo decréscimo na taxa de divisão celular, com progressivo aumento no tamanho celular;

3. Fase de hipertrofia celular: *de 32 semanas até o final da gestação*, ocorre rápido acréscimo no tamanho celular (acúmulo dos tecidos adiposo, muscular e conjuntivo).

A Figura 14.1 apresenta as fases do crescimento fetal normal.

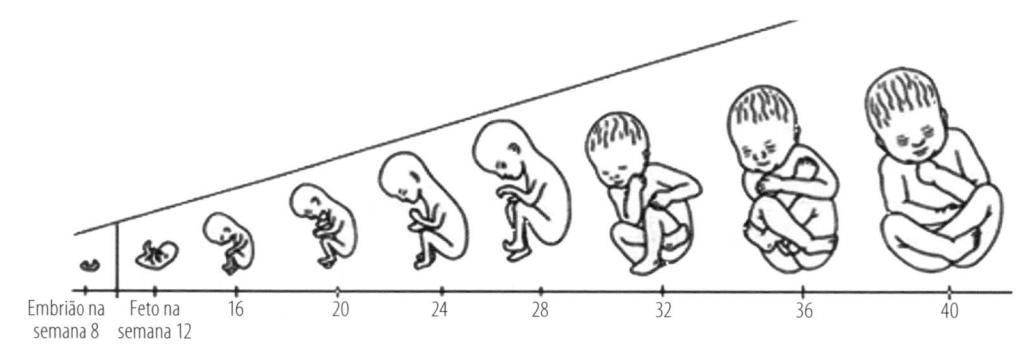

Embrião na semana 8 Feto na semana 12 16 20 24 28 32 36 40

FIGURA 14.1. Fases do crescimento fetal normal. Fonte: www.ncbi.nlm.nih.gov.

CONTROLE GENÉTICO FASE DE CRESCIMENTO HIPERPLÁSICO	AGENTES ESTIMULADORES E INIBIDORES FASE DE CRESCIMENTO HIPERTRÓFICO

Insulto iniciado no primeiro trimestre ⟶ Alterações na estatura, perímetro cefálico e peso = RCIU simétrico (infecção congênita, álcool, fumo)

Insulto iniciado entre a 27ª e a 30ª ⟶ Alterações no peso = RCIU assimétrico semana (pré-eclâmpsia)

Definir um bebê como PIG em termos de baixo peso ao nascimento significa que a idade gestacional deve ser meticulosamente avaliada e que tanto o peso ao nascimento como as idades gestacionais devem ser situadas num gráfico de crescimento intrauterino. Nesse contexto, um bebê PIG pode ser pré-termo, a termo ou pós-termo. A característica comum entre eles é a desproporção entre o baixo peso ao nascimento e a idade gestacional.

Os fatores de risco associados à restrição do crescimento fetal intrauterino são: pequeno ganho de peso materno durante a gestação, baixo peso materno anterior à gestação, baixa estatura da mãe, os quais são considerados como indicadores de possível presença de desnutrição materna. A frequência de PIG tem sido ainda associada a baixa renda e baixo grau de instrução da mãe, hábito de fumar e consumo de drogas. Verifica-se também restrição de crescimento intrauterino na presença de afecções maternas como hipertensão e infecções geniturinárias; as anomalias congênitas também se constituem em fator predisponente para a maior frequência de PIG.

O padrão de crescimento intrauterino pode ser diagnosticado utilizando-se apenas o peso ao nascer ou, mais frequentemente, associando peso e estatura. Isso foi feito pela primeira vez por Rohrer e recebeu a denominação **índice ponderal** (IP), representado pela fórmula: IP = peso/estatura 3 × 100. A utilização do IP permite diagnosticar as diferentes modalidades de restrição do crescimento intrauterino, que não seria possível se a variável utilizada fosse apenas o peso ao nascer. Assim, quando se analisa o IP, se:

- < P10 = RCIU assimétrico (asfixia, hipoglicemia, hipotermia) ganho rápido de peso (PC > estatura)
- > P10 = RCIU simétrico (maior risco de morte, crescimento lento). São menores aos 12 anos. Incidência de retardo mental, epilepsia, hipoplasia do esmalte dentário e anemia de Diamond-Blackfan maior em relação aos outros bebês.
- # IP entre os percentis 10 e 90: RNPIG simétrico ou proporcionado (desnutrição materna crônica).
- # IP menor que o percentil 10: RNPIG assimétrico ou desproporcionado (desnutrição intrauterina aguda).

A importância dessa classificação reflete-se na evolução das crianças, pois os RNPIGs proporcionados podem cursar com déficit pôndero-estatural e do desenvolvimento neuropsicomotor.

ETIOLOGIA

O tipo I ou simétrico (fator etiológico atua na fase de hiperplasia) corresponde a 10% a 20% dos casos, decorrendo de alterações genéticas, malformações congênitas e infecções intrauterinas.

O tipo intermediário (fator etiológico atua no segundo trimestre comprometendo as fases hiperplásica e hipertrófica) corresponde de 5% a 10% dos casos e ocorre devido a desnutrição materna grave, uso de drogas, fumo e álcool.

O tipo II ou assimétrico (fator etiológico atua na fase de hipertrofia). pode ocorrer devido a:

1. Doenças maternas: doenças cardiopulmonares, nefropatias, doença hipertensiva específica da gestação (DHEG), hiperplasia adrenal congênita (HAC), anemias doenças autoimunes e diabetes; doenças uteroplacentárias: placenta prévia e inserção velamentosa; correspondem a 30% a 35% dos casos;
2. Fatores etiológicos desconhecidos; correspondem 40% dos casos.

AVALIAÇÃO DA VITALIDADE FETAL – CRESCIMENTO INTRAUTERINO RESTRITO (CIUR)

Cardiotocografia (avaliação da função respiratória da placenta, baixos índices de falso-negativo, altos índices de falso-positivo, alta sensibilidade)

Baixa especificidade
1. Nível da frequência cardíaca
2. Variabilidade basal
3. Presença de acelerações transitórias
4. Presença de desacelerações

Perfil biofísico
1. Movimentos respiratórios   0-2
2. Movimentos corporais   0-2
3. Tono fetal   0-2
4. Cardiotocografia   0-2
5. Volume de líquido amniótico   0-2

Normal: 8 a 10
Suspeito: 6
Alterado: 4 ou menos

Dopplerfluxometria
Artéria umbilical = aumento da relação sístole-diástole, diástole zero, diástole reversa
Artéria uterina = incisura protodiastólica
Artéria cerebral = aumento do fluxo com redução da relação sístole-diástole
Aorta descendente = diástole zero

Características clínicas:

5.a – Sinais clínicos de maturidade (fenótipo): pregas plantares bem desenvolvidas, genitália madura, testículos tópicos, bolsa escrotal com rugas profundas, vulva com grandes lábios bem desenvolvidos. Nódulos mamários grandes de acordo com o grau de desnutrição. Cartilagem da orelha bem desenvolvida com pregas bem delineadas. Ossos do crânio consistentes. Ausência de lanugem.

5.b – Sinais neurológicos: choro forte; flexão máxima das extremidades superior e inferior; bom controle da cabeça; reflexos presentes.

5.c – Características funcionais gerais:

Sugam fortemente e possuem boa coordenação de sucção e deglutição. Podem ganhar peso a partir do dia de nascimento. Boa estabilidade dos sinais vitais, sem apneia ou bradicardia;

Bom controle de temperatura. Maturação orgânica acelerada. Capacidade gástrica aumentada para seu peso.

5.d – Características físicas (Figura 14.2):

- Diminuição do tecido celular subcutâneo; o abdome é escafoide, podendo simular hérnia diafragmática;
- Diminuição da massa muscular, mais evidente nas bochechas, glúteos, braços e coxas;
- Pele apergaminhada, seca, quebradiça e às vezes descamação nas mãos e pés;
- Cabelo grosso e sedoso, diferente do cabelo do prematuro, que é fino e escasso;
- Cordão umbilical com calibre diminuído, seco e enrugado;
- Fácies senil, de aspecto preocupado e hiperalerta;
- Os olhos são frequentemente abertos e olham ao redor. Quando o olhar está fixo, geralmente é causa de hipoglicemia.

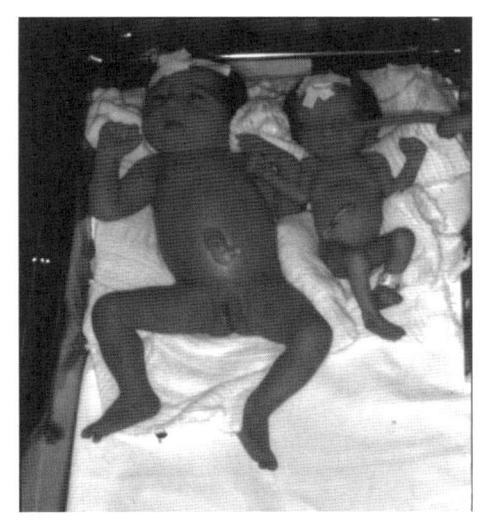

FIGURA 14.2. Diferença entre um recém-nascido a termo AIG e um PIG. Fonte: Maternidade Saúde da Criança.

Principais problemas clínicos:

- Morbimortalidade neonatal: os RNs PIG apresentam risco 8 a 10 vezes maior que os neonatos que cresceram normalmente. Esse risco cresce de acordo com o aumento do grau de restrição ao crescimento;
- Asfixia: devida à má oxigenação e à baixa reserva de carboidratos;
- Problemas respiratórios: risco para aspiração meconial por intolerância ao estresse do trabalho de parto; tendência à prematuridade favorece a síndrome do desconforto respiratório;
- Distúrbio metabólicos: risco aumentado para hipoglicemia durante as primeiras 48 a 72 horas;

- Hipoglicemia decorre das reservas inapropriadas de glicogênio, gliconeogênese diminuída e redução dos substratos de energia;
- Hipocalcemia tem frequência diminuída em relação à hipoglicemia;
- Termorregulação: dificuldade na manutenção da temperatura corpórea decorrente da diminuição de gordura corporal, metabolismo lipídico prejudicado e reduzido fornecimento de glicose;
- Problemas hematológicos: a policitemia está associada a efeitos cardiovasculares, metabólicos e neurológicos;
- Problemas nutricionais: o *catch-up* RCIU geralmente acontece durante o primeiro ano de vida, principalmente nos primeiros seis meses. Os meninos ganham mais peso do que as meninas. O risco para obesidade ocorre devido ao peso e estatura maiores do que o índice de massa corporal (IMC) que é maior em percentual de gordura corporal;
- Risco para diabetes insulinodependente: a desnutrição fetal causa diminuição da musculatura esquelética, ocasionando maior resistência à insulina, com sobrecarga cardiovascular, diminuição da complacência e resistência ventricular esquerda.

Fique atento. São considerados RNs de alto risco: quando estatura e PC estão ⇓ = anomalia congênita; quando desenvolvimento esquelético está normal e PC ⇓ = infecção intraútero.

Conduta:

- Atendimento ao RN em sala de parto com antecipação para uma provável reanimação com ventilação com pressão positiva;
- Controle de glicemia nas primeiras 24 a 48 horas pós-parto;
- Alimentação precoce ao seio;
- Investigação de doenças congênitas (TORCHS – toxoplasmose, outros, rubéola, citomegalovírus, herpes e sífilis) por meio das sorologias e teste do pezinho;
- Controle da policitemia com maior risco para hiperbilirrubinemia e fototerapia.

BIBLIOGRAFIA RECOMENDADA

Bettiol H, Sabbag Filho D, Haeffner LS, Barbieri MA, Silva AA, Portela A, et al. Do intrauterine growth restriction and overweight at primary school age increase the risk of elevated body mass index in young adults? Braz J Med Biol Res. 2007;40(9):1237-43.

Costa IT, Leone CR. Influência do crescimento intrauterino restrito sobre a evolução nutricional e crescimento de recém-nascidos pré-termo até a alta hospitalar. Rev Paul Pediatr. 2009;27(1):15-20.

Costa RS, Caldevilla DE, Rogério Gallo P, Figueiredo Sena B, Leone C. Incidence and characteristics of insufficient birth weight newborns from a cohort of neonates in a public regional hospital of a metropolitan area. J Hum Growth Develop. 2013;23(2):238-43.

Franciotti DL, Mayer GN, Cancelier ACL. Fatores de risco para baixo peso ao nascer: um estudo de caso-controle. Arq Catarin Med. 2010;39(3):63-9.

Kehinde OA, Njokanma OF, Olanrewaju D. Parental socioeconomic status and birth weight distribution of Nigerian term newborn babies. Niger J Paed. 2013;40(3):299-302.

Perez-Pereira M, Fernandez P, Gómez-Taibo M, Gonzalez L, Trisac JL, Casares J, et al. Neuro-behavioral development of preterm and full term children: biomedical and environmental influences. Early Hum Dev. 2013;89(6):401-9.

Ramos JLA, Vaz FAC, Calil FMLT. O recém-nascido pequeno para a idade gestacional. Disponível em: <www.moreirajr.com.br/revistas.asp?fase=r003&id_materia=243>. Acesso em: 27 set. 2017.

Renz BM, Cunha KAV, Gehm LL, Souza MA, Renner FW. Prevalência de recém-nascidos pequenos para idade gestacional e fatores associados. Bol Cient Pediatr. 2015;4(1).

Ribeiro JAAB, Felice TD, Souza R. Prevalência de recém-nascidos pequenos para a idade gestacional em hospital privado credenciado ao Sistema Único de Saúde de Dourados-MS. Interbio. 2008;2(2):35.

Steer P. The management of large and small for gestational age fetuses. Semin Perinatol. 2004;28(1):59-66.

Suhag A, Berghella V. Intrauterine growth restriction (IUGR): etiology and diagnosis. Curr Obstet Gynecol Rep. 2013;2:102-11.

Wilcox AJ. On the importance – and the unimportance – of birthweight. Int J Epidemiol. 2001;30(6):1233-41.

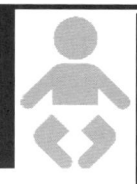

Capítulo 15

DISTÚRBIOS METABÓLICOS: HIPOGLICEMIA

Lilian dos Santos Rodrigues Sadeck

INTRODUÇÃO

A hipoglicemia é o distúrbio metabólico mais frequente em recém-nascidos (RNs). A detecção de níveis glicêmicos abaixo de 40 mg/dL (2,2 mmol/L) em sangue total ou 45 mg/dL (2,5 mmol/L) em plasma é considerada hipoglicemia no período neonatal. A incidência varia de acordo com a definição, a população, o método e o tempo de alimentação e o tipo de método de avaliação da glicemia. Os níveis de glicose do plasma são mais elevados do que os valores de sangue total. A incidência global de hipoglicemia sintomática em RNs varia de 1,3 a 3 por 1.000 nascidos vivos, mas sua incidência é maior em grupos de alto risco, sendo de 8,1% em RN a termo (RNT) grande para idade gestacional (GIG), de 14,7% em RNT pequeno para a idade gestacional (PIG) e de 67% em RN pré-termo (RNPT) PIG e de 38% em RNPT adequados para a idade gestacional (AIG).

FISIOLOGIA

A fisiologia da glicemia fetal e neonatal mostra uma queda progressiva da glicemia do RN após o nascimento, entre 1 a 2 horas de vida, com recuperação espontânea ao redor de 3 horas. Esse evento fisiológico ocorre em consequência do metabolismo fetal, que depende inteiramente da mãe, fornecendo glicose, aminoácidos, ácidos graxos livres, corpos cetônicos e glicerol. Na vida intrauterina, a passagem de glicose é passiva da gestante para o feto, sendo o nível de glicemia fetal cerca de 2/3 da glicemia materna. Logo após o nascimento, com o clampeamento do cordão, interrompe-se a passagem de glicose para o RN, com queda progressiva da glicemia. A mudança de concentração de glicose é decorrente de uma série de fatores, incluindo a homeostase de glicose fetal prévia, e influenciada por eventos anteparto e gestacional, concentração de glicose em cordão umbilical, concentrações de insulina de plasma e início da produção de glicose neonatal por meio da glicogenólise e gliconeogênese. Quando o nível de glicose atinge o nadir, estimula a liberação dos hormônios contrarreguladores, que, por sua vez elevarão a glicemia, estabilizando seu nível entre 3 e 6 horas.

A queda da concentração de glicose logo após o nascimento parece ser essencial para estimular processos fisiológicos que são necessários para a sobrevivência, tais como produção de glicose pela neoglicogênese, estimulação do apetite, adaptação dos ciclos alimentação/jejum e reforço do metabolismo oxidativo das gorduras.

A insulina e o glucagon são hormônios importantes no sistema de controle de feedback imediato de glicose. Quando a glicose no sangue aumenta após uma refeição, a taxa de secreção de insulina aumenta e estimula o fígado a armazenar glicose como glicogênio. Quando as células (principalmente fígado e músculos) estão saturadas de glicogênio, a glicose adicional é armazenada como gordura. Quando os níveis de glicose no sangue caem, a secreção de glucagon aumenta os níveis de glicose, estimulando o fígado a fazer a glicogenólise e a liberar glicose para o sangue (Figura 15.1).

Em RNs de termo saudáveis, a taxa de produção de glicose varia de 4 a 6 mg/kg/min, mais do que é usado pelo cérebro. No RN, a relação cérebro-massa corpórea é inversamente proporcional à idade gestacional. Os prematuros e aqueles com restrição de crescimento intrauterino assimétrico têm maiores taxas de produção de glicose por peso específico (cerca de 6 a 8 mg/min/kg). Em RNT saudável, cerca de 50% de glicose utilizados para o metabolismo de imediato são oxidados. Durante o primeiro dia de vida,

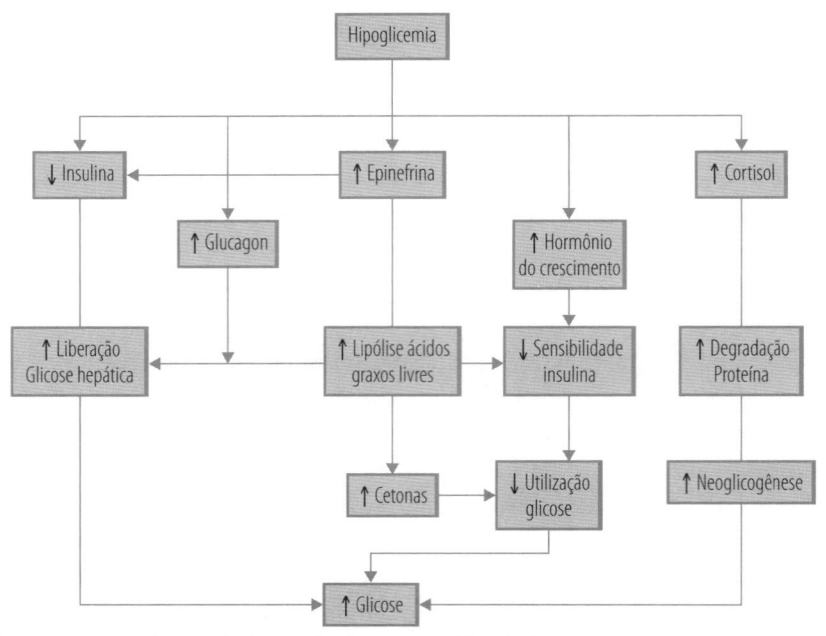

FIGURA 15.1. Diagrama do metabolismo de glicose. Modificada de: Cranmer (2014).

cerca de 50% da produção total de glicose endógena e 30% a 40% da neoglicogênese no RN podem ser contabilizados por glicogenólise. Esse período inicial autolimitado de hipoglicemia não deve ser considerado patológico. Há pouco valor prático na aferição ou tratamento de concentrações de glicose de sangue em RNs normais e assintomáticos, nas primeiras horas após o nascimento.

FATORES DE RISCO PARA HIPOGLICEMIA

Um número de RNs pode ter dificuldade durante a transição para o ambiente extrauterino na homeostase de glicose, apresentando concentrações de glicose do plasma muito baixas. A maioria dos RNs de risco pode apresentar hipoglicemia assintomática, sendo indicada triagem para a detecção e tratamento adequado. A hipoglicemia, mesmo assintomática, pode resultam em comprometimento neurológico. Valores baixos de glicose recorrente ou prolongado podem causar sequelas, em longo prazo, para qualquer RN. Porém, o nível exato e a duração de "hipoglicemia" necessária para fazê-lo ainda permanecem incertos.

Os principais fatores associados com a hipoglicemia podem ser vistos no Quadro 15.1.

QUADRO 15.1. Fatores etiológicos para hipoglicemia

1. Hiperinsulinismo
• Filho de mãe diabética
• Grande para idade gestacional
• Isoimunização Rh
• Síndrome de Beckwith-Wiedemann
• Nesidioblastoma ou adenoma de pâncreas
• Exsanguineotranfusão
• Mal posição de cateter em art. umbilical
2. Produção diminuída
2.a. Estoque de glicogênio limitado
• Pequeno para a idade gestacional
• Pré-termo
• Asfixia
• Doenças de depósito
2.b. Gliconeogênese limitada
• Pequeno para a idade gestacional
• Erro inato do metabolismo
3. Inibição dos hormônios contra reguladores
• Drogas maternas: Betabloqueadores (propanolol, pindolol)
4. Outras causas
• Hipotermia
• Sepse
• Policetimia

Fonte: Própria autora e Prefeitura Municipal de São Paulo, 2014.

SINAIS CLÍNICOS

RNs no primeiro ou no segundo dia de vida podem ser assintomáticas ou apresentar distúrbios cardiopulmonares e do sistema nervoso central (SNC). Os sintomas podem incluir: hipotonia, letargia, apatia, má aceitação alimentar, tremores, convulsões, insuficiência cardíaca congestiva, cianose, apneia, hipotermia, palidez, sudorese, taquicardia, náuseas e vômitos.

Pode se afirmar que os sinais clínicos são decorrentes da hipoglicemia se for comprovada a presença da tríade de Whipple:

- Houver sinais clínicos sugestivos de hipoglicemia;
- Coincidir com níveis plasmáticos baixos;
- Houver reversão das manifestações após correção da hipoglicemia.

PREVENÇÃO

Em um RN com fator de risco para hipoglicemia, devem-se monitorar os níveis glicêmicos nas primeiras 24 a 48 horas (h) de vida, iniciando-se precocemente, entre 1,5 e 3h após o nascimento, dependendo do grupo de risco. Nos casos cujo fator de risco está incluído no grupo de hiperinsulinismo ou cuja mãe recebeu betabloqueador na gestação, o controle deve se iniciar com 1,5 de vida. Nos casos em que há baixa reserva, esse controle de glicemia pode ser iniciado com 3h de vida (Quadro 15.2).

QUADRO 15.2. Prevenção de hipoglicemia em recém-nascido de acordo com fatores de risco

A. Evitar
• Jejum materno prolongado pré-parto
• Infusão EV de glicose durante trabalho de parto
• Hipotermia
• Iniciar precocemente dieta e/ou infusão EV
B. Rastreamento do grupo de risco através de controle dos níveis glicêmicos com dextrostix (Dx)
1. Hiperinsulinismo e uso de betabloqueador pela gestante
• Dx : 1 h 30 min., 3, 6, 12 e 24 horas de vida
• SE Dx < 60 mg/dl fazer com 48 horas
2. Produção diminuída: PIG/PT/Asfixia
• Dx: 3, 6, 12, 24 e 48 horas devida
• Após 48 horas os controles de Dx devem ser > 60 mg/dl
3. Consumo aumentado: Hipotermia/Pletora
• Dextro: 3, 6, 12, 24 e 48 horas de vida
• Após 48 horas os controles de Dx devem ser > 60 mg/dl

EV: endovenoso; Dx: dextrostix; PIG: pequeno para idade gestacional; PT: pré-termo.
Fonte: Sociedade Brasileira de Pediatria (2014).

TRATAMENTO

A hipoglicemia deve ser tratada logo que possível, para se evitarem complicações e danos neurológicos. O início precoce de alimentação do RN é incentivado, sendo orientado que seja oferecido o seio materno na sala de parto aos RNs com boa vitalidade. Se não for possível, iniciar o mais cedo com leite materno ou fórmula.

Nos casos que apresentarem Dextrostix (Dx) com níveis glicêmicos baixos, deve-se seguir o esquema apresentado no Quadro 15.3, e para o desmame do soro deve-se acompanhar o esquema apresentado no Quadro 15.4.

QUADRO 15.3. Esquema terapêutico de acordo com horas de vida e nível de glicemia determinada pelo Dextrostix

Sintomática ou Dx < 25 mg/dL (em qualquer hora de vida)
Push SG 10% = 2 ml/kg/min
VIG: 5 mg/kg/min
Assintomático com Dx entre 30 e 40 mg/dL (com menos de 4 horas de vida)
Dieta enteral
Controle Dx 1 horas após
Se Dx contínua entre 30 e 40 mg/dL
VIG: 4 mg/kg/min
Assintomático com Dx < 30 mg/dL (com menos de 4 horas de vida)
VIG: 4 mg/kg/min
Controle após 1 hora
Se Dx > 40 mg/dl manter por 12 h
Se Dx < 40 mg/dl aumentar VIG de 2 em 2 mg/kg/min, a cada hora até no máximo 10 a 12 mg/kg/min
Assintomático com Dx < 40 mg/dL (com 4 horas ou mais de vida)
VIG: 4 mg/kg/min
Controle após 1 hora
Dx > 40 mg/dl manter por 12 h
Dx < 40 mg/dl aumentar VIG de 2 em 2 mg/kg/min, a cada hora até no máximo 10 a 12 mg/kg/min

DX: dextrostix; SG: soro glicosado; VIG: velocidade de infusão de glicose; h: horas; EV: endovenosos.

Fonte: Sociedade Brasileira de Pediatria (2014).

QUADRO 15.4. Desmame do soro em recém-nascidos com estabilização da glicemia (Dx > 60 mg/dL)

Diminuir VIG em 1 mg/kg/min
Controle após 1 h
Dx < 60 mg/dl retornar VIG anterior
Dx > 60 mg/dl manter por 12 h e ir reduzindo cada 12 h
Suspender quando VIG: 2 mg/kg/min
Dx 1 h após

Dx: dextrostix; VIG: velocidade de infusão de glicose.

Fonte: Sociedade Brasileira de Pediatria (2014).

Nos casos em que a hipoglicemia persistir, é imprescindível que se tente esclarecer o diagnóstico etiológico dela. Para isso, deve-se coletar amostra de sangue e urina, na vigência da glicemia baixa, para determinação de:

- Insulina;
- Cortisol;
- Hormônio adrenocorticotrófico;
- Hormônio de crescimento;
- Tiroxina;
- Urina: cetona, substâncias redutoras e ácidos orgânicos.

Nesses casos, para poder tratar, muitas vezes será necessário lançar mão de outras drogas, como as apresentadas no Quadro 15.5.

QUADRO 15.5. Terapêutica nos casos de hipoglicemia persistente

- Corticoide: utilizado quando atinge VIG 10 a 12 mg/kg/min e não controla a glicemia
    - Ação:
        - Estimula neoglicogênese
        - Antagoniza ação da insulina
        - Reduz utilização periférica de glicose
        - Aumenta efeito do glucagon
    - Droga:
        - Hidrocortisona 5 a 10 mg/kg/dia – 12/12 h – EV
        - Prednisolona 2 mg/kg/dia VO
        - Suspender quando VIG 8 mg/kg/min e glicemia > 60 mg/dl por 12 – 24 h
- Glucagon: utilizado se os estoques de glicogênio forem normais
    - Dose: 0,1 a 0,3 mg/kg/dose IM (dose máxima 1 mg)
- Diazóxido: em casos de hiperinsulinismo, pois diminui a liberação da insulina pancreática
    - Dose: 5 mg/Kg/dose 6/6 h EV
- Octreotide: análogo somatostatina, inibe liberação de insulina
    - Dose: 3 - 10 µg/kg/dia SC 4× ao dia/IV contínuo

VIG: velocidade de infusão de glicose; h: horas; EV: endovenoso; VO: via oral; IM: intramuscular; min: minuto; SC: subcutâneo.

Fonte: Sociedade Brasileira de Pediatria (2014).

PROGNÓSTICO

Hipoglicemia é o mais comum problema metabólico em RNs. Ainda assim, o nível ou duração de hipoglicemia que é prejudicial para o cérebro em desenvolvimento de uma criança não é conhecido. Principais sequelas em longo prazo incluem danos neurológicos, resultando em convulsões recorrentes, retardo mental, atraso de desenvolvimento e transtornos de personalidade. Algumas evidências sugerem que a hipoglicemia grave pode prejudicar a função cardiovascular.

BIBLIOGRAFIA RECOMENDADA

Adamkin DH; Committee on Fetus and Newborn. Clinical Report – Postnatal Glucose Homeostasis in Late-Preterm and Term Infants. Pediatrics. 2011;127(3):575-9. Diaponível em: <www.pediatrics.org/cgi/doi/10.1542/peds.2010-3851>. Acesso em: 24 set. 2017.

Cornblath M, Hawdon JM, Williams AF, Aynsley-Green A, Ward-Platt MP, Schwartz R, et al. Controversies regarding definition of neonatal hypoglycemia: suggested operational thresholds. Pediatrics. 2000;105(5):1141-5.

Cornblath M, Ichord R. Hypoglycemia in the neonate. Semin Perinatol. 2000;24(2):136-49.

Cranmer H, Griffing GT. Neonatal hypoglycemia. Medscape; 2014.

Harris DL, Weston PJ, Harding JE. Incidence of neonatal hypoglycemia in babies identified as at risk. J Pediatr. 2012;161(5):787-91.

Hay WW Jr, Raju TN, Higgins RD, Kalhan SC, Devaskar SU. Knowledge gaps and research needs for understanding and treating neonatal hypoglycemia: workshop report from Eunice Kennedy Shriver National Institute of Child Health and Human Development. J Pediatr. 2009;155(5):612-7.

Rozance PJ, Hay WW Jr. Neonatal hypoglycemia – answers, but more questions. J Pediatr. 2012;161(5):775-6.

VanHaltren K, Malhotra A. Characteristics of infants at risk of hypoglycaemia secondary to being 'infant of a diabetic mother'. J Pediatr Endocrinol Metab. 2013;26(9-10):861-5.

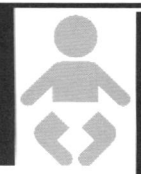

Capítulo 16

DISTÚRBIOS METABÓLICOS: HIPOCALCEMIA

Lilian dos Santos Rodrigues Sadeck

INTRODUÇÃO

No período neonatal, entre os distúrbios metabólicos, um que é relativamente frequente é a hipocalcemia, com a presença de sinais clínicos e/ou alterações laboratoriais. A hipocalcemia laboratorial frequentemente é assintomática, e seu tratamento é controverso. A maioria dos recém-nascidos (RNs) com hipocalcemia assintomática normalizam seus níveis de cálcio sérico em até 72 horas de vida, com ou sem tratamento, não sendo associada com nenhuma complicação a curto, médio ou longo prazo.

A definição de hipocalcemia é baseada na idade gestacional e na idade pós-natal. A concentração de cálcio pode ser apresentada em mg/dL ou mmol/L, lembrando que 1 mg/dL é igual a 0,25 mmol/L. Em recém-nascido a termo (RNT), define-se hipocalcemia quando a concentração sérica de cálcio ionizado (Cai) estiver abaixo de 4,4 mg/dL ou 1,1 mmol/L. Quando não é possível dosar o Cai, pode-se inferir a hipocalcemia, baseando se na dosagem de cálcio total (CaT), abaixo de 8 mg/dL ou 2 mmol/L. Em recém-nascido pré-termo (RNPT), especialmente os com peso de nascimento abaixo de 1.500g, considera-se hipocalcemia o nível sérico de Cai abaixo de 4 mg/dL ou 1,00 mmol/L, e níveis abaixo de 3,2 a 3,6 mg/dL ou 0,8 a 0,9 mmol/L geralmente são sintomáticos. Quando se utiliza apenas dosagem de CaT, o valor de corte é de 7 mg/dL ou 1,75 mmol/L.

A hipocalcemia nesse grupo etário tem várias causas, que geralmente são diferenciadas pelo tempo de aparecimento. Classifica-se em hipocalcemia neonatal precoce quando ocorre dentro dos primeiros quatro dias de vida e é geralmente secundária a um exagero do declínio fisiológico dos níveis de cálcio sérico no primeiro ou segundo dia de vida, associado a fatores perinatais predisponentes. A hipocalcemia de início tardio ocorre geralmente de cinco a dez dias após o nascimento, e a investigação deve incluir hipoparatireoidismo transitório, resistência transitória de paratormônio (PTH), síndrome de DiGeorge, deficiência materna de vitamina D, má absorção, hipomagnesemia e ingestão de fórmula rica em conteúdo de fósforo

FISIOLOGIA DA TRANSIÇÃO DOS NÍVEIS DE CÁLCIO

Durante o último trimestre de gestação, ocorre transferência ativa de cálcio da mãe para o feto, verificando-se nível significantemente maior no sangue de cordão de CaT quando comparado com a dosagem no sangue materno. O PTH e a calcitonina (CT) não atravessam a barreira placentária, e o regulador principal da passagem de cálcio através da placenta é o peptídeo relacionado com o paratormônio (PTHrP). O nível sérico de CaT no feto é de 10 a 11 mg/dL ao nascimento, sendo 1 a 2 mg acima do nível da mãe. Após o nascimento, com o clampeamento do cordão umbilical, interrompe-se o transporte de cálcio materno para o RN, assim o nível de cálcio dependerá da secreção de PTH, ingestão, reabsorção renal, estoque ósseo de cálcio e nível de vitamina D. Portanto, após o parto, as concentrações séricas de CaT e Cai começam a diminuir (a taxa e o grau de redução são inversamente proporcionais à idade gestacional), atingindo um nadir de 7,5 a 8,5 mg/dL de CaT em RN saudável nas primeiras 12 a 24 horas de vida. Os níveis de PTH aumentam gradualmente entre 24 e 48 horas de vida, e níveis normais de CaT são recuperados ao redor do terceiro dia de vida. A eficácia da absorção intestinal e da reabsorção renal do cálcio é estabelecida em duas a quatro semanas. Essa fase de transição é responsável pelo risco aumentado de hipocalcemia de início precoce em RNs de alto risco.

METABOLISMO DO CÁLCIO

O cálcio do corpo existe em dois grandes compartimentos: esqueleto (99%) e o fluido extracelular (1%). O cálcio no fluido extracelular está presente em três formas:
(a) acoplado à albumina (40%);
(b) ligado a ânions como fósforo, citrato, sulfato de sódio e lactato (10%);
(c) livres na forma ionizada (50%).

Cálcio ionizado é essencial para muitos processos bioquímicos, incluindo a coagulação do sangue, excitabilidade neuromuscular, integridade da membrana celular e função e atividade enzimática e secreção celular. A dosagem sérica de CaT isolado não reflete o nível de Cai, porque a relação entre eles não é sempre linear. O diagnóstico laboratorial de hipocalcemia deve se basear na concentração sérica de Cai.

CAUSAS DE HIPOCALCEMIA NEONATAL PRECOCE

Vários fatores podem intensificar a queda dos níveis séricos de Cai, atingindo, com 12 a 24 horas, níveis mais baixos do que os encontrados nos RNs saudáveis. As principais causas e os mecanismos associados estão listados no Quadro 16.1.

QUADRO 16.1. Causas de hipocalcemia neonatal precoce

• Prematuridade
• Pré-eclampsia
• Filho de mãe diabética
• Asfixia perinatal

• Medicação materna com anticonvulsivantes
   • Fenobarbital
   • Fenitoína

• Hiperparatireoidismo materno

• Iatrogênico
   • Alcalose
   • Transfusão sanguínea (sangue com citrato)

Fonte: Ministério da Saúde (2014).

A prematuridade como fator predisponente para hipocalcemia pode estar relacionada a menor aporte transplacentário, CT aumentada e demora para obter uma resposta da paratireoide em iniciar a produção de PTH. No caso de filho de mãe diabética (FMD), seja gestacional ou pré-gestacional, isso pode estar relacionado às exigências de cálcio aumentadas de um RN macrossômico. Outro fator associado no FMD é decorrente da depleção de magnésio dessas mães, que leva à hipomagnesemia do feto. Essa hipomagnesemia induz hipoparatireoidismo transitório e hipocalcemia no RN. A prevalência de hipocalcemia em RNs de mãe com diabetes gestacional é de 7% e nos RNs de mãe com diabetes pré-gestacional é de 32%. No caso de asfixia perinatal, a hipocalcemia pode estar associada à demora da introdução de dieta enteral, aumento da produção de CT, carga de fosfato endógena aumentada, insuficiência renal e diminuição da secreção de PTH. Todos esses fatores parecem contribuir para a hipocalcemia.

MANIFESTAÇÃO CLÍNICA

A hipocalcemia pode ser clinicamente silenciosa, mas pode ser sintomática, apresentando:

- Sinais de irritabilidade neuromuscular;
- Sucção débil;
- Distensão abdominal;
- Tremores de extremidades;
- Convulsões sutis, localizadas ou generalizadas;
- Tetania (contração das mãos, pernas, pés);
- Sinal de Chvostek e de Trousseau;
- Espasmo carpopedal;
- Apneia;
- Cianose;
- Alteração do ritmo cardíaco (Figura 16.1).

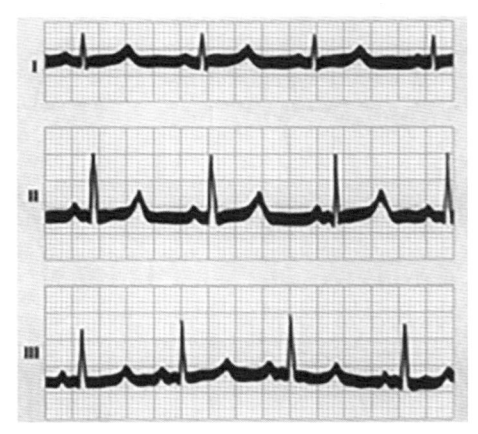

- Intervalo QT longo com onda T normal

- Prolongamento do segmento ST com discreta elevação da linha de base

FIGURA 16.1. Alterações eletrocardiográficas em caso de hipocalcemia. Fonte: www.medscape.com.

ABORDAGEM DIAGNÓSTICA

Mesmo os RNs incluídos nos grupos de risco para hipocalcemia devem ser investigados apenas quando apresentarem sinais ou sintomas que sugerem distúrbio metabólico. Os sinais clínicos são inespecíficos e podem ser desencadeados por qualquer alteração metabólica, seja hipoglicemia, hipocalcemia ou hipomagnesemia. Portanto, na suspeita clínica de hipocalcemia, é importante afastar a suspeita dos outros distúrbios também.

Na abordagem inicial, devem-se determinar:
- Cálcio ionizado e total;
- Magnésio;
- Glicemia;
- Sódio e potássio.

Nível sérico de cálcio ionizado e total

A determinação do nível de cálcio ionizado é essencial para diferenciar a hipocalcemia verdadeira de uma mera diminuição na concentração de CaT. Uma diminuição do CaT pode ser associada com a concentração de albumina baixa e pH anormal.

Nível sérico de magnésio

O nível sérico de magnésio pode ser baixa em pacientes com hipocalcemia, que podem não responder à terapia de cálcio se a hipomagnesemia não for corrigida. A hipomagnesemia grave (0,46 mmol/L) provoca hipocalcemia, prejudicando a secreção e a ação do PTH.

Glicemia e eletrólitos

Convulsões e irritabilidade em crianças podem estar associadas com alterações de glicemia e sódio.

Nos casos de hipocalcemia em RNs que não pertencem aos grupos de risco ou de hipocalcemia de difícil tratamento, é importante ampliar a investigação com os exames a seguir.

Nível sérico de fósforo

Estimar o nível de fosfato é essencial para estabelecer a etiologia da hipocalcemia. Os níveis de fosfato são aumentados em casos de sobrecarga de fosfato exógeno e endógeno e insuficiência renal, e são geralmente elevados nos pacientes com hipoparatireoidismo. Os níveis de fosfato são baixos em casos de anormalidades de vitamina D e raquitismo.

Paratormônio

Dosar esse hormônio está indicado se a hipocalcemia persistir na presença de magnésio normal e nível de fosfato normal ou elevado. Níveis de PTH baixo sugerem hipoparatireoidismo, pois o nível de cálcio aumenta em resposta ao estímulo de PTH. Em contrapartida, nos casos de níveis elevados de PTH e hipocalcemia, deve-se suspeitar de anormalidades de vitamina D e pseudo-hipoparatireoidismo, bem como se os níveis de cálcio não aumentarem em resposta ao desafio de PTH.

Nível de vitamina D (25-hidroxivitamina D e 1,25-dihidroxivitamina D)

Deve ser avaliado, juntamente com as concentrações de PTH, para eliminar as causas incomuns de hipocalcemia, por exemplo, má absorção e distúrbios do metabolismo da vitamina D.

Níveis na urina de cálcio, magnésio, fósforo e creatinina

Esses valores devem ser avaliados em pacientes com suspeita de defeitos tubulares renais e insuficiência renal. Deve-se analisar, ainda, pH, glicose e proteína na urina. Em pacientes com defeitos renais, a excreção de cálcio é alta na presença de hipocalcemia. Uma proporção de cálcio/creatinina urinário maior do que 0,3 em uma amostra isolada, na presença de hipocalcemia, sugere excreção inadequada.

Nível sérico de fosfatase alcalina

Os valores geralmente estão elevados em pacientes com raquitismo.

TRATAMENTO

O tratamento de pacientes assintomáticos com hipocalcemia permanece controverso, especialmente nos primeiros três a quatro dias de vida. Vários autores consideram que a hipocalcemia assintomática não está relacionada a nenhum agravo agudo ou sequelas e é autolimitada, portanto o tratamento de tais pacientes é desnecessário. Nos casos em que se decide tratar, pode-se medicar com gluconato de cálcio 10% (GluCa 10%) por via oral, seguindo o mesmo esquema do uso parenteral.

A maioria dos médicos concorda, no entanto, que a hipocalcemia deve ser prontamente tratada em qualquer RN sintomático, por causa de implicações sérias sobre a função cardíaca e neuronal. O RN com hipocalcemia sintomática deve ser tratado com GluCa 10% endovenoso (EV), na unidade neonatal e sob monitorização cardiorrespiratória, conforme o Quadro 16.2. O uso de GluCa 10% em *bolus* fica restrito aos casos com sintomas graves neurológicos ou cardíacos; nos demais casos, deve-se iniciar o tratamento com GluCa 10% EV contínuo. Após a normalização dos níveis de Cai, deve-se diminuir a quantidade de GluCa 10% e, se o trato gastrointestinal puder ser usado, pode-se finalizar o tratamento por via oral. Os casos que não responderem ao tratamento merecem nova avaliação laboratorial mais ampliada, para tentar descobrir a causa da hipocalcemia persistente. Observe que não se deve administrar a droga por via intra-arterial, subcutânea ou intramuscular.

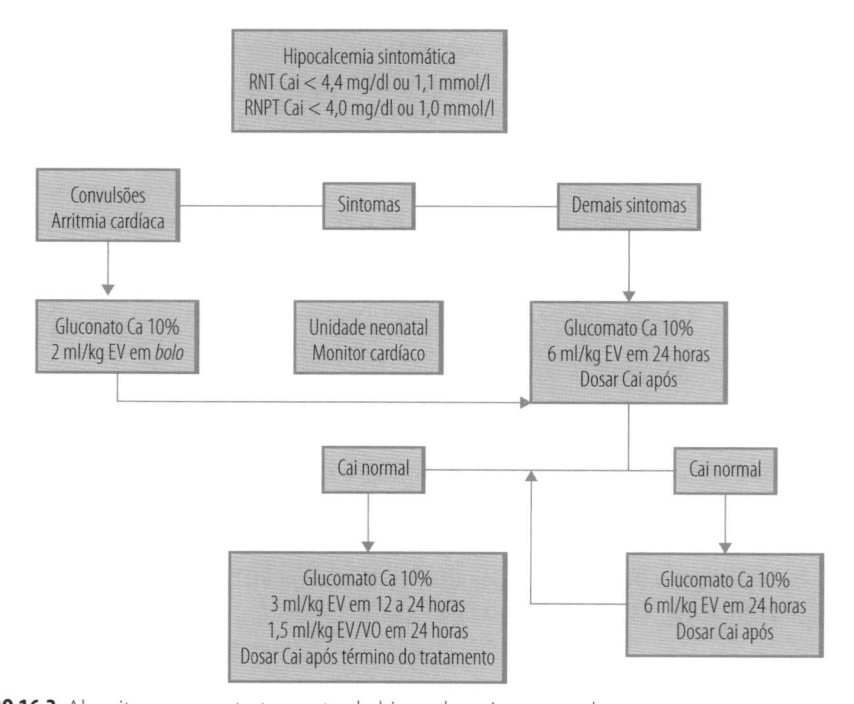

QUADRO 16.2. Algoritmo para o tratamento de hipocalcemia neonatal precoce.
RNT: recém-nascido a termo; RNPT: recém-nascido pré-termo; Cai: cálcio Ionizado; EV: endovenoso; VO: via oral. Fonte: Sociedade Brasileira de Pediatria, American Academy of Pediatrics (2014).

Efeitos adversos

- Extravasamento de GluCa 10% endovenoso, em veia periférica, pode causar necrose cutânea e/ou depósito de cálcio;
- Necrose do fígado pode ocorrer após infusão de cálcio através de cateter em veia umbilical localizado em um ramo da veia porta. A posição do cateter de veia umbilical deve ser confirmada por meio de radiografia antes de se infundirem soluções que contenham cálcio;

- Arritmias;
- Administração rápida está associada com bradicardia ou assistolia;
- Terapia oral com GluCa 10% pode causar irritação gástrica ou diarreia.

BIBLIOGRAFIA RECOMENDADA

Carpenter T. Neonatal hypocalcemia. In: Favus M, editor. Primer on the metabolic bone diseases and disorders of mineral metabolism. 4th ed. Philadelphia, PA: Lippincott Williams & Wilkins; 1999. p. 235-7.

Gittleman IF, Pincus JB. Influence of diet on the occurrence of hyperphosphatemia and hypocalcemia in the newborn infant. Pediatrics. 1951;8(6):778-87.

Hillman LS, Rojanasathit S, Slatopolsky E, Haddad JG. Serial measurements of serum calcium, magnesium, parathyroid hormone, calcitonin, and 25-hydroxy-vitamin D in premature and term infants during the first week of life. Pediatr Res. 1977;11(6):739-44.

Hsu SC, Levine MA. Perinatal calcium metabolism: physiology and pathophysiology. Semin Neonatol. 2004;9(1):23-36.

Jain A, Agarwal R, Sankar MJ, Deorari A, Paul VK. Hypocalcemia in the Newborn. Indian J Pediatr. 2010;77:1123-8.

Malhotra Y, Campbell DE, Kemp S. Pediatric hypocalcemia. Medscape. 2014. Disponível em: <http://emedicine.medscape.com/article/921844-overview>. Acesso em: 29 set. 2017.

Portale A. Blood calcium, phosphorus and magnesium. In: Favus M, editor. Primer on the metabolic bone diseases and disorders of mineral metabolism. 4th ed. Philadelphia, PA: Lippincott Williams & Wilkins; 1999. p. 115-87.

Salle BL, Delvin E, Glorieux F, David L. Human neonatal hypocalcemia. Biol Neonate. 1990;58 Suppl 1:22-31.

Salle BL, Delvin EE, Lapillonne A, Bishop NJ, Glorieux FH. Perinatal metabolism of vitamin D. Am J Clin Nutr. 2000;71:1317S-24S.

Schauberger CW, Pitkin RM. Maternal-perinatal calcium relationships. Obstet Gynecol. 1979;53(1):74-6.

Schwartz R, Teramo KA. Effects of diabetic pregnancy on the fetus and newborn. Semin Perinatol. 2000;24(2):120-35.

Singh J, Moghal N, Pearce SH, Cheetham T. The investigation of hypocalcaemia and rickets. Arch Dis Child. 2003;88(5):403-7.

Specker BL, Tsang RC, Ho ML, Landi TM, Gratton TL. Low serum calcium and high parathyroid hormone levels in neonates fed 'humanized' cow's milk-based formula. Am J Dis Child. 1991;145(8):941-5.

Thomas TC, Smith JM, White PC, Adhikari S. Transient neonatal hypocalcemia: presentation and outcomes. Pediatrics. 2012;129(6):e1461-7.

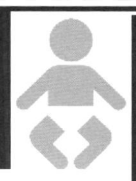

Capítulo 17

DISTÚRBIOS METABÓLICOS: HIPOMAGNESEMIA

Lilian dos Santos Rodrigues Sadeck

INTRODUÇÃO

O magnésio (Mg) é o segundo mais abundante cátion intracelular e, sobretudo, é o quarto cátion mais abundante. Sistemicamente, o Mg reduz a pressão arterial e altera a resistência vascular periférica. Também desempenha papel fundamental em várias funções da célula:

- Transferência de energia, armazenamento e uso;
- Metabolismo de proteínas, carboidratos e gordura;
- Manutenção da função normal da membrana celular;
- Regulação da secreção de paratormônio (PTH).

Quase todos os processos enzimáticos que usam fósforo como fonte de energia necessitam de Mg para a ativação. O Mg está envolvido em quase todos os aspectos bioquímicos do metabolismo [por exemplo, ácido desoxirribonucleico (DNA) e síntese de proteínas, glicólise, fosforilação oxidativa]. Quase todas as enzimas envolvidas em reações de fósforo [por exemplo, adenosina trifosfatase (ATPase)] requerem o Mg para a ativação. O Mg serve como um estabilizador molecular de ácido ribonucleico (RNA), DNA e ribossomas. Porque o Mg é vinculado à adenosina trifosfato (ATP) dentro da célula, mudanças na concentração intracelular de Mg podem ajudar a regular a bioenergética celular, tal como a respiração mitocondrial. No extracelular, os íons de Mg bloqueiam a transmissão neurossináptica, interferindo na liberação de acetilcolina. Íons de Mg também podem interferir na liberação de catecolaminas da medula adrenal. O Mg tem sido proposto como um modulador do sistema endócrino endógeno da resposta fisiológica ao estresse, por meio da catecolamina.

Como o Mg é distribuído predominantemente intracelularmente, as concentrações séricas não refletem com precisão a concentração de Mg total do corpo. O intervalo normal de Mg no soro varia, nas diversas publicações, de 1,8 a 2,3 mg/dL (0,74 a 0,94 mmol/L). No estudo de Drueke *et al.* (2007), os valores são de 1,7 a 2,1 mg/dL (0,7 a 0,9 mmol, ou 1,4 a 1,8 mEq/L), e outro estudo considera como valores normais de 1,6 a 2,8 mg/dL. Portanto, a hipomagnesemia é definida como nível sérico de Mg inferior a 1,8 mg/dL até o nível inferior a 1,6 mg/dL.

METABOLISMO DO MAGNÉSIO

A partir do quinto mês de gestação, ocorre a transferência ativa de Mg da mãe para o feto, ao redor de 4,5 mg por dia, gerando um gradiente com concentração de Mg maior no feto do que na gestante. No entanto, nos casos de gestantes depletadas de Mg, o transporte ativo torna-se insuficiente, levando a menor quantidade de Mg no feto e no RN. Esses RNs podem nascer com menor quantidade de Mg, mas na maioria das vezes irão evoluir com níveis normais de Mg sérico.

O Mg é distribuído em dois compartimentos principais. Cerca de 99% do Mg total corpóreo encontra-se no intracelular, sendo 85% no osso e 14% em tecidos moles e no fígado, e apenas 1% está presente no espaço extracelular. Desse 1%, até 70% do Mg total do plasma são ionizados, estando disponível para filtração glomerular, enquanto 30% estão ligados à proteína. O rim é um importante regulador da homeostase do Mg total do corpo.

CAUSAS DE HIPOMAGNESEMIA

A hipomagnesemia pode ser o resultado de:
- Aumento de perdas gastrointestinais;
- Aumento de perdas renais;
- Ingestão inadequada de Mg;
- Redistribuição do espaço intra e extracelular.

A perda de Mg renal aumentada pode resultar de distúrbios renais genéticos ou adquiridos. O primeiro passo para determinar a causa provável da hipomagnesemia é calcular a fração de excreção de magnésio (FEMg), cuja fórmula pode ser vista logo abaixo. A resposta renal à deficiência de Mg devida à maior perda gastrointestinal é uma baixa fração de excreção de Mg abaixo de 2%. Uma FEMg acima de 2% em um caso com função renal normal indica que a perda de Mg é renal. Diuréticos de alça, que inibem o transporte de cloreto de sódio na alça ascendente de Henle, estão associados a hipocalemia, alcalose metabólica, excreção renal de Mg aumentada, hipomagnesemia e hipercalciúria. Enquanto o uso de diuréticos tiazídicos, que inibem o cotransporte de cloreto de sódio no túbulo contorcido distal, estão associados a hipocalemia, alcalose metabólica, aumento da excreção renal de Mg, hipomagnesemia e hipocalciúria.

FEMg = (magnésio urinário × creatinina sérica) / [0,7* (magnésio sérico × creatinina urinária)] × 100

* O valor do magnésio sérico é multiplicado por 0,7, porque apenas 70% do Mg no sangue estão na forma ionizada e livre para serem filtrados pelo rim.

Cálculo da Fração de Excreção do Magnésio (FEMg).

CLÍNICA

A maioria dos pacientes com hipomagnesemia são assintomáticos, e os sintomas geralmente não surgem até que a concentração de Mg sérica caia abaixo de 1,2 mg/dL. A hipomagnesemia frequentemente coexiste com outros distúrbios metabólicos, como hipocalcemia e hipocalemia. Essa associação torna difícil de distinguir as manifestações clínicas relacionadas à deficiência de Mg.

Os sintomas mais frequentes são:

- Tremores;
- Reflexos profundos hiperativos;
- Hiper-reatividade aos estímulos sensoriais;
- Fibrilações musculares;
- Chvostek positivo;
- Espasmos carpopedal, progredindo para tetania;
- Nistagmo vertical;
- Arritmia cardíaca e falência respiratória muscular podem ocorrer nos casos graves de hipomagnesemia.

Na hipomagnesemia primária, o Mg sérico é frequentemente menor do que 0,8 mg/dL, e essa deficiência de Mg leva à insuficiência das paratireoides e à resistência periférica de PTH, apesar de apresentar hipocalcemia. Altas doses de Mg enteral levam a aumentos concomitantes de PTH sérico, nível de cálcio e *clearance* renal de fosfato.

Hipomagnesemia transitória em recém-nascidos ocorre frequentemente em associação com hipocalcemia. Em hipomagnesemia transitória, a diminuição do nível de Mg sérico geralmente é menos grave (0,8 a 1,4 mg/dL) do que em defeitos de transporte de Mg. Em muitos RNs com hipomagnesemia transitória, o nível de Mg sérico aumenta espontaneamente quando o nível de cálcio sérico é normalizado, após a administração de cálcio. No entanto, em outros casos, a hipocalcemia responde mal à terapia de cálcio, mas quando é corrigido o nível sérico de Mg com sulfato de Mg, elevam-se ambos os níveis séricos de cálcio e Mg.

A hipomagnesemia secundária de perda de Mg renal pode resultar da administração de drogas (diuréticos de alça, aminoglicosídeos, anfotericina B) ou por obstrução do trato urinário. Também pode ocorrer durante a fase diurética da insuficiência renal aguda. O distúrbio pode ser confundido com hipoparatireoidismo neonatal, por causa de tetania e hipocalcemia, ou síndrome de Bartter (alcalose hipocalêmica com hipercalciúria), por causa do potássio secundário a perder. Deve-se suspeitar sempre que a hipomagnesemia ocorre em uma dessas situações. O Mg sérico baixo e o Mg urinário inapropriadamente alto confirmam o diagnóstico de perda renal de Mg. Independentemente da causa, a hipocalemia é uma característica comum do laboratório de depleção de Mg. Tentativas para corrigir o nível de potássio apenas com suplementação de potássio geralmente são malsucedidas, a menos que o Mg seja dado simultaneamente.

TRATAMENTO

O Mg pode ser administrado por via intramuscular com uma solução de sulfato de Mg 50% (4 mEq/mL de Mg). A dose sugerida para a via intramuscular ou endovenosa contínua de sulfato de Mg 50% é de 0,1 a 0,2 mL/kg. As infusões endovenosas devem ser administradas lentamente, sob monitorização eletrocardiográfica para detectar distúrbios do ritmo, que podem incluir alargamento do segmento PR, por alteração de condução atrioventricular ou bloqueio atrioventricular. A dose de Mg pode ser repetida a cada 12 a 24 horas, dependendo da resposta clínica e sérica de Mg. Deve-se colher controle de Mg sérico 12 a 24 horas após a dose, para detectar a necessidade de repetir a dose. Muitos RNs com hipomagnesemia transitória respondem após a uma ou no máximo duas injeções de Mg. Os casos de perda renal de Mg podem necessitar de tratamento ao longo da vida com suplementação de Mg.

BIBLIOGRAFIA RECOMENDADA

Assadi F. Hypomagnesemia: an evidence-based approach to clinical cases. Iran J Kidney Dis. 2010;4(1):13-9.

Augus ZS. Hypomagnesemia. J Am Soc Nephrol. 1999;10(7):1616-22.

Drueke TB, Lacour B. Magnesium homeostasis and disorders of magnesium metabolism. In: Feehally J, Floege J, Johnson RJ, editors. Comprehensive clinical nephrology. 3rd ed. Philadelphia, PA: Mosby; 2007. p. 136-8.

Fulop T, Batuman V. Hypomagnesemia. Medscape. 2014. Disponível em: <http://emedicine.medscape.com/article/2038394>. Acesso em: 28 set. 2017.

Rubin LP. Disorders of calcium and phosphorus metabolism. In: Gleason CA, Dwaskar SU. Avery's disease of the newborn. 9th ed. Philadelphia: Elsevier Saunders; 2012. cap. 90, p. 1255-73.

Tsang RC. Neonatal magnesium disturbances. Am J Dis Child. 1972,124(2):282-93.

Whang R, Whang DD, Ryan MP. Refractory potassium repletion. A consequence of magnesium deficiency. Arch Intern Med. Arch Intern Med. 1992;152(1):40-5.

ICTERÍCIA NEONATAL

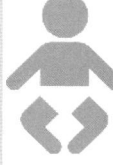

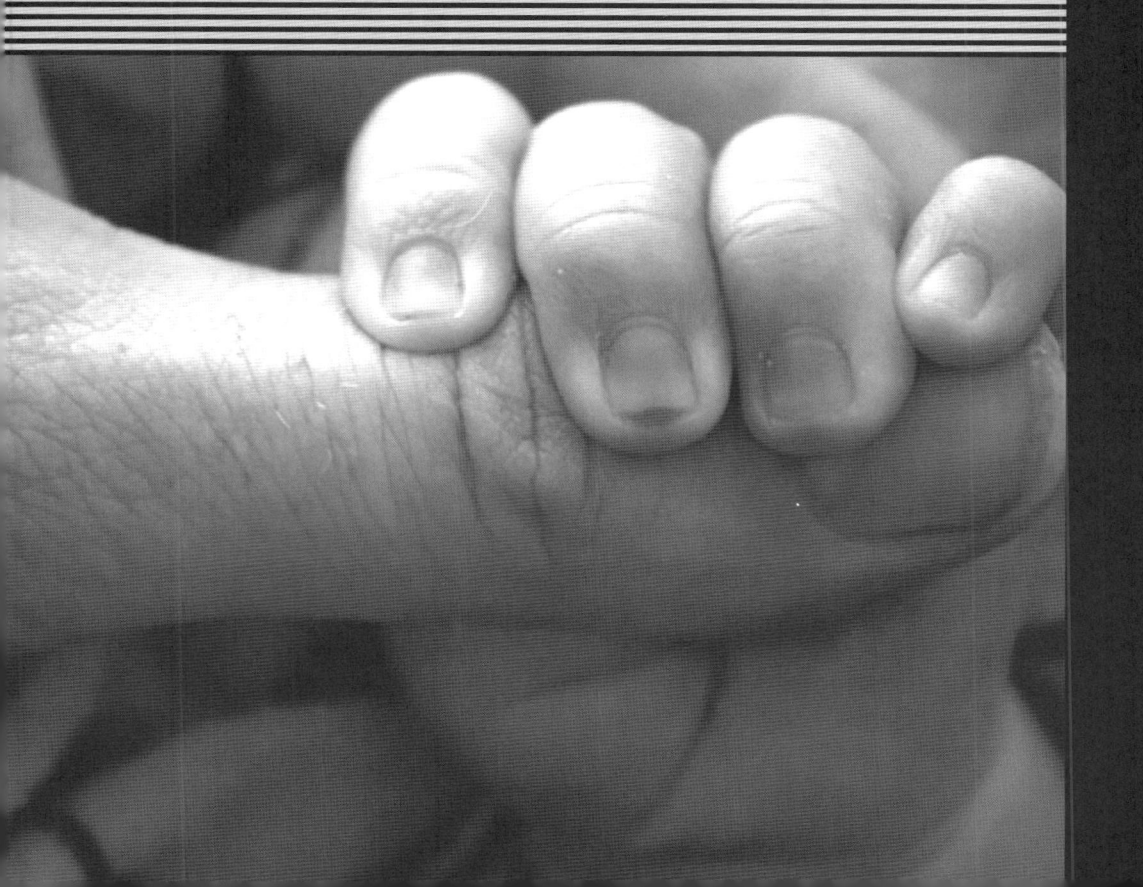

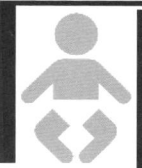

Capítulo 18

ICTERÍCIA NEONATAL EM RECÉM-NASCIDOS PRÉ-TERMO TARDIOS E DE TERMO NO ALCON

Aurimery Gomes Chermont

INTRODUÇÃO

A icterícia é uma das condições clínicas mais comuns na neonatologia, acometendo aproximadamente 60% dos recém-nascidos a termo (RNTs), dos quais 2% atingem concentrações de bilirrubina total sérica (BTS) maior que 20 mg/dL.

Sabe-se que a hiperbilirrubinemia não conjugada ocorre pela excessiva formação de bilirrubina e que o fígado neonatal possui uma deficiência transitória para conjugar e eliminar a bilirrubina pelo sangue, resultando em aumento da BTS nos primeiros três a cinco dias, seguido de queda da taxa de produção e melhora da conjugação hepática.

A grande maioria dos recém-nascidos (RNs) ictéricos é saudável, devendo ser monitorados devido à toxicidade da bilirrubina para o sistema nervoso central. Quando os níveis de bilirrubina total (BT) estão acima do percentil 95 para a idade em horas (zona de alto risco) durante a primeira semana de vida, isso é considerado hiperbilirrubinemia.

A encefalopatia aguda geralmente não acontece em bebês a termo saudáveis com pico de BTS menor do que 20 mg/dL. As estatísticas revelam que mais de 75% dos lactentes americanos com registro de *kernicterus* (1992 a 2002) ocorreram com BTS superior a 30 mg/dL.

Pontos-chave:
- *Kernicterus* é uma condição que deve ser prevenida a todo custo, apesar de ainda ocorrer em todo o mundo.
- Os níveis séricos de BT no RN devem ser interpretados somente baseados nas horas de vida do neonato.

- Idealmente todo RN antes da alta deveria ter sua dosagem de BTS ou a dosagem de bilirrubina transcutânea (BTc).
- A combinação da dosagem sérica com a idade gestacional do RN é um excelente preditor de risco da hiperbilirrubinemia.
- Em geral, todo RN que recebe alta antes de 72 horas de vida deveria ser reavaliado dois dias após a alta.

A Academia Americana de Pediatria, em 2009, publicou um *update* esclarecendo a diferença entre "os fatores de risco para hiperbilirrubinemia" e fatores de risco para neurotoxicidade", com a recomendação formal para que seja realizada a medida da BTS ou transcutânea em todo RN antes da alta da maternidade, baseando-se nos fatores de risco para hiperbilirrubinemia e na zona que recebeu alta para a realização do seguimento.

Fatores de risco para hiperbilirrubinemia grave definida como bilirrubina total sérica maior ou igual a 20 mg/dL

- Gestação menor que 38 semanas;
- Irmão anterior com HG;
- Equimoses visíveis;
- Céfalo-hematoma;
- Sexo masculino;
- Idade materna maior que 25 anos;
- Etnia asiática;
- Desidratação, hiperosmolaridade;
- Desconforto respiratório;
- Hidropsia;
- Prematuridade;
- Acidose;
- Hipoalbuminemia;
- Hipóxia e convulsões.

Como prever a hiperbilirrubinemia grave?

Inicialmente, deve-se conhecer os principais fatores de risco no RN:

- Icterícia nas primeiras 24 horas de vida;
- História de irmão que apresentou icterícia neonatal;
- Hemólise não diagnosticada como incompatibilidade ABO ou Rh;
- Dificuldade de sucção;
- Deficiência de G6PD;
- Infecção;
- Céfalo-hematoma ou equimoses;
- Diabetes materno;
- Descendência mediterrânea ou do Leste Asiático.

Sobrecarga de bilirrubina ao hepatócito

Doenças hemolíticas:

Hereditárias:

- Imunes: incompatibilidade Rh (antígeno D), ABO ou antígenos irregulares (c, e, E, Kell, outros);
- Enzimáticas: deficiência de glicose-6-fosfato desidrogenase (G6PD), piruvato quinase, hexoquinase;
- Membrana eritrocitária: esferocitose, eliptocitose;
- Hemoglobinopatias: alfatalassemia.

Adquiridas:

- Infecções bacterianas (sepse, infecção urinária) ou virais.

Coleções sanguíneas extravasculares:

- Céfalo-hematoma, hematomas, equimoses;
- Hemorragia intracraniana, pulmonar, gastrointestinal.

Policitemia:

- RN pequeno para a idade gestacional;
- RN de mãe diabética;
- Transfusão feto-fetal ou materno-fetal;
- Clampeamento após 60 segundos ou ordenha de cordão umbilical.

Circulação êntero-hepática aumentada de bilirrubina:

- Anomalias gastrointestinais: obstrução, estenose hipertrófica do piloro;
- Jejum oral ou baixa oferta enteral;
- Icterícia por "oferta inadequada" de leite materno.

Deficiência ou inibição da conjugação de bilirrubina:

- Hipotireoidismo congênito;
- Síndrome da icterícia pelo leite materno;
- Síndrome de Gilbert;
- Síndrome de Crigler-Najjar tipos 1 e 2.

Quando investigar a etiologia da hiperbilirrubinemia, independentemente da idade gestacional e da idade pós-natal, incluindo o quadro clínico e exames de rotina:

- Bilirrubina total e frações indireta e direta;
- Hemoglobina e hematócrito com morfologia de hemácias, reticulócitos e esferócitos;
- Tipo sanguíneo da mãe e RN para sistemas ABO e Rh (antígeno D);
- Coombs direto no sangue de cordão ou do RN;

- Pesquisa de anticorpos anti-D (Coombs indireto) se mãe Rh (D ou Du) negativo;
- Pesquisa de anticorpos maternos para antígenos irregulares (anti-c, anti-e, anti-E, anti-Kell, outros) no caso de mãe multigesta/transfusão sanguínea anterior e RN com Coombs direto positivo;
- Dosagem sanguínea quantitativa de glicose-6-fosfato desidrogenase (G6PD);
- Dosagem sanguínea de hormônio tireoidiano e TSH (exame do pezinho).

Vários tipos de hiperbilirrubinemia têm sido reportados nos neonatos: icterícia fisiológica, icterícia patológica, icterícia pelo aleitamento ou pelo leite materno, icterícia hemolítica incluindo os três subtipos: incompatibilidade pelo fator Rh, incompatibilidade pelo grupo ABO e a icterícia associada à deficiência de glicose-6-fosfato desidrogenase (G6PD).

A icterícia fisiológica é o tipo mais frequente no RN, não provocando danos e em geral atribuída à imaturidade fisiológica neonatal. Aparece usualmente entre o quarto e o quinto dia de vida, considerando-se o pico no RN a termo e prematuro até o sétimo dia e desaparecendo por volta de 10 a 14 dias de vida. A bilirrubina não conjugada é a forma predominante. Usualmente apresenta níveis séricos inferiores a 15 mg/dL. Com base em recentes recomendações da Academia Americana de Pediatria (AAP), os níveis de bilirrubina acima de 17 a 18 mg/dL podem ser aceitáveis como normais em RNT saudáveis.

Icterícia pelo aleitamento materno e pelo leite materno

RNs alimentados exclusivamente ao seio materno possuem um diferente padrão fisiológico para icterícia quando comparados aos RNs que recebem leite artificial.

A icterícia pelo aleitamento materno em geral aparece entre 24 e 72 horas de vida, com pico de 5 a 15 dias de vida e desaparecendo na terceira semana de vida.

No caso do leite materno, a icterícia moderada pode aparecer com 10 a 14 dias após o nascimento e, nesse caso, raramente haverá aumento da dose da BTS ocasionando lesão cerebral. A icterícia moderada é observada por volta do terceiro dia de vida, podendo persistir por dois a três meses após o nascimento. Assim, a principal terapia no manejo desse tipo de icterícia em bebês a termo é o encorajamento e apoio à mãe que amamenta a aumentar a oferta do seio aos RNs pelo menos de 10 a 12 vezes ao dia.

Em média 2% a 4% dos neonatos amamentados exclusivamente ao seio apresentarão icterícia de 10 mg/dL na terceira semana de vida. Nesse caso, considerá-los como icterícia prolongada. O diagnóstico da icterícia deve ser sempre investigado se a BTS for à custa do componente não conjugado, devendo-se estar atento ao descartar outras causas de icterícia prolongada e se o bebê está em bom estado geral, vigoroso, ativo, reativo, mamando bem e com ganho adequado de peso.

A interrupção do aleitamento materno não está mais recomendada, a não ser que os níveis de BT ultrapassem 20 mg/dL.

ICTERÍCIA HEMOLÍTICA

As causas mais comuns de icterícia hemolítica incluem: (a) doença hemolítica Rh; (b) incompatibilidade ABO; (c) deficiência de G6PD e incompatibilidade por grupos menores.

Doença hemolítica Rh (DRHN)

Resulta de aloimunização materna, em que os anticorpos são produzidos contra as células vermelhas fetais. Nesse contexto, quando as células vermelhas fetais são positivas para determinado antígeno, em geral o bebê apresenta fator Rh positivo, a mãe, fator Rh negativo e o pai, fator Rh positivo. Os anticorpos imunoglobulina materna IgG atravessam a placenta e vão para a circulação fetal, podendo causar sintomatologia variada no feto, desde uma anemia moderada a grave até hidropsia fetal.

A fim de facilitar o tratamento precoce em neonatos que não possuam o fator Rh, o tipo sanguíneo deve ser dosado, além da coleta da bilirrubina sérica no cordão. A contagem de reticulócitos deve ser realizada sempre antes da primeira exsanguineotransfusão (EST).

A fototerapia deve ser iniciada imediatamente após o nascimento, de forma contínua até um nível menor do que o estimado para a EST. Em prematuros, valores mais baixos para o tratamento da doença hemolítica Rh têm sido indicados.

Assim, a fototerapia e a EST são recomendadas quando o nível é maior do que 0,5% a 1% do peso ao nascer respectivamente.

A imunoglobulina endovenosa pode ser utilizada na dose de 500 mg/kg a cada 12 horas após a EST.

Incompatibilidade ABO

A incidência da incompatibilidade sanguínea ABO materno-fetal ocorre quando a mãe tem grupo sanguíneo O e o neonato tem o grupo sanguíneo A ou B. Ocorre em 15% a 20% do total de gestações.

Portanto, os RNs cujas mães pertencem ao grupo sanguíneo O devem ser avaliados mais de perto e reavaliados após 72 horas da alta.

A icterícia devida à incompatibilidade ABO usualmente aparece após 24 horas de vida.

Assim, na presença de icterícia clínica ou da icterícia que aparece dentro das 24 horas, realizar o *screnning* para ictérica patológica.

Iniciar fototerapia intensiva caso a bilirrubina sérica esteja entre 12 e 17 mg/dL dependendo da idade pós-natal do bebê.

Icterícia associada à deficiência de G6PD

É a mais comum das enzimopatias, sendo uma deficiência da enzima nos glóbulos vermelhos por deficiência do padrão da hexose monofosfato. A sua investigação deve ser considerada nos RNs com icterícia grave caso haja história na família de icterícia significante.

A diminuição da conjugação da bilirrubina resulta de variação dos genes UGT1A1 e OATP2, os quais possuem importante papel na progressão da hiperbilirrubinemia na deficiência de G6PD .

AVALIAÇÃO CLÍNICA DA ICTERÍCIA

A visualização da icterícia depende da experiência do profissional, da pigmentação da pele do RN e da luminosidade, sendo subestimada em bebês de pele mais pigmentadas e ambientes muito claros, e prejudicada em locais com pouca luz.

Todo RN ictérico com icterícia clínica em zona 2 (abaixo da linha do umbigo) deve ter uma dosagem de bilirrubina sérica ou transcutânea.

A avaliação da BTc é realizada de preferência no esterno. Atualmente os equipamentos importados Philips BiliCheck® e Dräger JM-103® estão disponíveis no mercado nacional e apresentam coeficiente elevado de correlação (0,80 a 0,85) com a BT sérica até valores de 13 a 15 mg/dL em RN com idade gestacional maior ou igual a 35 semanas, independentemente da coloração da pele, sendo úteis para triagem.

Importante saber que, se o resultados foram valores de BTc maiores ou iguais a 13 mg/dL, eles devem ser confirmados pela dosagem sérica de BT.

Inicialmente faça os seguintes questionamentos básicos:
1. Há necessidade de exames laboratoriais ou o seguimento clínico é suficiente?
2. Trata-se apenas de icterícia fisiológica ou há outra causa subjacente que necessita ser diagnosticada?
3. Pode-se liberar o RN para controle clínico periódico ou existe indicação para tratamento específico da hiperbilirrubinemia?

Segundo as recomendações do "*Neonatal jaundice: NICE guideline DRAFT (July 2015)*", deve-se atentar para a probabilidade de risco aumentado de desenvolver hiperbilirrubinemia nos RNs caso haja a presença de alguns dos seguintes fatores:
- Idade gestacional abaixo de 38 semanas;
- Irmão com história prévia de icterícia que necessitou de fototerapia;
- RN amamentado exclusivamente ao seio;
- Icterícia visível nas primeiras 24 horas de vida.

Avaliar sempre em todos os bebês:
- Na anamnese materna, verificar se existe algum fator que possa provocar o desenvolvimento de hiperbilirrubinemia logo após o nascimento;

- Examinar o RN procurando icterícia, especialmente nas primeiras 48 horas de vida.

Ainda sobre a avaliação clínica da icterícia, quando procurar por icterícia (inspeção visual):
- Examine o bebê despido preferencialmente na luz natural;
- Examine as escleróticas, gengivas e pele clara;
- **Jamais** confie somente na sua avaliação visual isolada para estimar o nível de bilirrubina de um RN ictérico.

Como mensurar o nível da bilirrubina:
- Use o bilirrubinômetro transcutâneo (BTc) em bebês com idade gestacional de 35 semanas ou mais e idade pós-natal acima de 24 horas;
- Se não tem como usar o BTc, medir a bilirrubinemia sérica;
- Se a medida do BTc indicar um nível de bilirrubina maior do que 250 micromol/L (aproximadamente 15 mg/dL), avalie o resultado mensurando a bilirrubina sérica;
- Sempre utilize a mensuração da bilirrubina sérica para determinar o nível de bilirrubina em bebês com icterícia antes das primeiras 24 horas de vida ou abaixo de 35 semanas de idade gestacional.

Atualmente o melhor método disponível para prever HG até a presente data é a determinação de bilirrubina transcutânea sérica (BTS) ajustada para horas de vida e para a idade gestacional atingida até o nascimento (nível de evidência 2b), como abordado na Figura 18.1.

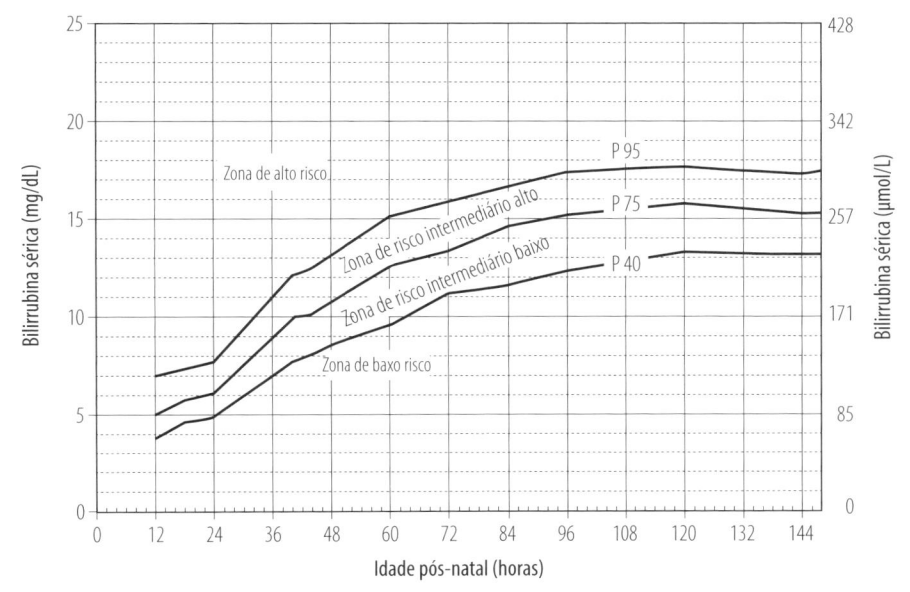

FIGURA 18.1. A designação de risco de RN saudável de termo ou próximo do termo baseia-se nos valores de bilirrubina específica para a idade em horas de vida. Fonte: Pediatrics 2004 e Maisels J.

A zona de alto risco é designada pelo percentil 95.

A zona de risco intermediária é subdividida em zonas de risco superior e inferior pelo de percentil 75.

A zona de baixo risco foi eletivamente e estatisticamente definida pelo percentil 40. (Extensões pontilhadas são baseadas em menos de 300 valores de BTS por época).

Nesse contexto, desde o nascimento e no decorrer da internação, todos os RNs com mais de 35 semanas apresentam como fator de risco para desenvolver hiperbilirrubinemia significante:

- Icterícia nas primeiras 24 a 36 horas de vida;
- Incompatibilidade materno-fetal de Rh (antígeno D – mãe negativa e RN positivo);
- Incompatibilidade ABO (mãe O, RN A ou B) ou antígenos irregulares;
- IG de 35 e 36 semanas (independentemente do peso ao nascer);
- Aleitamento materno com dificuldade ou perda de peso acima de 7% em relação ao peso de nascimento;
- Descendência asiática;
- Mãe diabética;
- Sexo masculino;
- Deficiência de G6PD;
- BT sérica ou transcutânea na zona de alto risco (P maior que 95) ou intermediária superior (P75 a 95) antes da alta hospitalar.

Atenção:
- A determinação da BTS ajustada para horas de vida (entre 18 e 72 horas) pode ser utilizada para prever as chances de o RN desenvolver HG sem Coombs direto positivo (nível de evidência 1b).
- Todas as mães devem ser testadas para ABO e Rh e para anticorpos anti-hemácias durante a gestação (recomendação grau D).
- Se a mãe não foi testada, o sangue de cordão deve ser enviado para tipagem e Coombs (recomendação grau D).
- Tipagem sanguínea e Coombs devem ser realizados em RN com icterícia precoce de mães do grupo sanguíneo O (recomendação grau B).
- RN de risco para deficiência de G6PD (de origem mediterrânea, Oriente Médio, africana e do Sudoeste Asiático) deve ser triado para tal (recomendação grau D); essa triagem deve ser efetuada em todo RN com HG (recomendação grau D).
- A coleta rotineira de hemoglobina ou hematócrito no sangue de isoimunização usando teste de Coombs, no sangue de cordão, não melhora os desfechos clínicos se comparada só com o teste para RNs cujas mães são do grupo sanguíneo O positivo (nível de evidência 2b).

- Testar todos os RNs cujas mães são do grupo sanguíneo O positivo não melhora os desfechos clínicos em comparação com aqueles desse mesmo grupo, mas que apresentem icterícia (nível de evidência 2b).
- BTS em sangue de cordão umbilical tem valor preditivo positivo baixo e a especificidade é muito ruim (nível de evidência 1b).

O Quadro 18.1 apresenta a conduta a ser realizada diante dos resultados da triagem para bilirrubina baseada no normograma de Bhutani, e o Quadro 18.2 apresenta os níveis para fototerapia em recém-nascidos pré-termo (RNPT).

QUADRO 18.1. Normograma de Bhutani

Zona	> 37 semanas e CD negativo	35-37 6/7 semanas ou CD positivo	35-37 6/7 semanas e CD positivo
Alta	Fototerapia	Fototerapia	Fototerapia
Intermediária alta	Investigação adicional ou necessita tratamento*	Fototerapia	Fototerapia
Intermediária baixa	Cuidados de rotina	Cuidados de rotina	Investigação adicional ou necessita tratamento*
Baixa	Cuidados de rotina	Cuidados de rotina	Cuidados de rotina

* O planejamento deve ser feito para uma reavaliação da bilirrubina em 24 horas da BTS. Fototerapia também pode ser indicada dependendo do nível indicado na Figura 18.1.
Adaptada de: Canadian Paediatric Society. Guidelines for detection, management and prevention of hyperbilirubinemia in term and late pretermnewborn infants (35 or more weeks' gestation). Paediatr Child Health. 2007;12 Suppl B.

QUADRO 18.2. Níveis para fototerapia em recém-nascidos pré-termo

< 1.000g – iniciar fototerapia se BT > 5 mg/dL
1.000 a 1.500g – iniciar fototerapia em níveis de BT entre 7 e 9 mg/dL
1.500 a 2.000g – iniciar fototerapia em níveis de BT entre 10 e 12 mg/dL
2.000 a 2.500g – iniciar fototerapia em níveis de BT entre 12 e 14 mg/dL

Para todos os RNs com IG maior ou igual a 35 semanas e peso maior ou igual a 2.000 gramas do nascimento até as 48 horas de vida, Almeida e Draque (PRORN 2015) recomendam seguir o roteiro abaixo.

Conduta terapêutica:
- Jamais utilize a luz solar para tratar hiperbilirrubinemia.

Recomendações:
- Se a concentração de BTS não indicar intervenção imediata, aplicar o resultado no normograma preditivo com a idade em horas do RN que foi obtido a amostra, e a zona de risco deverá ser registrada no prontuário e copiada para os pais. Assim, a orientação pós-alta deve ser individualizada de acordo com a avaliação de risco do RN (recomendação grau D).
- RN com HG ou prolongada (mais que duas semanas) deve ser investigado mais extensamente, inclusive com determinação da bilirrubina conjugada (recomendação grau C). Bilirrubina conjugada maior que 1,0 mg/dL ou maior que 20% da BTS indica investigação subsequente (por exemplo, colestase, hepatopatia, eritroblastose, Rh).

PREVENÇÃO DE HIPERBILIRRUBINEMIA GRAVE EM RN COM HEMÓLISE

Fenobarbital

Um estudo sobre o uso de fenobarbital para prevenir HG em RN com deficiência de G6PD não mostrou clinicamente resultados importantes. (evidência 1b).

Metaloporfirinas

As metaloporfirinas são análogos do heme que atuam por meio da inibição da hemeoxigenase, a enzima reguladora do catabolismo do heme em bilirrubina. Assim, impedem a formação de bilirrubina, reduzindo o nível de bilirrubina não conjugada nos RNs.

Os análogos sintéticos da heme oxigenase, como a tin-mesoporfirina (SnMP), inibem intensamente sua atividade e suprimem a produção de bilirrubina. Apesar das evidências iniciais favoráveis ao seu uso, estudos posteriores prospectivos fracassaram em demonstrar um benefício clínico importante (evidência grau 1b) e os compostos não estão disponíveis comercialmente.

PREVENÇÃO DE HIPERBILIRRUBINEMIA GRAVE EM RN COM HIPERBILIRRUBINEMIA LEVE A MODERADA

Fototerapia

Sabe-se que a fototerapia diminui a progressão para HG em RN com hiperbilirrubinemia moderada (evidência 1a).

O guideline para tratamento (Figura 18.2) é baseado em evidência direta limitada, mas o consenso do Subcomitê em Hiperbilirrubinemia da American Academy of Pediatrics é atualmente o mais apropriado padrão disponível.

Existe uma ferramenta útil na internet para ajudar a decidir sobre a indicação de fototerapia intensiva, seguindo este *guideline*: http://bilitool.org.

Recomendações:
- Um programa de apoio à amamentação deve ser instituído em todos os berçários (recomendação grau D).
- A suplementação rotineira de RN sob aleitamento materno com água ou água e glicose não é recomendada (recomendação grau B).

RN com teste de Coombs direto positivo que tem previsão de doença grave baseada no diagnóstico antenatal ou com elevado risco de progressão para EST baseada na progressão pós-natal da BTS deveria receber imunoglobulina intravenosa na dose de 0,5 a 1,0 g/kg (recomendação grau A), com cuidados para evitar hiperviscosidade sanguínea.
- Uma BTS consistente com risco elevado (Figura 18.1 e Quadro 18.1) merece vigilância aumentada para o desenvolvimento de HG com seguimento pós-alta em 24 a 48 horas, no hospital ou na comunidade, e repetição da BTS ou Btc na maioria das vezes (recomendação grau C).

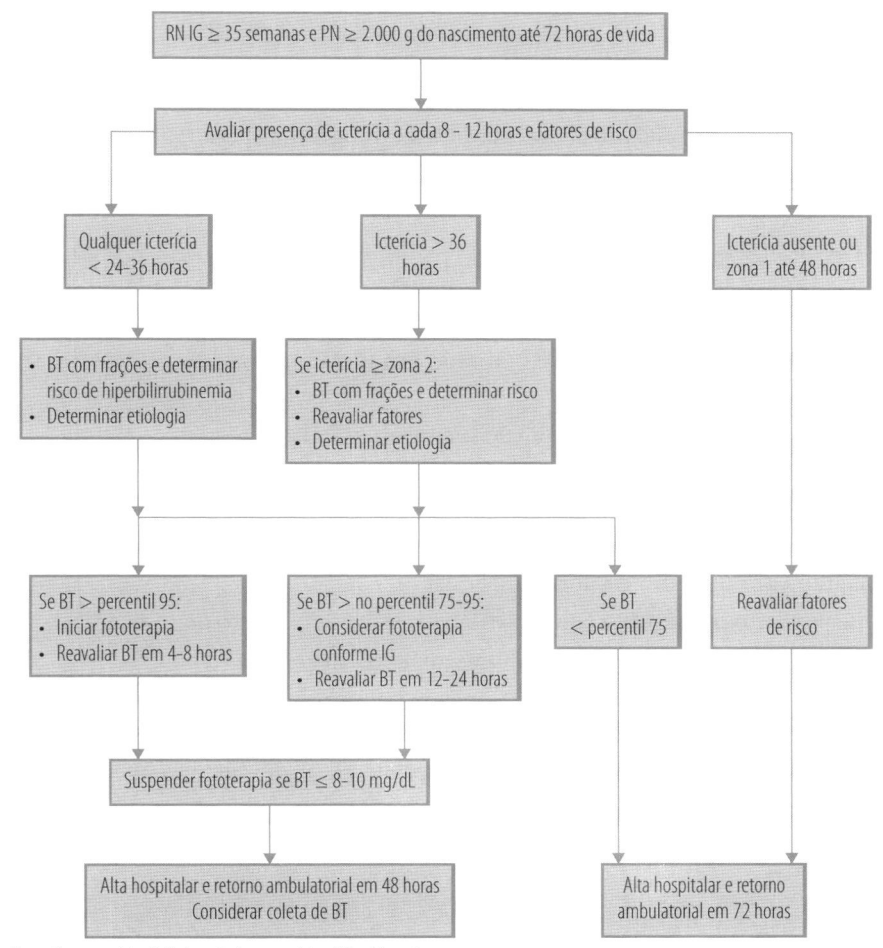

- Avaliar os fatores epidemiológicos de risco para hiperbilirrubinemia.
- Examinar o RN a cada 8-12 horas para detectar icterícia.
- Se a icterícia é visualizada antes de 24-36 horas, determinar a BT e identificar o risco de hiperbilirrubinemia significante (Figura 18.2) e considerar o uso de fototerapia.
- Após 36 horas de vida, se a icterícia atingir cicatriz do umbigo ou mais, determinar a BT para identificar o risco de hiperbilirrubinemia significanfe e:
  - Considerar o uso de fototerapia se BT > percentil 95 (Figura 18.2);
  - Continuar a internação e observar a evolução da icterícia se risco intermediário superior (entre percentis 75 e 95); determinar a BT a cada 12-24 horas e considerar o uso de fototerapia;
- Alta hospitalar se nível de risco intermediário inferior ou mínimo (abaixo do percentil 75) e retomo ambulatorial em 48-72 horas.
- Após 48 horas de vida, se RN sem icterícia ou icterícia somente em face e em condições clínicas adequadas, agendar retomo ambulatorial para 72 horas após a alta hospitalar.
- Sempre que houver fatores para hiperbilirrubinemia significante, deve-se ponderar o risco e o benefício da alta hospitalar, tendo como principal objetivo evitar a reinternação em decorrência da progressão da icterícia.

FIGURA 18.2. Algoritmo sobre as recomendações para o manejo da icterícia de acordo com hora de aparecimento e resultado da bilirrubina total.

- A amamentação ao seio deve ser mantida durante a fototerapia (recomendação grau A).
- Líquidos suplementares devem ser administrados por via oral ou intravenosa para RNs em fototerapia com risco elevado de progressão para EST (recomendação grau A).

Cuidados com o RN na fototerapia:

- Nos RNs com 35 semanas ou mais, a fototerapia deve ser instituída no alojamento conjunto, ao lado da mãe que amamenta em livre demanda;
- Evitar hiperaquecimento do RN monitorando a temperatura a cada 3 horas e pesá-lo diariamente;
- Aumentar a oferta hídrica em pelo menos 20 mL/kg;
- Usar proteção ocular, sem necessidade de proteção gonadal;
- Descontinuar a fototerapia durante a amamentação, com a retirada da cobertura dos olhos, desde que a bilirrubinemia não esteja muito elevada, estimulando o aleitamento materno em livre demanda;
- Suspender o tratamento quando os níveis estiverem abaixo da indicação;
- Realizar nova dosagem 12 a 24 horas após sua suspensão (rebotes).

Se houver a suspeita de icterícia prolongada pela síndrome do leite materno, esse só deve ser suspenso por 48 horas nos casos de valores de BT próximos a níveis de EST.

A eficácia da fototerapia depende em especial dos seguintes fatores: comprimento de onda da luz, sendo ideal as lâmpadas azuis, irradiância espectral e superfície corporal exposta à luz.

Efeitos colaterais da fototerapia:

- Fezes amolecidas esverdeadas;
- Eritema: acrílico (filtra raios UV);
- Hiperpigmentação: maior síntese de melanossomos;
- Bilirrubina e visão: possível lesão da via neural entre a retina e o córtex visual;
- Bilirrubina e audição: neuropatia auditiva que leva a distonia e atetose por predileção da bilirrubina às células dessa via;
- Síndrome do bebê bronze: RN com colestase e cor bronzeada plasma e urina por retenção dos fotoprodutos na bile (mais de 30% de cobreporfirina sérica).

Exsanguineotransfusão

Se a fototerapia falhar em controlar a elevação da bilirrubina, indica-se a EST para baixar a concentração de bilirrubina.

No caso do RNT saudável sem fatores de risco, considera-se EST quando a BTS for entre 22,0 e 25,0 mg/dL (apesar da fototerapia intensiva adequada). A investigação das causas da HG deve ser lembrada antes da EST, pois a coleta de sangue após esse procedimento contém sangue do doador e pouco do RN; amostras devem ser obtidas e estocadas para testes em glóbulos vermelhos como fragilidade osmótica, atividade enzimática (G6PD, deficiência de piruvato quinase), bem como para doenças metabólicas, hemoglobinopatias e análise cromossômica. O preparo do sangue para EST pode levar algumas horas, durante o que se recomenda manter o RN sob fototerapia intensiva, aporte de líquido e IGIV.

Caso o RN seja encaminhado para tratamento e já possua exames mostrando níveis de BTS acima do limite para EST, é razoável repetir a BTS logo antes da EST, desde que não haja atraso do tratamento. Com isso, algumas ESTs podem ser evitadas e, por conseguinte, seus riscos inerentes.

Importante ressaltar que a EST é um procedimento com morbidade substancial, por isso deverá ser realizada somente em centros especializados com a supervisão de um neonatologista experiente. Um RN com sinais clínicos de encefalopatia bilirrubinêmica aguda deverá ser submetido a EST o mais breve possível (evidência nível 4).

SEMPRE utilizar o sangue fator Rh negativo tipo O se houver incompatibilidade de Rh.

Na incompatibilidade ABO: somente sangue grupo O deve ser utilizado (Rh compatível).

Use a BTS sem subtrair a bilirrubina direta ou a bilirrubina conjugada.

Fatores de risco: doença hemolítica isoimune, deficiência de G6PD, asfixia, letargia significativa, instabilidade térmica, sepse, acidose ou albumina menor que 3,0 g/dL.

Bandeja para cateterismo:
- Um recipiente para soro e um para solução para antissepsia;
- Três pinças Kelly mosquito retas;
- Uma pinça íris reta ou curva sem dente;
- Uma pinça dente de rato micro;
- Duas pinças Backhaus;
- Um porta-agulha pequeno;
- Um cabo de bisturi;
- Uma tesoura íris;
- Cateter número 3.5, 4.0 ou 5.0;
- Lâmina de bisturi pequena;
- Fios de sutura seda 4.0;
- Seringas de 5 e 10 mL;
- Uma ampola de soro fisiológico.

Técnica:
- Mecanismo de troca de sangue, com remoção parcial: hemácias hemolisadas, Ac (80%) ligados ou não às hemácias, excesso de BB (50%);

- **Volume** a ser trocado: duas volemias (RNT: 80 mL/kg e RNPT: 100 mL/kg) em alíquotas de 5 a 10 mL, com duração 1 a 1:30h);
- Monitorizar o RN com monitor de frequência cardíaca e oxímetro de pulso;
- Aquecer o sangue reconstituído até a temperatura ambiente;
- Deixar pronto todo o material de reanimação para o caso de ser necessário;
- Colocar o bebê em um berço aquecido (o bebê deverá ter um acesso periférico para a infusão de sua hidratação venosa durante todo o procedimento);
- Conter o bebê com fitas;
- Providenciar uma cadeira de altura regulável confortável para que o profissional possa ficar sentado durante o procedimento;
- Lavar e escovar as mãos e os antebraços; paramentando-se com gorro, máscara, capote e luvas;
- Realizar antissepsia do local com clorexidina alcoólica, principalmente ao redor do local de inserção do cateter na pele e na saída do cateter;
- Colocar campos estéreis;
- Encaixar os dois *three-ways* em sequência no cateter venoso.
- No primeiro, acoplar o equipo do sangue (Figura 18.3A) e, no segundo, o equipo que sairá para descarte (lixo) (Figura 18.3B). Na outra saída do segundo, encaixar a seringa;
- Trabalhar com alíquotas de 5, 10 ou 15 mL: < 1.500g – alíquotas de 5; 1.500 a 2.500g – alíquotas de 10; 2.500g – alíquotas de 15;
- Abrir os dois *three-ways* para o bebê e a seringa;
- Começar retirando duas alíquotas: o profissional deve trabalhar com um balanço negativo;
- Aspirar o sangue da criança para a seringa, usando inicialmente duas alíquotas, a fim de manter um balanço negativo. Posteriormente, cada troca será de uma alíquota;
- Abrir o *three-way* entre a seringa e o lixo (fechando para a criança) e jogar o sangue dentro do lixo;

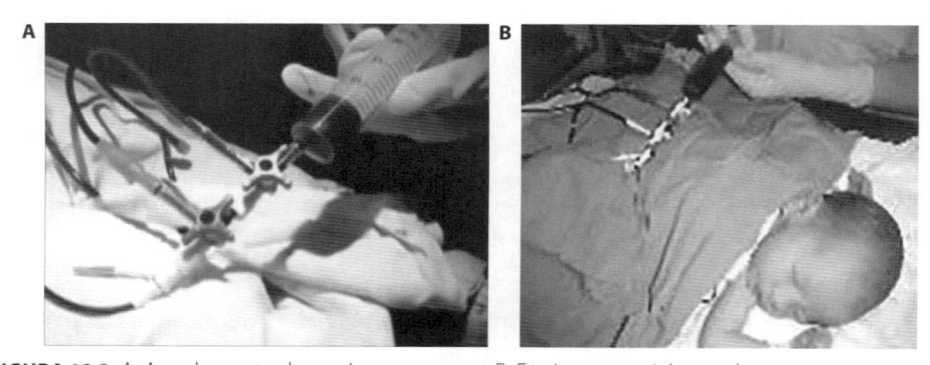

FIGURA 18.3. A. Acoplamento do equipo no sangue. B. Equipo que sairá para descarte.

- Fechar para o lixo novamente e abrir o *three-way* entre a seringa e o sangue, aspirando o sangue da bolsa. Um auxiliar deve uma vez por outra agitar levemente a bolsa de sangue;
- Fechar esse *three-way* para a bolsa de sangue, abrindo novamente a via entre a seringa e o bebê. Transfundir o sangue ao bebê lentamente (somente uma alíquota);
- Repetir esses passos até que todo o volume programado seja trocado;
- No término, verificar as funções vitais do bebê, a glicemia e os eletrólitos;
- Retornar o bebê para a fototerapia;
- Monitorizar a glicemia.

Se houver incompatibilidade ABO:

Utilizar eritrócitos do grupo O suspensos em plasma homólogo ao do RN.

A realização de compatibilidade do sangue (glóbulos) a ser infundido no RN e o soro materno por meio do Coombs indireto.

Dar preferência ao sangue total, por conter albumina no plasma e aumentar o poder de ligação com a bilirrubina.

Se houver incompatibilidade de Rh:

Utilizar sangue Rh negativo homólogo ao do RN no GS

OU

Sangue O negativo de doador com testes negativos para imunoacorpos anti-A e anti-B

OU

Sangue preparado em suspensão de eritrócitos O Rh negativo em plasma homólogo ao do RN.

Assim, as trocas devem ser realizadas da seguinte forma:
- Trocas de 5 mL por alíquota até 1.500g;
- Trocas de 10 mL por alíquota entre 1.500 e 2.500g;
- Trocas de 20 mL por alíquota acima de 2.500g.

Recomendações:
- O seguimento pós-alta adequado deve ser garantido para todos os RNs ictéricos (recomendação grau D).
- RNs que necessitam de fototerapia intensiva devem ser investigados para a causa da icterícia (recomendação grau C).

Nesse contexto, siga o roteiro para avaliação:
1. Avaliação da icterícia;
2. Análise visual apenas para relato em prontuário;
3. Dosagem de BTF;
4. Gráfico de Buthani – Zonas de risco;

5. Classificação do Risco do RN – 6 a 7;
6. Controle laboratorial;
7. Critérios para alta do RN;
8. Controle ambulatorial.

TRATAMENTO

Medidas gerais: Incentivar a amamentação na primeira hora.
Medidas específicas: Fototerapia, EST.
Tratamento farmacológico:

* Fenobarbital
* Imunoglobulina endovenosa (IVIG):

O uso da IVIG (500 mg/kg por 4 horas) está indicado nos casos graves de doença hemolítica conjuntamente com a fototerapia, causa a redução no grau de hemólise.

Dose de 0,5 a 1 g/kg dia em situação de isoimunização pelo Rh e ABO no caso de hiperbilirrubinemia que não melhora a despeito de fototerapia intensiva ou se o nível da bilirrubina estiver 3 a 4 mg% do nível que indica a EST, podendo, se necessário, repetir com 12 horas.

A terapia com a imunoglobulina endovenosa não diminuiu a fototerapia nem a duração da hospitalização em crianças com doença hemolítica ABO. Um cuidadoso acompanhamento de crianças com doença hemolítica ABO e fototerapia LED (alta intensidade: > 30 µW/cm²/nm) diminui a morbidade. Imunoglobulina endovenosa não demonstrou prevenir a hemólise na doença hemolítica ABO.

É o único agente terapêutico recomendado pela Academia Americana de Pediatria. A dose é 0,5 g/kg. Repetir a dose 24 a 48 horas depois, podendo usar até 1 g/kg se houver uma hemólise persistente. É uma terapia cara (VinodButhani).

Há relato de ocorrência de enterocolite necrosante com o uso de imunoglobulina, devido à alta hiperviscosidade da solução, com aumento do risco de trombose intestinal, devendo ser administrada em pelo menos em 4 horas.

De acordo com o *"Neonatal jaundice: NICE guideline DRAFT (July 2015)"*, NÃO utilize nenhuma dos abaixo nomeados para o tratamento da hiperbilirrubinemia: agar, albumina, barbitúricos, charcoal, colestiramina, clofibrato, D-penicilamina, glicerina, metaloporfirinas, manna, riboflavina, medicina tradicional chinesa, acupuntura, homeopatia.

SEGUIMENTO CLÍNICO

O seguimento clínico do RN com hiperbilirrubinemia não termina na alta do berçário. O conhecimento e o compromisso de acompanhamento da icterícia devem ser compartilhados com o pediatra da família que cuidará do RN pós-alta.

A vigilância rotineira do RN, seja no berçário, seja pós-alta, inclui a avaliação da amamentação e icterícia a cada 24 a 48 horas, até que o padrão de alimentação esteja satisfatório (por volta do terceiro ou quarto dia de vida). Todos os RNs ictéricos, especialmente aqueles de alto risco e aqueles em aleitamento exclusivo, deverão continuar sob monitorização até que as mamadas estejam bem estabelecidas, o ganho de peso adequado e a BTS começar a declinar.

RNs com isoimunização são de risco para desenvolver anemia intensa após algumas semanas; recomenda-se a repetição da hemoglobina em duas semanas se ela se encontrava baixa na alta do berçário e em quatro semanas se ela se encontrava normal na alta (evidência grau 5). RNs que necessitaram de EST ou aqueles com alterações neurológicas devem ser encaminhados para um programa de seguimento multidisciplinar. A perda de audição neurossensorial é de particular importância nos RNs com HG, e a triagem auditiva desses RNs deverá incluir o potencial evocado auditivo do tronco cerebral.

PREVENÇÃO

Inicia- se no período pré-natal, em todas as grávidas com a análise do grupo ABO e Rh, e *screening* de anticorpos.

Se a mãe é Rh negativa, realizar grupo Rh e teste de Coombs indireto na admissão na maternidade. No caso de ser O positivo, realizar dosagem no cordão umbilical (grupo sanguíneo ABO Rh) e Coombs direto.

Realizar a dosagem da bilirrubina, no caso de a icterícia surgir antes das 24 horas de vida.

Resumindo:

- Com base em fortes evidências, a amamentação, a prematuridade, a necessidade de fototerapia em irmão anterior e a icterícia observada antes da alta são os fatores de risco mais comuns associados à HG.
- Com base na avaliação de risco-benefício, a icterícia precoce nas primeiras 24 horas após o nascimento necessita de avaliação e coleta de bilirrubinas.
- Todos os RNs antes da alta deveriam ser submetidos à avaliação do risco para hiperbilirrubinemia com bilirrubinômetro e ter seguimento apropriado.
- A avaliação visual da icterícia não fornece uma avaliação segura dos níveis de bilirrubina sérica, assim o neonatologista ou pediatra deve checar a BTS ou BTc.
- O normograma em horas de vida do RN deve ser utilizado na avaliação e manejo da concentração da bilirrubina.

BIBLIOGRAFIA RECOMENDADA

Almeida MF, Draque CM. Neonatal jaundice and breastfeeding. Neoreviews. 2007;7 e282-7.

Almeida MFB. Icterícias no período neonatal. In: Freire LMS, editor. Diagnóstico diferencial em pediatria. Rio de Janeiro: Guanabara Koogan; 2008. p. 735-42.

Almeida MFB, Nader PJH, Draque CM. Icterícia neonatal. In: Lopez FA, Campos Jr. D, editores. Tratado de pediatria. 2ª ed. Barueri: Manole; 2010. p. 1515-26.

American Academy of Pediatrics, Subcommittee on Neonatal Hyperbilirubinemia. Management of hyperbilirubinemia in the newborn infant 35 or more weeks of gestation. Pediatrics 2004;114:297-316. (Erratum in 2004;114:1138)

American Academy of Pediatrics. Subcommittee on hyperbilirubinemia. Management of hyperbilirrubinemia in the newborn infant 35 or more weeks of gestation. Pediatrics. 2004;114:297-316.

American Academy of Pediatrics, Subcommittee on Neonatal Hyperbilirubinemia. Management of hyperbilirubinemia in the newborn infant 35or more weeks of gestation. Pediatrics. 2004;114:297-316. (Erratum in 2004;114:1138)

Beken S, Hirfanoglu I, Turkyilmaz C, Altuntas N, Unal S, Turan O, et al. Intravenous Immunoglobulin G Treatment in ABO Hemolytic Disease of the Newborn, is it Myth or Real? Indian J Hematol Blood Transfus. 2014;30(1):12-5.

Brasil. Ministério da Saúde. Datasus. Informações de Saúde. Estatísticas Vitais. Mortalidade e Nascidos Vivos: nascidos vivos desde 1994. Disponível em: <http://tabnet.datasus.gov.br/cgi/deftohtm.exe?sinasc/cnv/nvuf.def>. Acesso em: 28 set. 2917.

Canadian Paediatric Society. Guidelines for detection, management and prevention of hyperbilirubinemia in term and late preterm newborn infants (35 or more weeks' gestation). Paediatr Child Health. 2007;12 Suppl B.

Cremer RJ, Perryman PW, Richards DH. Influence of light on the hyperbilirubinaemia of infants. Lancet. 1958;1(7030):1094-7.

Draque CM, Sañudo A, de Araujo Peres C, de Almeida MF. Transcutaneous bilirubin in exclusively breastfed healthy term newborns up to 12 days of life. Pediatrics. 2011;128:e565-71.

Eggert LD, Wiedmeier SE, Wilson J, Christensen RD. The effect of instituting a prehospital-discharge newborn bilirubin screening program in an 18-hospital health system. Pediatrics. 2006;117(5):e855-62.

Figueras-Aloy J, Rodríguez-Miguélez JM, Iriondo-Sanz M, Salvia-Roiges MD, Botet-Mussons F, Carbonell-Estrany X. Intravenous immunoglobulin and necrotizing enterocolitis in newborns with hemolytic disease. Pediatrics. 2010;125(1):139-44.

Gregory MLP, Martin CR, Cloherty JP. Neonatal hyperbilirubinemia. In: Cloherty JP, Eichenwald EC, Hansen AR, Stark AR. Manual of neonatal care. 7th ed. Philadelphia: Lippincott, 2012. p. 304-39.

Hansen TW, Nietsch L, Norman E, Bjerre JV, Hascoet JM, Mreihil K, et al. Reversibility of acute intermediate phase bilirubin encephalopathy. Acta Paediatr. 2009;98(10):1689-94.

Ip S, Chung M, Kulig J, O'Brien R, Sege R, Glicken S, et al.; American Academy of Pediatrics Subcommittee on Hyperbilirubinemia. An evidence-based review of important issues concerning neonatal hyperbilirubinemia. Pediatrics. 2004;114(1):e130-53.

Imunoglobulina intravenosa na doença hemolítica isoimune: atualização da revisão sistemática e metanálise Arch Dis Child Fetal Neonatal Ed. 2014;99:F325–F331.

Keren R, Tremont K, Luan X, Cnaan A. Visual assessment of jaundice in term and late preterm infants. Arch Dis Child Fetal Neonatal Ed. 2009;94(5):F317-22.

Maisels MJ. Noninvasive measurements of bilirubin. Pediatrics. 2012;129(4):779-81.

Maisels MJ, Bhutani VK, Bogen D, Newman TB, Stark AR, Watchko JF. Hyperbilirubinemia in the newborn infant > or =35 weeks' gestation: an update with clarifications. Pediatrics. 2009;124(4):1193-8.

Mishra S, Agarwal R, Deorari AK, Paul VK. Jaundice in the newborns. Indian J Pediatr. 2008;75(2):157-63.

Navarro M, Negre S, Matoses ML, Golombek SG, Vento M. Necrotizing enterocolitis following the use of intravenous immunoglobulin for haemolytic disease of the newborn. Acta Paediatr. 2009;98(7):1214-7.

NICE – National Institute for Health and Care Excellence. Jaundice in newborn babies under 28 days. Disponível em: <https://www.nice.org.uk/guidance/cg98/chapter/Recommendations#measuring-and-monitoring-bilirubin-thresholds-before-and-during-phototherapy>. Acesso em: 28 set. 2017.

Riskin A, Abend-Weinger M, Bader D. How accurate are neonatologists in identifying clinical jaundice in newborns? Clin Pediatr (Phila). 2003;42(2):153-8.

Watchko JF. Identification of neonates at risk for hazardous hyperbilirubinemia: emerging clinical insights. Pediatr Clin North Am. 2009;56(3):671-87,

Watchco JF. Neonatal hiperbilirrubin indirect and kernicterus. In: Gleason CA, Devaska RSU. Avery's disease of the newborn. 9th ed. Philadelphia: Saunders; 2012. p. 1123-142.

Ullah S, Rahman K, Hedayati M. Hyperbilirubinemia in Neonates: Types, Causes, Clinical Examinations, Preventive Measures and Treatments: A Narrative Review Article. Iran J Public Health. 2016;45(5):558-68.

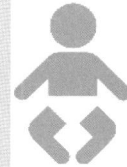

CONVULSÃO NEONATAL

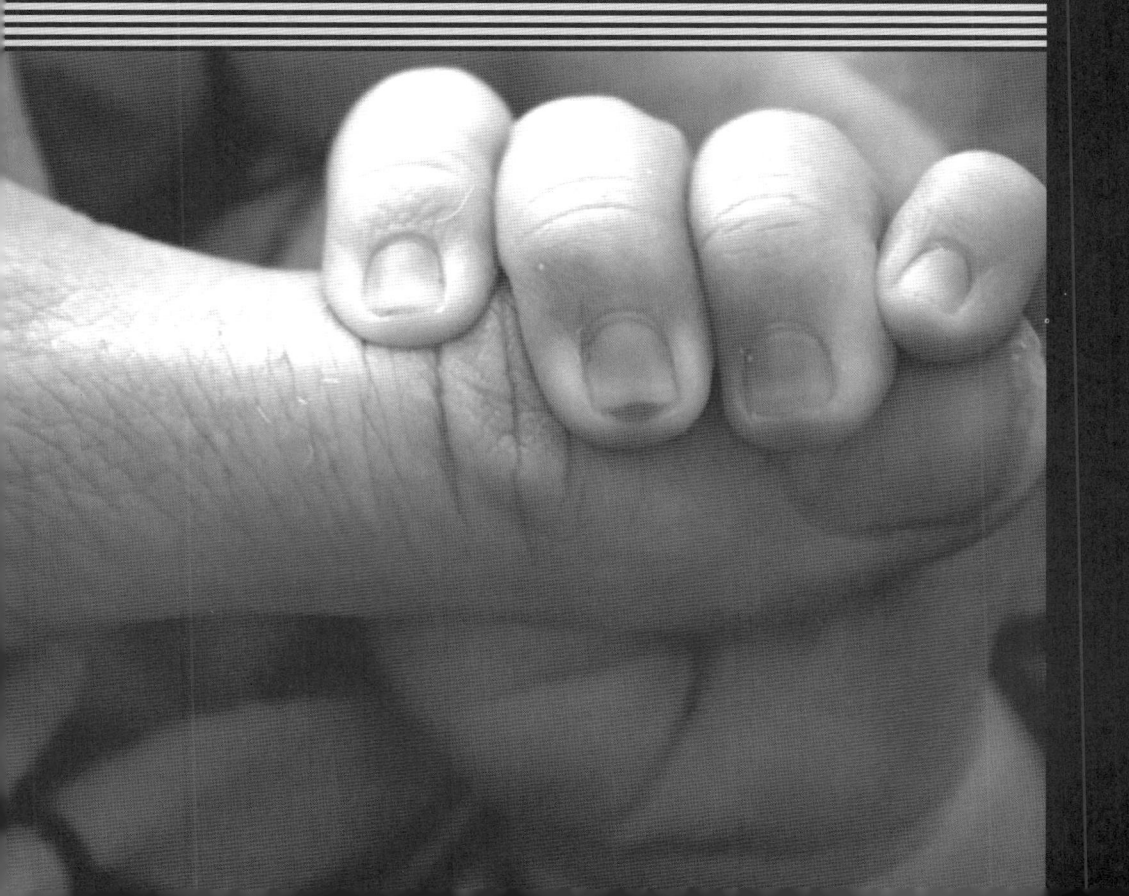

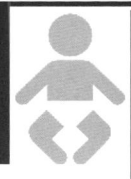

Capítulo 19

CONVULSÃO NEONATAL

Regina Célia Beltrão

Entre as patologias neurológicas mais frequentes do período neonatal, encontram-se as crises convulsivas, cuja incidência varia acima de 3 a 5 em cada 1.000 nascimentos e de 2 a 3 a cada 1.000 recém-nascidos a termo (RNTs), e de 10 a 15 por 1.000 RNTs.

A convulsão neonatal está associada com o desenvolvimento de paralisia cerebral, atrasos cognitivos e epilepsia tardia.

CAUSAS DE CRISES CONVULSIVAS NO PERÍODO NEONATAL

1. Encefalopatia hipóxico-isquêmica:

Causa mais comum em RNT (40% a 60% dos casos) com prognóstico reservado. Geralmente ocorre nas primeiras 24 horas de vida. Pode ser de difícil controle

2. Hemorragia intracraniana:
- Hemorragia intraventricular
- Hemorragia intracerebral
- Hemorragia subdural
- Hemorragia subaracnoide

3. Infecções do sistema nervoso central:
- Meningite bacteriana
- Meningite viral
- Encefalite
- Infecções congênitas (TORCHS – toxoplasmose, outras infecções, rubéola, cito-megalovirose, herpes e sífilis)

4. Causas metabólicas:

Hipoglicemia

- Hipocalcemia
- Hipomagnesemia
- Hipo/hipernatremina
- Dependência de pirodoxina

5. Erros inatos do metabolismo

6. Síndrome de abstinência a drogas

7. Congênitas:

- Anomalias cromossômicas
- Anormalidades congênitas cerebrais
- Desordens neurovegetativas

8. Convulsões neonatais benignas:

Usualmente crises convulsivas clônicas multifocais que se iniciam no quinto dia de vida (geralmente parando no 15º dia de vida) e são de causa desconhecida.

9. Convulsões neonatais familiares benignas:

Geralmente se apresentam como crise convulsiva tônico-clônica no segundo ou terceiro dia de vida. Cessam após algumas semanas, com bom prognóstico.

TABELA 19.1. Diagnóstico diferencial entre convulsão e abalo

Aspectos clínicos	Abalos	Convulsão
Movimentos oculares anormais ou olhar fixo	-	+
Movimentos estímulo-sensíveis	+	-
Movimentos predominantes	Tremor (movimento rítmico rápido)	Movimentos clônicos correspondentes rápidos e lentos
Movimentos cessam com a flexão passiva	+	-
Alterações autossômicas	-	+

Fonte: Sociedade Brasileira de Pediatria (SBP).

Início das convulsões e etiologia:

- De 0 a 3 dias: encefalopatia hipóxico-isquêmica, hipoglicemia, hipocalcemia, hemorragia intracraniana, toxicidade de drogas, síndrome de abstinência, malformação cerebral, infarto cerebral, dependência de piridoxina;
- De 3 a 7 dias: infecção intracraniana, malformação cerebral, desordens metabólicas hereditárias, hipocalcemia;
- Acima de 7 dias: malformação cerebral, desordens metabólicas hereditárias, meningoencefalites, kernicterus (50% dos casos), intoxicação por anestésicos locais.

TIPOS DE CRISES CONVULSIVAS

- Focais: caracterizam-se por abalos dos membros ou da face com frequência de um a três ciclos por segundo. O RNT está consciente durante o episódio. Associam-se frequentemente a lesões isquêmicas, enfartes cerebrais ou distúrbios metabólicos;

- Clônicas: ocorrem em 50% dos RNs, predominantemente em RNTs. Iniciam-se por movimentos clônicos de um ou mais membros do corpo, migrando para outros de forma desordenada;
- Tônicas: ocorrem mais frequentemente nos PT (20%). Podem ser focais ou generalizadas. Caracterizam-se por rigidez de um grupo muscular com duração variável à qual se segue um relaxamento. Pode envolver os membros, face, pescoço e tronco. O envolvimento dos músculos do dorso origina uma postura em opistótonos. A forma generalizada ocorre com extensão tônica de todos os membros, mimetizando descerebração. Nos PT essas posturas anormais estão comumente associadas à hemorragia intraventricular grave. Nem sempre têm tradução eletroencefalográfica.
- Mioclônicas: 5% das contraturas isoladas rápidas. Distinguem-se dos movimentos clônicos por corresponderem a abalos mais rápidos, com predileção pelos músculos flexores. Das três variedades, a forma generalizada é a que se associa mais frequentemente a alterações paroxísticas na eletroencefalografia (EEG).

DIAGNÓSTICO

O diagnóstico das convulsões neonatais baseia-se na identificação dos fatores de risco e nas características de suas manifestações:

- História da gestação e parto;
- História familiar;
- Período do início das convulsões;
- Tipo de convulsão;
- Patologias associadas;
- Exame clínico detalhado;
- Exame neurológico minucioso;
- Exames complementares (laboratoriais, EEG, tomografia computadorizada de crânio, ressonância magnética).

A Tabela 19.2 apresenta a triagem etiológica das convulsões.

TABELA 19.2. Triagem etiológica das convulsões

Processo predisponente	Causa provável da convulsão
Parto hipóxico	Hipóxia cerebral e hipoglicemia
Parto rápido ou mecanicamente difícil	Hemorragia intracraniana
RN pequeno para a idade gestacional, menor dos gêmeos	Hipoglicemia
RN prematuro	Hemorragia intracraniana, meningite e hipoglicemia
Diabetes materno	Hipoglicemia e hipocalcemia
Febre ou pielonefrite materna não tratada	Meningite
Hiperparatireoidismo materno	Hipocalcemia
RNT sadio alimentado com leite de vaca	Hipocalcemia (no final da primeira semana)

Exames complementares:

- Hemograma completo com contagem de plaquetas;
- Urina;
- Glicemia, ureia, creatinina, cálcio, magnésio, fósforo, eletrólitos;
- Gasometria arterial (avaliar oxigenação, análise ácido-básico);
- Análise do liquor;
- Culturas de sangue, urina e liquor;
- EEG;
- Sorologia para TORCH* e culturas virais;
- Estudos dos metabólitos em sangue e urina (bilirrubina, amônia, lactato, substância redutora);
- *Screening* para tóxicos em sangue e urina;
- Ultrassom transfontanelar;
- Tomografia computadorizada de crânio;
- Ressonância magnética do crânio.

Tratamento:

1. Assegurar ventilação e perfusões adequadas;
2. Iniciar ventilação e perfusões adequadas;
3. Monitorização contínua;
4. Suspender a dieta com sonda orogástrica aberta;
5. Garantir acesso venoso;
6. Exames para dosagem de glicose, eletrólitos inclusive, cálcio magnésio, lactato e gasometria;
7. Afastar hipoglicemia pela fita reagente (Dextrostix) imediatamente; no caso de menos de 45 mg%, fazer *push* de glicose com soro glicolisado (SG) 10% (2 mL/kg) e manutenção com uma taxa de infusão de glicose (TIG) de 6 a 8 mg/kg/min;
8. Drogas anticonvulsivantes:

Fenobarbital sódico (Fenocris® 1 mL/100 mg) – primeira escolha no período neonatal. Fazer uma dose de ataque endovenosa (EV) de 20 mg/kg em 15 a 20 minutos. Se persistir a convulsão, fazer doses adicionais de 5 mg/kg EV a cada 5 a 10 minutos até a convulsão cessar ou até atingir uma dose total de 40 mg/kg.

* Importante: evitar a dose total de 40 mg/kg em RN com asfixia grave associada à insuficiência hepática ou renal, devido aos níveis tóxicos, promovendo sedação e comprometimento cardiovascular (não ultrapassar a dose de ataque de 20 mg/kg). Cuidado com a hipotensão e o padrão respiratório. A dose de manutenção é de 3 mg/kg/dia EV ou via oral (VO) dividida de 12 em 12 horas. A dose de manutenção é iniciada após 12 horas da dose de ataque. O nível terapêutico é 15 a 40 µg/mL.

Fenitoína (Hidantal® 50 mg/mL) – droga de segunda escolha; dose de ataque EV de 20 mg/kg; infundir 0,5 mg/kg/minuto, sendo 1 mg de fenitoína para 1 mL de soro fisiológico (SF) 0,9% (não diluir em SG). Realizar monitoração cardíaca durante a infusão, pelo risco de arritmia cardíaca. Se a crise não cessar, pode adicionar 10 mg/kg EV. A dose de manutenção é de 5 a 7 mg/kg/dia EV dividida em doses de 12 em 12 horas. A dose de manutenção é iniciada após 12 horas da dose de ataque. O nível sérico a ser atingido é de 15 a 20 µg/mL.

Midazolam (Dormonid® 5 mg/mL) – é um benzodiazepínico hidrossolúvel indicado como a terceira medicação quando a convulsão não cessa com o uso de fenobarbital e fenitoína. A dose de ataque é 0,15 mg/kg por via EV em pelo menos 5 minutos, e a dose de manutenção é feita em infusão contínua EV de 0,06 a 0,4 mg/kg/hora (conforme a necessidade e tolerância), por 12 horas, reduzindo-se lentamente (diluição em SG 5%, SF 0,9% ou água destilada). Se as crises retornarem, realizar novo aumento e manutenção por 12 horas. Se o midazolam for utilizado por um período superior a 96 horas, a sua retirada deve ser gradual, para evitar síndrome de abstinência.

Tiopental – está indicado quando a convulsão for refratária ao uso de fenobarbital, fenitoína e midazolam. A dose de ataque é de 2 a 5 mg/kg EV. A dose de manutenção é iniciada em 10 a 20 µg/kg/minuto. Pode-se aumentar de 10 em 10 µg/kg/minuto até o controle das crises (a maioria das crises é controlada antes de se atingir 100 µg/kg/minuto). Iniciar a retirada do tiopental após 24 a 48 horas do controle da crise. Procurar retirar gradualmente, de maneira proporcional ao aumento realizado para o controle da crise. Apresenta como efeitos colaterais: hipotensão, depressão respiratória, apneia e laringoespasmo.

Descontinuação das drogas: cinco dias sem convulsões → dose Hidantal para 4 mg/kg/dia → 3 mg/kg/dia → suspender. Permanecendo só com o fenobarbital.

Outras medicações: gluconato de cálcio 10% – 2 a 4 mL/kg EV, procedendo à monitoração cardíaca; sulfato de magnésio a 50% – 0,2 mL/kg intramuscular; piridoxina (vitamina B6) – 50 a 100 mg EV (*bolus*).

Descontinuação das drogas: midazolam – é descontinuado em três a quatro dias; fenitoína – após cinco dias sem crise convulsiva, reduzir a dose da fenitoína para 4 mg/kg/dia, depois para 3 mg/kg/dia, e então suspender a droga, permanecendo apenas o fenobarbital.

Duração do tratamento com anticonvulsivantes:
- Fenitoína – é retirada quando o RN completar cinco dias sem convulsões;
- Fenobarbital:
  - Se as convulsões forem de fácil controle e o exame neurológico do recém-nascido for normal, suspende-se o fenobarbital ainda no período neonatal;
  - Se as convulsões forem de difícil controle ou o exame neurológico do neonato for anormal, realiza-se nova avaliação aos 3 meses; se o exame neurológico for normal, realiza-se a retirada gradual em duas semanas;

Realizar nova avaliação neurológica aos 6 meses de vida: se o exame neurológico for anormal, realizar EEG; se anormalidade for suave, fazer a retirada gradual em quatro semanas.

BIBLIOGRAFIA RECOMENDADA

Donovan MD, Griffin BT, Kharoshankaya L, Cryan JF, Boylan GB. Pharmacotherapy for Neonatal Seizures: Current Knowledge and Future Perspectives. Drugs. 2016;76(6):647-61.

Gonçalves AL, et al. Rotinas médicas em neonatologia. Ribeirão Preto, São Paulo; 2006. p. 116-7.

Kwon JM, Guillet R, Shankaran S, Laptook AR, McDonald SA, Ehrenkranz RA, et al.; Eunice Kennedy Shriver National Institute of Child Health and Human Development Neonatal Research Network. Clinical seizures in neonatal hypoxic-ischemic encephalopathy have no independent impact on neurodevelopmental outcome: secondary analyses of data from the neonatal research network hypothermia trial. J Child Neurol. 2011;26(3):322-8.

Loman AM, ter Horst HJ, Lambrechtsen FA, Lunsing RJ. Neonatal seizures: aetiology by means of a standardized work-up. Eur J Paediatr Neurol. 2014;18(3):360-7.

Lopes A, Vilan A, Guedes MB, Guimarães H. [Neonatal seizures in a tertiary neonatal intensive care unit]. Acta Med Port. 2012;25(6):368-74.

Maartens IA, Wassenberg T, Buijs J, Bok L, de Kleine MJ, Katgert T, et al. Neurodevelopmental outcome in full-term newborns with refractory neonatal seizures. Acta Paediatr. 2012;101(4):e173-8.

Margotto PR. Convulsões no recém-nascido. In: Margotto PR. Assistência ao recém-nascido de risco. 2ª ed. Brasília: Brasília: Hospital Anchieta Brasília; 2006. cap. 10, p. 318-21.

Murray DM, Boylan GB, Ali I, Ryan CA, Murphy BP, Connolly S. Defining the gap between electrographic seizure burden, clinical expression and staff recognition of neonatal seizures. Arch Dis Child Fetal Neonatal Ed. 2008;93(3):F187-91.

Pisani F, Cerminara C, Fusco C, Sisti L. Neonatal status epilepticus vs recurrent neonatal seizures: clinical findings and outcome. Neurology. 2007;69(23):2177-85.

Pisani F, Facini, Pavlidis E, Spagnoli C, Boylan G. Epilepsy after neonatal seizures: literature review. Eur J Paediatr Neurol. 2015;19(1):6-14.

Sands TT, McDonough TL. Recent advances in neonatal seizures. Curr Neurol Neurosci Rep. 2016;16(10):92.

Shah P, Perlman M. Neurologic disorders. In: Kirpalani H, Moore A, Perlman M. Residents handbook of neonatology, 3rd ed. Shelton: PMPH-USA; 2006. p. 337-57.

Shellhaas RA, Chang T, Tsuchida T, Scher MS, Riviello JJ, Abend NS, et al. The American Clinical Neurophysiology Society's Guideline on Continuous Electroencephalography Monitoring in Neonates. J Clin Neurophysiol. 2011;28(6):611-7.

Shetty J. Neonatal seizures in hypoxic-ischaemic encephalopathy – risks and benefits of anticonvulsant therapy. Dev Med Child Neurol. 2015;57 Suppl 3:40-3.

Srinivasakumar P, Zempel J, Trivedi S, Wallendorf M, Rao R, Smith B, et al. Treating EEG Seizures in Hypoxic Ischemic Encephalopathy: A Randomized Controlled Trial. Pediatrics. 2015;136(5):e1302-9.

Tymofiyeva O, Hess CP, Xu D, Barkovich AJ. Structural MRI connectome in development: challenges of the changing brain. Br J Radiol. 2014;87(1039):20140086.

Vesoulis ZA, Mathur AM. Advances in management of neonatal seizures. Indian J Pediatr. 2014;81(6):592-8.

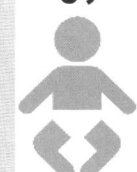

PROBLEMAS RESPIRATÓRIOS DO RECÉM-NASCIDO

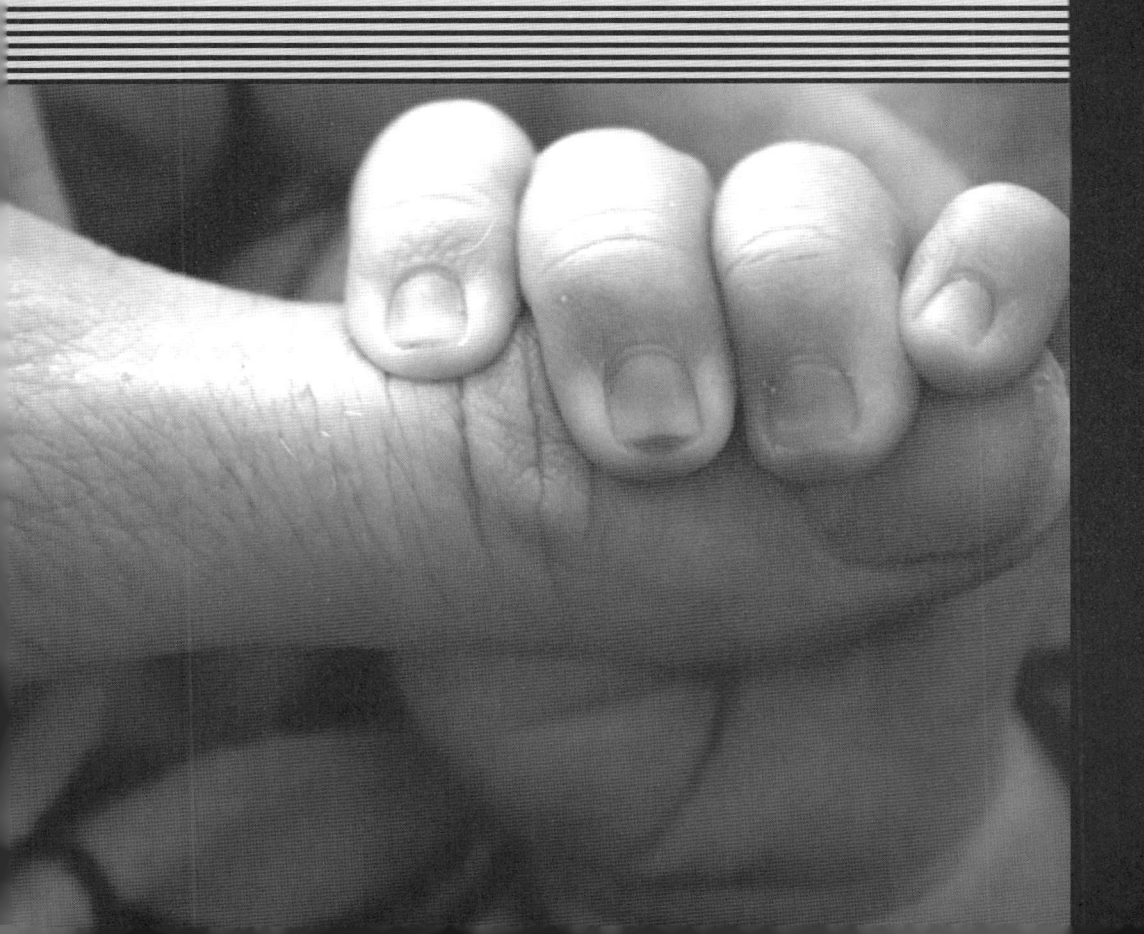

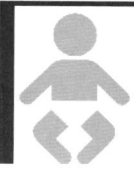

Capítulo 20

DIFICULDADE RESPIRATÓRIA NO RECÉM-NASCIDO

Aurimery Gomes Chermont

O desconforto respiratório é uma das causas mais comuns de admissão nas unidades de terapia intensiva neonatais (UTINs). Em torno de 15% dos recém-nascidos a termo (RNTs) e 29% dos prematuros tardios admitidos na UTIN desenvolvem significante morbidade respiratória, sendo essa taxa ainda maior para RNs nascidos antes de 34 semanas de idade gestacional.

Alguns fatores de risco aumentam sobremaneira as chances de desenvolver desconforto respiratório, como prematuridade, aspiração meconial, parto cesáreo, diabetes gestacional, corioamnionite, oligo ou polidrâmnio ou anormalidades estruturais do pulmão.

Contudo, predizer quais neonatos se tornarão sintomáticos nem sempre é possível antes do nascimento. Ainda, caso não seja reconhecida a causa e manejado de forma adequada, o desconforto respiratório pode evoluir para insuficiência respiratória, que, se não tratada, pode acabar em parada cardiopulmonar.

É importante saber reconhecer os sinais do desconforto respiratório neonatal. O aumento do trabalho respiratório é evidenciado como taquipneia, batimento de asa do nariz, retrações do tórax e/ou gemência. A frequência respiratória normal varia entre 30 e 60 respirações por minuto. Taquipneia é a frequência respiratória acima de 60 respirações por minuto. O mecanismo é compensatório para hipercarbia, hipoxemia ou acidose (metabólica e respiratória), que, apesar de ser comum, é um achado inespecífico dentro da gama de variadas causas respiratórias, cardiovasculares, metabólicas ou doenças sistêmicas.

A Figura 20.1 apresenta um fluxograma da dificuldade respiratória.

Infelizmente, a síndrome do desconforto respiratório (SDR) tem destaque nos índices de mortalidade neonatal. Sabe-se que cerca de 60% dos prematuros menores de 30 semanas vão desenvolver a patologia, bem como 5% dos RNs com mais de 37 semanas.

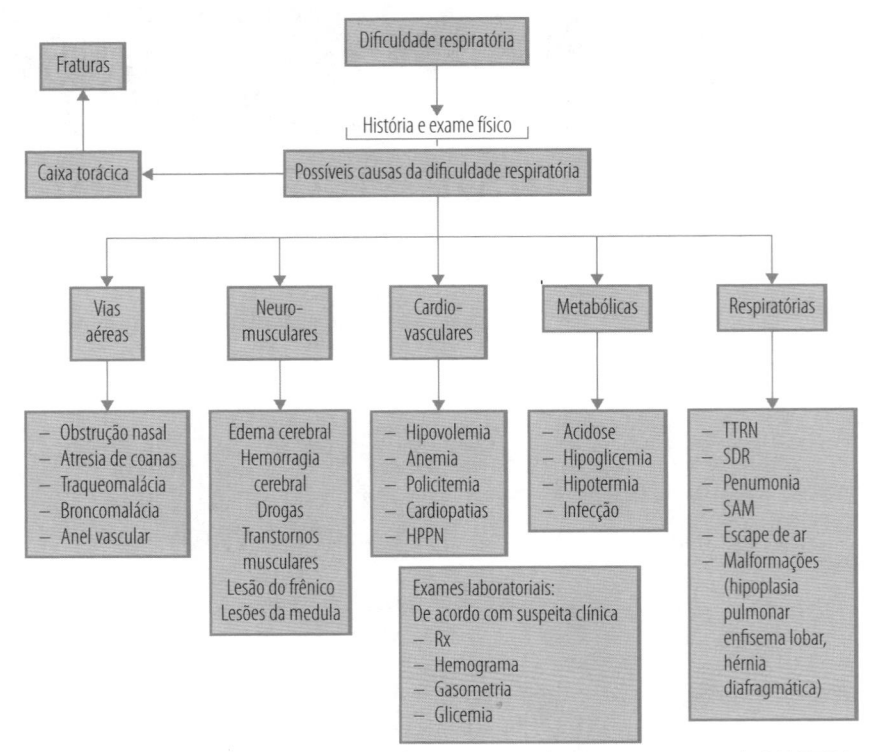

FIGURA 20.1. Dificuldade respiratória. HPPN: hipertensão pulmonar persistente do RN; TTRN : taquipneia transitória neonatal; SDR: síndrome do desconforto respiratório do RN; SAM: síndrome de aspiração de mecônio. Fonte: Academia Americana de Pediatria (AAP), 2009.

A principal causa da SDR é a deficiência de surfactante, mistura de fosfolípides responsável pela redução da tensão superficial alveolar. Assim, com a estabilidade alveolar comprometida, formam-se áreas de atelectasias.

O Quadro 20.1 apresenta os fatores de risco para patologia respiratória no RN.

QUADRO 20.1. Fatores de risco para patologia respiratória no recém-nascido

	Mecanismo
Prematuridade	• Déficit de surfactante (inversamente proporcional à IG) • Caixa torácica demasiado complacente, que não consegue gerar pressões ventilatórias suficientes
Diabetes materno	• Atraso na maturidade pulmonar
Cesariana	• Atraso na absorção do líquido amniótico pulmonar (não houve compressão torácica; ausência de passagem pelo canal de parto)
Stress fetal	• Associado à síndrome de aspiração meconial
Mecônio	• Preenchimento alveolar por mecônio aspirado • Asfixia preexistente exacerba a agressão causada pelo mecônio
Frio/Hipotermia	• Diminuição da produção de surfactante
Analgesia materna com opiáceos	• Depressão respiratória • Diminuição da capacidade residual funcional
Colonização materna por SGB	• Pneumonia, sepsis e meningite

No Quadro 20.2, observam-se os sinais respiratórios no período neonatal.

QUADRO 20.2. Sinais respiratórios no período neonatal

	Definição
Taquipneia neonatal	• FR > 60 ciclos/minuto
Apneia	• Pausa respiratória > 20 segundos ou qualquer pausa acompanhada de cianose e bradicardia
Cianose central	• Coloração azulada dos lábios, mucosas e tronco
Gemido	• Ruído audível durante a expiração
Adejo nasal	• Movimentação das asas do nariz com alargamento das narinas durante a inspiração
Tiragem	• Retração da pele acima das clavículas (supraclavicular), nos espaços intercostais (intercostal) ou abaixo do esterno (infracostal) durante a inspiração

No Quadro 20.3, pode-se verificar o diagnóstico diferencial dos problemas respiratórios no período neonatal.

QUADRO 20.3. Diagnóstico diferencial dos problemas respiratórios no período neonatal

	Diagnóstico
Respiratório superior	• Nasal: atresia das coanas, hipoplasia do andar médio da face • Oral: sequência de Pierre-Robin (micro ou retrognatia, glossoptose, com ou sem fenda do palato) • Cervical: bócio, higroma quístico • Laríngeo: laringomalácia, hemangioma, quisto supraglótico, paralisia das cordas vocais, estenose subglótica • Traqueal: fístula traqueoesofágica
Respiratório inferior	• Pneumonia: SGB, listeria, bacilos coliformes, CMV, rubéola, VHS, *Chlamydia* • Síndrome de aspiração meconial • Taquipneia transitória do recém-nascido/SDR tipo II • Ar ectópico: enfisema intersticial pulmonar, pneumotórax, pneumomediastino SDR tipo I / doença das membranas hialinas • Malformações: agenesia/hipoplasia pulmonar, enfisema lobar congênito, malformação adenomatoide cística
Cardiovascular	• Cardiopatia congênita • Hipertensão pulmonar persistente do recém-nascido • Hipotensão • Hipovolemia
Gastrointestinal	• Hérnia diafragmática
Sistema nervoso central	• Hemorragia intracraniana • Meningite • Encefalopatia hipóxico-isquêmica • Patologia convulsiva primária • Doenças neuromusculares
Metabólico	• Hipotermia • Hipoglicemia, hipocalcemia • Acidose metabólica • Depressão respiratória induzida por opiáceos • Meta-hemoglobinemia
Hematológico	• Policitemia, anemia
Infeccioso	• Sepse (com ou sem meningite)

No Quadro 20.4, consta o diagnóstico diferencial de desconforto respiratório em RN.

QUADRO 20.4. Diagnóstico diferencial de desconforto respiratório em recém-nascido

Mais comuns	Menos comuns
Taquipneia transitória do RN	Hemorragia pulmonar
Síndrome do desconforto respiratório	Quilotórax
Pneumonia	Desordens neuromusculares
Síndrome da aspiração de mecônio	Acidose metabólica
Pneumotórax	Hérnia diafragmática
Hipertensão pulmonar primária do RN	Fístula traqueoesofágica
Cardiopatia congênita do RN	Atresia de coana
Encefalopatia hipóxico-isquêmica	Enfisema lobar
Aspiração de leite ou sangue	Hipoplasia pulmonar

BOLETIM DE SILVERMAN ANDERSEN (BSA)

Nesse boletim o somatório das notas abaixo de 5 significa que o RN apresenta dificuldade respiratória leve. No entanto, se for igual a 10, indica o máximo grau de dispneia neonatal.

Se o BSA pontuar de 4 a 6 no RN já em uso de oxigenoterapia com fração inspirada de oxigênio (FiO_2) maior ou igual a 60%, indica necessidade de ajuste de suporte ventilatório tipo CPAP ou ventilação assistida com intubação neonatal.

TAQUIPNEIA TRANSITÓRIA DO RECÉM-NASCIDO (TTRN)

É a causa mais comum de desconforto respiratório precoce no RNT e no pré-termo tardio, causado pelo atraso na reabsorção do líquido pulmonar fetal.

Critérios diagnósticos:
1. Aumento do trabalho respiratório com taquipneia;
2. Início do desconforto nas primeiras horas após o nascimento, melhorando a partir de 24 a 48 horas;
3. Radiografia de tórax é típica e consiste de congestão peri-hilar radiada e simétrica, espessamento de cisuras interlobares, hiperinsuflação pulmonar leve ou moderada e, ocasionalmente, discreta cardiomegalia e/ou derrame pleural (Figura 20.2).

A Figura 20.3 apresenta o fluxograma da etiopatogenia da TTRN, e a Tabela 20.1 apresenta as diferenças entre TTRN e DMH.

TRATAMENTO

O mais importante é realizar a profilaxia da TTRN, a fim de atenuar os efeitos da excessiva sedação e hidratação materna, da asfixia intrauterina e do parto cesáreo.

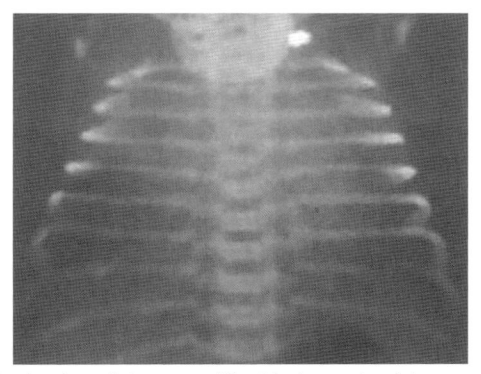

FIGURA 20.2. Radiografia do tórax típica para dificuldade respiratória.

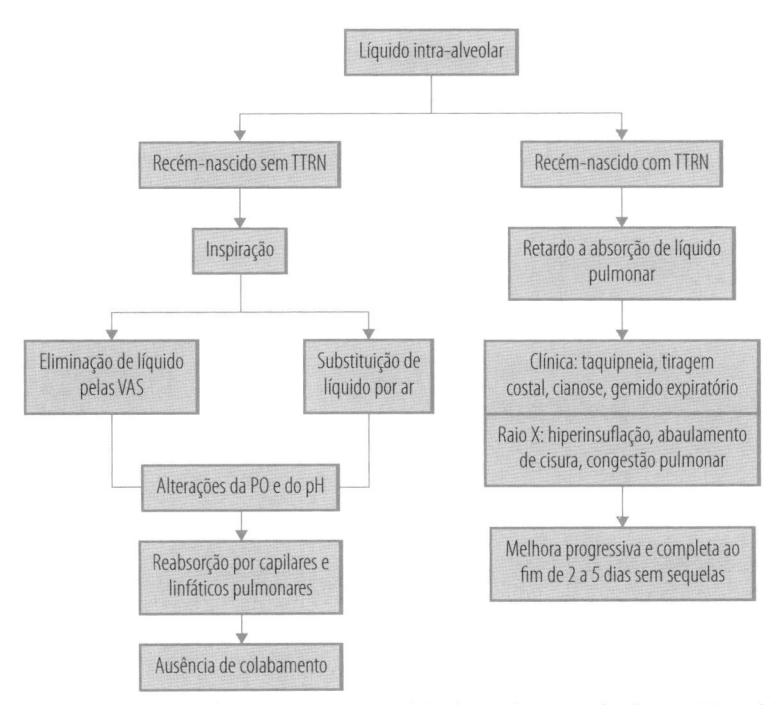

FIGURA 20.3. Etiopatogenia da taquipneia transitória do recém-nascido. Fonte: Ministério da Saúde, 2014.

Não há tratamento específico devido ao caráter autolimitado (72 a 96 horas) da patologia, porém é importante considerar a assistência ao RN na sala de parto, uma adequada reanimação e os cuidados de enfermagem como fundamentais.

Avaliação clínica permanente e monitorização dos sinais vitais, bem como medidas de suporte:

1. Hidratação endovenosa adequada – 60 a 80 mL/kg por dia;
2. Oxigenoterapia sob *hood* para manter a pressão arterial parcial de O_2 (PaO_2) entre 50 e 70 mmHg. Se a PaO_2 for menor que 50 mmHg em FiO_2 0,60, iniciar CPAP

nasal, com pressão de 5 a 7 cmH_2O e FiO_2 0,40 a 0,60. Se a PaO_2 for menor que 50 mmHg ou a saturação de O_2 ($SatO_2$) for menor que 88% e a pressão parcial de CO_2 no sangue (PCO_2) for menor que 60 e pH menor que 7,2, intubar o RN e iniciar ventilação mecânica;

3. Dieta zero no tratamento do quadro agudo inicial e introdução de acordo com a evolução do quadro. A alimentação se inicia por sonda orogástrica (FR maior que 60 mpm) e nutrição parenteral com glicose, se estiver acima de 80 movimentos respiratórios. Tudo isso associado ao cálculo rigoroso do balanço hídrico e calórico;

4. Manutenção da temperatura corporal (diminuição do consumo energético);

5. Antibióticos não são indicados, salvo na suspeita de infecções;

6. Monitorização de gases sanguíneos durante e evolução do quadro.

TABELA 20.1. Diferenças entre TTRN e DMH

Dados clínicos	DMH	TTRN
Duração da gravidez	AIG prematuros	AIG geralmente a termo
Índice de Apgar	Baixo	Normal ou baixo
Antecedentes maternos	Hemorragia, diabetes, anóxia	Analgesia ou anestesia
Edema	Muito frequente	Frequente
Efeito benéfico de O_2 100%	Pouco acentuado ou nulo	Muito acentuado
Situação após 48 horas do nascimento	Grave	Muito melhorada ou normal
Dados radiológicos	Padrão reticulogranular difuso com broncograma	Hiperinsuflação, sinais de edema pulmonar
Shunts direita esquerda	Acentuados	Fracos ou ausentes
pH	Baixo	Praticamente normal
Mortalidade	Entre 20 e 50%	A maioria sobrevive
Hipovolemia	Comum	Incomum
Assistência ventilatória	Muito necessária	Raramente necessária

SÍNDROME DE ASPIRAÇÃO MECONIAL (SAM)

Critérios diagnósticos:

1. Em geral o RN a termo ou o pós-termo com história de asfixia perinatal e líquido amniótico meconial;

2. Restrição do crescimento intrauterino;

3. Sintomas respiratórios de início precoce e progressivo, acompanhado de cianose grave;

4. Quando não há complicações, há melhora do processo inflamatório e resolução do quadro em cinco a sete dias;

5. Radiografia de tórax mostra áreas de atelectasia com aspecto granular grosseiro alternado com áreas de hiperinsuflação em ambos os campos pulmonares (Figura 20.4);

6. Enfisema intersticial;

7. Pneumotórax e/ou pneumomediastino.

Tratamento:

1. Prevenção na sala de parto;

2. Ventilação mecânica;
3. Correção dos distúrbios hidroeletrolíticos e ácido-básico;
4. Surfactante;
5. Óxido nítrico;
6. Antibioticoterapia somente se houver infecção secundária comprovada.

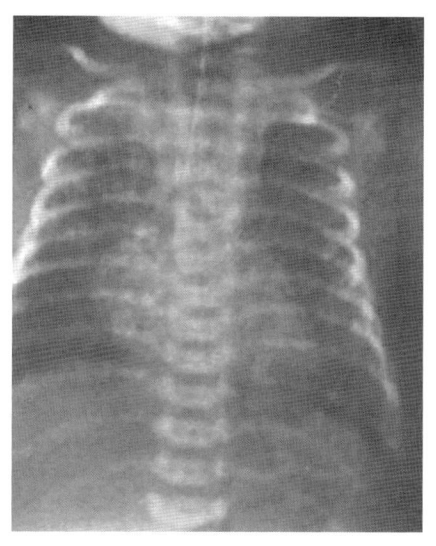

FIGURA 20.4. Áreas de atelectasia com aspecto granular grosseiro. Fonte: Maternidade Saúde da Criança, 2012.

SÍNDROME DO DESCONFORTO RESPIRATÓRIO (SDR)

A incidência aumenta quanto menor a idade gestacional, de acordo com a EuroNeoStat em 2006, que mostra incidência de 91% com 23 a 25 semanas, 88% com 26 a 27 semanas, 74% com 28 a 29 semanas e 52% com 30 a 31 semanas.

Clínica

Desconforto respiratório precoce associado a cianose, gemência, retração e taquipneia. O diagnóstico pode ser confirmado por radiografia torácica com padrão clássico de infiltrado reticulonodular difuso e uniforme (de vidro fosco) com broncograma aéreo (Figura 20.5).

Neonato com SDR apresenta desconforto nas primeiras 4 a 6 horas de vida. Apesar de ser mais frequente nos recém-nascidos prematuros, a literatura demonstrou que bebês nascidos com peso inferior a 2.500g têm 9,9% a 11.5% de chance de apresentar SDR, assim como aqueles com idade gestacional maior ou igual a 37 semanas, com 7,8%.

O *Near – Term Respiratory Failure Research Group* estudou 1.011 crianças com média de idade gestacional de 37 semanas ± 2 semanas que necessitaram de ventilação mecânica e identificou que 43% desenvolveram SDR.

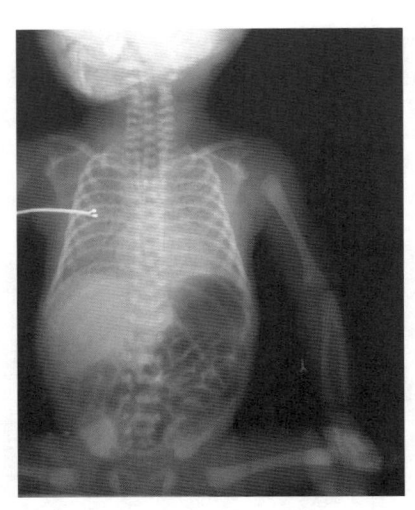

FIGURA 20.5. Presença de imagem em vidro fosco em recém-nascido com 6 horas de vida. Fonte: Maternidade Saúde da Criança.

Critérios diagnósticos:
- Evidências de prematuridade e imaturidade pulmonar;
- Início de desconforto respiratório nas primeiras 3 horas de vida;
- Batimento de asa de nariz, gemido expiratório, taquipneia, bradipneia (prematuros), retrações, apneia;
- Evidências de complacência pulmonar reduzida, CRF diminuída e trabalho respiratório aumentado;
- Necessidade de oxigênio inalatório e/ou suporte ventilatório não invasivo ou invasivo por mais de 24 horas para manter os valores de gases sanguíneos dentro da normalidade;
- Rx Tx mostrando parênquima pulmonar com velamento reticulogranular difuso e broncogramas aéreos entre 6 e 24 horas de vida.

Padrões radiológicos característicos:
- Hipotransparência homogênea; padrão reticulogranular ("vidro moído"): microatelectasias + edema intersticial;
- Broncograma aéreo (lobo superior);
- Evolução para padrão típico em 6 a 12 horas.

Prevenção:
- Iniciar corticoide antenatal (CAN) para as gestantes entre 24 e 34 semanas em risco de parto prematuro. Estudos orientam que em trabalho de parto prematuro, fazer o CAN até 6 horas antes do parto já beneficia o RN para efeito da droga;
- O tratamento consiste de duas doses de betametasona, via intramuscular, a cada 24 horas;

- Uso profilático de surfactante nos primeiros minutos de vida para prematuros extremos (maior que 1.000g de peso ao nascer).

Tratamento:

- Ambiente térmico neutro (36,5 a 37,5 °C) com a finalidade de reduzir a necessidade de oxigênio e a produção de CO_2;
- Aporte hídrico: 60 a 80 mL/kg por dia de SG 10%;
- Aminoácidos no primeiro dia;
- Oxigenoterapia: CPAP nasal, ajustar a FiO_2 e parâmetros de ventilação para manter níveis de gases sanguíneos aceitáveis (primeiras 72 horas): pH entre 7,25 e 7,35; PaO_2 entre 45 e 70 mmHg; $PaCO_2$ entre 45 e 60 mmHg (evitar $PaCO_2$ abaixo de 40 mmHg) e $satO_2$ entre 89% e 93%;
- Gasometria a cada 4 a 6 horas;
- Monitorização dos gases sanguíneos;
- Indicações para intubação e surfactante: acidose respiratória + pH menor que 7,20 e/ou alta concentração de O_2 inspirado e crises de apneia. Atualmente, utiliza-se a técnica INSURE (intubar, surfactar, extubar);
- Umidificar a incubadora nos primeiros dias de vida para reduzir as perdas insensíveis;
- Permitir perda ponderal nos primeiros dias de vida, até 15% nos primeiros cinco dias (2,5% a 4% por dia) e recuperação ponderal em cerca dos 12 dias de vida;
- Suporte nutricional: alimentação enteral durante a fase de recuperação observando a presença de ruídos hidroaéreos e estabilização do estado respiratório;
- Diagnóstico e tratamento da persistência do canal arterial: ibuprofeno (10 mg/kg – 5 mg/kg – 5 mg/kg).

Complicações:

- Agudas: rotura alveolar, hemorragia pulmonar, sepses, hemorragia intracraniana, persistência do canal arterial, enterocolite necrosante;
- Crônicas: displasia broncopulmonar, retinopatia da prematuridade, atraso do desenvolvimento psicomotor.

Outros quadros – síndrome de escape de ar:

- Transiluminação torácica: a transiluminação é útil nos bebês sintomáticos com grandes coleções de ar. Deve-se realizar a aferição do tamanho e do formato do halo de luz produzido a partir da borda do sensor e comparar as variáveis obtidas em cada ponto com as da região correspondente no hemitórax contralateral;
- Considera-se a pesquisa negativa quando o halo for simétrico em ambos os hemitórax e com tamanho inferior a 2 cm;
- Considera-se pesquisa positiva para pneumotórax quando o halo for simétrico e com diâmetro superior a 2 cm ou na presença de halo assimétrico entre os dois hemitórax.

HIPERTENSÃO PULMONAR PERSISTENTE (HPP)

Complicação pela persistência anormal de resistência vascular pulmonar elevada no RN produzindo um *shunt* direita-esquerda pelo forame oval e/ou ducto arterial, resultando em hipoxemia. É encontrada em 1 a 2/1.000 nascidos vivos a termo ou pós-termo.

Critérios diagnósticos:

– Labilidade de oxigenação – mais de dois episódios de queda de $SatO_2$ em 12 horas que necessitem de aumento de suporte ventilatório para reversão, com cianose e hipoxemia;

– Diferença de oxigenação pré e pós-ductal – gradiente de pO_2 maior que 20 mmHg ou diferença de $SatO_2$ pré e pós maior que 5%;

– RN em ventilação com FiO_2 de 100% e cianose ou pO_2 menor que 100 mmHg ou $SatO_2$ menor que 90%;

– Índice de oxigenação – define a gravidade da HAP; normal até 10.

Ecocardiograma:

– Define o *shunt* direito-esquerdo;
– Define a magnitude da HAP;
– Afasta defeitos estruturais;
– Avalia a função cardíaca.

Tratamento:

Medidas gerais:

– Minimizar os estímulos externos – manipulação mínima e programada (sinais vitais, exame físico, medicações, coleta de exames); cateterismo umbilical (preferencialmente venoso e arterial); cateter PICC;

– Sedação e analgesia:
  - Uso de opioides preferencialmente em infusão contínua (fentanila, morfina);
  - Evitar bloqueadores musculares (podem piorar a hipoxemia e mascarar sinais de deterioração clínica);

– Corrigir distúrbios metabólicos – evitar hipoglicemia e hipocalcemia; corrigir acidose metabólica; manter hematócrito entre 40% e 50%.

Suporte hemodinâmico:

– Considerar uso de aminas se:
– Enchimento capilar maior que 3s;
– Ondas de pulso deformadas na oximetria;
– Frequência cardíaca persistentemente maior que 160 bpm;
– PAM menor que 50 mmHg – monitorar a cada 2 a 4 horas, preferencialmente pelo cateter arterial (PA invasiva);

- PVC menor que +3 cmH$_2$O ou maior que +8 cmH$_2$O;
- Débito urinário menor que 1 mL/kg/h – preferencialmente medido por sonda vesical de demora;
- Hipocontratilidade miocárdica no ecocardiograma;
- Acidose metabólica – BE maior que -10 ou Bic menor que 15 mEq/L, na ausência de hipoxemia;
- Dopamina e/ou dobutamina em doses habituais;
- Adrenalina – reservar para os casos de hipotensão refratária; recomenda-se seu uso em associação com dopamina em baixa dose (até 2 mcg/kg/min);
- Expansores de volume – evitar o uso excessivo, pois pode desencadear insuficiência de ventrículo direito.

Suporte ventilatório:
- Preferencialmente usar dois oxímetros de pulso: um em membro superior D (pré-
-ductal) e outro em membro inferior (pós-ductal). Ajustar a ventilação pela oxime-
tria pré-ductal e a terapia vasodilatadora pela oximetria pós-ductal;
- Evitar reduções rápidas do suporte ventilatório na fase aguda (três a cinco dias);
- Gasometrias arteriais: Inicialmente a cada hora ou de 2 em 2 horas. Aumentar o intervalo até estabilização do quadro. Níveis gasométricos ideais:
- SatO$_2$ pré-ductal = 89% a 93%;
- pO$_2$ = 50 a 70 mmHg;
- pCO$_2$ = 40 a 60 mmHg;
- pH maior que 7,25;
- Parâmetros ventilatórios desejados:
- Pinsp – suficiente para boa expansão torácica (0,5 cm) e mantendo volume corren-
te entre 4 e 6 mL/kg;
- PEEP – quando há comprometimento de parênquima pulmonar, pode-se usar PEEP em torno de 5 a 6 cmH$_2$O. Nos casos sem comprometimento pulmonar, manter a PEEP entre 2 e 3 cmH$_2$O;
- Tins e Texp – ajustar o Tins entre 0,3s (pacientes com maior comprometimento pulmonar) e 0,5s (pacientes com pouco comprometimento pulmonar). Manter o Texp o mais prolongado possível, evitando, assim, o auto-PEEP.

Alcalinização:
- Reservada para os casos mais graves, com pouco comprometimento do parênquima pulmonar;
- Indicação: índice de oxigenação (IO) maior que 20 e pCO$_2$ menor que 60 mmHg.

PNEUMOTÓRAX

É considerado uma emergência neonatal se hipertensivo e caraterizado pela deterioração clínica de início súbito, desconforto respiratório, cianose e sinais de colapso cardiovascular (hipotensão arterial, bradicardia, choque).

Nos casos de pneumotórax não hipertensivo, o quadro clínico é sutil, com repercussões de pequena magnitude ou achados radiológicos sem clínica.

Objetivo: pH entre 7,5 e 7,65:
- Dose: BicNa 1:3 – 0,5 a 1 mEq/kg/h;
- Suspender se, após 4 horas de pH maior que 7,5, a pO_2 permanecer menor que 50 mmHg ou $SatO_2$ menor que 89% ou IO maior que 20.

VASODILATADORES INESPECÍFICOS

Provocam efeitos sistêmicos e às vezes podem agravar o *shunt* intrapulmonar nos casos de comprometimento de parênquima. Usar em situações em que não se dispõe de vasodilatador específico (óxido nítrico):
- Sildenafila – 0,25 a 1 mg/kg/dose de 6 em 6 horas;
- Nitroprussiato de sódio – 0,25 a 0,5 mcg/kg/min (dose máxima: 4 mcg/kg/min);
- Sulfato de magnésio – ataque: 200 mg/kg IV em 30 min;
- Manutenção: 20 a 50 mg/kg/h;
- Milrinona (Primacor) – 0,5 a 0,75 mcg/kg/min.

Óxido nítrico – Indicações:
- RN maior que 34 semanas com insuficiência respiratória hipoxêmica grave;
- IO maior que 25;
- Mais de dois episódios de queda de $SatO_2$ em 12 horas que necessitem de aumento de suporte ventilatório para reversão;
- Diferença de oxigenação pré e pós-ductal – gradiente de pO_2 maior que 20 mmHg ou diferença de $SatO_2$ pré e pós maior que 5%;
- Ecocardiograma compatível com hipertensão pulmonar;

Contraindicações:
- Cardiopatias congênitas dependentes de *shunt* D-E (estenose aórtica, interrupção do arco aórtico, hipoplasia do coração E);

Protocolo:
- Iniciar com 5 ppm e aumentar de 5 em 5 ppm até o máximo de 20 ppm;
- Resposta positiva – redução do IO em 15% a 30% e/ou $SatO_2$ pós-ductal maior que 88%;

- Reduzir lentamente FiO$_2$ até 60%;
- Ajustar a Pinsp e manter a PEEP;
- Após esses ajustes, iniciar a redução do óxido nítrico de 5 em 5 ppm, a cada 6 a 12 horas, até atingir 5 ppm;
- Manter em 5 ppm por 24 horas;
- Reduzir em 1 ppm a cada 6 horas, até a suspensão;
- Reiniciar em 5 ppm caso após a suspensão seja necessário aumento da FiO$_2$ em 20% da anterior;
- Resposta negativa – adequar volume pulmonar com ajuste de parâmetros ventilatórios; afastar pneumotórax; ajustar suporte hemodinâmico;
- Suspender se não houver resposta, se houver sangramento ativo ou se a concentração de dióxido de nitrogênio (NO$_2$) for maior que 1 ppm.

CONDUÇÃO INICIAL DA VENTILAÇÃO MECÂNICA

Em situações adversas, pode-se necessitar de assistência ventilatória fora da UTIN por diversos motivos, como falta de vagas (Figura 20.6).

Diminuição da complacência pulmonar (por exemplo, SDR, pneumonias, atelectasias, edema e hemorragia alveolar e hipoplasia pulmonar).

Aumento da resistência de vias aéreas [por exemplo, síndrome de aspiração de mecônio (SAM), síndrome do pulmão úmido ou taquipneia transitória, DBP, secreção em vias aéreas e edema intersticial].

Alterações no controle da respiração relacionadas à musculatura respiratória ou ao nível do sistema nervoso central (por exemplo, apneia da prematuridade, encefalopatia hipóxico-isquêmica, drogas depressoras do sistema nervoso central, malformações neurológicas, entre outras).

A Figura 20.7 apresenta um fluxograma para um recém-nascido que não melhora, e a Figura 20.8 apresenta um fluxograma para um recém-nascido que melhora.

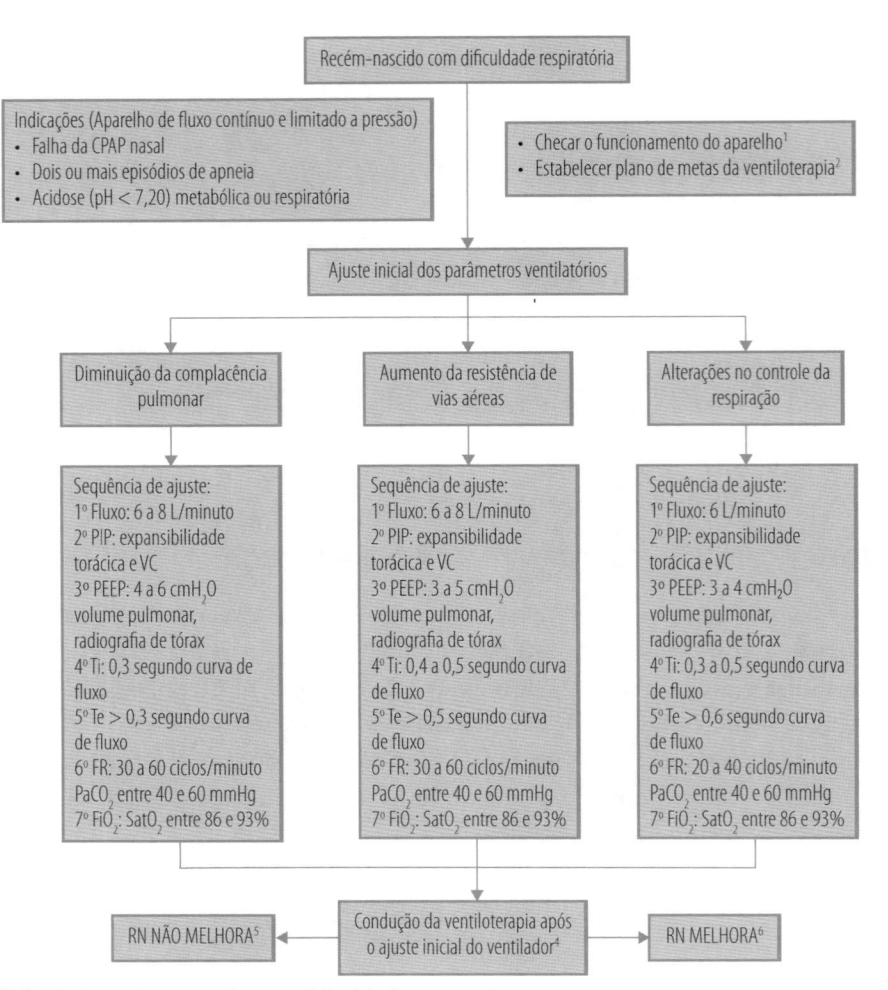

FIGURA 20.6. Recém-nascido com dificuldade respiratória.

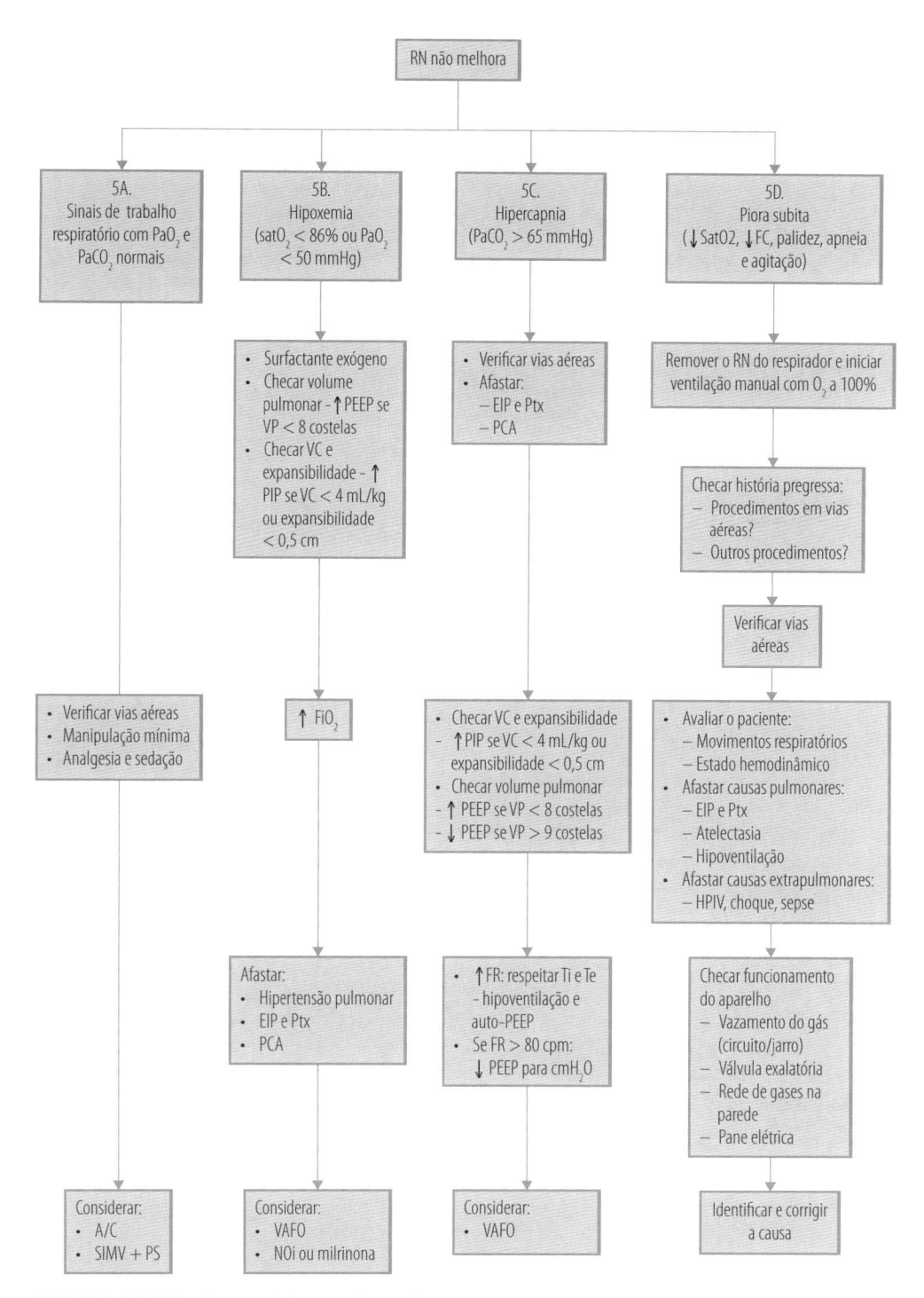

FIGURA 20.7. Recém-nascido que não melhora.

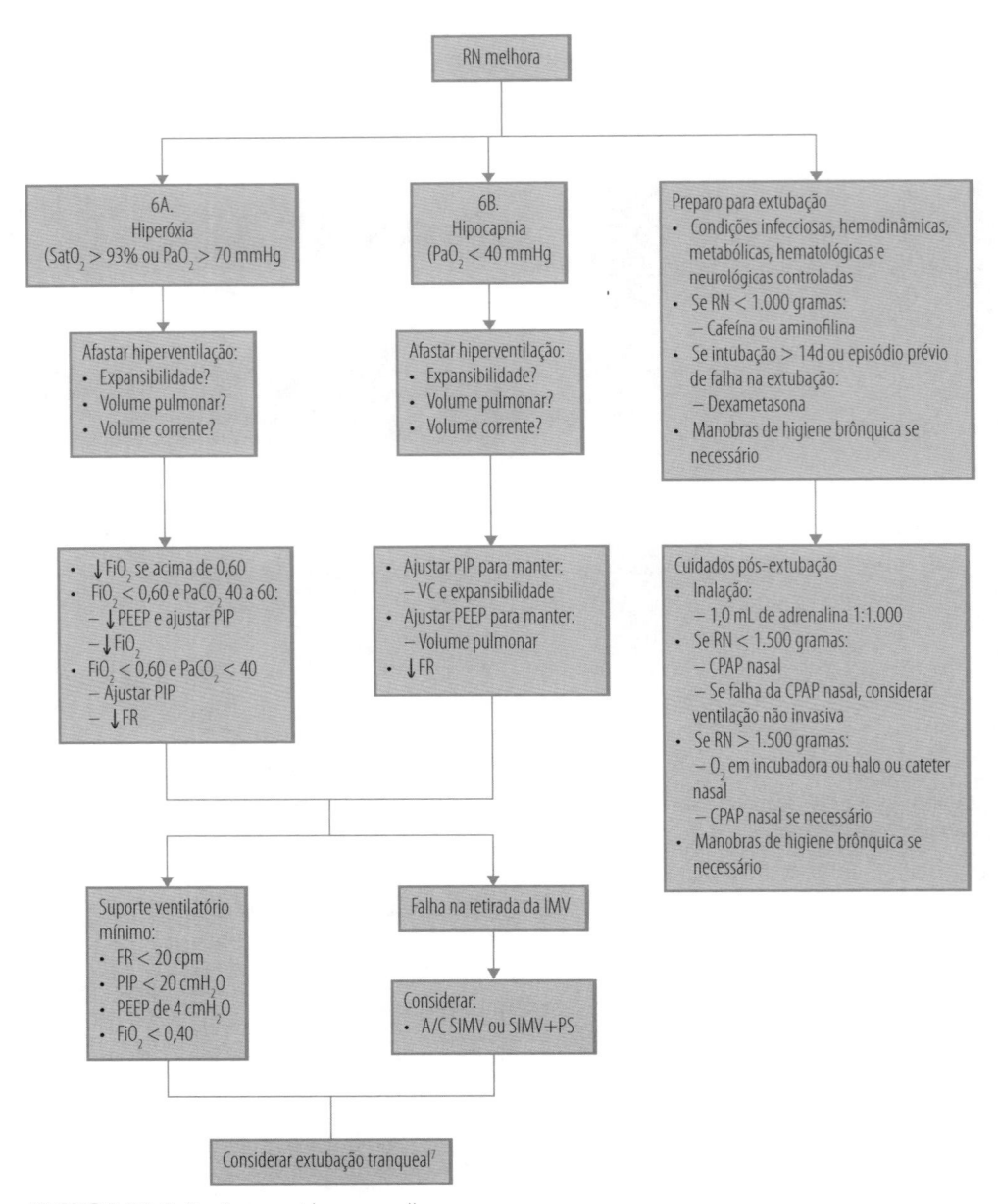

FIGURA 20.8. Recém-nascido que melhora.

BIBLIOGRAFIA RECOMENDADA

Bahadue FL, Soll R. Early versus delayed selective surfactant treatment for neonatal respiratory distress syndrome. Cochrane Database Syst Rev. 2012;11:CD001456.

Blennow M, Bohlin K. Surfactant and noninvasive ventilation. Neonatology. 2015;107(4):330-6.

Borszewska-Kornacka MK, Gulczyńska E, Kostuch M, Korbal P, Krajewski P, Study Group AT. Antenatal corticosteroids and respiratory distress syndrome – the first Polish national survey. Ginekol Pol. 2016;87(7):498-503.

Brix N, Sellmer A, Jensen MS, Pedersen LV, Henriksen TB. Predictors for an unsuccessful INtubation-SURfactant-Extubation procedure: a cohort study. BMC Pediatr. 2014;14:155.

Brunherotti MAA, Martinez FE. Influence of body position on the displacement of nasal prongs in preterm newborns receiving continuous positive airway pressure. Rev Paul Pediatr. 2015;33(3):280-5.

Carlo WA, McDonald SA, Fanaroff AA, Vohr BR, Stoll BJ, Ehrenkranz RA, et al.; Eunice Kennedy Shriver National Institute of Child Health and Human Development Neonatal Research Network. Association of antenatal corticosteroids with mortality and neurodevelopmental outcomes among infants born at 22 to 25 weeks' gestation. JAMA. 2011;306(21):2348-58.

Consortium on Safe Labor; Hibbard JU, Wilkins I, Sun L, Gregory K, Haberman S, Hoffman M, et al. Respiratory morbidity in late preterm births. JAMA. 2010;304(4):419-25.

Dehdashtian M, Aramesh MR, Melekian A, Aletayeb MH, Ghaemmaghami A. Restricted versus Standard Maintenance Fluid Volume in Management of Transient Tachypnea of Newborn: A Clinical Trial. Iran J Pediatr. 2014;24(5):575-80.

Edwards MO, Kotecha SJ, Kotecha S. Respiratory distress of the term newborn infant. Paediatr Respir Rev. 2013;14(1):29-36.

Ersch J, Roth-Kleiner M, Baeckert P, Bucher HU. Increasing incidence of respiratory distress in neonates. Acta Paediatr. 2007;96(11):1577-81.

Gouyon JB, Ribakovsky C, Ferdynus C, Quantin C, Sagot P, Gouyon B; Burgundy Perinatal Network. Severe respiratory disorders in term neonates. Paediatr Perinat Epidemiol. 2008;22(1):22-30.

Nayeri FS, Esmaeilnia Shirvani T, Aminnezhad M, Amini E, Dalili H, Moghimpour Bijani F. Comparison of INSURE method with conventional mechanical ventilation after surfactant administration in preterm infants with respiratory distress syndrome: therapeutic challenge. Acta Med Iran. 2014;52(8):596-600.

Mahoney AD, Jain L. Respiratory disorders in moderately preterm, late preterm, and early term infants. Clin Perinatol. 2013;40(4):665-78.

Office for National Statistics. Births and Deaths in England and Wales. Statistical Bulletin; 2011.

Read B, Lee DS, Fraser D. Evaluation of a practice guideline for the management of respiratory distress syndrome in preterm infants: A quality improvement initiative. Paediatr Child Health. 2016;21(1):e4-9.

Salvo V, Lista G, Lupo E, Ricotti A, Zimmermann LJI, Gavilanes AWD, et al. Noninvasive Ventilation Strategies for Early Treatment of RDS in Preterm Infants: An RCT. Pediatrics. 2015;135(3).

Sweet DG, Carnielli V, Greisen G, Hallman M, Ozek E, Plavka R, et al.; European Association of Perinatal Medicine. European consensus guidelines on the management of neonatal respiratory distress syndrome in preterm infants – 2010 update. Neonatology. 2010;97(4):402-17.

Verani JR, McGee L, Schrag SJ. Division of Bacterial Diseases, National Center for Immunization and Respiratory Diseases, Centers for Disease Control and Prevention. Prevention of perinatal group B streptococcal disease: revised guidelines from CDC, 2010. MMWR Recomm Rep. 2010;59(RR-10):1-36.

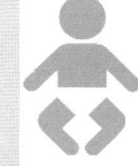

SEPSE PRECOCE E TARDIA

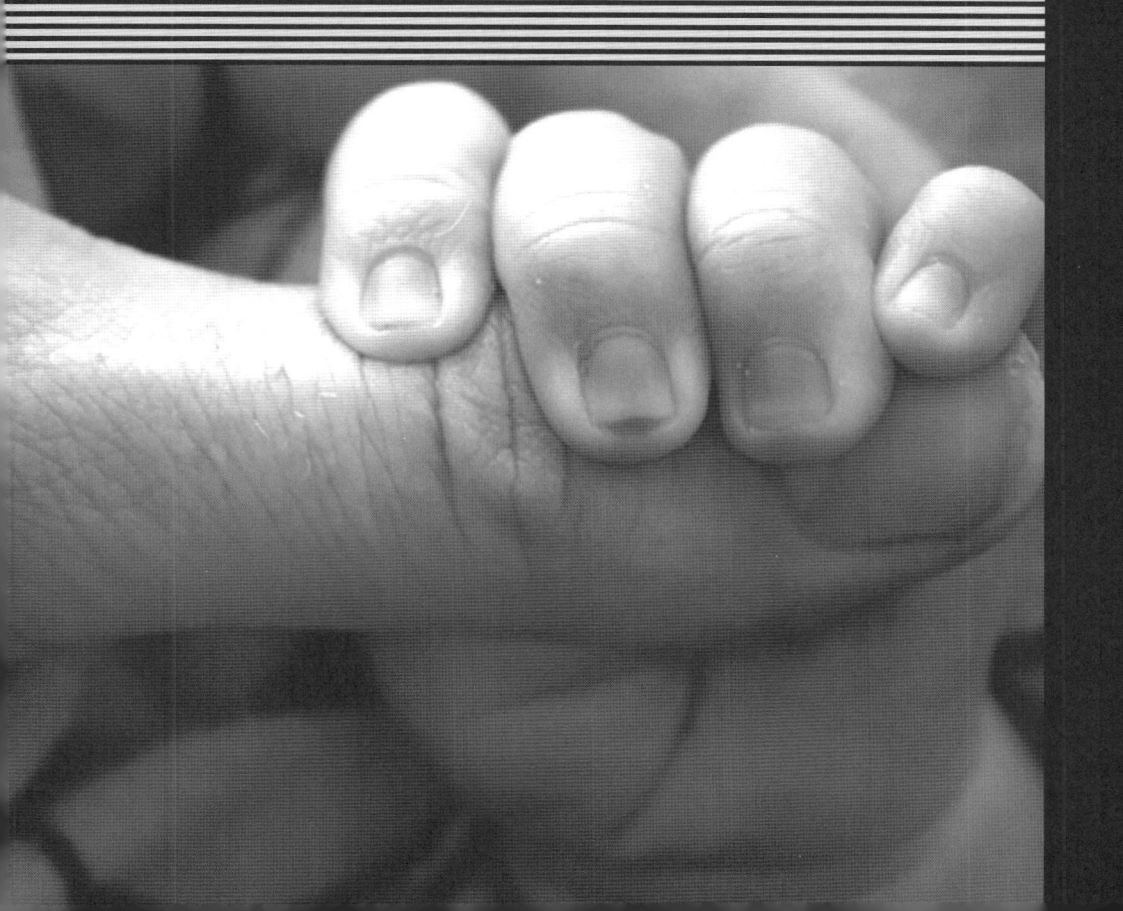

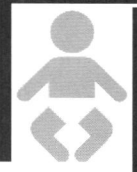

Capítulo 21

SEPSE NEONATAL PRECOCE E TARDIA

Lilian dos Santos Rodrigues Sadeck

INTRODUÇÃO

A sepse neonatal pode ser classificada, de acordo com a idade do aparecimento, em sepse precoce ou tardia. Os recém-nascidos (RNs) com diagnóstico de sepse precoce apresentam sinais e sintomas clínicos antes de 48 a 72 horas. Entre eles, 85% já apresentam os sintomas/sinais nas primeiras 24 horas de vida, 5%, em 24 a 48 horas e o restante, entre o segundo e o terceiro dia de vida. O início é mais rápido quanto mais prematuro é o RN.

A sepse neonatal precoce está associada com microrganismos da flora materna. A etiologia da infecção transplacentária ou infecção ascendente do colo do útero é causada por organismos que colonizam o trato geniturinário (GU) da mãe. O RN pode adquirir os microrganismos durante o trabalho de parto ou no nascimento, quando atravessa o canal de parto colonizado. Os microrganismos mais comumente associados com infecção precoce incluem: *Streptococcus* de grupo B (SGB) *Escherichia coli*, estafilococos coagulase-negativa e, mais raramente, *Listeria monocytogenes*.

A evolução na epidemiologia da sepse precoce apresenta menor incidência de doença por SGB. Isso pode ser atribuído à implementação do protocolo para SGB durante o pré-natal. Em 2009, um estudo envolvendo 4.696 mulheres, baseado em culturas de secreção vaginal/anal colhida durante o pré-natal, mostrou uma taxa de colonização de SGB de 24,5%, com uma taxa de cultura positiva de 18,8% no momento do parto. Até 10% das gestantes com cultura negativa no pré-natal apresentaram cultura positiva no momento do parto. Nesse estudo, em que a gestante colonizada pelo SGB recebeu antibiótico

(ATB) para profilaxia intraparto (PIP), foram observadas taxas de PIP de 93,3% e apenas 0,36 por 1.000 RNs desenvolveu a doença por SGB de início precoce.

Sepse neonatal tardia é a que ocorre entre 3 e 90 dias de vida e é causada por microrganismos adquiridos do ambiente. Os agentes que têm sido implicados na sepse de início tardio incluem: estafilococos coagulase negativa, *Staphylococcus aureus*, *E. coli*, *Klebsiella*, *Pseudomonas*, *Enterobacter*, *Candida*, GBS, *Serratia* e *Acinetobacter*. Na sepse de início tardio, vem se observando aumento da infeção causada pelo estafilococos coagulase-negativa em RNs prematuros internados em unidade de terapia intensiva neonatal (UTIN); a maioria desses isolados é resistente à oxacilina. A pele do bebê, vias respiratórias, conjuntiva, trato gastrointestinal e umbigo podem tornar-se colonizados pelas bactérias presentes no ambiente e tal colonização predispõe à sepse de início tardio pelos microrganismos invasivos. Fatores de risco para tal colonização podem incluir cateteres vasculares ou urinários, cânula de intubação ou as mãos dos cuidadores que estão colonizados.

Com relação à apresentação clínica, observa-se que a pneumonia é mais comum na sepse precoce, enquanto a meningite e a bacteremia são mais comuns na sepse de início tardio. Os RNs prematuros e doentes são mais suscetíveis à sepse e alterações clínicas sutis ou inespecíficas já devem levantar a suspeita e indicar a coleta de exames para triagem infecciosa e início de tratamento com antibiótico até a confirmação.

SEPSE NEONATAL PRECOCE

Os fatores de risco associados com a sepse neonatal precoce refletem o ambiente intrauterino ao redor do feto antes do nascimento e são:
- Mãe colonizada pelo SGB, especialmente se não recebeu PIP;
- Rotura prematura de membranas (RPM);
- Rotura pré-termo de membranas;
- Rotura prolongada de membranas;
- Prematuridade;
- Infeção urinária materna;
- Corioamnionite.

Outros fatores que também podem estar associados ou predispõem à sepse precoce são:
- Escore de Apgar baixo (menor que 6 no primeiro ou quinto minuto);
- Febre materna acima de 38 °C;
- Pré-natal ausente ou inadequado;
- Desnutrição materna;
- Baixa condição socioeconômica;
- História recorrente de aborto;
- Mãe usuária de drogas ilícitas;
- Baixo peso ao nascer

- Asfixia perinatal;
- Líquido meconial;
- Malformações congênitas.

EPIDEMIOLOGIA

A incidência de sepse precoce comprovada por cultura positiva nos Estados Unidos é de aproximadamente 2 por 1.000 nascidos vivos (NVs). Dos 7% a 13% dos RNs que são avaliados para sepse neonatal, somente 3% a 8% têm cultura positiva comprovando. Essa disparidade surge com a abordagem cautelosa para a sepse neonatal precoce. Geralmente, os RNs nascem assintomáticos ou com sinais inespecíficos, sendo colhida a triagem infecciosa baseada na presença de fatores de risco e, muitas vezes, inicia-se a antibioticoterapia antes do diagnóstico de sepse. Além disso, a Academia Americana de Pediatria (AAP), a Academia Americana de Obstetrícia e Ginecologia (AAOG) e o *Centers for Disease Control and Prevention* (CDC) recomendam a triagem de sepse e tratamento para vários fatores de risco relacionados às infecções por SGB, aumentando o número de RNs assintomáticos que acabam sendo avaliados. Como a mortalidade por sepse não tratada pode ser tão alta quanto 50%, a maioria dos médicos acredita que o risco de deixar de tratar uma infecção é demasiado grande para permitir-lhes esperar pela confirmação, sob a forma de cultura positiva. Portanto, a maioria dos pediatras inicia o tratamento enquanto se aguardam os resultados de exames.

A implementação de um protocolo durante o pré-natal e o parto para SGB resultou em diminuição da incidência de sepse precoce pelo SGB. Isso mudou a epidemiologia da sepse, conforme a Figura 21.1.

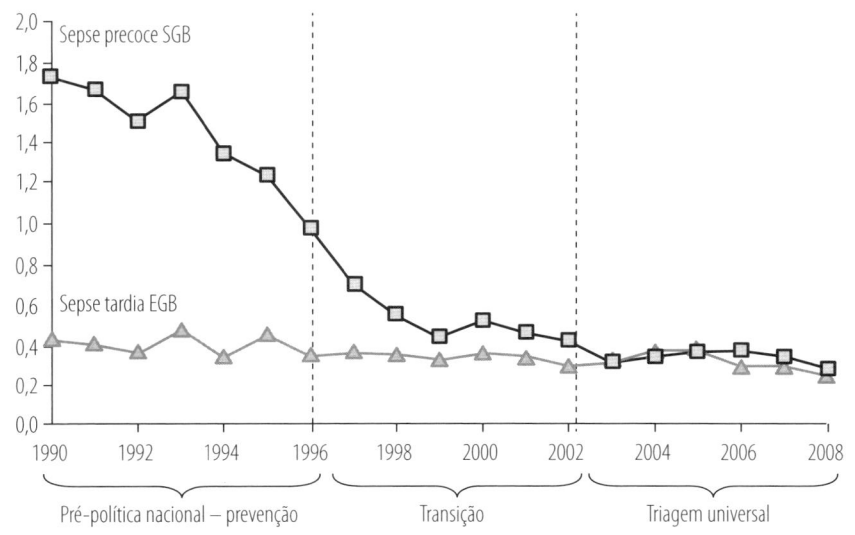

FIGURA 21.1. Taxa de sepse precoce e tardia de EGB, 1990-2008. Fonte:Active Bacterial Core Surveillance/Emerging Infections Program.

CONDIÇÕES DE COLONIZAÇÃO MATERNA POR SGB

A causa mais comum de sepse bacteriana neonatal é o SGB. Há nove sorotipos, cada um deles relacionado com a cápsula de polissacarídeo do organismo. Os tipos I, II e III são comumente associados com infecção neonatal por SGB. O sorotipo III mostrou ser mais altamente associado com envolvimento do sistema nervoso central (SNC) na infecção precoce, enquanto os tipos I e V têm sido associados com doença precoce sem envolvimento do SNC. O organismo SGB coloniza o trato gastrointestinal materno e o canal de parto. Aproximadamente 25% das mulheres são colonizadas pelo SGB durante a gravidez. O SGB é responsável por cerca de 50.000 gestantes colonizadas por ano, mas apenas 0,36 a 2 por 1.000 NVs são infectados. As gestantes com pesquisa de secreção vaginal e/ou anal positiva para SGB colhida entre 35 e 36 semanas de idade gestacional deverão receber PIP com antibiótico que cobre essa bactéria. As demais indicações de PIP estão na Tabela 21.1.

A PIP é considerada adequada quando a gestante recebe penicilina, ampicilina ou cefazolina por via endovenosa, sendo a primeira dose 4 horas antes do parto, mantendo-se as doses de 4 em 4 horas até o nascimento. Todos os outros antibióticos ou duração devem ser considerados inadequados para a abordagem neonatal.

TABELA 21.1. Indicação para profilaxia intraparto (PIP) para SGB

• RN anterior com doença invasiva para SGB
• Bacteriúria sintomática ou assintomática pelo SGB em qualquer trimestre nessa gestação
• Pesquisa positiva para SGB durante essa gestação (exceto nos casos de cesárea eletiva com bolsa íntegra)

• Estado de SGB desconhecido e pelo menos um dos parâmetros abaixo:
  — Trabalho de parto prematuro (< 37 semanas de gestação)
  — Bolsa rota ≥ 18 horas
  — Temperatura materna intraparto (≥ 38,0 °C)

Fonte: CDC, 2010.

Outros fatores de risco:

1. A RPM pode ocorrer em resposta a uma infecção não tratada do trato urinário (ITU) ou infecção do canal de parto. Rotura de membranas sem outras complicações para mais de 24 horas antes do nascimento está associada com 1% de aumento na incidência de sepse neonatal;

2. Corioamnionite: deve-se suspeitar na presença de taquicardia fetal, amolecimento uterino, líquido amniótico purulento (fisometria), contagem materna elevada de glóbulos brancos e inexplicável temperatura materna superior a 38 °C. A corioamnionite pode acompanhar a rotura de membranas, e a incidência de infecção neonatal é quadruplicada quando comparada à RPM isolada. Um estudo multicêntrico demonstrou que corioamnionite clínica e colonização materna com SGB são os preditores mais importantes de infecção neonatal;

3. Prematuridade: os recém-nascidos pré-termo (RNPTs) têm menor capacidade imunológica de resistir e lutar contra a infecção;

4. Outros fatores de risco são: antecedente materno de prematuridade, sangramento na gravidez e tabagismo intenso durante a gravidez;

5. Os sinais clínicos de sepse neonatal são inespecíficos e estão associados com as características do agente infeccioso e a resposta do organismo à invasão. Esses sinais clínicos inespecíficos de sepse precoce também estão associados com outras doenças neonatais, tais como a síndrome do desconforto respiratória (SDR), distúrbios metabólicos, hemorragia intracraniana e parto traumático. Tendo em conta a pouca especificidade desses sinais, é prudente iniciar tratamento com antibiótico nos casos suspeitos quando excluídas outras doenças.

ABORDAGEM NEONATAL

O algoritmo de manejo neonatal revisado pelo CDC aplica-se a todos os RNs e baseia-se nos sinais clínicos, presença de fatores de risco (corioamnionite materna, rotura prolongada de membranas, parto prematuro) e adequação da PIP se indicada para a mãe. A Figura 21.2 mostra o algoritmo do CDC modificado para o nosso meio.

Suspeita de sepse é um dos diagnósticos mais comuns feitos na UTIN, no entanto os sinais de sepse são inespecíficos e os sinais da síndrome inflamatória de origem não infecciosa

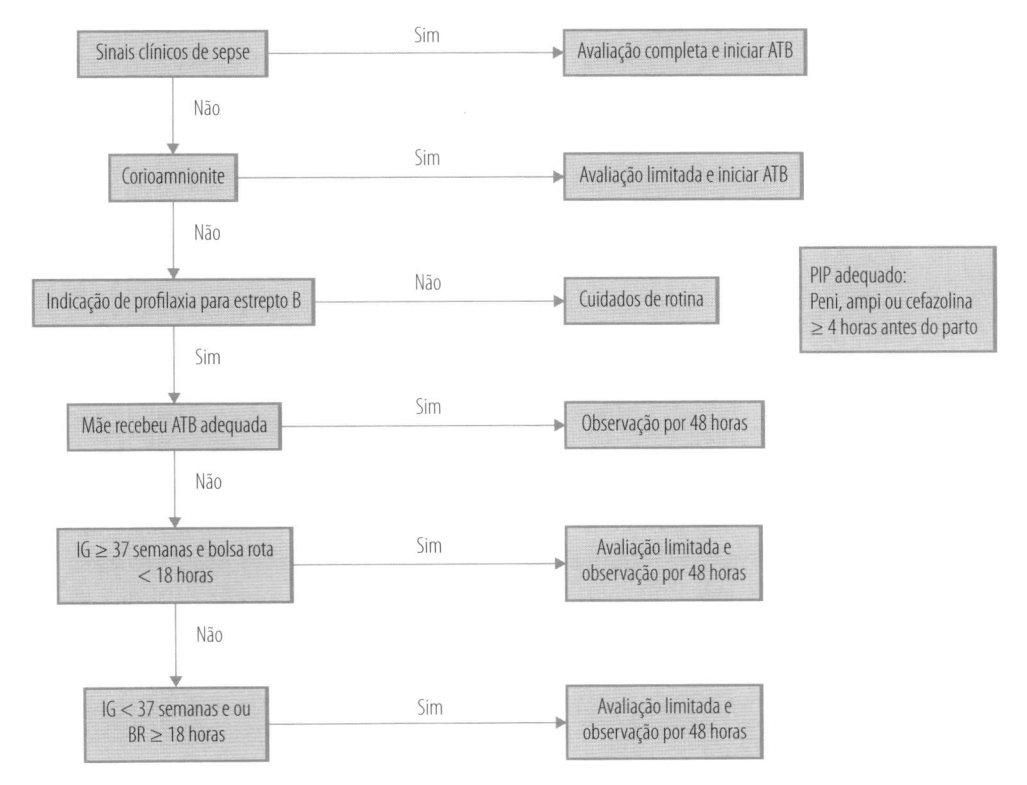

FIGURA 21.2. Algoritmo: abordagem neonatal para sepse precoce por SGB. Fonte modificado CDC 2010.

imitam os da sepse neonatal. A maioria dos lactentes com suspeita de sepse se recupera com cuidados de suporte (com ou sem iniciação da terapia antimicrobiana). Os desafios para os neonatologistas são três: (1) identificar os RNs com alta probabilidade de sepse e iniciar a terapia antimicrobiana; (2) distinguir os RNs com risco inefecioso, mas sem sinais clínicos e que não necessitam de tratamento; e (3) descontinuar a terapêutica antimicrobiana, uma vez que a sepse é considerada improvável. Portanto, para responder a esses desafios, utilizam-se algoritmos cujo objetivo é fornecer um guia prático e, quando possível, uma abordagem baseada em evidências para o diagnóstico e tratamento da sepse de início precoce. A abordagem leva em conta a presença de sinais clínicos, corioamnionite, outros riscos infecciosos e os achados laboratoriais, tais como, hemograma, proteína C reativa (PCR) seriados, hemocultura (HMC), líquido cefaloraquidiano (LCR) e raios X de tórax.

Com relação aos exames, é importante salientar que a HMC deve ser colhida de veia periférica e com técnica adequada (Tabela 21.2), mas, mesmo assim, apresenta baixa positividade. Quando se identifica o agente infeccioso, seja na HMC ou LCR, o diagnóstico é fechado em sepse precoce comprovada. Nesses casos, é possível adequar o esquema antibiótico e a duração.

TABELA 21.2. Orientação sobre a coleta de hemocultura

• Hemocultura
– O crescimento depende de:
▪ Espécie bacteriana;
▪ Condições da cultura;
▪ Tamanho do inóculo;
▪ Antibioticoterapia prévia.
– Recomendações para o volume de sangue:
▪ Sintomáticos com alta probabilidade de sepse - 0,5 mL;
▪ Sintomáticos menor probabilidade - 1,0 mL;
▪ Assintomáticos ou exposição a antibióticos - 2,0 mL.

Fonte: modificado de Kaftan e Kinney, 1998.

Porém, na maioria dos casos em que não se isola o agente, deve-se raciocinar baseado nos exames inespecíficos seriados. Os dados hematológicos mais correlacionados com o processo infeccioso são: número de neutrófilos, considerando-se neutropenia abaixo de 1.500/células, e a relação células imaturas/número total de neutrófilos igual ou maior do que 0,2. É importante lembrar que a neutropenia pode ser observada em filhos de mães com doença hipertensiva e RNs com asfixia perinatal grave e/ou com hemorragia peri/intraventricular, portanto deve se analisar de acordo com os outros exames e de forma seriada.

A PCR, por ser uma proteína de fase aguda, pode estar elevada apenas pelo estresse do parto, portanto o valor de corte para considerá-la alterada é de 1 mg/100 mL ou 10 mg/L. A interpretação desses exames é apresentada na Tabela 21.3. A PCR também é inespecífica e deve ser realizada de forma seriada.

Nas Figuras 21.3 a 21.7, constam algoritmos que ajudam a direcionar a conduta em relação aos vários achados clínicos e laboratoriais, e de acordo com a idade gestacional.

Quando indicado, iniciar esquema empírico com antibióticos que cubram os agentes mais prováveis, SGB e bacilos Gram-negativos domiciliares. Os esquemas mais utilizados são:

- Penicilina cristalina e gentamicina;
- Penicilina cristalina e amicacina;
- Ampicilina e gentamicina;
- Ampicilina e amicacina.

As doses devem ser prescritas de acordo com a idade gestacional e a idade pós-natal.

Os casos de meningite por estreptococos do grupo B devem ser tratados com penicilina cristalina 200.000 a 400.000 UI/kg por dia, de 12 em 12 horas; fazer controle de LCR no 3° e no 14° dias de tratamento. Se HMG, PCR e LCR estiverem normais, o tratamento é de 14 dias. Nos casos de meningite por bacilos Gram-negativos, tratar com ATB que penetre bem o SNC. Indica-se cefepima (ver dose de acordo com idade gestacional e idade de vida) e o tempo de tratamento é de pelo menos 21 dias, de acordo com os controles sanguíneos e o LCR.

TABELA 21.3. Alterações hematológicas e proteína C reativa de acordo com a sensibilidade e valor preditivo negativo

Teste	Sensibilidade(%)	VPN (%)
Neutropenia (< 1.500)	38-96	96-99
Relação I/T	90-100	99-100
PCR	47-100	71-99
PCR + I/T + NT	100	100

VPN – valor preditivo negativo; Relação I/T – relação entre formas imaturas de neutrófilos e número total de neutrófilos; PCR – proteína C reativa; NT – neutrófilos totais. Fonte: Gerdes, 1991; Polin, 2012.

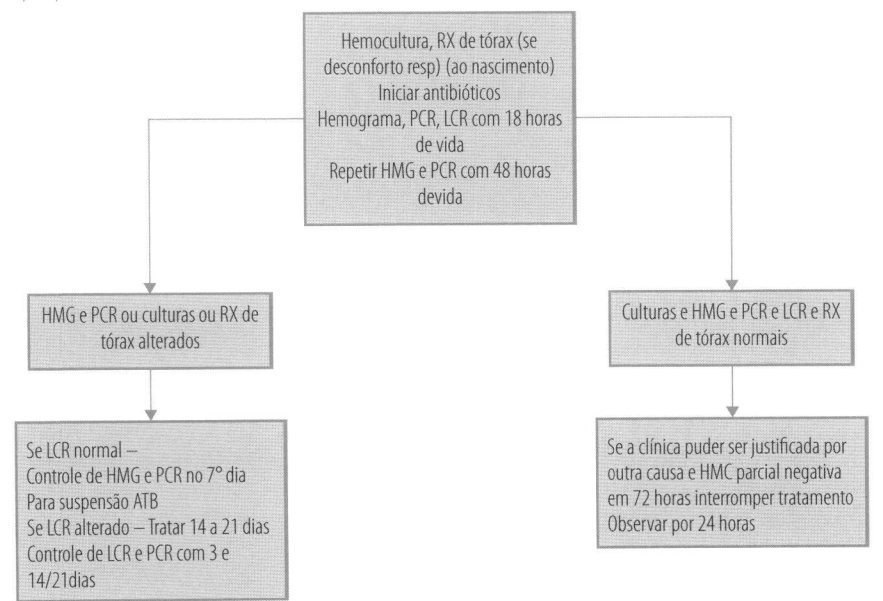

FIGURA 21.3. Abordagem do RN sintomático logo após o nascimento. PCR: proteína C reativa; LCR: liquor; HMG: hemograma; HMC: hemocultura; ATB: antibiótico. Fonte: CDC, 2010.

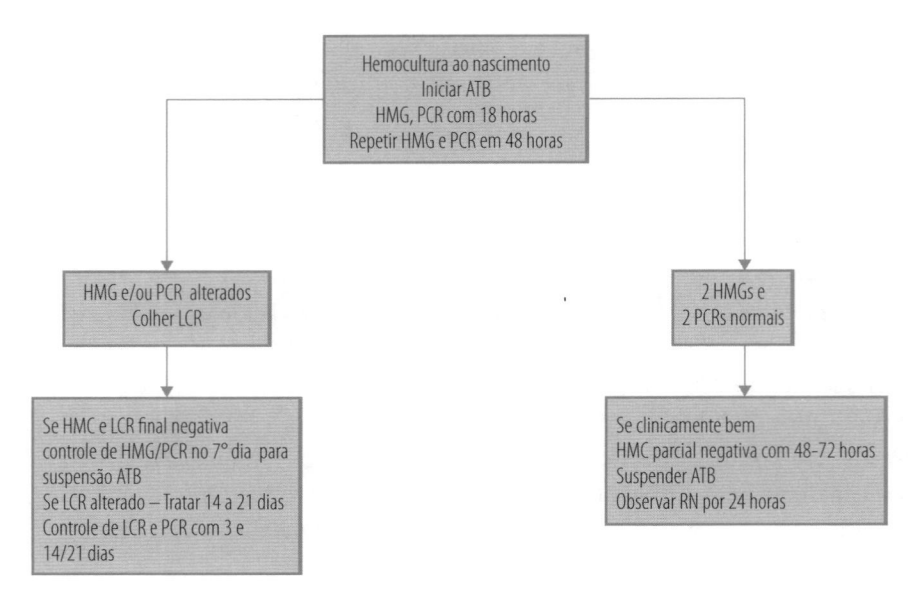

FIGURA 21.4. Abordagem do RN assintomático com corioamnionite. PCR: proteína C reativa; LCR: liquor; HMG: hemograma; HMC: hemocultura; ATB: antibiótico. Fonte: CDC, 2010.

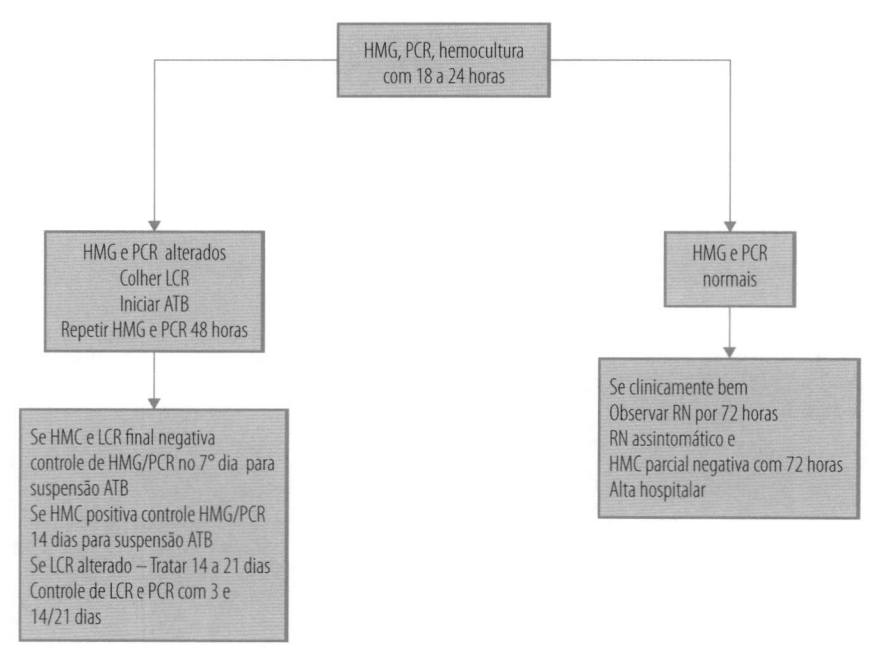

FIGURA 21.5. Abordagem do RN assintomático com IG ≥ 37s: Risco para SGB sem PIP ou BR > 18 horas ou febre materna ou ITU materna com < 72 horas de tratamento. Fonte: CDC, 2010.

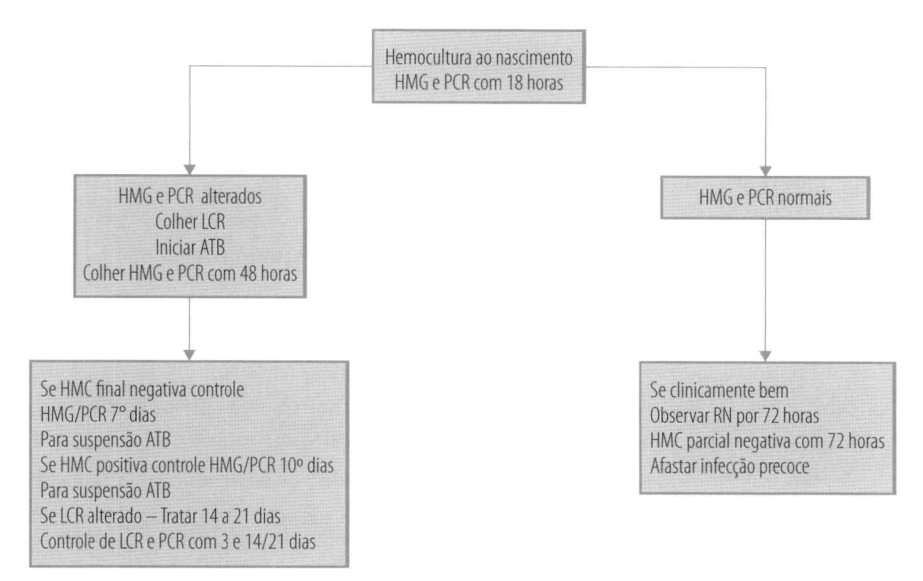

FIGURA 21.6. Abordagem do RN assintomático com IG 34 – 36 semanas: Risco para SGB sem PIP ou BR > 18 horas ou febre materna ou ITU materna com < 72 horas de tratamento ou TPP sem causa. IG: idade gestacional; SGB: estreptococos grupo B; PIP: profilaxia intraparto; BR: bolsa rota; ITU: infecção do trato urinário; TPP: trabalho de parto prematuro; HMG: hemograma: PCR: proteína C reativa; ATB: antibiótico; HMC: hemocultura; LCR: liquor. Fonte: CDC, 2010.

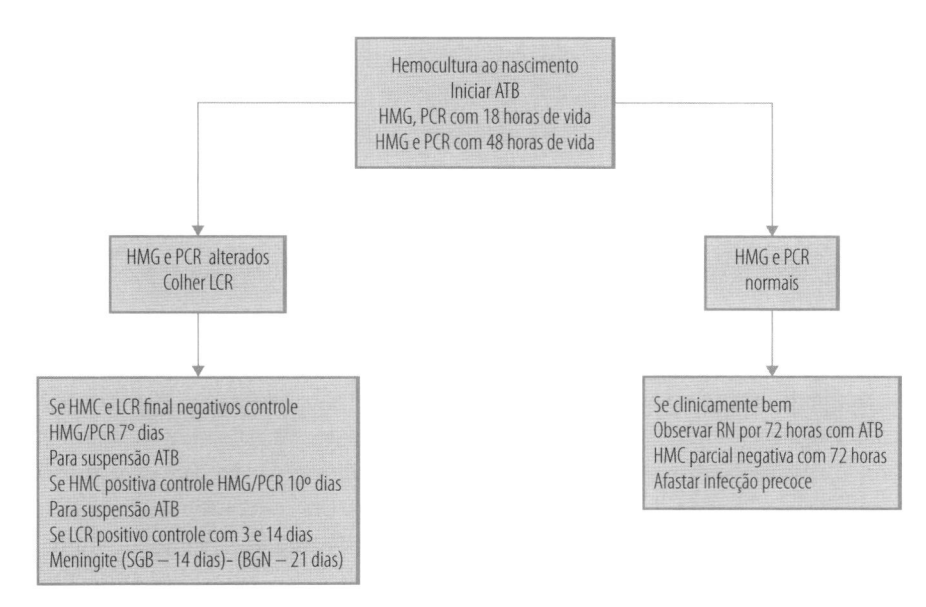

FIGURA 21.7. Abordagem do RN assintomático com IG < 34s: risco para SGB sem PIP ou BR > 18 h ou febre materna ou ITU materna com < 72 h de tratamento ou TPP sem causa.
IG: idade gestacional; SGB: estreptococos grupo B; PIP: profilaxia intraparto; BR: bolsa rota; ITU: infecção trato urinário; TPP: trabalho de parto prematuro: HMG: hemograma: PCR: proteína C reativa; ATB: antibiótico; HMC: hemocultura; LCR: liquor. Fonte: CDC, 2010.

SEPSE NEONATAL TARDIA

Epidemiologia

A sepse neonatal de início tardio (SNNT) ocorre em RN com mais de 48 horas de vida, sendo uma importante causa de morbimortalidade. A prevalência de sepse tardia é baixa em RN a termo (RNT) ou pré-termo tardio (idade gestacional de 34 a 36 6/7 semanas), sendo bem mais frequente em RNPT com idade gestacional menor do que 34 semanas e/ou peso de nascimento menor do que 1.500 gramas (muito baixo peso – MBP). A prevalência de sepse de início tardio aumenta com a diminuição do peso ao nascer e da idade gestacional.

A prevalência varia de serviço para serviço, ocorrendo em aproximadamente 10% de todos os RNs e em 25% dos RNs com MBP de nascimento que são hospitalizados em UTINs. Lactentes com o peso de nascimento menor também são mais propensas a ter múltiplos episódios de sepse. Em um estudo realizado em nosso meio, pela Rede Brasileira de Pesquisas Neonatais (RBPN), analisando os dados de RNPTs de MBP admitidos em oito centros de UTIN de hospitais universitários, encontrou-se a prevalência de SNNT comprovada (HMC e/ou LCR com crescimento bacteriano) em 23,7%, sendo a variação entre os centros de 15,6% a 39,0%. Esse estudo também encontrou 22,9% de SNNT presumida (com sinais clínicos e HMG e/ou PCR alterados, mas sem culturas positivas), com centros variando de 16,5% a 40,0%.

Nos países em desenvolvimento, estima-se que a infecção tardia é responsável por 30% a 40% das mortes neonatais. No estudo da RBPN, a taxa de mortalidade foi significativamente maior em RNs com SNNT comprovada [26,6%, intervalo de confiança (IC) 95%: 13,6% a 43,9%] e SNNT presumida (34,2%, IC 95%:16,7% a 49,4%), quando comparada com a de RNs sem sepse (9,4%, IC 95%: 3,9% a 15,8%).

Vários fatores contribuem para a alta incidência de infecção, incluindo a prematuridade, peso ao nascer muito baixo, acesso venoso central prolongado, nutrição parenteral, ventilação mecânica prolongada, longo tempo de hospitalização, uso de antibióticos de amplo espectro, uso de bloqueadores do receptor H2 ou inibidores de bomba de prótons e dificuldades para iniciar e atingir a nutrição enteral plena. Os RNPTs de MBP **são** os pacientes mais propensos a exigir esses procedimentos invasivos.

Na UTIN, a SNNT está frequentemente associada com a presença de cateteres vasculares, sendo o estafilococo coagulase-negativa (SCN) o patógeno mais comumente encontrado, representando 50% das infecções de corrente sanguínea; a grande maioria dos SCN é resistente à oxacilina. Nesse estudo multicêntrico do *National Institute of Child and Human Development* (NICHD), os outros agentes encontrados foram: bacilos Gram-negativos em 18% e fungos em 12% dos casos. A taxa de mortalidade foi de 11% nos casos de cocos Gram-positivos, de 36% por bacilos Gram-negativos e de 32% por fungos. No estudo da RBPN, a distribuição de acordo com o agente etiológico foi: 60% de SCN, 15% de bacilos Gram-negativos, 12% de *Staphylococcus aureus*, 9,5% de fungos e 3,5% de outros cocos Gram-positivos, entre eles 0,5% de estreptococos do grupo B. Com relação à mortalidade de acordo com o agente etiológico, observou-se maior mortalidade na sepse fúngica (60%), sendo de 35% na sepse por bacilos Gram-negativos e de 18% por SCN, bem mais elevada do que na literatura.

MANIFESTAÇÕES CLÍNICAS

A SNNT está sempre associada a sinais clínicos que podem ser sutis ou mais intensos, de acordo com a porta de entrada e o agente etiológico. Na presença de sinais clínicos, deve-se indicar avaliação laboratorial e iniciar ATB empírico. Os sinais mais frequentes são:

- Distermias;
- Hipo ou hiperglicemia;
- Apneias;
- Desconforto respiratório;
- Taquicardias persistentes;
- Intolerância alimentar;
- Distensão abdominal;
- Hipoatividade;
- Hipotensão;
- Choque;
- Acidose metabólica;
- Hiperbilirrubinemia à custa de bilirrubina direta;
- Convulsão;
- Irritabilidade;
- Coma;
- Abaulamento de fontanela anterior;
- Sinal focal cerebral;
- Alteração de nervos cranianos.

ABORDAGEM INICIAL

Atualmente, não há consenso entre os neonatologistas sobre o diagnóstico e o tratamento dos RNs internados com suspeita de sepse tardia. Não há diretrizes para:

1) O número de culturas de sangue obtido antes do início da terapia antimicrobiana empírica (1 × > 1);
2) A escolha de antimicrobianos empíricos, especificamente o uso de vancomicina;
3) A utilização da PCR para diferenciar, no caso de isolamento de SCN, entre a sepse confirmada e a contaminação;
4) A classificação de um SCN isolado de uma cultura única de sangue como um patógeno ou contaminantes;
5) A duração da terapia antimicrobiana; e

6) As indicações para a remoção de cateteres venosos centrais (CVCs) em neonatos com suspeita de sepse de início tardio.

Portanto, o algoritmo abaixo propõe uma abordagem de um caso de suspeita de SNNT, baseada na coleta de exames e início de ATB empírico (Figura 21.8).

Se a SNNT estiver associada ou relacionada à presença de cateter venoso central, deve-se retirar o cateter dependendo do agente infeccioso identificado, conforme apresentado na Tabela 21.4.

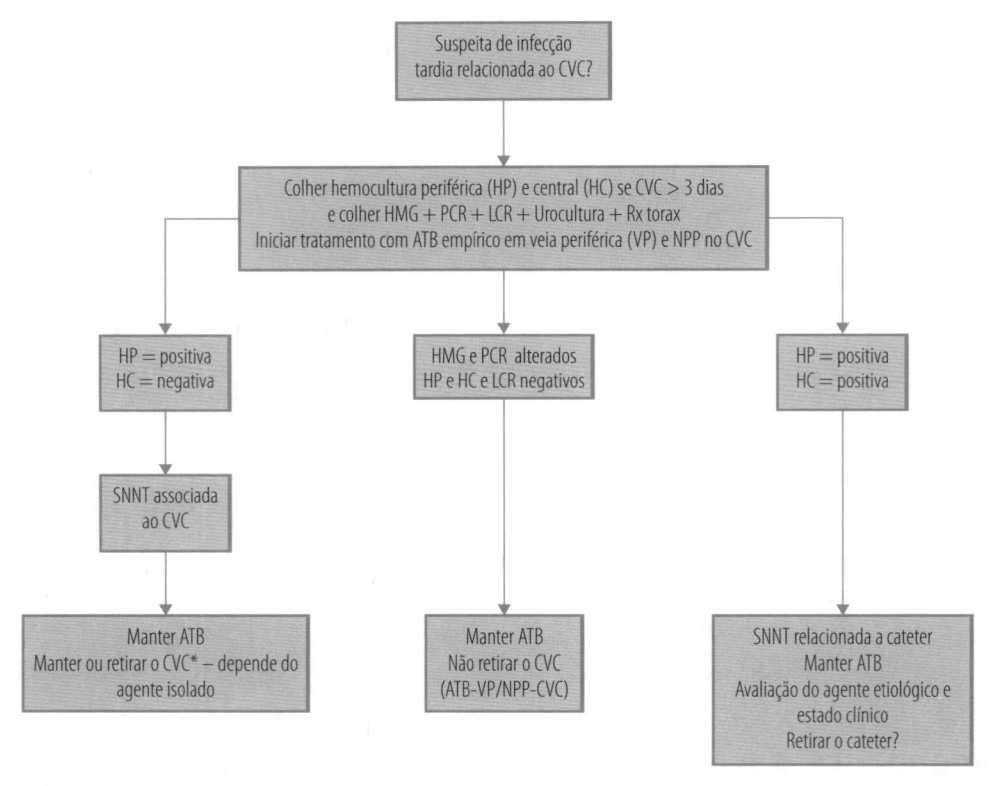

FIGURA 21.8. Abordagem de RN com suspeita SNNT. CVC: cateter venoso central; HMG: hemograma; PCR: proteína C reativa; NPP: nutrição parenteral prolongada; ATB: antibiótico.
Fonte: CDC, 2010.

TABELA 21.4 . Abordagem do cateter venoso central

Apenas a HP positiva: infecção associada a CVC – manter cateter apenas nos casos de SCN
Nos casos de Candidemia, *S. aureus* e BGN está indicada a remoção do CVC
Se HP e HC positivas: infecção relacionada ao CVC – retirar cateter
Se for SCN: opção pode ser a manutenção do CVC – nessas situações, colher HP 48 horas após o início da antibioticoterapia, que deve ser infundida necessariamente pelo CVC
HP – hemocultura periférica; SCN – estafilococos coagulase negativo
S. aureus – estafilococos aureus; HC – hemocultura central

TRATAMENTO

É imprescindível que os RNs internados em UTIN com suspeita de sepse neonatal tardia iniciem precocemente a terapia antimicrobiana empírica baseada na colonização da unidade. Portanto, cada unidade deve conhecer os agentes etiológicos mais frequentes, assim como seu perfil de sensibilidade. Devendo incluir antibiótico para cobrir Gram-positivos e Gram-negativos. Muitas vezes o esquema antibiótico empírico tem que incluir a vancomicina pela presença de SCN resistente à oxacilina. No entanto, existem recomendações nacionais para que o uso de vancomicina em hospitais seja restrito, porque a exposição dos pacientes à vancomicina é um fator de risco para o surgimento de enterococcos resistentes à vancomicina e de *Staphylococcus aureus* com sensibilidade intermediária à vancomicina. As cefalosporinas são atrativas no tratamento de infecção hospitalar, por causa de sua falta de toxicidade e sua capacidade de alcançar concentrações adequadas no soro e LCR; no entanto, sua utilização tem levado à resistência em organismos Gram-negativos. A ceftriaxona desloca bilirrubina da albumina de soro e deve ser usada com cautela em lactentes com hiperbilirrubinemia significativa. Portanto, quando é afastado o comprometimento de SNC, pode-se tratar a SNNT com aminoglicosídeos; entre eles o mais utilizado é a amicacina. Quando é identificado o agente etiológico, é importante adequar o esquema antibiótico de acordo com o perfil de sensibilidade e a associação ou não com meningite.

Após 72 horas do início do tratamento empírico, deve-se colher exames de controle como HMG e PCR. Deve-se incluir nova coleta de HMC periférica e LCR se as culturas anteriores estiverem positivas. O tempo de tratamento varia de acordo com o órgão comprometido e o agente etiológico. Quando a cultura de LCR e a HMC são negativas, o tratamento pode ser suspenso com 7 a 10 dias se HMG e PCR no 7° ou 10° dia estiverem normais. Nos casos de HMC positiva e LCR negativo, o tratamento é de 14 dias se não houver complicação. Nos casos de meningite, o tratamento será de 14 dias nos casos de cocos Gram-positivos e 21 dias para bacilos Gram-negativos, desde que o controle liquórico, HMG e PCR estejam normais.

EXAMES LABORATORIAIS

A interpretação do hemograma deve levar em conta os dados da série leucocitária e plaquetas, pois nessa idade já podem ser mais confiáveis. Os principais achados no leucograma que se associam a SNNT são: leucopenia, leucocitose, neutropenia (menos de 1.500 neutrófilos) e índice neutrofílico (número de formas jovens de neutrófilos sobre número total de neutrófilos) maior ou igual a 0,2. O índice neutrofílico é mais sensível do que os outros dados, variando de 60% a 90% as crianças com SNNT que apresentam alteração. Outro dado do hemograma que pode ser valorizado nessa fase é o número de plaquetas. A contagem de plaquetas no RN saudável é raramente inferior a 100.000/µL nos primeiros 10 dias de vida (normal, maior ou igual a 150.000/µL). Portanto, a trombocitopenia (número de plaquetas menor que 100.000/µL) pode ser um sinal de sepse neonatal; cerca de 10% a 60% dos RNs com sepse têm trombocitopenia. O controle seriado de HMG ajuda em relação à evolução do quadro clínico. Nos casos de boa evolução, observa-se melhora da parte leucocitária, mas a plaquetopenia pode demorar até três semanas para se corrigir.

A PCR está elevada em cerca de 50% a 90% dos RNs com infecção bacteriana sistêmica. O valor da PCR geralmente começa a se elevar dentro de 4 a 6 horas do início da infecção e se torna anormal cerca de 18 a 24 horas, isto é, acima de 10 mg/L ou 1 mg/dL. Atinge o pico dentro de dois a três dias e permanece elevado até que a inflamação seja resolvida. O nível do PCR não é recomendado como um único indicador de SNNT, mas pode ser utilizado conjuntamente com o HMG, para ajudar no diagnóstico, avaliar a resposta aos antibióticos e determinar a duração da terapia, ou identificar uma recaída de infecção.

A coleta de LCR na SNNT deve ser realizada o mais cedo possível, assim que se documentar o número de plaquetas acima de 100 000/μL, mas, caso não seja possível colher, isso não deve atrasar o início de ATB. O local de inserção da agulha deve ser entre L3 e L4 para garantir que está abaixo do ponto mais baixo da medula espinhal em crianças. O LCR deve ser encaminhado para cultura e quimiocitológico. No caso de cultura positiva do LCR, um acompanhamento seriado de punção lombar deve ser realizado em 48 a 72 horas após o início da terapia antibiótica para documentar a esterilidade do CSF. Se os organismos ainda estiverem presentes, uma modificação do tipo de droga ou dosagem pode ser necessária para o adequado tratamento de meningite. Uma punção lombar adicional dentro de 48 horas da mudança de terapia é necessária se os organismos ainda estiverem presentes. No caso de a coleta ter sido realizada após o início do ATB empírico, será difícil encontrar cultura positiva, mas se deve valorizar o quimiocitológico para o diagnóstico de meningite. A meningite por bacilo Gram-negativo apresenta maior celularidade e menor glicorraquia. No quimiocitológico do LCR na meningite neonatal bacteriana, observam-se: nível de proteína elevado; celularidade elevada, predominantemente de polimorfonucleares (PMN), e concentração de glicose baixa.

A coagulação intravascular disseminada (CIVD) pode ocorrer em crianças infectadas. Prever quais bebês serão afetados no início da sepse é difícil. Os RNs com CIVD mostram anormalidades no tempo de protrombina (PT), no tempo de tromboplastina parcial (PTT) e fibrinogênio e níveis de D-dímero, podendo precisar de produtos de sangue, incluindo o plasma congelado fresco (FFP) e crioprecipitado, para substituir os fatores de coagulação.

Outros exames que podem ser solicitados são: ultrassonografia de crânio para avaliar hemorragia intracraniana ou complicações de meningite, ultrassonografia de rins e vias urinárias no caso de ITU, para avaliar malformação de sistema nefrourológico, ecocardiograma para avaliar presença de endocardite ou trombos.

CONSIDERAÇÕES FINAIS

Na suspeita de sepse neonatal, o tratamento deve ser iniciado imediatamente por causa da imunossupressão relativa do RN. Iniciar antibioticoterapia empírica assim que forem coletados os exames para diagnóstico. Deve-se salientar que a coleta de LCR só será realizada se o controle de plaquetas for acima de 100.000/μL, e isso não deve atrasar o início da terapia antimicrobiana.

Um RN com sepse pode necessitar também de tratamento de suporte, devido aos efeitos sistêmicos da doença. Conseguir um acesso venoso central, iniciar suporte cardiopulmonar, com expansões ou drogas vasoativas, monitorizar a pressão arterial, sinais vitais, hematócrito e plaquetas, e avaliar a coagulação é vital. Não raramente, a transfusão de hemoderivados, incluindo glóbulos vermelhos e plaquetas, está indicada. Uma criança com instabilidade de temperatura precisa do apoio de termorregulação com um berço de calor radiante ou incubadora. Frequentemente o RN com SNNT apresenta sintomas gastrointestinais como intolerância alimentar, baixa aceitação alimentar ou distensão abdominal, necessitando ser mantido em jejum com sonda orogástrica aberta e com nutrição parenteral para fornecer aporte proteico-calórico e eletrólitos adequados durante a fase aguda até se estabilizar a condição do RN.

A suspeita de SNNT com uma abordagem rápida incluindo a coleta de exames e a instituição de tratamento de suporte e antibioticoterapia empírica modifica a história natural da doença, reduzindo a morbimortalidade e sequelas em médio e longo prazo.

BIBLIOGRAFIA RECOMENDADA

Bacterial etiology of serious infections in young infants in developing countries: results of a multicenter study. The WHO Young Infants Study Group. Pediatr Infect Dis J. 1999;18(10 Suppl):S17-22.

Camacho-Gonzalez A, Spearman PW, Stoll BJ. Neonatal infectious diseases: evaluation of neonatal sepsis. Pediatr Clin North Am. 2013;60(2):367-89.

Centers for Disease Control and Prevention. Prevention of perinatal group B streptococcal disease: revised guidelines from CDC, 2010. MMWR Recomm Rep. 2010;59 (RR-10):1-36.

de Souza Rugolo LM, Bentlin MR, Mussi-Pinhata M, de Almeida MF, Lopes JM, Marba ST, et al.; Brazilian Network on Neonatal Research. Late-onset sepsis in very low birth weight infants: a Brazilian Neonatal Research Network Study. J Trop Pediatr. 2014;60(6):415-21.

Downey LC, Smith PB, Benjamin DK Jr. Risk factors and prevention of late-onset sepsis in premature infants. Early Hum Dev. 2010;86 Suppl 1:7-12.

Garges HP, Moody MA, Cotten CM, Smith PB, Tiffany KF, Lenfestey R, et al. Neonatal meningitis: what is the correlation among cerebrospinal fluid cultures, blood cultures, and cerebrospinal fluid parameters? Pediatrics. 2006;117(4):1094-100.

Gerdes JS. Clinicopathologic approach to the diagnosis of neonatal sepsis. Clin Perinatol. 1991;18(2):361-81.

Graham PL, Begg MD, Larson E. Risk factors for late onset gram-negative sepsis in low birth weight infants hospitalized in the neonatal intensive care unit. Pediatr Infect Dis J. 2006;25(2):113-7.

[Guideline] American Academy of Pediatrics. Red Book 2003. 26th ed. 2003;117-123, 237-43, 561-73,584-91.

Hawk M. C-reactive protein in neonatal sepsis. Neonatal Netw. 2008;27(2):117-20.

Kaftan H, Kinney JS. Early onset neonatal bacterial infections. Semin Perinatol. 1998;22(1):15-24.

Khashu M, Osiovich H, Henry D. Persistent bacteremia and severe thrombocytopenia caused by coagulase-negative Staphylococcus in a neonatal intensive care unit. Pediatrics. 2006;117(2):340-8.

Klinger G, Levy I, Sirota L, Boyko V, Reichman B, Lerner-Geva L. Epidemiology and risk factors for early onset sepsis among very-low-birthweight infants. Am J Obstet Gynecol. 2009;201(1):38.e1-6.

Lin FY, Weisman LE, Azimi P, Young AE, Chang K, Cielo M, et al. Assessment of intrapartum antibiotic prophylaxis for the prevention of early-onset group B Streptococcal disease. Pediatr Infect Dis J. 2011;30(9):759-63.

McCallie KR, Lee HC, Mayer O, Cohen RS, Hintz SR, Rhine WD. Improved outcomes with a standardized feeding protocol for very low birth weight infants. J Perinatol. 2011;31 Suppl 1:S61-7.

Ng PC, Li K, Leung TF. Early prediction of sepsis-induced disseminated intravascular coagulation with interleukin-10, interleukin-6, and RANTES in preterm infants. Clin Chem. 2006;52(6):1181-9.

Polin RA; Committee on Fetus and Newborn. Management of neonates with suspected or proven early-onset bacterial sepsis. Pediatrics. 2012;129(5):1006-15.

Rubin LG, Sánchez PJ, Siegel J, Levine G, Saiman L, Jarvis WR; Pediatric Prevention Network. Evaluation and treatment of neonates with suspected late-onset sepsis: a survey of neonatologists' practices. Pediatrics. 2002;110(4):e42.

Simonsen KA, Anderson-Berry AL, Delair SF, Davies HD. Early-onset neonatal sepsis. Clin Microbiol Rev. 2014;27(1):21-47.

Stoll BJ, Gordon T, Korones SB, Shankaran S, Tyson JE, Bauer CR, et al. Late-onset sepsis in very low birth weight neonates: a report from the National Institute of Child Health and Human Development Neonatal Research Network. J Pediatr. 1996;129(1):63-71.

Stoll BJ, Hansen N, Fanaroff AA, Wright LL, Carlo WA, Ehrenkranz RA, et al. Late-onset sepsis in very low birth weight neonates: the experience of the NICHD Neonatal Research Network. Pediatrics. 2002;110(2 Pt 1):285-91.

Stoll BJ, Hansen N. Infections in VLBW infants: studies from the NICHD Neonatal Research Network. Semin Perinatol. 2003;27(4):293-301.

van den Hoogen A, Gerards LJ, Verboon-Maciolek MA, Fleer A, Krediet TG. Long-Term Trends in the Epidemiology of Neonatal Sepsis and Antibiotic Susceptibility of Causative Agents. Neonatology. 2009;97(1):22-28.

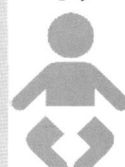

TORCH'S

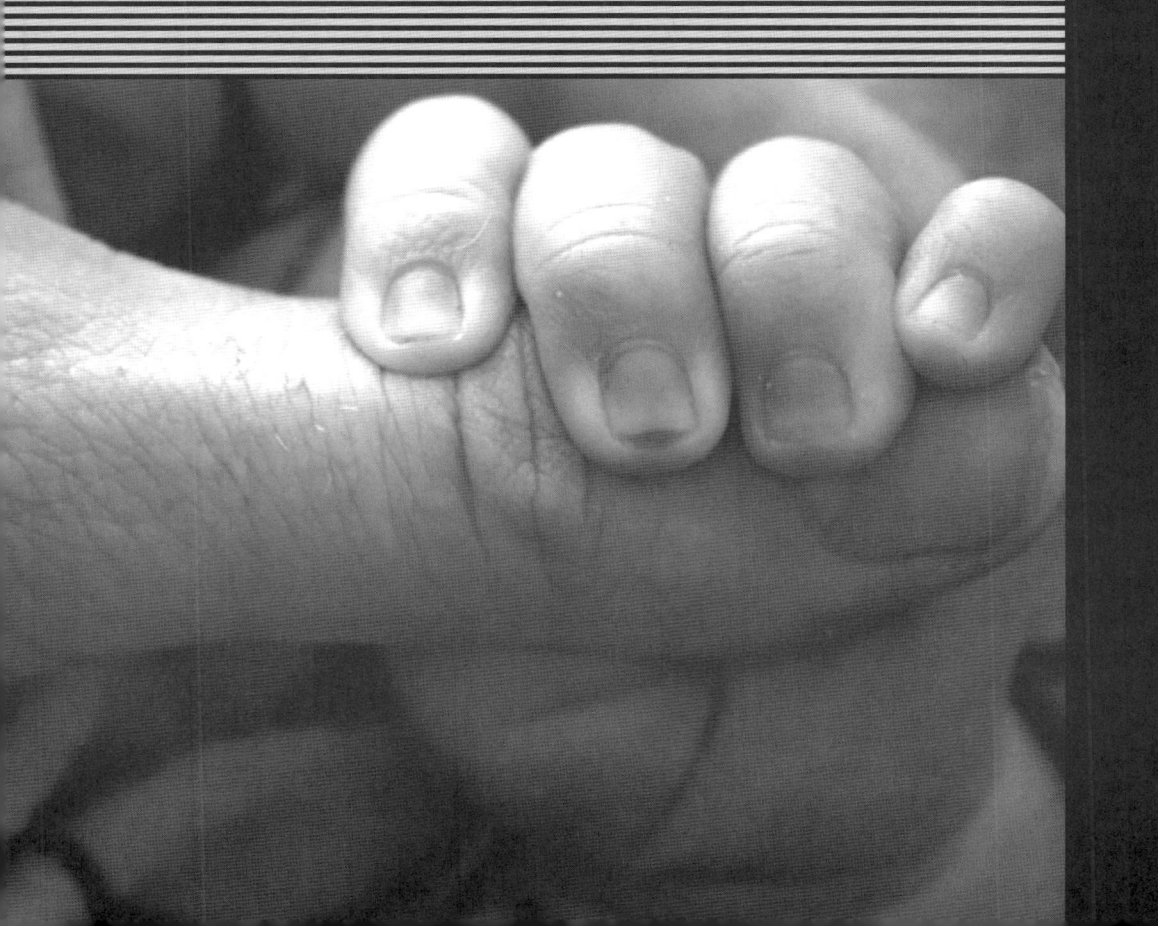

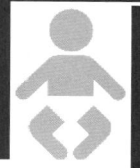

Capítulo 22

PREVENÇÃO DO HIV

Aurimery Gomes Chermont

José Antônio Koury Alves Júnior

INTRODUÇÃO

A infecção pelo vírus da imunodeficiência humana (HIV) no recém-nascido (RN) deve-se à transmissão materna do vírus; assim, a identificação da grávida infetada e a terapêutica adequada são fundamentais para a diminuição do risco de transmissão vertical.

A transmissão pode ocorrer *in utero*, no período periparto ou pós-natal (durante a amamentação), estimando-se que em 65% dos casos ela ocorra periparto (transfusão materno-fetal de 3 a 5 mL de sangue).

Fatores implicados na transmissão vertical do HIV: víricos (intensidade da replicação vírica e fenótipo), maternos (estado clínico, imunológico e nutricional, consumo de substâncias aditivas), obstétricos (rotura de membranas superior a 4 horas, manobras invasivas e tipo de parto), neonatais (prematuridade e aleitamento materno), imunológicos e genéticos.

A implantação de medidas profiláticas durante a gestação, nomeadamente o tratamento antirretrovírico com associação de vários fármacos, no parto e no RN, permitiu reduzir a transmissão mãe-filho de 25% a 40% para valores inferiores a 2%.

Na ausência de qualquer intervenção, a transmissão vertical do HIV alcança frequências de 25% a 30%, dependendo da região estudada.

O Ministério da Saúde estabeleceu recomendações e rotinas para unidades de atenção primária e serviços materno-infantis, com ênfase na atenção integral a gestantes e crianças. As orientações desse protocolo para a redução da transmissão vertical, publicado desde 1995 e atualizadas em 1997, incluem: oferta universal do teste anti-HIV, juntamente com aconselhamento pré e pós-teste; administração de antirretrovirais à gestante, a partir da 14ª semana de gestação e durante o parto, e ao recém nascido, nas seis primeiras semanas de vida; substituição do aleitamento materno e escolha da via de parto.

Quanto à persistência da transmissão vertical do HIV, estudo recente realizado em um serviço de referência no estado de Alagoas, Brasil, mostrou que a prevalência ainda muita alta, chegando a 6,6%. Essa transmissão está relacionada a fatores como: 40,0% das gestantes não haviam feito pré-natal, 75% não realizaram a profilaxia com antirretrovirais durante a gestação, 50,0% das puérperas estavam sem profilaxia com zidovudina (AZT) via oral e amamentando.

MEDIDAS PARA REDUÇÃO DO RISCO DE TRANSMISSÃO VERTICAL

Antes da gestação:
- Rastreio universal das mulheres em idade fértil no cuidado pré-concepcional.

Durante a gestação:
- Rastreio universal e voluntário da grávida (até a 14ª semana e a 32ª semana);
- Orientação das grávidas infetadas para consulta de referência;
- Tratamento antirretroviral combinado, incluindo a AZT sempre que possível, independentemente da carga viral e da contagem de linfócitos T CD4+ (o efavirenz não deve ser utilizado no primeiro trimestre pelos efeitos teratogênicos);
- Nas grávidas em que os antirretrovirais estão indicados apenas para prevenção da transmissão vertical, o seu início poderá ser diferido até 10 a 12 semanas de gestação;
- Nos casos em que for utilizada a estavudina (d4T) em vez da AZT, esta deve ser interrompida 24 horas antes do parto pelo risco de competição negativa com o AZT.

Durante o parto:
- Administração de AZT endovenosa (EV), independentemente da resistência do vírus materno a esse fármaco, uma vez que, mesmo nesses casos, existem duas subpopulações – uma resistente e uma sensível –, sendo essa última preferencialmente transmitida;
- No caso de cesariana eletiva, iniciar perfusão 3 horas antes; no caso de parto vaginal planeado, iniciar perfusão no início do trabalho de parto e/ou rotura de membranas.
- Cesariana eletiva (na 38ª semana) se carga viral maior que 1.000 cópias/mL;
- Se ocorrer rotura de membranas e/ou início do trabalho de parto prematuro, a decisão da via de parto deve ser individualizada, atendendo à duração da rotura de membranas, progressão do trabalho de parto e carga viral;
- No caso de parto vaginal, proceder à aceleração do trabalho de parto com ocitocina, porque a cada hora de rotura de membranas aumenta em 2% o risco de transmissão;
- Evitar o parto instrumental (caso necessário, utilizar preferencialmente o fórceps);
- Evitar manobras invasivas (colheita de sangue fetal ou aplicação de eletrodos no escalpe fetal);
- Evitar rotura artificial de membranas;
- Evitar episiotomia.

Estudos comprovam que o risco adicional de infecção pelo leite materno é de 7% a 22%, dependendo do tempo de exposição, da infectividade do leite e da suscetibilidade individual da criança.

No RN:

- Realizar o clampeamento precoce do cordão umbilical;
- Dar banho com água corrente e sabão, para minimizar o contacto com as secreções maternas, antes da administração da vitamina K;
- Aspirar as secreções da orofaringe;
- Alimentar com fórmula para lactente (contraindicado o aleitamento materno);
- Colher sangue do RN e da mãe para PCR DNA HIV até as 48 horas de vida e enviá-lo com o respectivo inquérito preenchido para o Instituto Ricardo Jorge (tubos EDTA, mínimo de 2 mL para o RN e 7 mL para a mãe);
- Profilaxia com AZT a todos os RNs em doses adequadas à idade gestacional (ver Tabela 22.1);
- Profilaxia com esquemas de três antirretrovirais combinados em situações especiais;
- Início precoce da profilaxia, preferencialmente nas primeiras 4 a 12 horas de vida (não há benefício esperado com o início após as 48 a 72 horas de vida).

A Tabela 22.2 apresenta a quimioprofilaxia da infecção pelo HIV em RNs expostos.

Excepcionalmente, quando a criança não tiver condições de receber o medicamento por via oral ou sonda enteral, pode ser utilizado o AZT injetável, nas seguintes doses:

- Recém-nascido com 35 semanas de idade gestacional ou mais: 3 mg/kg IV de 12 em 12 horas;
- Recém-nascido entre 30 e 35 semanas de idade gestacional: 1,5 mg/kg IV de 12 em 12 horas nos primeiros 14 dias de vida e 2,3 mg/kg/dose de 12 em 12 horas a partir do 15º dia;
- Recém-nascido com menos de 30 semanas de idade gestacional: 1,5 mg/kg IV de 12 em 12 horas.

Nesse caso, não se associa a nevirapina, mesmo quando indicada, pois só está disponível em apresentação oral.

Profilaxia primária para a pneumonia por *Pneumocystis jirovecii* em RNs até 4 a 6 semanas não está indicada.

ROTINA DE ACOMPANHAMENTO CLÍNICO E LABORATORIAL DA CRIANÇA EXPOSTA AO HIV

O acompanhamento deve ser mensal nos primeiros seis meses e, no mínimo, bimensal a partir do segundo semestre de vida.

Deve-se registrar o peso, o comprimento e os perímetros, em especial o perímetro cefálico.

A avaliação sistemática do crescimento e desenvolvimento é extremamente importante, visto que as crianças infectadas podem, já nos primeiros meses de vida, apresentar dificuldade de ganho de peso.

Os gráficos de crescimento e a tabela de desenvolvimento constam na Caderneta de Saúde da Criança do Ministério da Saúde, que está disponível em: http://portal.saude.gov.br/index.php/o-ministerio/principal/secretarias/.

As crianças nascidas de mães infectadas pelo HIV podem ter maior risco de exposição a outros agentes infecciosos durante o período intrauterino e perinatal como, *Treponema pallidum*, vírus das hepatites B e C, vírus T-linfotrópico humano (HTLV) 1/2, vírus do herpes simples, citomegalovírus, *Toxoplasma gondii* e *Mycobacterium tuberculosis*, malária, leishmaniose, doença de chagas, de acordo com a regionalidade.

O reconhecimento precoce e o tratamento de possíveis coinfecções devem ser considerados prioritários no atendimento dessas crianças, devendo tal abordagem ser incluída ainda na maternidade e nas consultas subsequentes.

TABELA 22.1. Tipo de parto, profilaxia intraparto e ao recém-nascido

Cenário	Atitudes no parto	Atitudes no recém-nascido
TARV durante a gravidez e Carga vírica < 1.000 cópias/mL Baixo risco de transmissão	Parto por via vaginal ou cesariana protelada para as 39 semanas. AZT EV durante o trabalho de parto até a laqueação do cordão Se cesariana eletiva, iniciar AZT 3 horas antes. Se parto vaginal começar no início do trabalho de parto e/ou RPM. Aceleração do trabalho de parto com ocitocina	AZT durante 4 semanas. Se carga vírica detectável (embora < 1.000 cópias/mL) e parto vaginal com RPM ou descolamento/hemorragia ou corioamnionite, considerar profilaxia combinada (AZT + 3TC durante 4 semanas + NVP 2 semanas)
Mães com TARV < 4 semanas e carga vírica detectável ou desconhecida	Cesariana eletiva às 38 semanas. AZT EV durante o trabalho de parto Ou AZT EV + NVP oral (dose única). Após o parto manter a TARV iniciada durante a gravidez	Considerar profilaxia combinada. AZT + 3TC durante 4 semanas + NVP 2 semanas. Se resistência a 3TC e NVP, ponderar regime combinado com base no teste de resistência materno. Consultar pediatra com experiência em infecção VIH
Mães com carga vírica > 1.000 cópias/mL apesar da TARV ou mães com vírus resistentes a TARV. Risco de transmissão aumentado e relacionado com o regime terapêutico e com a carga viral na altura do parto (em crescendo *vs.* decrescendo)	Consultar perito em infecção HIV. Cesariana eletiva às 38 semanas. AZT EV	Não é conhecido regime profilático ideal. AZT 4 semanas. Ponderar regime combinado com base no teste de resistência materno. Consultar pediatra com experiência em infecção VIH
Mães sem qualquer TARV durante a gravidez, em trabalho de parto. Diagnóstico intraparto	Tipo de parto: decidir caso a caso. O benefício da cesariana eletiva já não se coloca. Evitar trabalho de parto prolongado e/ou corioamnionite. Colheita de sangue para carga vírica e populações linfocitárias. Considerar profilaxia combinada. AZT EV + NVP oral no início do TP ou logo que possível + Lamivudina (3TC). Após o parto manter terapêutica com AZT+ 3TC de 12/12h durante 7 dias ou com AZT + 3TC+ inibidor da protease potenciado durante 7 dias	Considerar profilaxia combinada. AZT + 3TC durante 4 semanas + NVP 2 semanas
Mãe sem qualquer TARV (durante a gravidez e durante o parto)		AZT + 3TC durante 4 semanas + NVP 2 semanas
Doses de antirretrovíricos		
Trabalho de parto RN termo	AZT: 2 mg/kg em perfusão EV de 1 hora, seguida de perfusão contínua de 1 mg/kg/h durante o TP, até laqueação do cordão. 3TC: 150 mg PO 12/12 h. NVP: 200 mg PO no início do TP ou logo que possível. AZT: 4 mg/kg/dose PO 12/12 h. 3TC: 2 mg/kg/dose PO 12/12 h. NVP: 2 mg/kg/dose PO 24/24 h na 1ª semana e 4 mg/kg/dose PO 24/24 h na 2ª semana; se mãe medicada com NVP ≥ 3 dias, iniciar com 4 mg/kg/dose	

Adaptado de: Recomendações Portuguesas para o Tratamento da Infecção HIV/SIDA da Coordenação Nacional para a Infecção HIV/SIDA.

TABELA 22.2. Quimioprofilaxia da infecção pelo HIV em recém-nascidos expostos

Cenários	Indicação	ARV	Posologia	Duração total
Cenário 1	— Uso de ARV no pré-natal e periparto, com carga viral documentada < 1.000 cp/mL no 3º trimestre	AZT (VO)	— RN com 35 semanas de idade gestacional ou mais: 4 mg/kg/dose, de 12 em 12h — RN entre 30 e 35 semanas de idade gestacional: 2 mg/kg/dose, de 12 em 12h por 14 dias e 3 mg/kg/dose de 12 em 12h a partir do 15º dia — RN com menos de 30 semanas de idade gestacional: 2 mg/kg/dose, de 12 em 12h	4 semanas
Cenário 2	— Não utilização de ARV durante a gestação, independentemente do uso de AZT periparto — Uso de ARV na gestação, mas carga viral desconhecida ou maior ou igual a 1.000 cópias/mL no 3º trimestre	AZT (VO)	— RN com 35 semanas de idade gestacional ou mais: 4 mg/kg/dose, de 12 em 12h — RN entre 30 e 35 semanas de idade gestacional: 2 mg/kg/dose, de 12 em 12h nos primeiros 14 dias e 3 mg/kg/dose de 12 em 12h a partir do 15º dia — RN com menos de 30 semanas de idade gestacional: 2 mg/kg/dose, de 12 em 12h	4 semanas
		NVP (VO)	— Peso de nascimento > 2 kg: 12 mg/dose (1,2 mL) — Peso de nascimento de 1,5 a 2 kg: 8 mg/dose (0,8 mL)	1ª dose: primeiras 48h de vida 2ª dose: 48h após 1ª dose 3ª dose: 96h após 2ª dose
			— Peso de nascimento < 1,5 kg: não usar NVP	

ROTEIRO PARA ACOMPANHAMENTO LABORATORIAL DE CRIANÇAS EXPOSTAS VERTICALMENTE AO HIV

Exames	Idade				
	Ao nascer ou na primeira consulta ambulatorial	1-2 meses	4 meses	6-12 meses	12-18 meses
Hemograma	X	X	X	X	X
AST, ALT, GGT, FA, bilirrubinas	X	X			X
Glicemia	X	X	X		X
Sorologia HIV*	X	X			X**
Carga viral§		X	X		
TORCH£	X				
Sífilis	X				
VHB eVHC#	X				
LT-CD4+/CD8		X	X		
HTLV 1/2##	X				

* Sempre que houver dúvidas em relação ao estado de infecção da mãe (p. ex., crianças abandonadas ou mães sem documentação confiável em relação a seu estado de infecção).

** Caso o resultado da sorologia seja positivo ou indeterminado, recomenda-se repetir após 3 meses.

§ Se a carga viral revelar-se com nível detectável, repetir assim que possível o exame; caso a carga viral apresente-se em nível indetectável, repeti-la na criança com idade acima de 4 meses, quando o primeiro teste tiver sido realizado na criança entre 1 e 2 meses de idade.

£ Sorologias para toxoplasmose, rubéola, citomegalovírus e herpes simples. Solicitar de acordo com as sorologias maternas no pré-natal.

Ver sugestão de acompanhamento sorológico e virológico de crianças nascidas de mães coinfectadas por HIV com VHB, VHC, HTLV, sífilis e toxoplasmose no texto a seguir.

Se positivo, repetir aos 12 e 18 meses.

Fonte: DST AIDS, 2014.

BIBLIOGRAFIA RECOMENDADA

Barbosa BLFA, Guimarães JV, Salge AKM, Fávaro LC. O conhecimento dos profissionais de saúde na profilaxia da transmissão vertical do HIV em uma maternidade pública brasileira. Enfermería Global. 2015;39:15-28.

Brasil. Ministério da Saúde. Secretaria de vigilância em saúde. Departamento de DST, AIDS e Hepatites virais. Recomendações para terapia antirretroviral em adultos infectados pelo HIV-2008: suplemento III. Tratamento e prevenção. Brasília, DF: Ministério da Saúde; 2010.

Feitosa JA, Coriolano MWL, Alencar EN, Lima LS. Aconselhamento do pré-teste anti-HIV no pré-natal: percepções da gestante. Rev Enferm UERJ. 2010;18(4):559-64.

Fonseca FF, Jesus BR, Rocha KT, et al. A transmissão vertical no Brasil. Revista Eletrônica Gestão & Saúde. 2015;6(1):533-48.

Fonseca FF, et al. A transmissão marteno-infantil do HIV: uma revisão de literatura na perspectiva da enfermagem. Gestão e Saúde. 2015;6(1).

Kakehasi FM, Ferreira FGF, Pinto JA, Carneiro SA. Vírus da imunodeficiência humana adquirida/HIV no período neonatal. Rev Méd Minas Gerais. 2014;24(2):241-7.

Lana FCF, Lima AS. Avaliação da transmissão vertical do HIV em Belo Horizonte, MG, Brasil. Rev Bras Enferm. 2010;63(4).

Lima ACMAC, Costa CC, Teles LMR, Damasceno AKC, Oriá MOB. Epidemiologic assessment of prevention of vertical transmission of HIV. Acta Paul Enferm. 2014;27(4):311-8.

Moreira MEL, Gama SGN, Pereira APE, Silva AAM, Lansky S, Pinheiro RS, et al. Práticas de atenção hospitalar ao recém-nascido saudável no Brasil. Cad Saúde Pública. 2014;30(Supl 1).

Rodrigues STC, Vaz MJR, Barros SMO. Transmissão vertical do HIV em população atendida no serviço de referência. Acta Paul Enferm. 2013;26(2):158-64.

Souza, Camilla Roberta de. A não amamentação pela mãe portadora do HIV positivo e o impacto no recém-nascido: uma revisão bibliográfica. Brasília: Centro Universitário de Brasília. 2014.

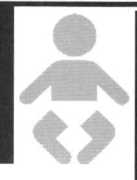

Capítulo 23

SÍFILIS CONGÊNITA

José Antônio Koury Alves Júnior

Aurimery Gomes Chermont

A Organização Mundial da Saúde (OMS) estima 1 milhão de casos de sífilis por ano entre as gestantes e preconiza a detecção e o tratamento oportunos delas e de seus parceiros sexuais portadores da sífilis, considerando que a infecção pode ser transmitida ao feto, com graves implicações.

A eliminação da sífilis congênita (SC) e da transmissão vertical do HIV (vírus da imuno-deficiência humana) constitui-se em prioridade para a região da América Latina e do Caribe.

NA GESTANTE

No período de 2005 a junho de 2016, foi notificado no Sistema de Informação de Agravos de Notificação (Sinan) um total de 169.546 casos de sífilis em gestantes, dos quais 42,9% foram de residentes na região Sudeste, 21,7% no Nordeste, 13,7% no Sul, 11,9% no Norte e 9,8% no Centro-Oeste. Em 2015, o número total de casos notificados no Brasil foi de 33.365, dos quais 14.959 (44,8%) eram da região Sudeste, 6.240 (18,7%) da região Nordeste, 6.005 (18,0%) da região Sul, 3.518 (10,5%) da região Norte e 2.643 (7,9%) da região Centro-Oeste.

Em 2015, no Brasil, observou-se uma taxa de detecção de 11,2 casos de sífilis em gestantes/mil nascidos vivos, taxa superada pelas regiões Sul (15,1 casos de sífilis em gestantes/mil nascidos vivos) e Sudeste (12,6 casos de sífilis em gestantes/mil nascidos vivos).

No Brasil, em 2015, observou-se que 32,8% das gestantes com sífilis foram diagnosticadas no terceiro trimestre de gestação, percentual maior na região Norte (49,7%). Nas regiões Sudeste e Sul, a maior parte das gestantes foi diagnosticada com sífilis no primeiro trimestre da gestação – respectivamente 36,8% e 38,7%.

Dados do Ministério da Saude indicam que desde 2008 houve crescimento dos casos de SC, com previsão de mais de 22 mil casos no ano de 2016.

A OMS estima no mundo mais de 1 milhão de casos de infecções sexualmente transmissíveis (ISTs) por dia.

SÍFILIS CONGÊNITA

De 1998 a junho de 2016, foram notificados no Sinan 142.961 casos de SC em menores de 1 ano de idade, dos quais 64.398 (45,0%) eram do Sudeste, 44.054 (30,8%) do Nordeste, 14.300 (10,0%) do Sul, 11.846 (8,3%) do Norte e 8.363 (5,8%) do Centro--Oeste. Em 2015, foram notificados 19.228 casos de SC em menores de 1 ano de idade, a maioria dos quais (42,6%) residia na região Sudeste, seguida pelo Nordeste (30,0%), Sul (14,3%), Norte (7,4%) e Centro-Oeste (5,8%). Em 2015, observou-se uma taxa de incidência de 6,5 casos/mil nascidos vivos no Brasil, e as regiões Nordeste, Sudeste e Sul apresentaram as maiores taxas (6,9 casos/mil nascidos vivos), seguidas das regiões Centro-Oeste (4,5 casos/mil nascidos vivos) e Norte (4,4 casos/mil nascidos vivos).

MANIFESTAÇÕES CLÍNICAS DE SÍFILIS CONGÊNITA

Sífilis congênita precoce – manifestações nos primeiros dois anos de vida:
- Aborto espontâneo, morte fetal;
- Prematuridade;
- Restrição de crescimento intrauterino (RCIU) com envolvimento multissistêmico;
- Hepáticas: hepatomegalia em quase 100% dos casos; hepatite;
- Esplenomegalia (reação inflamatória não específica; hematopoiese extramedular);
- Hiperbilirrubinemia;
- Linfadenopatia;
- Rinite persistente (altamente infeciosa);
- Ósseas: osteocondrite, osteomielite, periostite diafisária;
- Mucocutâneas: exantema maculopapular com envolvimento palmar e plantar, *pemphigus syphiliticus*, dermatite das fraldas intratável, *condylomata lata* perioral ou perianal aos 2 a 3 meses de idade;
- Neurológicas: assintomático em 60% dos casos, meningite asséptica, hidrocefalia, paralisia de pares cranianos VII, III, IV, VI, enfarte cerebral, convulsões, hipopituitarismo;
- Oftalmológicas: coriorretinite, catarata, glaucoma, uveíte;
- Renais: nefrite/síndrome nefrótica;
- Pulmonar: pneumonite;
- Gastrointestinais: pancreatite, gastrite, ileíte;
- Cardíaca: miocardite;
- Sintomas gerais: febre, má progressão ponderal, má absorção;

- Hematológicas: anemia hemolítica não imune, trombocitopenia, leucocitose com predomínio de mononucleares.

Sífilis congênita tardia – manifestações após 2 anos:

- Ósseas: bossas frontais, maxilares superiores pequenos, macrognatismo, nariz em sela, palato ogival, tíbia em sabre, escápulas aladas;
- Articulares: derrames articulares bilaterais em joelhos – articulações de Clutton;
- Dentárias: dentes de Hutchinson – incisivos superiores em forma de chave de fenda; molares em framboesa;
- Oftalmológica: queratite intersticial;
- Neurológicas: atraso mental, surdez de VIII par, hidrocefalia, convulsões, tabes juvenil;
- Tríade de Hutchinson: dentes de Hutchinson, queratite intersticial e surdez de VIII par.

INTERPRETAÇÃO DOS TESTES TREPONÊMICOS E NÃO TREPONÊMICOS

Testes não treponêmicos:

- RPR (*rapid plasma reagin*) ou VDRL (*venereal disease research laboratory*);
- Elevada sensibilidade;
- Boa correlação com a atividade da doença;
- Negativos após terapêutica.

Testes treponêmicos:

- FTA-ABS (*fluorescent treponemal antibody absorbed test*) ou TPHA (*treponema pallidum haemagglutination assay*);
- Mais específicos; usados na confirmação de testes não treponêmicos;
- Positividade mais precoce que testes não treponêmicos;
- Mantêm-se sempre positivos, não refletindo a atividade da doença.

Na suspeita de sífilis congênita, deve-se pedir ao recém-nascido (RN) um teste não treponêmico e respetiva titulação. As decisões de tratamento seguem o diagnóstico de sífilis na mãe, no regime terapêutico materno e evidência clínica, laboratorial ou imagiológica de sífilis no RN. A Tabela 23.1 apresenta a interpretação de testes trepométricos para a mãe e para o RN.

A avaliação complementar do RN com suspeita de SC deve incluir:

- VDRL (realizado em sangue periférico do RN e **não** no sangue do cordão umbilical);
- Radiografia de ossos longos (metáfises e diáfises de tíbia, fêmur e úmero);
- Liquor cefalorraquidiano (VDRL, celularidade e proteinorraquia);
- Hemograma;

- Dependendo das manifestações clínicas: dosagem de bilirrubinas, enzimas hepáticas, Rx de tórax, função renal.

TRATAMENTO

Considera-se o tratamento materno como inadequado no caso de:

- Uso de terapia não penicilínica, ou penicilínica incompleta (tempo e/ou dose);
- Instituição de tratamento dentro dos 30 dias anteriores ao parto ou término da terapia preconizada menos de 30 dias antes do parto;
- Manutenção de contato sexual com parceiro não tratado;
- Ausência de confirmação de decréscimo dos títulos reagínicos;
- Evidência de reinfecção (incremento dos títulos reagínicos em pelo menos quatro vezes).

A Tabela 23.2 apresenta o tratamento para SC para RNs até 4 semanas de idade e para crianças maiores de 4 semanas.

TABELA 23.1. Interpretação de testes treponêmicos para a mãe e para o recém-nascido

RPR	ou	VDRL	FTA-ABS	ou	TPHA	
Mãe		RN	Mãe		RN	Interpretação
-		-	-		-	Ausência de sífilis Período incubação mãe/RN (infecção muito recente) Fenômeno pró-zona (título VDRL muito elevado)
+		+	-		-	Falso-positivo de teste não treponêmico
+		+/-	+		+	Sífilis materna, com possibilidade de infecção RN Mãe tratada na gravidez
+		+	+		+	Sífilis materna e possível infecção RN
-		-	+		+	Sífilis materna tratada antes ou no início da gravidez Falso-positivo de teste treponêmico

Fonte: Ministério da Saúde, 2014.

TABELA 23.2. Tratamento para sífilis congênita para recém-nascidos até 4 semanas de idade e para crianças maiores de 4 semanas

RN até 4 semanas de idade:	
Penicilina G Cristalina (EV)	50.000 UI/kg/dose, 2 doses por dia (12/12 horas) na 1ª semana, ou 3 doses por dia (8/8 horas) entre a 2ª e a 4ª semanas Duração do tratamento: 10 dias
Penicilina G Procaína (IM)	50.000 UI/kg/dose, dose única diária, 10 dias
Penicilina G Benzatina (IM)	50.000 UI/kg/dose, dose única
Crianças com idade maior que 4 semanas	
Penicilina G Cristalina (EV)	50.000 UI/kg/dose, 4/4 horas, 10 dias
Penicilina G Procaína (IM)	50.000 UI/kg/dose, 12/12 horas, 10 dias
Penicilina G Benzatina (IM)	50.000 UI/kg/dose, dose única

Fonte: Ministério da Saúde, 2014.

Para análise do conjunto de informações indicando a probabilidade do diagnóstico de SC no RN, a necessidade e o modo do tratamento indicado, sugere-se uso do fluxograma ilustrado na Figura 23.1.

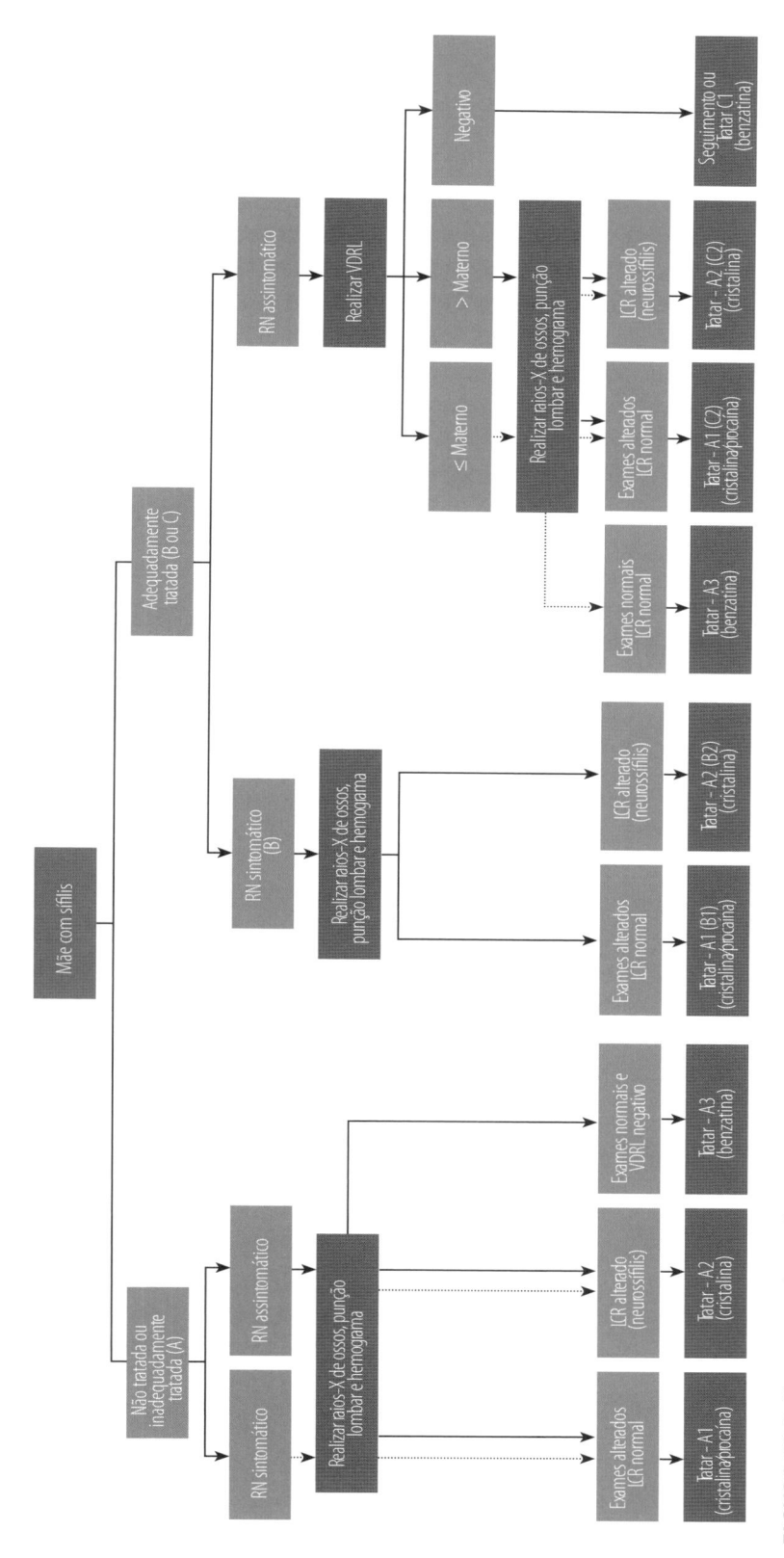

FIGURA 23.1. Fluxograma de condutas para criança exposta à sífilis. Fonte: Adaptado de Diretrizes para o Controle de Sífilis Congênita. Brasília, 2016.

A penicilina benzatina foi reconhecida pela 69ª Assembleia Mundial da Saúde, em maio de 2016, como um medicamento essencial para controle da transmissão vertical de sífilis, e globalmente tem apresentado escassez há alguns anos. No Brasil, assim como em outros países, desde 2014 se enfrenta o desabastecimento de penicilina benzatina, em decorrência da falta mundial de matéria-prima para a sua produção.

Além do desabastecimento da penicilina benzatina, os dados do segundo ciclo do Programa Nacional de Melhoria do Acesso e da Qualidade da Atenção Básica (PMAQ-AB), em 2013/2014, indicam que 55% das equipes de saúde da família que participaram desse ciclo aplicam penicilina benzatina na Atenção Básica, o que pode contribuir para o aumento da transmissão vertical da sífilis.

De acordo com a Norma Informativa Conjunta nº 68/2016DDAHV/SVS/MS, segue-se a orientação atual para o tratamento da SC e neurossífilis em RNs na impossibilidade de penicilina G cristalina ou potássica diante do desabastecimento total no Brasil dessa medicação.

Primeira escolha:

Período neonatal	Período pós-neonatal	Seguimento clínico e laboratorial
Penicilina G cristalina 50.000 UI/kg, dose, intravenosa, 12/12h (nos primeiros sete dias de vida) e 8/8h (após sete dias de vida, por 10 dias, inclusive nos casos de neurossífilis)	Penicilina G cristalina 50.000 UI/kg/dose, intravenosa, 4/4h, por 10 dias (inclusive nos casos de neurossífilis)	– Realizar consultas ambulatoriais mensais até o 6º mês de vida e bimestrais do 6º ao 12º mês – Realizar teste não treponêmico (ex.; VDRL) com 1, 3, 6, 12 e 18 meses de idade, interrompendo o seguimento após dois exames não treponêmicos consecutivos e não reagentes – Realizar avaliação oftalmológica, neurológica e audiológica, semestralmente, por dois anos – Realizar teste treponêmico (ex.: FTA-Abs) após os 18 meses de idade para a confirmação do caso – Na presença de neurossífilis, repetir o exame de liquor a cada seis meses, até normalização dos parâmentros bioquímicos, citológicos e imunológicos (titulação do VDRL no liquor) – Notificar e investigar o caso

Fonte: Norma Informativa Conjunta nº 68/2016DDAHV/SVS/MS, agosto de 2016.

Segunda escolha:

Período neonatal	Período pós-neonatal	Seguimento clínico e laboratorial
Penicilina G procaína 50.000 UI/dose única diária, intramuscular, por 10 dias (inclusive nos casos de neurossífilis confirmada ou provável)	Penicilina G procaína 50.000 UI/kg, intramuscular, 12/12h, por 10 dias	– Realizar consultas ambulatoriais mensais até o 6º mês de vida e bimestrais do 6º ao 12º mês – Realizar teste não treponêmico (ex.; VDRL) com 1, 3, 6, 12 e 18 meses de idade, interrompendo o seguimento após dois exames não treponêmicos consecutivos e não reagentes – Realizar avaliação oftalmológica, neurológica e audiológica, semestralmente, por dois anos – Realizar teste treponêmico (ex.: FTA-Abs) após os 18 meses de idade para a confirmação do caso – Na presença de neurossífilis, repetir o exame de liquor a cada seis meses, até normalização dos parâmentros bioquímicos, citológicos e imunológicos (titulação do VDRL no liquor) – Notificar e investigar o caso

Fonte: Norma Informativa Conjunta nº 68/2016DDAHV/SVS/MS, agosto de 2016.

Na total impossibilidade da primeira ou segunda escolha, utilizar a ceftriaxona:

Período neonatal		Período pós-neonatal (independentemente de comprometimento de SNC)	Seguimento clínico e laboratorial
Neurossífilis confirmada ou provável	Sem neurossífilis (afastado comprometimento do SNC)		
Ceftríaxona* 100 mg/kg (dose de ataque) no primeiro dia, seguida de 80 mg/kg intravenosa, 1x/dia, durante 10 a 14 dias	Ceftriaxona* 75 mg/kg, intravenosa, 1x/dia, durante 10 a 14 dias	Ceftriaxona* 100 mg/kg, intravenosa, 1x/dia, durante 10 a 14 dias	– Realizar consultas ambulatoriais mensais até o 6º mês de vida e bimestrais do 6º ao 12º mês – Realizar teste não treponêmico (ex.: VDRL) com 1, 3, 6, 12 e 18 meses de idade, interrompendo o seguimento após dois exames não treponêmicos consecutivos e não reagentes – Realizar avaliação oftalmológica, neurológica e audiológica, semestralmente, por dois anos – Realizar teste treponêmico (ex.: FTA-Abs) após os 18 meses de idade para a confirmação do caso – Na presença de neurossífilis, repetir o exame de liquor a cada seis meses, até normalização dos parâmentros bioquímicos, citológicos e imunológicos (titulação do VDRL no liquor) – Monitorar leucócitos (eosinófilo/leucopenia) e plaquetas (trombocitose), ureia, creatinina, sódio, potássio, transaminase (TGO e TGP), bilirrubinas totais e frações – Notificar e investigar o caso

* Está indicada na total falta de penicilina G procaína ou para recém-nascido sem massa muscular para receber medicação por via intramuscular.

* Está contraindicada em recém-nascidos com hiperbilirrubinemia.

Fonte: Norma Informativa Conjunta nº 68/2016DDAHV/SVS/MS, agosto de 2016.

Importante: Até a data da norma informativa, não há evidências científicas da eficácia do uso da ceftriaxona no tratamento da SC. Portanto, esses RNs tratados com essa droga devem ter o seguimento mais rigoroso clinico e laboratorial, até que seja obtido o sucesso terapêutico.

SEGUIMENTO DO RECÉM-NASCIDOS COM SÍFILIS CONGÊNITA

Os seguintes pontos devem ser levados em consideração durante o seguimento clínico e laboratorial da SC:

- Realizar consultas ambulatoriais mensais até o sexto mês de vida e consultas ambulatoriais bimensais do 6º ao 12º mês;
- Realizar teste não treponêmico com 1, 3, 6, 12 e 18 meses de idade, interrompendo o seguimento com dois exames não treponêmicos consecutivos e negativos;
- Diante de elevação do título sorológico ou não negativação até os 18 meses de idade, reinvestigar a criança exposta e proceder ao tratamento;
- Realizar teste treponêmico para sífilis após os 18 meses de idade para a confirmação do caso;

- Caso sejam observados sinais clínicos compatíveis com a infecção treponêmica congênita, deve-se proceder à repetição dos exames sorológicos, ainda que não esteja no momento previsto acima;
- Recomenda-se o acompanhamento oftalmológico, neurológico e audiológico das crianças com diagnóstico de SC semestralmente, por dois anos. Em crianças cujo resultado do líquido cefalorraquidiano tenha se mostrado alterado, deve-se realizar reavaliação liquórica a cada seis meses até a normalização;
- O teste da orelhinha normal não afasta a necessidade da solicitação de exames específicos para avaliar a surdez do oitavo par craniano;
- Nos casos de crianças tratadas de forma inadequada, na dose e/ou tempo do tratamento preconizado, deve-se convocar a criança para reavaliação clínico-laboratorial e reiniciar o tratamento da criança, obedecendo aos esquemas anteriormente descritos.

Em face de todas as medidas disponíveis para a redução da transmissão vertical do HIV e da sífilis, e da continuada incidência de casos, o Ministério da Saúde recomenda a instituição de comitês de investigação de transmissão vertical nos municípios, visando identificar falhas e subsidiar intervenções.

Para viabilizar a atuação dos comitês, foram disponibilizados instrumentos de referência, como o "Protocolo de Investigação de Casos de Transmissão Vertical" e as "Diretrizes para constituição dos Comitês de Investigação da Transmissão Vertical", disponíveis no endereço: www.aids.gov.br.

BIBLIOGRAFIA RECOMENDADA

Albuquerque CM, Oliveira ICL, Nobre CS, Couto CS, Frota MA. A compreensão da qualidade de vida atrelada à sífilis congênita. Rev. APS. 2015;18(3.

Beck ST. Importância do diagnóstico sorológico da sífilis durante o pré-natal. 2015.

Centers for Disease Control and Prevention. Sexually transmitted diseases treatment guidelines, 2015. MMWR Recomm Rep. 2015;64(RR-03). Disponível em: <https://www.cdc.gov/mmwr/pdf/rr/rr6403.pdf>. Acesso em: 30 set. 2017.

Cooper JM, Michelow IC, Wozniak OS, Sánchez PJ. Em tempo: a persistência da sífilis congênita no Brasil – Mais avanços são necessários!. Rev Paul Pediatr. 2016;34(3):251-3.

Costa JS, et al. O conhecimento de gestantes com diagnóstico de sífilis sobre a doença. Rev Interdisciplinar. 2016;9(2):79-89.

Domingues RMSM, Leal MC. Incidência de sífilis congênita e fatores associados à transmissão vertical da sífilis: dados do estudo Nascer no Brasil. Cad Saúde Pública. 2016;32(6).

Ferrari T, Ferreira LM. Conhecimento dos profissionais da saúde sobre sífilis congênita: revisão de literatura. Anais da Semana Acadêmica e Mostra Científica de Enfermagem, n. 1, 2016.

França ISX, Batista JL, Coura AS, Oliveira CF, Araújo AKF, Sousa FS. Fatores associados à notificação da sífilis congênita: um indicador de qualidade da assistência pré-natal. Rev Rene. 2015;16(3):374-81.

Kollman TR, Dobson S. Syphilis. In: Wilson CB, Nizet V, Maldonado Y, Remington JS, Klein JO. Remington and Klein's Infectious Diseases of the Fetus and Newborn Infant. 8th ed. Philadelphia: Saunders; 2016. p. 512-43.

Kwak J, Lamprecht C. A review of the guidelines for the evaluation and treatment of congenital syphilis. Pediatr Ann. 2015;44(5):e108-14.

Lafeta KRG, Martelli Jr H, Silveira MF, Paranaiba LMR. Sífilis materna e congênita, subnotificação e difícil controle. Rev Bras Epidemiol. 2016;19(1):63-74.

Lima VC, Mororó RM, Martins MA, Ribeiro SM, Linhares MSC. A sífilis congênita e seus determinantes sociais da saúde. Sanare. 2015;14(Supl 1).

Nonato SM, Melo APS, Guimarães MDC. Sífilis na gestação e fatores associados à sífilis congênita em Belo Horizonte-MG, 2010-2013. Epidemiol Serv Saúde. 2015;24(4):681-94.

Pereira DAP, Maia BP, Seto ISC, Bichara CNC. Infecção congênita em pacientes matriculados em Programa de Referência Materno-Infantil. Rev Para Med. 2015;29(1):31-8.

Silva L, Fernandes AMF. A recrudescência da sífilis congênita: um alerta. Audiol Commun Res. 2015;20(4).

Teixeira MA. Perfil epidemiológico e sociodemográfico das crianças infectadas por sífilis congênita. Saúde.com. 2016;11(4).

Thomson R. Neofax 2011. 24th ed. Montvale: PDR; 2011.

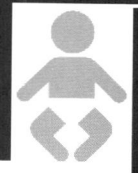

Capítulo 24

TRANSMISSÃO VERTICAL DA HEPATITE B

Alexandre Lopes Miralha

INTRODUÇÃO

A hepatite B é uma das doenças infecciosas endêmicas mais frequentes em todo o mundo. Estima-se que mais de um terço da população mundial já tenha sido infectada pelo vírus da hepatite B (VHB) e que há cerca de 1 milhão de mortes por ano, por hepatite aguda ou crônica relacionada à infecção pelo vírus B, sendo a causa mais comum de cirrose e/ou hepatocarcinoma.

Trata-se de uma doença que apresenta distribuição universal, exibindo áreas com diferentes perfis de endemicidade, classificadas como áreas de alta, média e baixa endemicidade. Em áreas onde a endemicidade é elevada, com percentual acima de 8% da população com positividade para o marcador AgHBs, mais de 60% das pessoas apresentam evidências sorológicas de infecção prévia. Tal condição pode ser observada em regiões como a África, América do Sul, Sudeste da Ásia, China, partes do Oriente Médio e ilhas do Pacífico. As regiões onde as taxas de prevalência de positividade ao marcador AgHBs encontra-se entre 2% e 8% são classificadas como sendo de média endemicidade, com evidência sorológica pregressa em 10% e 60% da população local.

TRANSMISSÃO

Os principais mecanismos envolvidos na transmissão da infecção pelo VHB estão relacionados à exposição percutânea de sangue e seus derivados, transmissão perinatal (vertical) e transmissão sexual. Na Amazônia brasileira, uma forma de transmissão em crianças, além da transmissão vertical, poderia estar ocorrendo por meio da exposição intrafamiliar, especialmente entre crianças, provavelmente devido a lesões de pele, tais como escabiose, impetigo e escrofuloderma. A transmissão do vírus por insetos tem sido debatida há décadas, pois o vírus pode sobreviver no intestino de mosquitos e percevejos, porém sem evidências de replicação em seu interior. Dessa forma, os insetos poderiam atuar tão somente como um vetor mecânico da infecção, principalmente entre visitantes de regiões tropicais.

A transmissão perinatal do VHB é tão elevada que ocorre entre 35% e 50% das gestantes portadoras do antígeno de superfície (AgHBs), geralmente após exposição do recém-nascido ao sangue materno contaminado durante o trabalho de parto. Entre as mulheres em idade fértil, estima-se que de 5% a 12% são portadoras do AgHBs, sendo a transmissão *in utero* considerada baixa, em torno de 6%. O risco de o concepto adquirir o vírus de mãe infectada é de 70% a 90% quando da infecção materna no terceiro trimestre de gravidez em comparação à aquisição da doença no primeiro trimestre (em torno de 10%), especialmente se o *status* sorológico da mãe acusar positividade para o AgHBs e AgHBe, com DNA-PCR positiva, o que caracterizaria um estado de maior infectividade da gestante para o seu concepto. É importante ressaltar que, mesmo indivíduos AgHBe-negativo podem apresentar carga viral acima de 10^5 cópias/mL, o que indicaria o estado de portador ativo da infecção. A prevalência de hepatite B em gestantes varia muito conforme a endemicidade da infecção na região geográfica e população estudada. Porém, ainda são escassas as pesquisas que mostram triagem durante o pré-natal, apesar da recomendação do Ministério da Saúde de que a gestante deva ser testada para hepatite B no último trimestre de gravidez. No estado do Mato Grosso do Sul foi verificado que 0,3% das gestantes eram portadoras do AgHBs na gestação. Em contrapartida, no estado do Amazonas, encontrou-se uma prevalência geral de 3,2% de gestantes portadoras do AgHBs e 38,3% para anti-HBc, com variação entre 4% e 8% das gestantes pesquisadas na Amazônia Ocidental, em especial nas regiões dos rios Juruá e Purus. Em algumas regiões metropolitanas de Londrina, essa taxa é de 0,8%, e nas cidades do Rio de Janeiro e Goiânia, é de 0,6% e 0,5%, respectivamente.

MANIFESTAÇÕES CLÍNICAS

Podem ser divididas em infecção aguda e crônica. O período de incubação da doença é em média de quatro semanas (variando até 180 dias), com indivíduos infectados podendo desenvolver formas clínicas de hepatite aguda ou mesmo, na maioria das vezes, formas subclínicas e anictérica. A hepatite B, em sua forma sintomática, apresenta-se com os seguintes sintomas: icterícia, colúria, acolia, fadiga, náuseas, febre baixa (geralmente inferior a 38 °C), desconforto, vômitos e dor abdominal. Os sintomas podem ter duração variável, variando de algumas semanas a 12 meses. Após quatro semanas do início da infecção, o AgHBs começa a surgir no soro, com tendência ao desaparecimento 24 semanas após o contato com o VHB. Os títulos de anti-HBc (IgG) começam a surgir por volta da 32ª semana. Na vigência dos sintomas, geralmente são detectáveis o AgHBs e os anticorpos anti-HBc das classes IgM e IgG. Admite-se que a infecção aguda pelo VHB possa evoluir para a cura em 90% a 95% dos casos de indivíduos infectados, permanecendo os anticorpos anti-HBc por toda a vida. Porém, os títulos de anticorpos anti-HBs sofrem declínio ao longo do tempo, podendo não ser detectado em casos nos quais a infecção ocorreu há muitos anos.

Na hepatite B crônica, o AgHBs pode ser detectado por mais de seis meses. Nesses pacientes, os marcadores AgHBs e anti-HBc são detectáveis normalmente por tempo indefinido. A presença do AgHBe pode ou não ocorrer nesses pacientes, o que pode sinalizar replicação viral, com elevada transmissibilidade do VHB. O risco para desenvolver a infecção crônica pode ocorrer entre 5% e 10% dos indivíduos que adquiriram o VHB. O surgimento de cirrose hepática e hepatocarcinoma celular (HCC) normalmente ocorre na faixa etária de 35 a 65 anos de idade, coincidindo com a fase de produtividade máxima do indivíduo. Em cerca da metade dos portadores do VHB a doença não se manifesta (os chamados portadores inativos), em contrapartida a outra metade costuma mostrar sinais evidentes de atividade inflamatória hepática, de intensidade variada, podendo desenvolver cirrose hepática ou hepatocarcinoma celular em fases mais tardias da doença.

DIAGNÓSTICO

O diagnóstico laboratorial específico da infecção pelo VHB pode ser realizado por meio de técnicas de imunodiagnóstico, sendo pesquisados, no soro da mãe e/ou do recém-nascido, os antígenos AgHBs e AgHBe e os anticorpos anti-HBs, anti-HBcIgM, anti-HBc total e anti-HBe. As técnicas sorológicas mais utilizadas para o diagnóstico, mediante a identificação dos marcadores da hepatite B, são as obtidas por meio de imunoensaios enzimáticos (ELISA), que apresentam boa sensibilidade e especificidade para a confirmação da hepatite B nas formas agudas e crônicas.

Testes moleculares que pesquisam quantitativa e qualitativamente o HBV-DNA também podem ser utilizados, principalmente quando há suspeita de infecção crônica. O AgHBc, por se tratar de um antígeno intracelular e insolúvel, só pode ser pesquisado por meio de imunoistoquímica em tecido hepático após a realização de biópsia, não podendo ser detectado no soro como os outros antígenos.

Os marcadores laboratoriais da hepatite B são caracterizados da seguinte forma:
- AgHBs: corresponde a um dos primeiros marcadores presentes no soro do paciente por volta de duas a seis semanas antes de iniciar a sintomatologia da hepatite B. Sua positividade permanece até, em geral, quatro a seis meses após a exposição ao VHB. A sua persistência por tempo superior a seis meses caracteriza a hepatite B crônica. As variantes de vírus mutantes podem não produzir o antígeno de superfície S;
- Anti-HBs: é o anticorpo produzido em resposta ao AgHBs, que passa a ser detectável no soro logo após o desaparecimento do antígeno. É considerado um marcador de recuperação da doença, sendo encontrado, geralmente, duas a seis semanas após o desaparecimento do antígeno (AgHBs). É considerado o único anticorpo induzido pela imunização com as vacinas atualmente preconizadas. A sua presença isolada indica imunidade vacinal;

- AgHBc: caracteriza-se por ser um antígeno associado ao nucleocapsídeo do vírus, não identificável no soro, estando presente apenas nos hepatócitos e podendo ser detectado apenas por meio de técnicas de imunoistoquímica;
- Anti-HBc: é o anticorpo que aparece primeiro durante a evolução natural da doença, sendo detectável inicialmente como anti-HBcIgM na infecção aguda, caracterizando infecção recente pelo VHB; à medida que vai ocorrendo a recuperação, surge na forma de anti-HBcIgG, podendo ainda ser detectados baixos títulos de anti-HBcIgM por longo período. Portanto, é um marcador que pode estar presente no soro de indivíduos na fase aguda e crônica, porém sem ter ação neutralizante contra o vírus;
- AgHBe: é um antígeno que, ao longo da evolução da doença, surge após o AgHBs e, normalmente, persiste por mais de 36 semanas. É considerado como um indicador de replicação viral ativa no fígado, indicando estágio de elevada contagiosidade da doença. Pode persistir até por anos em pacientes com doença crônica;
- Anti-HBe: é um anticorpo que surge em pacientes que se encontram em estágio de recuperação de um episódio recente da doença, podendo ser identificado no soro até um ano após o término da fase aguda e após vários anos em portadores crônicos.

PREVENÇÃO

As medidas de prevenção da transmissão vertical no período perinatal são altamente eficazes e adquirem extrema importância, sobretudo porque não existe tratamento eficaz para a hepatite B aguda ou crônica, e os índices de cronicidade são tão maiores quanto mais cedo é adquirida a infecção. É importante salientar que os neonatos, ao adquirirem o vírus ao nascer, apresentam maiores chances de evoluir como portadores crônicos da doença, ou seja, eles tornam-se reservatórios e mantêm o vírus circulante na comunidade. Dessa forma, o único meio de conferir máxima proteção da transmissão vertical pelo VHB ocorrerá apenas quando forem administradas, logo após o nascimento e preferencialmente nas primeiras 12 a 24 horas, a vacina e a imunoglobulina específica anti-hepatite B, podendo esta última, em caráter excepcional, ser administrada até o final da primeira semana de vida. Portanto, a vacinação é, indiscutivelmente, a medida mais efetiva e de baixo custo para a prevenção da transmissão da doença e de suas consequências. A recomendação da OMS (Organização Mundial da Saúde) é a de que a vacina seja incluída no calendário de imunização em todos os países do mundo, com o objetivo inicial de prevenir as infecções crônicas e suas manifestações, e reduzir o número de novas infecções. Pelo menos 85% a 90% dos óbitos associados ao VHB são passíveis de prevenção por meio da imunização ativa com a vacina anti-hepatite B, que reduz o número de pessoas portadoras do vírus, impedindo que se tornem reservatórios circulantes do VHB.

Atualmente, o Programa Nacional de Imunizações (PNI) do Ministério da Saúde do Brasil recomenda o uso exclusivo de vacinas DNAr no território nacional. A vacina contra a hepatite B é considerada um marco na saúde pública, pois é a primeira vacina a utilizar tecnologia de engenharia genética para prevenir o câncer. O esquema de administração da vacina contra a hepatite B constitui-se de um protocolo que determina a aplicação de quatro doses, com a administração da primeira dose com a vacina monovalente e as demais doses juntamente com a vacina pentavalente (DPT-Hib-HepB), disponível em todo o território brasileiro desde o ano de 2012. A dose a ser administrada corresponde a um volume de 0,5 mL (ou 10 mcg) para neonatos, lactentes, crianças e menores de 20 anos; a partir dessa idade a dose recomendada corresponde a 1,0 mL (ou 20 mcg). A via de administração recomendada é a intramuscular, na região do músculo deltoide, na face externa superior do braço. Em crianças menores de 2 anos de idade, a administração deverá ser feita na face lateral da coxa. É importante ressaltar que a região glútea deve ser evitada, pois nesse sítio, por ter uma quantidade de tecido adiposo maior, a vacina pode ser introduzida no tecido adiposo, e não no músculo, o que pode contribuir sensivelmente na resposta imunológica.

No Brasil, as vacinas monovalentes disponíveis para a aplicação da primeira dose (via intramuscular), ainda na maternidade, conforme a região, são: Engerix B® (GlaxoSmithKline), Recombivax-HB® (Merck Sharp andDohme) e Buthang® (Bio-manguinhos/Brasil).

Os esquemas de imunoprofilaxia para prevenir a transmissão perinatal em recém-nascidos a termo ou prematuros, independentemente da idade gestacional (IG), conforme o *status* sorológico da gestante, podem ser visualizados na Tabela 24.1.

TABELA 24.1. Imunoprofilaxia para a hepatite B em recém-nascidos a termo ou prematuros

Recém-nascidos filhos de mães HBsAg-positiva	
Vacina recombinante (DNAr) IM e imunoglobulina (HBIG) IM (em locais diferentes) 0,5 mL	1ª dose com < 12h (ao nascer) na maternidade
Vacina DNAr (combinada, líquida)	2ª dose com 30 dias (DTP/HB/Hib)
Vacina DNAr (combinada, líquida)	3ª dose com 60 dias (DTP/HB/Hib)
Vacina DNAr (combinada, líquida)	4ª dose com 180 dias (DTP/HB/Hib)

IM: Intramuscular.

Fonte: Ministério da Saúde, 2014.

* A vacina básica com a pentavalente (DTPHib-HB) são três doses com intervalos de 60 dias, podendo ser diminuída para 30 dias em caso de necessidade de atualização do calendário vacinal.

CINÉTICA DE PRODUÇÃO DOS ANTICORPOS ANTI-HBS

A eficácia da vacinação contra a hepatite B está diretamente relacionada à produção de anticorpos anti-HBs. Pessoas que desenvolvem títulos de anti-HBs acima de 10 mUI/mL após série primária têm cerca de 100% de proteção contra a doença clínica e a infecção crônica.

Em geral, os títulos mais altos de anti-HBs são observados um mês após a terceira dose da vacina, podendo declinar rapidamente nos 12 meses seguintes à última dose do esquema, e em seguida mais lentamente. Em algumas circunstâncias, a titulação protetora esperada de anti-HBs (maior que 10 mUI/mL) pode não conferir proteção, por exemplo, com a produção de anticorpos reconhecendo outros determinantes antigênicos do AgHBs (d, w, y ou r), infecção com carga viral elevada ou com mutantes do VHB, com modificação do determinante "a".

Atualmente, as vacinas recombinantes utilizadas em nível nacional chegam a produzir altos níveis de soroproteção (acima de 95%) com o esquema de imunização preconizado pelo Ministério da Saúde no Brasil.

Alguns fatores podem influenciar negativamente a resposta imune à aplicação da vacina contra a hepatite B. Dentre eles, estão os que estão ligados à vacinação, como o esquema utilizado e o local da administração, e os que estão ligados ao hospedeiro, tais como a idade, sexo, índice de massa corpórea, tabagismo, peso de nascimento, fatores genéticos e comorbidades.

De forma geral, parece que as menores taxas de soroconversão ocorrem entre indivíduos obesos, fumantes, do sexo masculino, maiores de 40 anos, recém-nascidos prematuros ou recém-nascidos com peso abaixo de 2 kg ao nascer, imunossuprimidos por várias causas (HIV, insuficiência renal crônica, especialmente em pacientes que estejam em esquema de hemodiálise, pacientes com doenças malignas em quimioterapia) e em pacientes com hepatite C.

Alguns trabalhos acerca da resposta imunológica à vacinação em recém-nascidos a termo (IG maior que 37 semanas) mostram percentuais de soroconversão acima de 95% quando a primeira dose da vacina é administrada no primeiro dia de vida, de preferência nas primeiras 12 horas. Porém, dúvidas ainda são frequentes quanto à soroconversão em recém-nascidos prematuros (IG menor que 37 semanas), mesmo quando a imunização é iniciada nos primeiros dias de vida.

Neste ponto, a literatura ainda é muito conflitante quando se refere à resposta imune à vacina na população de recém-nascidos abaixo de 37 semanas de IG, em que a análise da resposta oscila entre 55% em bebês com IG menor que 33 semanas e 94% entre aqueles com mais de 34 semanas. Por outro lado, outras pesquisas demonstram que recém-nascidos com IG abaixo de 34 semanas apresentaram as mesmas taxas de soroproteção ao serem comparados aos bebês que nasceram a termo. O fato é que hoje, com a aplicação das quatro doses da vacina antes dos 6 meses de idade (desde 2013), a questão foi sanada, uma vez que todos os bebês recebem a primeira dose da monovalente ainda na maternidade e as das três outras doses juntamente com a pentavalente, por via intramuscular.

Até o estado atual do conhecimento científico, não é possível afirmar que a memória imunológica e, portanto, a proteção contra a infecção pelo VHB persistem durante a vida adulta após o esquema vacinal básico proposto pelo Ministério da Saúde do Brasil. Sabe-se que com o passar dos anos ocorre uma queda natural dos níveis de anticorpos anti-HBs, que podem inclusive chegar a níveis indetectáveis pelas técnicas de dosagem laboratorial, não significando que o indivíduo não esteja imunoprotegido. As vacinas recombinantes atualmente disponíveis promovem uma resposta anamnéstica quando em contato com o VHB, demonstrando que há indução da resposta imunológica. Tal fato explica não ser rotineira a conduta de dosar o anti-HBs em indivíduos imunocompetentes que receberam a vacina contra a hepatite B.

Certamente, o planejamento de medidas de saúde pública agressivas se impõe em nossa região, bem como de medidas educativas em massa para atingir de forma integral os profissionais de saúde que cuidam do binômio mãe-bebê. A triagem rotineira como parte integrante do pré-natal de pacientes para o AgHBs (portadoras do VHB) e a imunoprofilaxia ativa e passiva dos de seus recém-nascidos, já disponível em nosso meio, tornam-se imprescindíveis devido às baixas taxas de cobertura vacinal que ainda ocorrem em alguns lugares da região amazônica. A Figura 24.1 apresenta a cobertura vacinal para a hepatite B em menores de 12 meses nas diferentes regiões brasileiras, no ano de 2008.

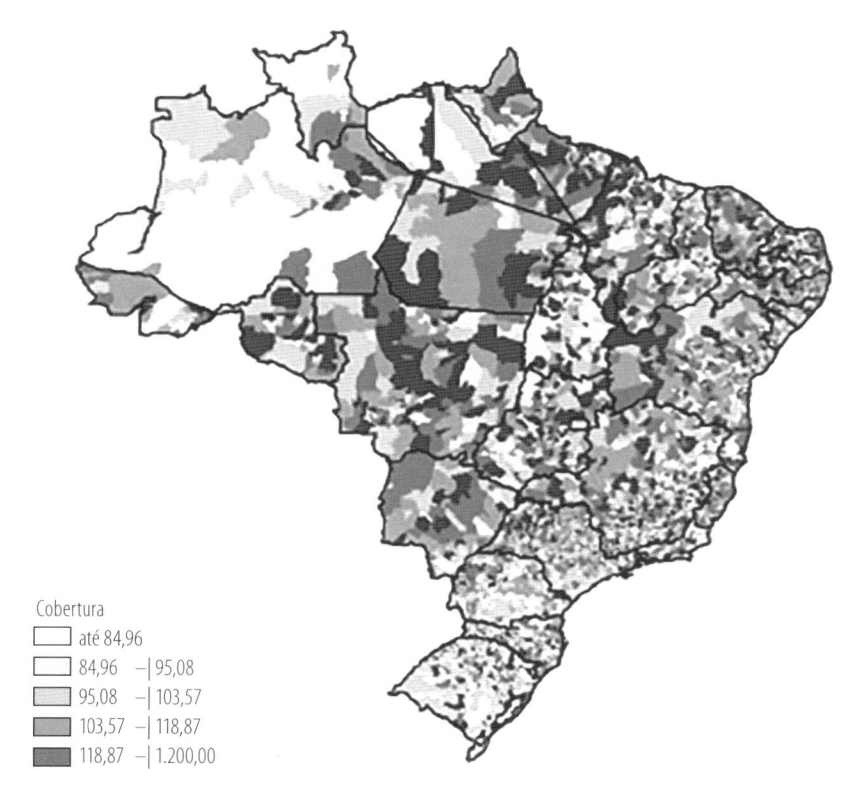

Cobertura
- até 84,96
- 84,96 – | 95,08
- 95,08 – | 103,57
- 103,57 – | 118,87
- 118,87 – | 1.200,00

FIGURA 24.1. Cobertura vacinal para a hepatite B em menos de 12 meses nas diferentes regiões brasileiras, 2008. Fonte: Miralha AL. Resposta à vacina anti-hepatite B em lactentes menores de 1 ano após esquema completo: série de casos [dissertação]. Fundação de Medicina Tropical Doutor Heitor Vieira Dourado da Universidade do Estado do Amazonas (FMT-HVD/UEA); 2010. Dados adaptados pelo autor por meio do Sistema de Informação de Agravos de Notificação (Sisnan)/Departamento de Informática do Sistema Único de Saúde (Datasus), 2008 (Tabwin).

BIBLIOGRAFIA RECOMENDADA

Alter MJ. Epidemiology and prevention of hepatitis B. Semin Liver Dis. 2003;23(1):39-46.
Baumert TF, Thimme R, Weizsäcker FV. Pathogenesis of hepatitis B virus infection. World J Gastroenterol. 2007;13(1):82-90.

Brasil LM, Fonseca JCF, Souza RB, Braga WSM, Toledo LM. Prevalência de marcadores para o vírus da hepatite B em contatos domiciliares no estado do Amazonas. Rev Soc Bras Med Trop. 2003;36(5):565-70.

Brasil. Ministério da Saúde. Secretaria de Vigilância em Saúde. Departamento de Vigilância Epidemiológica. Hepatites virais: o Brasil está atento. Série B. Textos Básicos de Saúde. 3ª ed. 2008.

Chang KM. Hepatitis B immunology for clinicians. Clin Liver Dis. 2010;14(3):409-24.

Ferreira MS, Borges AS. Avanços no tratamento da hepatite pelo vírus B. Rev Soc Bras Med Trop. 2007;40(4):451-62.

Nunes HM, Monteiro MRCC, Soares MCP. Prevalência dos marcadores sorológicos dos vírus das hepatites B e D na área indígena Apyterewa, do grupo Parakanã, Pará, Brasil. Cad Saúde Pública. 2007;23(11):2756-66.

Petry A, Kupek EJ. Efetividade das vacinas anti-VHB (DNA-recombinante) em doadores de sangue de uma região endêmica para hepatite B no sul do Brasil. Rev Soc Bras Med Trop. 2006;39(5):462-6.

Poland GA, Jacobson RM. Clinical practice: prevention of hepatitis B with the hepatitis B vaccine. N Engl J Med. 2004;351(27):2832-8.

Tsebe KV, Burnett RJ, Hlungwani NP, Sibara MM, Venter PA, Mphahlele MJ. The first five years of universal hepatitis B vaccination in South Africa: evidence for elimination of HBsAg carriage in under 5-year-olds. Vaccine. 2001;19(28-29):3919-26.

Vimolket T, Poovorawan Y. An economic evaluation of universal infant vaccination strategies against hepatitis B in Thailand: an analytic decision approach to cost-effectiveness. Southeast Asian J Trop Med Public Health. 2005;36(3):693-9.

Wang L, Li J, Chen H, Li F, Armstrong GL, Nelson C, et al. Hepatitis B vaccination of newborn infants in rural China: evaluation of a village-based, 46 out-of-cold-chain delivery strategy. Bull World Health Organ. 2007;85(9):688-94.

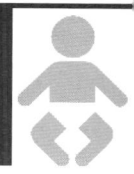

Capítulo 25

DOENÇA DE CHAGAS CONGÊNITA

Alexandre Lopes Miralha

INTRODUÇÃO

É uma doença endêmica encontrada principalmente na América Latina, causada pelo protozoário *Tripanossoma cruzi*, que pode ser adquirido de diversas formas (vetorial, oral, sangue ou derivados, vertical), com risco incerto e pouco estabelecido de transmissão pelo aleitamento materno. É considerada uma das maiores doenças parasitárias tropicais negligenciadas das Américas, com elevado potencial para a cronicidade e que mata por ano em torno de 12 mil pessoas.

Correntes migratórias com pessoas cronicamente infectadas e assintomáticas levaram à globalização da doença por meio de novas rotas de aquisição da infecção, incluindo a transmissão vertical e a transmissão pelo sangue contaminado.

A doença existe no continente americano há pelo menos 9 mil anos. O parasita foi encontrado, por meio de técnicas de PCR e extração de DNA, em restos de múmias humanas exumadas nas regiões costeiras e vale do norte do Chile e sul do Peru. Essas múmias correspondem a grupos de pessoas que viveram de 7000 a.C. até 1500 d.C. e provavelmente correspondem aos primeiros humanos na América (cultura Chinchorro).

Desde a descrição da doença de Chagas congênita (DCC) por Carlos Chagas, em 1911, inúmeros autores têm demonstrado a importância da forma de transmissão congênita, não só experimentalmente, mas principalmente no homem, sendo o primeiro caso humano descrito em 1949, na Venezuela.

A doença de Chagas persiste como um problema de saúde pública prioritário na América Latina. No Brasil, seu custo médico-social é elevado, estimando-se o número de infectados em 2,5 milhões. A partir de 1975, o controle vetorial e a melhoria das condições habitacionais e sanitárias permitiram o controle da doença. Em 2005, a Organização

Panamericana da Saúde/Organização Mundial da Saúde (OPAS/OMS) declarou o Brasil livre da transmissão pelo principal vetor da doença.

TRANSMISSÃO

Estima-se que o número de infecções nas Américas (do Norte, do Sul e Central) reduziu de 20 milhões em 1981 para uma faixa de 8 a 10 milhões em 2005. Essa redução em parte é atribuída ao controle do vetor por meio de campanhas e *screening* em doadores de sangue identificando os portadores da doença. No entanto, o aumento da mobilidade populacional levou ao surgimento da doença de Chagas em áreas não endêmicas da doença onde os vetores não estão presentes e onde a infecção pode ser transmitida mediante mecanismos de transmissão até então não usuais. Uma proporção considerável de migrantes provenientes da América Latina é de mulheres, o que torna o foco da prevenção voltado para a possível transmissão materno-fetal. O risco de transmissão congênita de uma mãe infectada pode variar de 0,13% a 17%, e a probabilidade de a infecção ocorrer parece estar relacionada com a densidade parasitária materna.

A taxa de transmissão vertical do *Trypanosoma cruzi* pode ser baixa (a ponto de estar menor que 1%) a 70,5%, especialmente em algumas áreas rurais da Bolívia. No entanto, a maioria das crianças infectadas (60% a 90%) não apresenta manifestações clínicas, e o tratamento etiológico resulta em elevados índices de cura.

A transmissão congênita da doença de Chagas pode ocorrer durante qualquer fase da doença materna. Durante o primeiro trimestre de gravidez (entre a 1º e a 12ª semana), a transmissão é provavelmente rara, uma vez que o espaço interviloso placentário não apresenta fendas devido ao trofoblasto endocapilar, que mantém as artérias preenchidas. O fornecimento de sangue torna-se homogêneo em toda a placenta após a 12ª semana de gestação. Portanto, a transmissão de parasitas ocorre, provavelmente, com maior frequência durante o segundo e o terceiro trimestre de gravidez (transmissão pré-natal, em torno de 22 e 37 semanas) e talvez mais próximo do parto (transmissão perinatal).

A fase e as formas clínicas da infecção materna não parecem afetar a transmissão, embora a fase aguda, quando a parasitemia é alta e persistente apresente maior risco que a crônica. A infecção congênita pode ocorrer em 71% dos recém-nascidos de mães com infecção aguda durante a gravidez e em 1,6% na fase crônica de doença.

O *T. cruzi* atravessando o epitélio corial parasita o estroma vilositário, prolifera sob a forma amastigota e provoca alterações, e o grau de envolvimento placentário está geralmente relacionado com a intensidade das lesões fetais. Formas menos frequentes de transmissão materna da doença de Chagas podem ocorrer pela contaminação oral através do líquido amniótico e pela transmissão hematogênica, durante o trabalho de parto. Há também a possibilidade da transmissão pelo leite materno em mulheres que cursam na fase aguda da infecção ou quando ocorre sangramento dos mamilos.

Com a efetividade crescente no controle da transmissão transfusional nos serviços de hemoterapia, por uma rigorosa triagem soroepidemiológica, mecanismos alternativos de transmissão vêm sendo colocados em evidência, com destaque para a transmissão congênita, que parece ser uma das principais formas de transmissão nos dias atuais.

A transmissão materno-fetal, via transplacentária, em 10% dos casos das portadoras gestantes, ocorre na segunda metade da gravidez, na fase aguda ou crônica da infecção materna. Pode ocorrer em gravidezes sucessivas em virtude de parasitemias recorrentes.

São considerados fatores de risco para a transmissão congênita: mulheres que residem ou migram de áreas endêmicas; mulheres que residem ou migram de áreas com elevada taxa de transmissão; mulheres com história pregressa de natimorto por infecção congênita; mulheres com parasitemia detectável; mulheres com diminuição da resposta imune celular (*T-cells*) para *T. cruzi;* pacientes com confecção de malária e HIV.

MANIFESTAÇÕES CLÍNICAS

Geralmente são recém-nascidos prematuros, que podem apresentar: restrição de crescimento intrauterino, hepatoesplenomegalia, icterícia e, com menos frequência, meningoencefalites, convulsões, coriorretinites, miocardites e lesões cutâneas características de chagomas. Podem surgir, ainda, hidrocele, pneumonite, alterações cardíacas, calcificações cerebrais e alterações gastrointestinais com intensa destruição neural originando a longo prazo manifestações digestivas como megacólon e megaesôfago.

- Diagnóstico de **PCR no sangue (de eleição):** com sensibilidade de 100% e especificidade em torno de 97,8%;
- **Esfregaço de gota espessa** com visualização direta do parasita (sangue recém-extraído com observação ao microscópio após coloração por Giemsa);
- **Isolamento por meio de hemocultura** (demora de 15 a 60 dias) ou xenodiagnóstico;
- **Sorologia** com IgG: títulos duas vezes maiores que o materno;
- Persistência dos títulos de IgG depois de seis meses de vida ou títulos sorológicos em ascensão.

TRATAMENTO

Os únicos fármacos que, por razões éticas e de eficácia, são utilizados na doença de Chagas humana são o nifurtimox – NF (Lampit® Bayer) e o benznidazol – BNZ (Ragonil, Rochagan® Roche). Ambos produzem efeitos colaterais, especialmente em adultos. As crianças e recém-nascidos apresentam boa tolerância aos fármacos.

O tratamento deve ser instituído no momento do diagnóstico. Muitas vezes o diagnóstico só é firmado após os 9 meses de vida, com persistência de sorologia positiva, ou seja, momento em que os anticorpos maternos (passivamente passados ao recém-nascido) já desapareceram. Os melhores resultados são obtidos quando o diagnóstico é o mais precoce possível. Com a terapia instituída dentro do primeiro ano de vida, as taxas de cura chegam a 100% (clínica parasitológica e sorológica). É fundamental realizar um seguimento clínico, parasitológico e sorológico dos recém-nascidos tratados pelo menos até os 2 anos. Nos últimos anos, tem-se confirmado a utilidade da reação de PCR para *T. cruzi* com o intuito de obter um diagnóstico precoce. A sua sensibilidade é superior à do xenodiagnóstico. Hoje é aceitável que um PCR positivo em um recém-nascido não seja considerado, necessariamente, uma infecção congênita, uma vez que restos de DNA do parasita (ao ser destruído) possam passar pela barreira transplacentária. Por esse motivo, é necessário repetir a reação entre 15 e 30 dias. Se houver persistência da positividade, o recém-nascido terá confirmada a infecção congênita. Os recém-nascidos ou lactentes devem receber NF na dose de 8 a 10 mg/kg por dia, por 60 dias, em três doses diárias (a cada 8 horas), ou BNZ, na dose de 5 a 10 mg/kg por dia, por 60 dias, em três doses diárias. Para evitar convulsões, associa-se fenobarbital nas doses habituais nos primeiros 15 dias de tratamento.

Recomenda-se iniciar o tratamento com NF com a dose de 5 mg/kg por dia com aumentos graduais a cada três dias até chegar a dose de no máximo 10 mg/kg por dia. É fundamental o controle com hemograma, creatina e provas de função hepáticas a cada 15 dias (observar depressão medular). O tratamento deve ser avaliado por meio de provas de imunofluorescência indireta (IFI) e PCR aos 3, 6, 12 e 24 meses. O tratamento deve ser descontinuado com dois resultados sorológicos negativos e de DNA-PCR negativo.

BIBLIOGRAFIA RECOMENDADA

Altcheh J, Moscatelli G, Moroni S, Garcia-Bournissen F, Freilij H. Adverse events after the use of benznidazole in infants and children with Chagas disease. Pediatrics. 2011;127(1):e212-8.

Azogue E, La Fuente C, Darras C. Congenital Chagas' disease in Bolivia: epidemiological aspects and pathological findings. Trans R Soc Trop Med Hyg. 1985;79(2):176-80.

Bittencourt AL. Possible risk factors for vertical transmission of Chagas' disease. Rev Inst Med Trop Sao Paulo. 1992;34(5):403-8.

Blanco SB, Segura EL, Cura EN, Chuit R, Tulián L, Flores I, et al. Congenital transmission of Trypanosoma cruzi: an operational outline for detecting and treating infected infants in north-western Argentina. Trop Med Int Health. 2000;5(4):293-301.

Camargo Neto E, Rubin R, Schulte J, Giugliani R. Newborn screening for congenital infectious diseases. Emerg Infect Dis. 2004;10(6):1068-73.

Carlier Y, Torrico F. Congenital infection with Trypanosoma cruzi: from mechanisms of transmission to strategies for diagnosis and control. Rev da Soc Bras Med Trop. 2003;36:767-71.

Dias JCP. O controle da doença de Chagas no Brasil. In: Silveira AC, editor. O controle da doença de Chagas nos países do Cone Sul da América. Uberaba: Faculdade de Medicina do Triângulo Mineiro; 2002. p. 146-250.

Howard EJ, Xiong X, Carlier Y, Sosa-Estani S, Buekens P. Frequency of the congenital transmission of Trypanosoma cruzi: a systematic review and meta-analysis. BJOG. 2014;121(1):22-33.

Luquetti AO, Ponce C, Ponce E, Esfandiari J, Schijman A, Revollo S, et al. Chagas' disease diagnosis: a multicentric evaluation of Chagas Stat-Pak, a rapid immunochromatographic assay with recombinant proteins of Trypanosoma cruzi. Diagn Microbiol Infect Dis. 2003;46(4):265-71.

Oliveira I, Torrico F, Muñoz J, Gascon J. Congenital transmission of Chagas disease: a clinical approach. Expert Rev Anti Infect Ther. 2010;8(8):945-56.

Pan American Health Organization. Chagas' disease: factsheet. General Information and Distribution; 2014.

Russomando G, de Tomassone MM, de Guillen I, Acosta N, Vera N, Almiron M, et al. Treatment of congenital Chagas' disease diagnosed and followed up by the polymerase chain reaction. Am J Trop Med Hyg. 1998;59(3):487-91.

Schmunis GA. Tripanosomíase americana: seu impacto nas Américas e perspectivas de eliminação. In: Dias JCP, Coura JR, editores. Clínica e terapêutica da doença de Chagas. Rio de Janeiro: Fiocruz; 1997. p. 11-24.

Schmuñis G, Bittencourt AL, Azogue E, Lorca M, Sarazua W. Transmissão congênita. Rev Soc Bras Med Trop. 1994;27(1):57.

World Health Organization Expert Committee. Control of Chagas disease. Geneva: World Health Organization; 2002.

Carlier Y, Truyens C. Maternal-fetal transmission of Trypanosoma cruzi. In: Telleria J, Tibayrenc M, editors. American Trypanosomiasis – Chagas disease: one hundred years of research. London: Elsevier; 2010. p. 539-81.

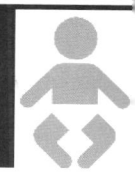

TUBERCULOSE

José Antônio Koury Alves Júnior

Alexandre Lopes Miralha

INTRODUÇÃO

A tuberculose congênita tem letalidade elevada (em torno de 50%) principalmente por falha de suspeição diagnóstica. O diagnóstico precoce ainda é um problema em nosso meio, fazendo com que o diagnóstico só seja alcançado por necrópsica em muitos casos. Em 2010, 8,8 milhões de casos novos no mundo foram relatados e aproximadamente 1 milhão de pessoas morreram devido à doença. Apesar da alta prevalência em crianças e adultos, as formas congênita e perinatal da TB são raras, com poucos casos registrados em países considerados endêmicos como o Brasil. Uma possível explicação para esse fato é subnotificação da doença em gestantes e recém-nascidos (RNs), uma vez que a ocorrência de TB assintomática em mulheres grávidas e a apresentação de sinais e sintomas inespecíficos em RNs dificultam o diagnóstico. O diagnóstico precoce é essencial na definição do prognóstico do RN, pois a mortalidade em crianças não tratadas chega a 50% e, quando o tratamento é realizado, ocorre em torno de 22% dos casos. A tuberculose perinatal recebeu destaque no *Manual de recomendações para o controle da tuberculose* do Ministério da Saúde (2010) e, apesar de a literatura indicar uma raridade, encerra alta gravidade e tem que ser pensada no RN cuja mãe esteja com tuberculose na época do parto.

Pode muitas vezes passar despercebida, ocasionando alta mortalidade no período neonatal. Havendo suspeita forte, recomendam-se o exame histopatológico da placenta (e cultura para *M. tuberculosis*, quando possível), radiografia de tórax do RN (padrão miliar em metade dos casos) e ultrassonografia abdominal, em que se visualizam pequenos focos hipoecoicos múltiplos no fígado e no baço.

O rendimento dos exames bacteriológicos pode ser expressivo, por se tratar de uma forma disseminada da doença. Assim, estariam indicados lavado gástrico, lavado broncoalveolar, aspirado traqueal (nos casos com ventilação mecânica) e coleta de liquor, líqui-do pleural e peritoneal, urina e secreção de ouvidos.

A TB congênita é rara, com aproximadamente 350 casos relatados no mundo. No Brasil, foram descritos apenas dois casos da forma congênita e dois casos classificados como perinatais, mesmo diante da alta prevalência de tuberculose em mulheres em idade fértil e gestantes, considerando que a prevalência seja idêntica à do restante da população

DIAGNÓSTICO

O diagnóstico de tuberculose no binômio mãe-RN é difícil, porque a investigação na gestante por vezes é inadequada, e essas mães podem apresentar casos de TB genital assintomática que, associados à apresentação clínica inespecífica no RN, dificultam a suspeita e a identificação da forma congênita, resultando em subnotificação.

Usualmente, o diagnóstico de tuberculose congênita é estabelecido por meio dos critérios definidos por Beitzke e revisados por Cantwell *et al.*, em 1994, que são:

- RN com lesão por TB comprovada e mais um dos seguintes itens:
  - Lesões na primeira semana de vida;
  - Complexo primário ou granulomas caseosos hepáticos;
  - Infecção por tuberculose em placenta ou trato genital materno; ou
  - Exclusão de possível infecção pós-natal por meio da investigação de contatos, in-cluindo equipe hospitalar que assistiu o RN, e pela adesão às recomendações para tratamento de crianças expostas à tuberculose.

Sabe-se que esses critérios são limitados, porque em grande parte dos casos a apresentação é tardia, em geral, entre duas e três semanas após o nascimento.

A idade mediana de apresentação de TB congênita é de 24 dias, variando na literatura de 1 a 84 dias.

Sabe-se que um fator restritivo ao diagnóstico definitivo de TB congênita é a realização de biópsia hepática, pois se trata de um procedimento invasivo não isento de riscos, especialmente em RN. Como a localização do complexo primário requer tal procedimento cirúrgico ou autópsia, a transmissão da TB, frequentemente, não pode ser determinada.

Em exames de imagem, as alterações pulmonares mais frequentes são: infiltrado reticulonodular bilateral (padrão compatível com TB miliar) e múltiplos nódulos bilaterais.

A TB miliar ocorre após três a quatro semanas de infecção por *Mycobacterium tuberculosis*. Segundo Peng *et al.* (2011), as lesões pulmonares de padrão miliar desenvolvidas após quatro semanas de vida devem ser consideradas como critério diagnóstico de TB congênita.

Com relação aos exames laboratoriais, a cultura e a pesquisa de bacilo álcool-ácido resistente (BAAR) em esfregaços podem ser boas opções para realizar diagnóstico em RN com suspeita de TB congênita devido às altas cargas bacilares que apresentam, uma vez que a doença é amplamente disseminada e progressiva, e pela dificuldade de obter amostras de escarro nesses pacientes.

O aspirado gástrico é considerado como a técnica mais sensível e conveniente na pesquisa de BAAR11. É importante lembrar que o lavado broncoalveolar pode ser mais usado no diagnóstico.

A prova tuberculínica (PPD) não é um exame seguro no neonato pela imaturidade do sistema imunológico, podendo levar até três meses para se tornar positivo.

Estudos por reação em cadeia da polimerase (PCR), dos padrões genotípicos de *Mycobacterium tuberculosis* isolados em mãe e RN, podem confirmar tuberculose pós-natal em caso de padrões genotípicos diferentes. Porém, se idênticos, não há conclusão quanto à forma de transmissão.

A transmissão congênita pode ocorrer por via hematogênica, levando à formação de um ou mais complexos primários em pulmão ou fígado, e via aspiração/inalação de líquido amniótico contaminado, com formação de complexo primário em trato gastrointestinal e pulmão, respectivamente.

CARACTERÍSTICAS CLÍNICAS

A suspeita clínica é muito difícil, porque a sintomatologia, além de muito variável e inespecífica, pode iniciar-se no período pós-natal imediato até 8 semanas de idade.

Assim, prematuridade, baixo peso, desconforto respiratório, anorexia, febre, hepato e/ou esplenomegalia, linfoadenopatia, distensão abdominal, letargia e irritabilidade podem estar presentes.

Podem também ocorrer lesões de pele, convulsões, icterícia, nódulos subcutâneos, tosse, apneia, efusão pleural, cavitação pulmonar e trombocitopenia.

QUE EXAMES SOLICITAR

1) PPD em toda gestante suspeita de exposição ao bacilo de Kock ou com maior suscetibilidade de adquiri-lo (HIV+, diabéticas, gastrectomizadas, população de alta incidência, profissionais de saúde e população carcerária).

A gestação não altera sua resposta e o teste não traz efeitos adversos à mãe ou ao feto. **Não é um exame seguro em RN**, devido à imaturidade do sistema imunológico, podendo levar até três meses para se tornar positivo. O mesmo critério aplica-se para a reação em PCR.

Pacientes HIV+ com PPD maior ou igual a 5 mm são considerados positivos. No entanto, PPD falso-negativo pode ocorrer devido a sua imunossupressão.

2) Rx de tórax deve ser realizado somente em gestante PPD+, para determinar se existe doença pulmonar ativa. As alterações pulmonares mais frequentes são: infiltrado reticulonodular bilateral (padrão compatível com TB miliar) e múltiplos nódulos bilaterais. A TB miliar pode ocorrer após três a quatro semanas de infecção por *Mycobacterium tuberculosis* e, de acordo com Peng *et al.* (2011), as lesões pulmonares de padrão miliar desenvolvidas após quatro semanas de vida devem ser consideradas como critério diagnóstico de TB congênita

Amostras de escarro devem ser obtidas para esfregaço, cultura e determinação da sensibilidade.

3) Para as formas extrapulmonar, podem ser indicadas culturas de urina e secreções ou biópsias de linfonodos.

É importante lembrar que:
a) Com o achado de exsudato fibrinoso peritonial durante cesariana ou de placenta infectada, deve-se pensar em tuberculose na mãe e RN;
b) Na ausência de PPD+, se a história e a clínica forem sugestivas, toda investigação deve ser realizada e o tratamento deve ser considerado.

PROFILAXIA E TRATAMENTO

Mães tratadas com menos de dois meses antes do nascimento (ou mães que foram diagnosticadas com tuberculose muito próximo ao parto):
- Não vacinar RN com BCG;
- Iniciar profilaxia no RN em caso de mãe com tuberculose em atividade (BAAR+ no escarro) e em caso de mãe com menos de dois meses de tratamento antes do parto.

O RN deve receber profilaxia com isoniazida na dose de 10 mg/kg (máximo de 300 mg por dia), uma vez ao dia, por via oral.

O lactente deve ser avaliado na sexta semana de tratamento.

O ganho de peso deve ser avaliado e uma radiografia de tórax deve ser considerada se possível.

Se houver algum outro achado sugestivo de doença em atividade, deve-se iniciar o tratamento antituberculose de acordo com o protocolo do Ministério da Saúde do Brasil.

Caso o lactente esteja bem, com os testes negativos, a profilaxia deve ser continuada com a isoniazida até um curso total de seis meses de tratamento.

A vacinação com o BCG deverá ser feita após duas semanas do término do tratamento completo com isoniazida, por volta do sétimo mês de vida.

Se a vacina já tiver sido feita ao nascimento, a dose poderá ser repetida nesse momento.

Todas as drogas utilizadas no tratamento contra a tuberculose são consideradas compatíveis com a amamentação, deve ser continuado o aleitamento materno.

A mãe e o RN deverão ser mantidos em isolamento juntos.

A vacina BCG não deverá ser feita em mães com HIV suspeito ou confirmado.

Recém-nascidos de mães bacilíferas **não devem ser separados de sua mãe**, exceto quando a mãe está muito sedada e/ou não seja capaz de prover os cuidados de seu bebê.

As mães devem manter o aleitamento materno exclusivo durante seis meses.

Mães não bacilíferas ou tratadas por mais de dois meses antes do nascimento (ou mães que foram diagnosticadas com tuberculose muito tempo antes do parto):
- Vacinar o RN com BCG;
- Não há indicação para quimioprofilaxia com isoniazida;

- O RN não deve ser separado de sua mãe, exceto se ela não estiver em condições de cuidar de seu bebê. Não isolar;
- Manter o aleitamento materno exclusivo por seis meses;

A Tabela 26.1 apresenta as condutas para manejo da tuberculose em mães e bebês, de acordo com a época do diagnóstico da infecção ativa na mãe.

TABELA 26.1. Condutas para o manejo da tuberculose em mães e bebês, de acordo com a época do diagnóstico da infecção ativa na mãe

Tuberculose pulmonar materna ativa diagnosticada antes do parto		Tuberculose pulmonar materna ativa diagnosticada após o parto	
> 2 meses antes	< 2 meses antes	< 2 meses depois	> 2 meses depois
Escarro negativo antes do parto Tratar a mãe Amamentar Não há necessidade de quimioprofilaxia BCG ao nascimento	Escarro positivo antes do parto Tratar a mãe Amamentar Isoniazida para a criança por 6 meses BCG após o término da quimioprofilaxia	Tratar a mãe Amamentar Isoniazida para a criança por 6 meses BCG após o término da quimioprofilaxia	Tratar a mãe Amamentar Isoniazida para a criança por 6 meses BCG após o término da quimioprofilaxia	Tratar a mãe Amamentar Isoniazida para a criança por 6 meses Se a BCG não foi dada ao nascimento, vacinar após o término da quimioprofilaxia

Fonte: Ministério da Saúde, 2014.

Nesse contexto, a investigação diagnóstica da TB congênita e perinatal deve sempre ser considerada em países como o Brasil, principalmente se são pessoas residentes na região Norte, onde existe alta prevalência da doença. Assim, lembre-se de realizar a triagem adequada de TB durante a gestação, com o objetivo de tratar a mãe durante a gravidez, o que reduzirá a ocorrência de doença grave na criança e também diminuirá a morbimortalidade perinatal.

BIBLIOGRAFIA RECOMENDADA

Azevedo S, Nascimento D, Carneiro EM, et al. Tuberculose congênita: revisão diagnóstica e inclusão de novo critério. In: Congresso Brasileiro de Pneumologia e Tisiologia, 33. 2006

Beitzke H. About congenital tuberculosis infection. Ergeb Ges Tuberk Forsch. 1935;7:1-30.

Brasil. Ministério da Saúde. Manual de recomendações para controle da tuberculose no Brasil. Brasília, 2010. Disponível em: <www.http://portal.saude.gov.br/portal/arquivos/pdf/manual_de_recomendacoes_controle_tb_novo.pdf>. Acesso em: 30 set. 2017.

Brasil. Ministério da Saúde. Secretaria de Vigilância em Saúde. Departamento de Vigilância Epidemiológica. Manual de recomendações para o controle da tuberculose no Brasil. Brasília, 2011. Disponível em: <http://portal.saude.gov.br/portal/arquivos/pdf/manual_de_recomendacoes_tb.pdf>. Acesso em: 30 dez. 2016.

Brasil. Ministério da Saúde. Tuberculose no Brasil e no mundo. Disponível em: <http://portal.saude.gov.br/portal/saude/profissional/visualizar_texto.cfm?idtxt=31109>. Acesso em: 6 jan. 2017.

Cantwell MF, Shehab ZM, Costello AM, Sands L, Green WF, Ewing EP Jr, et al. Brief report: congenital tuberculosis. N Engl J Med. 1994;330(15):1051-4.

Coulter JB. Perinatal tuberculosis. Ann Trop Paediatr. 2011;31(1):11-3.

Das A, Arora J, Rana T, Porwal C, Kaushik A, Gaur G, et al. Congenital tuberculosis: the value of laboratory investigations in diagnosis. Ann Trop Paediatr. 2008;28(2):137-41.

de Souza EL, Moreira LM, Silva MF. Perinatal tuberculosis: a diagnostic challenge. Braz J Infect Dis. 2006;10(3):228-9.

Ivankovich-Escoto G. Tuberculosis congénita: presentación de un caso y revisión de literatura. Acta Pediátr Costarric. 2005;19(1):26-31.

Parakh A, Saxena R, Thapa R, Sethi GR, Jain S. Perinatal tuberculosis: four cases and use of bronchoalveolar lavage. Ann Trop Paediatr. 2011;31(1):75-80.

Patel S, DeSantis ER. Treatment of congenital tuberculosis. Am J Health Syst Pharm. 2008;65(21):2027-31.

Peker E, Bozdoğan E, Doğan M. A rare tuberculosis form: congenital tuberculosis. Tüberk Toraks. 2010;58(1):93-6.

Peng W, Yang J, Liu E. Analysis of 170 cases of congenital TB reported in the literature between 1946 and 2009. Pediatr Pulmonol. 2011;46(12):1215-24.

Singh M, Kothur K, Dayal D, Kusuma S. Perinatal tuberculosis: a case series. J Trop Pediatr. 2006;53(2):135-8.

Sociedade Brasileira de Pneumologia e Tisiologia – SBPT. III Diretrizes para tuberculose da SBPT. J Bras Pneumol. 2009;35(10).

Stuart RL, Lewis A, Ramsden CA, Doherty RR. Congenital tuberculosis after in-vitro fertilisation. Med J Aust. 2009;191(1):41-2.

Vilarinho LC. Congenital tuberculosis: a case report. Braz J Infect Dis. 2006;10(5):368-70.

World Health Organization – WHO. Guidance for national tuberculosis programmes on the management of tuberculosis in children. Disponível em: <http://apps.who.int/medicinedocs/documents/s21535en/s21535en.pdf>. Acesso em: 30 set. 2017.

World Health Organization – WHO. Global Tuberculosis Control 2011. Disponível em: <http://www.who.int/tb/country/en/index.html>. Acesso em: 23 de. 2011.

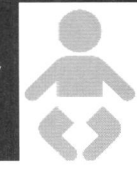

Capítulo 27

VARICELA-ZÓSTER

Alexandre Lopes Miralha

INTRODUÇÃO

A varicela é uma doença exantemática frequente na infância (antes dos 10 anos de idade, 85% já passaram pelo quadro infeccioso), porém a varicela que ocorre no período gestacional tem ainda incidência escassa (em torno de 0,1 a 0,7 por mil gravidezes). Em torno de 80% a 95% das mulheres em idade fértil são imunes.

A doença é provocada pelo vírus varicela-zóster (VVZ), ocorrendo lesões cicatriciais na pele e o acometimento de membros (hipoplasia, equinovarismo, ausência ou alterações de dedos). As manifestações clínicas estão na dependência da semana de gestação em que ocorreu a infecção. A varicela pode ser transmitida ao feto, com risco de varicela congênita nas primeiras 20 semanas de gravidez (2% a 8%). O risco maior ocorre quando a varicela materna surge cinco dias antes do parto até dois dias pós-parto, quando a transmissão é elevada e o recém-nascido (RN) pode vir a apresentar varicela grave com elevado risco de mortalidade (em torno de 30%) caso não receba tratamento, devido à ausência de imunidade.

TRANSMISSÃO

A varicela é incomum na gravidez. Atualmente, acredita-se que a síndrome da varicela congênita (SVC) possa ocorrer até a primeira metade da gestação. A incidência da síndrome é maior (2%) se a infecção materna ocorrer entre a 13ª e a 20ª semana de gestação, comparando-se com aquela acometendo a gestante entre 0 e 12 semanas (0,4%). A frequência da varicela congênita é de 1,2% quando a mãe é acometida no primeiro trimestre da gestação. Embora o feto possa ser infectado quando a varicela materna ocorrer de forma tardia, a única evidência é, em geral, o título de anticorpo contra VVZ positivo quando a criança tem mais de 1 ano e outros casos de aparecimento de zóster precoce.

MANIFESTAÇÕES CLÍNICAS

Manifestações clínicas conforme o momento da infecção intrauterina:

- Antes das 15 semanas de gravidez: síndrome da varicela congênita (microcefalia, atrofia corticocerebral, calcificações cerebrais, microftalmia e/ou catarata, cicatrizes e malformações de extremidades);
- Antes das 36 semanas de gravidez: podem nascer assintomáticos e apresentar herpes-zóster no decorrer do primeiro ano de vida;
- O RN de mulher com varicela que se manifesta entre o período de 20 dias a seis dias antes do parto poderá apresentar um quadro semelhante ao de um lactente maior, de evolução benigna;
- O RN de mãe que tenha apresentado varicela entre cinco dias antes do parto até dois dias após, entre 17% e 31%, iniciará a doença nos primeiros cinco a dez dias de vida, e em 30% dos casos desenvolvem varicela fulminante (com elevada mortalidade).

DIAGNÓSTICO

O diagnóstico é eminentemente clínico por meio de antecedentes maternos e presença de lesões vesiculares típicas. Os resultados provenientes de sorologia fornecem dados insuficientes para a avaliação dos resultados negativos e positivos, o que não faz deles exames imprescindíveis.

Os métodos diagnósticos atualmente disponíveis são:

- Métodos sorológicos:
  - Fixação de complemento: pouca sensibilidade e especificidade;
  - Imunofluorescência direta: pouca sensibilidade e especificidade;
  - Aglutinação em látex: rápida, porém menos sensível que a técnica ELISA;
  - ELISA: melhor técnica;
- Método de cultivo: pouco utilizado pela demora e necessidade de diagnóstico e intervenção rápida. O cultivo tradicional tem boa especificidade, porém baixa sensibilidade;
- Método de detecção de antígeno: detecta proteínas estruturais do vírus para detecção de antígenos e anticorpos monoclonais em lesões de raspado. Em lesões precoces, a sensibilidade e a especificidade são em torno de 100%. Pouco usada pelo fato de ser uma doença de diagnóstico eminentemente clínico;
- Técnicas de amplificação molecular de PCR: é o método de amplificação mais utilizado. É muito sensível e específico.

Provas mais utilizadas em gestantes:
- Se clínica compatível: dosar IgG e IgM em duas amostras pareadas com intervalos de 15 dias. Consideramos o diagnóstico na presença de IgM ou no aumento de pelo menos quatro vezes os níveis de IgG em 15 dias;
- Detecção de antígenos em amostras cutâneas;
- PCR.

Provas mais utilizadas para o diagnóstico fetal:
- Clínica compatível com varicela na gestante;
- Ecografia fetal com alterações compatíveis (alterações morfológicas de extremidades);
- PCR no líquido amniótico.

Cultivo e sorologias por extração de sangue fetal têm baixa sensibilidade e especificidade. Não é utilizado.

As provas mais utilizadas para o diagnóstico no neonato são:
- Clínica compatível com a gestante ou história de contato com pessoas com varicela;
- Sorologias IgM e IgG;
- Detecção de antígenos em lesões cutâneas por meio da técnica de PCR.

Critérios que nos orientam para o diagnóstico de varicela congênita:
- Evidência clínica ou sorológica de infecção materna;
- Presença de lesões cutâneas congênitas compatíveis;
- Evidência imunológica de infecção intrauterina:
- Persistência de IgG antivaricela depois dos 7 meses de vida;
- Persistência de IgM antivaricela no feto ou neonato;
- PCR positivo no líquido amniótico;
- Clínica de herpes-zóster em idade de lactente.

TRATAMENTO – O QUE FAZER?

Se gestante que tem contato com pessoa portadora de varicela

Gestante com passado de varicela: **nada**.

História de varicela anterior ausente: **determinação sorológica rápida (menos de 72 horas):**
- Se imune (IgG+): não fazer nada;
- Se não imune (IgG-): administração de imunoglobulina específica antivaricela-zóster o mais precocemente possível (no máximo até 72 a 96 horas após o contato). Seu efeito é diminuir a gravidade do quadro materno, e não a transmissão materno-fetal;

- Não se pode realizar sorologia na gestante: administrar imunoglobulina específica antivaricela-zóster na gestante.

Se gestante com varicela antes do 21º dia pré-parto

Gestante: a mãe receberá tratamento antiviral apenas quando a doença for de manifestação severa (quadro cutâneo severo, pneumonia, alteração do estado geral etc.). O antiviral utilizado é o aciclovir.

A administração de imunoglobulina específica antivaricela-zóster não tem nenhuma utilidade nessa situação.

Feto: a interrupção da gravidez só pode ser considerada se forem detectadas alterações morfológicas e de extremidades com 20 semanas de gestação (associação com lesão cerebral ocorre em elevado percentual de casos).

Gestante com varicela entre o 21º dia pré-parto até o quinto dia pré-parto

Gestantes: administrar antiviral apenas em caso de doença severa.

Neonato: isolamento (dos que não estão imunes) e vigilância. Nos neonatos com clínica de varicela, normalmente deve ser administrado aciclovir 30 mg/kg por dia, em três doses, endovenoso (EV), por 14 dias (ou 21 dias quando houver comprometimento do sistema nervoso central – SNC). Na infecção grave, a dose deve ser de 60 mg/kg por dia, três vezes por dia, por 14 ou 21 dias (quando houver alteração no SNC). O aciclovir pode ser utilizado nos prematuros.

Gestante com varicela entre o quinto dia pré-parto e terceiro dia pós-parto

Gestantes: tentar postergar o parto para aumentar a passagem de anticorpos maternos para o feto intraútero. Isolar a mãe por sete dias, sem amamentar durante esse período.

Neonato: administrar imunoglobulina específica antivaricela-zóster. Isolamento dos não imunes e vigilância estrita. Em neonatos com clínica de varicela, administrar aciclovir na dose de 30 mg/kg por dia, em três doses, EV, pelo menos por 15 dias (ou 21 dias quando houver comprometimento do SNC). O aciclovir pode ser utilizado nos prematuros.

Gestante com varicela depois do terceiro dia pós-parto

Mãe: isolamento por sete dias, sem amamentar durante esse tempo.

Neonato: observação clínica e isolamento (dos não imunes). Administração de imunoglobulina específica antivaricela-zóster. Em neonatos com clínica de varicela, administrar aciclovir na dose de 30 mg/kg por dia, em três doses, EV, pelo menos por 14 dias (ou 21 dias quando houver comprometimento do SNC). Na infecção grave, a dose de aciclovir passa para 60 mg/kg por dia (três vezes ao dia, por 14 dias ou 21 dias quando houver alteração no SNC).

Observação importante:

- Em prematuros hospitalizados, expostos, de menos de 28 semanas, independentemente do estado sorológico materno, e em prematuros com mais de 28 semanas, em que não se conhece o estado sorológico materno, deve ser feita imunoglobulina antivaricela-zóster;
- Dose da imunoglobulina antivaricela-zóster (VZIG): para gestantes 6,25 mL e para RNs 1,25 mL;
- A vacina para mulheres suscetíveis pode ser feita pelo menos um mês antes de engravidar. Está contraindicada em grávidas.

BIBLIOGRAFIA RECOMENDADA

Alkalay Al, Pomerance JJ, Rimoin DL. Fetal varicella syndrome. J Pediatr. 1987;111:320-3.

Bialek S, Perella D, Zhang J, Mascola L, Viner K, Jackson C, et al. Impact of a routine two-dose varicella vaccination program on varicella epidemiology. Pediatrics. 2013;132:e1134-40.

Brasil. Ministério da Saúde. Secretaria de Vigilância em Saúde. Guia de Vigilância em Saúde. 1ª ed. Brasília; 2014.

Brasil. Ministério da Saúde. Secretaria de Vigilância em Saúde. Manual dos Centros de Referência para Imunobiológicos Especiais. Brasília; 2014. Versão eletrônica.

Carvalho SE, Martins RM. Varicela: aspectos clínicos e prevenção. J Pediatr (Rio J). 1999;75(Supl 1);S126-34.

Centros para el Control y la Prevención de Enfermedades. Prevención y tratamiento. Disponível en: <www.cdc.gov/chickenpox/about/prevention-treatment/sp.htlm>. Acesso em: 9 fev. 2013.

Dwyer DE, Cunningham AL. Herpes simplex and varicella-zoster vírus infections. Med J Aust. 2002;177:267-73.

García Cenoz M, Castilla J, Chamorro J, Martínez-Baz I, Martínez-Artola V, Irisarri F, et al. Impact of universal two-dose vaccination on varicela epidemiology in Navarre, Spain, 2006 to 2012. Euro Surveill. 2013;18(32):20552.

Holmes CN. Predictive value of a history of varicella infection. Can Fam Phys. 2005;51(1):60-5.

Lamont RF, Sobel JD, Carrington D, Mazaki-Tovi S, Kusanovic JP, Vaisbuch E, et al. Varicella--zoster virus (chickenpox) infection in pregnancy. BJOG. 2011;118(10):1155-62.

Mouly F, Mirlesse V, Méritet JF, Rozenberg F, Poissonier MH, Lebon P, et al. Prenatal diagnosis of fetal varicella-zoster virus infection with polymerase chain reaction of amniotic fluid in 107 cases. Am J Obstet Gynecol. 1997;177(4):894-8.

Pickering L, Baker C, Kimberlin D, Long S. Varicela zoster-virus, infecciones. In: Red Book: enfermedades infecciosas en pediatría. 28ª ed. Madrid: Panamericana; 2011. p. 691-704.

Portaria Estadual nº 711, de 7 de março de 2006; Portaria nº 2.743, de 19 de agosto de 1996. Normatiza medidas de biossegurança e precauções de isolamento e padroniza produtos destinados à limpeza, descontaminação, desinfecção localizada de superfícies, desinfecção e esterilização química de artigos para uso na rede hospitalar estadual.

Redondo M, Vizcaíno I, García P, Torres C, Nieto R. Aparición temprana de varicela modificada en niños vacunados con una dosis. An Pediatr (Barc). 2013;78(5):330-4.

Shapiro E, Vazquez M, Esposito D, Holabird N, Steinberg S, Dziura J, et al. Effectiveness of 2 doses of varicela vaccine in children. J Infec Dis. 2011;203(3):312-5.

South Australian Perinatal Practice Guidelines Workgroup. Chapter 54: Varicella-zoster (chickenpox) in pregnancy. Government of South Australia. 2010. Disponível em: <http://www.health.sa.gov.au/ppg/Default.aspx?PageContentMode=1&tabid=93>. Acesso em: 30 set. 2017.

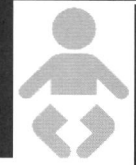

Capítulo 28

CITOMEGALOVÍRUS

José Antônio Koury Alves Júnior

INTRODUÇÃO

O citomegalovírus (CMV) é um vírus de DNA da família *Herpeviridae*. É considerado atualmente como uma das principais causas de retardo mental, alterações de sistema nervoso central (SNC) e surdez na infância.

EPIDEMIOLOGIA

Distribuição mundial, com prevalência de anticorpos guardando nítida relação com o nível socioeconômico da população estudada. O CMV é encontrado em praticamente todos os líquidos e secreções do organismo, propiciando, desse modo, diferentes formas de transmissão.

INFECÇÃO CONGÊNITA

Vários estudos demonstraram variação de 0,2% a 2,2% nas taxas de infecção, de acordo com a população estudada. A transmissão intrauterina pode ocorrer como resultado tanto de infecção primária quanto de reativação materna, porém com taxas diferentes. No caso de infecção primária, a taxa de transmissão oscila entre 30% e 40% no primeiro trimestre, podendo alcançar 70% no terceiro trimestre. A taxa de transmissão por reativação materna é de aproximadamente 1,9%, e a maioria dos casos será assintomática ao nascimento.

No momento do parto, 10% a 15% dos recém-nascidos (RNs) com infecção congênita serão sintomáticos e 85% a 90%, assintomáticos.

Entre os RNs com doença aparente, aproximadamente 12% evoluem para óbito e 80% a 90% desenvolverão sequelas como: retardo mental, surdez neurossensorial, alterações dentárias, hérnia inguinal e déficit visual.

Uma combinação de petéquias, icterícia e hepatoesplenomegalia constitui-se na forma mais comum de apresentação, mas muitas vezes a criança apresenta somente um desses sinais.

A doença de inclusão citomegálica é a forma mais grave da apresentação de infecção congênita, com quadro clínico que tem a sepse como principal diagnóstico diferencial. Apresenta-se clinicamente com icterícia, hepatoesplenomegalia, petéquias, microcefalia, calcificações cerebrais (geralmente periventriculares), coriorretinite e pneumopatia intersticial. O acometimento do SNC é, sem dúvida, a manifestação mais importante da doença, por determinar sequelas irreversíveis oriundas da encefalite necrotizante intrauterina. As sequelas mais importantes, entre as mais frequentes, serão: surdez uni ou bilateral, cegueira, retardo mental e paralisia flácida ou espástica.

A lesão hepática laboratorialmente apresenta aumento de ALT e AST (que permanecem elevadas nos primeiros meses de vida, com declínio gradual) e de bilirrubinas (a custa de direta na lesão hepática e de indireta nos casos de anemia hemolítica secundária).

Entre os RNs assintomáticos, 10% a 15% poderão desenvolver sequelas neurológicas no futuro, sendo as deficiências intelectuais mínimas e os defeitos auditivos com espectro de gravidade variável os mais frequentes.

INFECÇÃO PERINATAL

Além de causar infecção congênita, o CMV pode infectar o RN durante o trabalho de parto ou nas primeiras semanas de vida, seja por secreções uterinas infectadas ou pelo leite materno contaminado com CMV (25% a 50% das crianças expostas no canal de parto e 40% a 60% em aleitamento materno por mais de um mês). Apresenta período de incubação variável de 4 a 12 semanas e é assintomática na absoluta maioria dos casos, apesar de já terem sido relatados casos de pneumonites com certa gravidade.

DIAGNÓSTICO

Infecção congênita:
a) Isolamento viral ou detecção de DNA viral na urina
   Deverá ser realizado nas primeiras 2 semanas de vida, pois após 3 semanas de vida a infecção pode ser transmitida pelo leite materno ou pela aquisição viral durante o parto.
b) Amplificação do DNA viral pela reação em cadeia por polimerase (PCR)
   Apresenta-se como alternativa válida ao isolamento viral, com sensibilidade semelhante. Atualmente é a técnica mais utilizada para detecção viral.
   Como existe correlação entre a carga viral e a presença de doença clinicamente manifesta e a PCR pode detectar mínimas quantidades de vírus, muitas vezes se

observam exames positivos em pacientes sem doença pelo CMV, fazendo que o seu valor preditivo positivo para doença invasiva seja relativamente baixo.

Outras técnicas moleculares como a PCR em tempo real com sensibilidade maior que 97% e especificidade de 99,9%.

c) Pesquisa de anticorpos (IFI/ELISA)

A pesquisa de IgG não apresenta grande utilidade imediata, devido a passagem passiva de anticorpos maternos via placentária, podendo fazer uso no seguimento do paciente, visto que a persistência ou a elevação dos títulos sugere infecção congênita (contudo não exclui a possibilidade de infecção perinatal).

A pesquisa de IgM possibilita o diagnóstico de infecção congênita, visto que esta não ultrapassa a barreira placentária. Sua positividade em RNs infectados oscila entre 50% e 70% (valores inferiores ao isolamento viral).

TRATAMENTO

Aleitamento materno: Não deve ser suspenso nos RNs a termo; nos de baixo e muito baixo peso não há consenso se o leite deve ser preparado antes de ofertado.

Farmacológico: Ainda experimental. Porém os poucos dados literários sugerem que a segurança e a eficácia sejam equivalentes entre adultos e crianças.

1) Ganciclovir:
- Agente virostático, portanto não produz a cura, havendo retorno da excreção viral após a sua suspensão. Primeiro antiviral eficaz contra o CMV. É aproximadamente 25 a 100 vezes mais efetivo quando comparado com o aciclovir;
- Dose: 5 mg/kg por dose, de 12 em 12 horas, endovenoso (EV), por seis semanas. De acordo com alguns estudos com neonatos com infecção sintomática de SNC, há possível benefício de proteção da piora auditiva e de redução do atraso de desenvolvimento até 1 a 2 anos de idade, quando utilizado na dose de 6 mg/kg por dose EV de 12 em 12 horas e iniciado no primeiro mês de vida;
- Efeito adverso: mielossupressão. Ponderar e em casos específicos utilizar fatores estimulantes de colônias de neutrófilos e a suspensão de da medicação.
2) Foscarnet:
- Mecanismo diferente de ação em relação ao ganciclovir, fazendo desse uma alternativa para cepas de CMV resistentes;
- Dose: 90 mg/kg de 12 em 12 horas por 14 a 21 dias;
- Efeito adverso: toxicidade principalmente renal.

BIBLIOGRAFIA RECOMENDADA

Bodéus M, Kabamba-Mukadi B, Zech F, Hubinont C, Bernard P, Goubau P. Human cytomegalovirus in utero transmission: follow-up of 524 maternal seroconversions. J Clin Virol. 2010;47(2):201-2.

Brasil. Ministério da Saúde. Secretaria da Vigilância em Saúde. Departamento de Vigilância Epidemiológica. Doenças infecciosas e parasitárias. 8ª ed. Rev. Brasília: Ministério da Saúde; 2010.

Cruz MLS, Cardoso CAA, Gaspar MCS. Rotinas ambulatoriais em infectologia para o pediatra. Rio de Janeiro: Atheneu; 2012. p. 53-5-9.

Dollard SC, Grosse SD, Ross DS. New estimates of the prevalence of neurological and sensory sequelae and mortality associated with congenital cytomegalovirus infection. Rev Med Virol. 2007;17(5):355-63.

Farhat CK, Carvalho LHFR, Succi RCM, coordenadores. Infectologia pediátrica. 3ª ed. São Paulo: Atheneu; 2007. p. 533-51.

Feigin RD, Cherry J, Demmler-Harrison GJ, Kaplan SL. Feigin & Cherry's textbook of pediatric infectious diseases. 6th ed. Philadelphia: Saunders, 2009. p. 2022-37.

Fowler KB, Dahle AJ, Boppana SB, Pass RF. Newborn hearing screening: will children with hearing loss caused by congenital cytomegalovirus infection be missed? J Pediatr. 1999;135(1):60-4.

Kimberlin DW, Acosta EP, Sánchez PJ, Sood S, Agrawal V, Homans J, et al.; National Institute of Allergy and Infectious Diseases Collaborative Antiviral Study Group. Pharmacokinetic and pharmacodynamic assessment of oral valganciclovir in the treatment of symptomatic congenital cytomegalovirus disease. J Infect Dis. 2008;197(6):836-45.

Kimberlin DW, Lin CY, Sánchez PJ, Demmler GJ, Dankner W, Shelton M, et al; National Institute of Allergy and Infectious Diseases Collaborative Antiviral Study Group. Effect of ganciclovir therapy on hearing in symptomatic congenital cytomegalovirus disease involving the central nervous system: a randomized, controlled trial. J Pediatr. 2003;143(1):16-25.

M. Zavattoni et al. Early Human Development 90S1 (2014) S29–S31

Moraes Castro M, Rodríguez A, Vaz Ferreira C, Gesuele JP, Buonomo F. Infección congénita por citomegalovirus. Primer reporte nacional de tratamiento con valganciclovir vía oral en recién nacidos. Arch Pediatr Urug. 2013;84(4):275-80.

Murray PR, Rosenthal KS, Pfaller MA. Microbiología médica. Rio de Janeiro: Elsevier; 2009. p. 519-22.

Stronati M, Lombardi G, Garofoli F, Villani P, Regazzi M. Pharmacokinetics, pharmacodynamics and clinical use of valganciclovir in newborns with symptomatic congenital cytomegalovirus infection. Curr Drug Metab. 2013;14(2):208-15.

Swanson EC, Schleiss MR. Congenital cytomegalovirus infection: new prospects for prevention and therapy. Pediatr Clin North Am. 2013;60(2):335-49.

Walker SP, Palma-Dias R, Wood EM, Shekleton P, Giles ML. Cytomegalovirus in pregnancy: to screen or not to screen. BMC Pregnancy Childbirth. 2013;13:96.

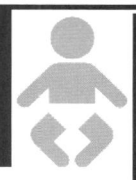

Capítulo 29

HERPES SIMPLEX VÍRUS (HSV)

José Antônio Koury Alves Júnior

INTRODUÇÃO

O HSV é um vírus de DNA do grupo Herpes, família *Herpetoviridae*, que pode se manifestar de diversas maneiras, variando de infecções assintomáticas até a morte. Existem dois tipos distintos de herpes simples vírus (HSV) – HSV-1 e HSV-2 –, e ambos podem ser responsáveis por doenças neonatais.

EPIDEMIOLOGIA

Os seres humanos são os únicos reservatórios conhecidos do HSV. Estudos de soroprevalência indicam quem as infecções por HSV-1 e HSV-2 são de prevalência mundial, tanto em países desenvolvidos como em subdesenvolvidos. Mais de 2/3 das gestantes que adquirem infecção por HSV são assintomáticas ou subclínicas e não são adequadamente diagnosticadas, dados esses consistentes com os de estudos que demonstram que 60% a 80% das mulheres que transmitiram verticalmente o HSV aos seus conceptos não relatam história de herpes genital.

CLÍNICA

A infecção neonatal por HSV pode ser adquirida em três períodos distintos: congênita, perinatal e pós-natal.

A infecção congênita é uma entidade clínica caracterizada por uma tríade clássica de manifestações clínicas presentes ao nascimento:

- Achados oftalmológicos: coriorretinites, microftalmia, atrofia ótica;
- Achados neurológicos: hidranencefalia, calcificações intracranianas, microcefalia;
- Achados cutâneos: lesões ativas, hiper/hipopigmentação etc.

Outros sintomas como icterícia, hepatoesplenomegalia, sangramentos e distermia também podem ocorrer.

A infecção perinatal ocorre na aquisição viral oriunda do trato genital no momento do parto, e a infecção pós-natal ocorre por contato direto com outras pessoas infectadas. Essas duas modalidades causam o mesmo espectro de doença neonatal, sem diferenças perceptíveis na gravidade dos sintomas. O quadro clínico derivado pode surgir após alguns dias ou até em seis semanas após o nascimento.

Os sintomas de tais modalidades podem ser catalogados em três tipos:

- Doença acometendo pele-olho e boca (mucocutânea);
- Doença acometendo o sistema nervoso central (SNC);
- Doença disseminada (com ou sem envolvimento de SNC).

A doença mucocutânea progride para o SNC ou é disseminada em 75% dos casos quando não tratada. Suas manifestações oculares normalmente começam como conjuntivite, a erupção cutânea pode apresentar aspecto de epidermólise ou exantema de distribuição zosteriforme.

Na doença de acometimento do SNC, normalmente se desenvolvem sintomas não específicos como letargia, irritabilidade, baixa ingesta oral e instabilidade térmica. Sintomas mais indicativos de encefalite podem estar presentes como convulsões focais ou generalizadas

No quadro disseminado, assemelha-se a quadro séptico, incluindo falência hepática (oriunda de necrose celular grave) e respiratória (por pneumonia com infiltrado difuso) e coagulação intravascular disseminada.

DIAGNÓSTICO

A avaliação do neonato deve ser estruturada em:

a) Análise cuidadosa do médico assistente e de especialista na área para orientação do estudo laboratorial mais adequado;

b) Estudo laboratorial:

- Reação em cadeia da polimerase (PCR) para HSV (pode ser negativo no início do quadro no líquido cefalorraquidiano – LCR);
- Cultura viral em naso/orofaringe, conjuntiva, pele, LCR, sangue, urina, líquido amniótico;
- Imunofluorescência direta de lesões cutâneas;
- Sorologia (ELISA – IgM e IgG);

c) Neuroimagem (ressonância nuclear magnética – inclusive para prognóstico).

TRATAMENTO

Empírico em caso de suspeita (riscos para aquisição/sepse sem resposta clínica e com hemocultura negativa);

Recaídas poderão ocorrer após final da terapia.

- Droga de escolha:
  1. Endovenosa (EV):
     - Aciclovir 20 mg/kg por dose a cada 8 horas, com duração de:
     - 14 dias: infecção mucocutânea;
     - 21 dias: infecção do SNC (repetir PCR próximo ao final do tratamento e, se positivo, continuar por sete dias mais ou até negativação);
  2. Tópico ocular (adjuvante da terapia EV, utilizado em casos de infecção do SNC, pele ou faringe):
     - Iododeoxiuridina 0,1%;
     - Vidarabina 3%;
     - Trifluridina 1% a 2%.

Profilaxia:

- Realizar cesárea nas gestantes com lesões genitais ativas.

TRATAMENTO DO RECÉM-NASCIDO DE MÃE COM INFECÇÃO GENITAL ATIVA POR VHS

Infecção materna primária ou primeiro episódio:

- Realizar cesárea eletiva, independentemente se há lesões no momento do parto ou se rotura de membranas menor que 4 horas;
- Realizar *swab* conjuntival e nasofaríngeo do recém-nascido (RN), colher amostra de urina para imunofluorescência direta (IFD) e cultura;
- Tratamento com aciclovir se a IFD ou cultura for positiva ou se existirem sinais de HSV neonatal.

Se foi cesárea após 24 horas de rotura de membranas ou se foi parto vaginal:

- Realizar *swab* conjuntival e nasofaríngeo do RN, colher amostra de urina para IFD e cultura;
- Considerar tratamento com aciclovir enquanto aguarda os resultados da cultura e da IFD ou se houver presença de sinais de HSV neonatal.

Infecção recidivante, ativa no momento do parto e cesárea após 4 horas de rotura de membranas ou parto vaginal inevitável:

- Realizar *swab* conjuntival e nasofaríngeo do RN, colher amostra de urina para IFD e cultura;

- Considerar tratamento com aciclovir enquanto aguarda os resultados da cultura e da IFD ou se houver presença de sinais de VHS neonatal.

BIBLIOGRAFIA RECOMENDADA

Allen UD, Robinson JL; Canadian Paediatric Society, Infectious Diseases and Immunization Committee. Prevention and management of neonatal herpes simplex virus infections. Paediatr Child Health. 2014;19(4):201-12.

Bajaj M, Mody S, Natarajan G. Clinical and neuroimaging findings in neonatal herpes simplex virus infection. J Pediatr. 2014;165(2):404-407.e1.

Cruz MLS, Cardoso CAA, Gaspar MCS. Rotinas ambulatoriais em infectologia para o pediatra. Rio de Janeiro: Atheneu; 2012. p. 71-9.

Brasil. Ministério da Saúde. Secretaria da Vigilância em Saúde. Departamento de Vigilância Epidemiológica. Doenças infecciosas e parasitárias. 8a ed. Rev. Brasília: Ministério da Saúde; 2010.

Farhat CK, Carvalho LHFR, Succi RCM, coordenadores. Infectologia pediátrica. 3ª ed. São Paulo: Atheneu; 2007. p. 629-46.

Feigin RD, Cherry J, Demmler-Harrison GJ, Kaplan SL. Feigin & Cherry's textbook of pediatric infectious diseases. 6th ed. Philadelphia: Saunders, 2009. p. 1993-2022.

James SH, Kimberlin DW. Neonatal herpes simplex virus infection: epidemiology and treatment. Clin Perinatol. 2015;42(1):47-59.

James SH, Kimberlin DW. Quantitative herpes simplex virus concentrations in neonatal infection. J Pediatr. 2015;166(4):793-5.

Murray PR, Rosenthal KS, Pfaller MA. Microbiología médica. Rio de Janeiro: Elsevier; 2009. p. 502-10.

Society, Infectious Diseases and Immunization Committee. Paediatr Child Health. 2014;19(4).

Melvin AJ, Mohan KM, Schiffer JT, Drolette LM, Magaret A, Corey L, et al. Plasma and cerebrospinal fluid herpes simplex virus levels at diagnosis and outcome of neonatal infection. J Pediatr. 2015;166(4):827-33.

Pinninti SG, Kimberlin DW. Management of neonatal herpes simplex virus infection and exposure. Arch Dis Child Fetal Neonatal Ed. 2014;99(3):F240-4.

Pinninti SG, Kimberlin DW. Neonatal herpes simplex virus infections. Pediatr Clin North Am. 2013;60(2):351-65.

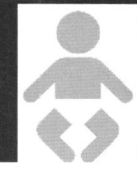

Capítulo 30

MALÁRIA CONGÊNITA

José Antônio Koury Alves Júnior

INTRODUÇÃO

Apesar do crescente consenso de que "a saúde pública precisa ser baseada em evidências para que seja realizada corretamente", traduzir as evidências científicas em intervenções para o controle da malária ainda representa um enorme desafio no Brasil. O controle da malária concentra-se atualmente no diagnóstico precoce e tratamento de casos clínicos para reduzir a transmissão e morbidade; uma ampla rede de postos de diagnóstico da malária fornece gratuitamente o diagnóstico microscópico e o tratamento de infecções confirmadas laboratorialmente. Entretanto, as medidas de controle vetorial, e particularmente a borrifação cíclica de domicílios com inseticidas, foram eliminadas gradualmente ao longo da última década, e poucas pesquisas locais têm procurado ferramentas ou intervenções alternativas para melhorar as estratégias de controle atuais. Um exemplo são os mosquiteiros impregnados com inseticida: embora estudos em larga escala tenham demonstrado sua eficácia na África e Ásia, a variabilidade no comportamento de picada dos vetores da malária é uma fonte de modificação de efeito que afeta seriamente a validade externa desses estudos e exige sua validação local. Uma vez que os padrões de resistência aos antimaláricos também são regionais, as terapias que já se mostraram altamente eficazes em alguns contextos endêmicos podem falhar em outros, e também devem ser avaliadas localmente.

A escassez de evidências para apoiar as intervenções atuais no controle da malária é particularmente surpreendente no Brasil, um país de renda média com capacidade de pesquisa relativamente bem desenvolvida. Essa situação pede uma parceria mais forte entre pesquisadores e gestores para enfrentar com eficácia os desafios do país nessa área.

DEFINIÇÃO

A malária congênita é definida como encontro de formas assexuadas parasitárias no sangue de cordão ou sangue periférico durante a primeira semana de vida devido à transmissão materna pela placenta. Já a forma neonatal pode ocorrer dentro de até 28 dias de vida e é oriunda de picada de mosquito infectado após o nascimento.

EPIDEMIOLOGIA

As taxas de malária congênita variam amplamente nas áreas endêmicas da África e Ásia, e essa amplitude parece estar relacionada com a fonte do material de investigação onde são conduzidos a microscopia ou estudos de PCR, visto que as maiores incidências surgem de estudos que avaliaram sangue de cordão umbilical, ao passo que estudos conduzidos com investigação de sangue periférico apresentavam taxas expressivamente menores.

Todas as espécies de *Plasmodium* podem ser transmitidas de forma congênita (dependendo da prevalência local), porém o *P. vivax* e *P. falciparum* estão mais associados com essa entidade clínica.

CLÍNICA

A malária durante a gestação tem sido descrita como causadora de óbitos neonatais precoces, baixo peso ao nascer, prematuridade e a malária congênita propriamente dita.

A maioria dos recém-nascidos (RNs) com malária congênita são capazes de controlar e debelar a infecção sem receber tratamento específico, por meio de mecanismos pouco conhecidos, mas que podem envolver a resposta imune neonatal associada a anticorpos maternos e a presença de altos níveis de hemoglobina fetal.

Não existe sintomatologia específica para a malária congênita, podendo assemelhar-se com um quadro séptico ou outras doenças graves neonatais. Apresentam sintomas até na primeira semana após o nascimento (25% nas primeiras 24 horas e acima de 60% nas 48 horas após o nascimento).

Dentre os múltiplos sinais e sintomas da malária congênita, podem ser destacados: febre, anemia, hepatoesplenomegalia, icterícia, vômitos, diarreia, fadiga, sonolência, disfunções respiratórias, convulsões.

DIAGNÓSTICO

O uso de pesquisa sanguínea por gota espessa nas gestantes é geralmente utilizado para detectar a infecção durante a gestação, permitindo detectar somente mães com parasitemias patentes.

Amostras sanguíneas do RN provenientes do cordão umbilical ou de venopunção periférica podem ser submetidas à análise por esfregaço, gota espessa ou PCR.

Amostras negativas ao nascimento devem ser repetidas em uma semana até um mês, pois a sensibilidade de detecção aumenta quando a transmissão ocorre tardiamente na gestação.

Comparativamente à gota espessa, o PCR tem sensibilidade superior, bem como a melhor definição da espécie encontrada. Porém, seus custos e logística são bem maiores

TRATAMENTO

A farmacocinética dos antimaláricos no uso em pacientes pediátricos, principalmente nos neonatos, tem aspectos um pouco diferenciados, visto que a fisiologia dos neonatos em relação ao esvaziamento gástrico, à absorção das drogas no intestino (alterada pela atividade motora e formação vilositária) e à imaturidade transitória das enzimas hepáticas interfere diretamente na farmacocinética dos antimaláricos, levando a possíveis oscilações na biodisponibilidade de tais drogas.

Apesar da falta de informações acerca do manejo da malária congênita, quinina pode ser recomendada em RNs infectados com *P. falciparum* no seguinte esquema:

- Administrar quinina endovenosa, na dose de 20 mg/kg (dose de ataque), por infusão endovenosa durante 4 horas. Após 8 horas do início da administração da dose de ataque, administrar uma dose de manutenção de quinina de 10 mg de sal/kg, por infusão endovenosa durante 4 horas. Essa dose de manutenção deve ser repetida a cada 8 horas, contadas a partir do início da infusão anterior, até que o paciente possa deglutir; a partir desse momento, deve-se administrar de forma oral na dose de 10 mg de sal/kg a cada 8 horas, até completar um tratamento de sete dias.

O uso de outras drogas como cloroquina e derivados de artemísia é limitado a experiências locais. Ainda não existem recomendações específicas para o uso de mefloquina e de amodiaquina em neonatos. Sulfadoxina-pirimetamina não é recomendada para neonatos.

Em casos de infecção congênita por *P. vivax*, o tratamento é cloroquina via oral, na dose de ¼ do comprimido de 150 mg em dose única diária por três dias. É desnecessário o uso de primaquina, pois as formas esporozoíticas não são transmitidas, não se desenvolvendo a fase exoeritrocitária.

Em áreas endêmicas, o tratamento pode não ser necessário, pois o *clearance* de parasitas de forma espontânea antes de qualquer sintomatologia é frequentemente observado.

BIBLIOGRAFIA RECOMENDADA

D'Alessandro U, Ubben D, Hamed K, Ceesay SJ, Okebe J, Taal M, et al. Malaria in infants aged less than six months – is it an area of unmet medical need? Malaria Journal. 2012;11:400.

Brasil. Ministério da Saúde. Secretaria da Vigilância em Saúde. Departamento de Vigilância Epidemiológica. Guia prático de tratamento da malária no Brasil. 8a ed. Rev. Brasília: Ministério da Saúde; 2010.

Feigin RD, Cherry J, Demmler-Harrison GJ, Kaplan SL. Feigin & Cherry's textbook of pediatric infectious diseases. 6th ed. Philadelphia: Saunders, 2009. p. 2899-919.

Ferrarini MAG, Iazzetti AV, Ferreira S, di Santi SMF, Wigman LT, Silveira MBV. Malária congênita: descrição de um caso e revisão da literatura. Pediatr Mod. 2009;45(4):140-5.

Ferreira MU. Lacunas na área de pesquisa e desafios para o controle da malária no Brasil. Cad Saúde Pública, Rio de Janeiro, 2011;27(12):2284-6.

Leão RNQ. Medicina tropical e infectologia na Amazônia. Belém: Samauma; 2013. p. 1275-305.

Marques HH, Vallada MG, Sakane PT, Boulos M. Malária congênita: descrição de casos e breve revisão da literatura. J Pediatr (Rio J). 1996;72(2):103-5.

Marruffo Garcia MP, Evara De Sequeda M. Malaria congénita por plasmodium vivax. Comunidad y Salud. 2015;13(1):56-9.

Moya-Alvarez V, Abellana R, Cot M. Pregnancy-associated malaria and malaria in infants: an old problem with present consequences. Malaria J. 2014:13:271.

Silva H, Laulate B, Coral C. Malaria congénita en un hospital de Iquitos, Perú. Rev Peru Med Exp Salud Publica. 2015;32(2):259-64.

Vottier G, Arsac M, Farnoux C, Mariani-Kurkdjian P, Baud O, Aujard Y. Congenital malaria in neonates: two case reports and review of the literature. Acta Paediatr. 2008;97(4):505-8.

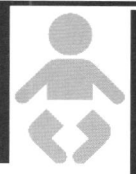

Capítulo 31

TOXOPLASMOSE CONGÊNITA

Clea Carneiro Bichara

Aurimery Gomes Chermont

INTRODUÇÃO

A toxoplasmose é uma zoonose com variável prevalência no mundo, sendo mais frequente nas áreas mais quentes dos trópicos. Tem como agente etiológico o *Toxoplasma gondii*, sendo os felídeos os hospedeiros definitivos, e acomete acidentalmente o homem e demais animais de sangue quente.

As taxas de prevalência são variáveis na maioria dos estudos baseados nas informações de pré-natais, e entre estas a presença de anticorpos específicos anti-*T. gondii* está entre 10% e 75% em diferentes países. Nos Estados Unidos, 15% a 50% das mulheres na fase reprodutiva são imunes.

Na América do Sul, os dados existentes são diferenciados, com destaque para a Colômbia e o Brasil. No Brasil, a taxa varia de 60% a 75% na idade fértil, e durante a gestação estimam-se 60 mil novos casos de toxoplasmose gestacional por ano. Tal faixa de soropositividade também é variável dentro do próprio país, alcançando maiores índices na região Sul, Centro-Oeste e Norte (Tabela 31.1).

Atualmente, o Brasil possui incidências que estão entre as mais altas descritas na literatura, e a vigilância epidemiológica específica para a toxoplasmose está em fase de estruturação.

Com distribuição que acompanha o desempenho do perfil imunológico materno, a toxoplasmose congênita (TC) varia com a região geográfica, de menos de 1:10.000 nascidos vivos nos Estados Unidos da América até 1:1.000 nascidos vivos nos países da América Latina. Na Europa, a prevalência média é de 1 a 3:10.000 nascidos vivos.

A ocorrência de TC sintomática varia de 0,15 caso por 10.000 nascidos vivos na Inglaterra e na Irlanda a 0,34 caso por 10.000 nascidos vivos na França. Dados nacionais indicam que ocorre TC entre 0,2 a 2 recém-nascidos vivos por 100 nascimentos ao ano.

TABELA 31.1. Prevalência da toxoplasmose congênita avaliada pela presença de IgM anti-*Toxoplasma gondii* no período neonatal

Local do estudo	Prevalência por 10.000 nascidos vivos	Amostra	Casos	Material examinado	Referência (autor)
Campos dos Goytacazes/RJ	20	2.550	55	Sangue periférico – papel-filtro	Bahia-Oliveira *et al.*, 2001
Alto Uruguai/RS	14	2.126	33	Sangue periférico	Spalding & Procianoy, 2003
Uberlândia/MG	49	805	44	Sangue do cordão	Mozzatto & Procianoy, 2003
Brasil (vários estados)	5	634.130	1.195	Sangue periférico – papel-filtro	Camargo Neto *et al.*, 2005
Ribeirão Preto/SP	3	15.162	55	Sangue periférico – papel-filtro	Carvalheiro *et al.*, 2007
Porto Alegre/RS	6	10.000	66	Sangue periférico – papel-filtro	Lago *et al.*, 2007
Minas Gerais	13	146.307	1.190	Sangue periférico – papel-filtro	Vasconcelos-Santos *et al.*, 2009
Belém/PA	10	1.000	1	Sangue periférico – papel-filtro	Bichara *et al.*, 2012

No cenário nacional, admite-se que a toxoplasmose na gravidez e a forma congênita são consideradas como grave problema de saúde pública (Figura 31.1).

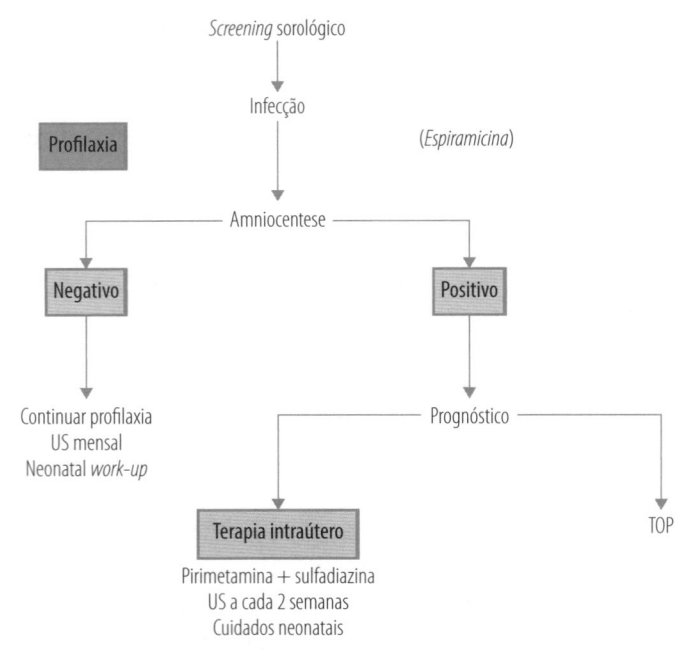

FIGURA 31.1.

Fonte: Toxoplamosis in pregnancy: conventional management in France 2017.

TRANSMISSÃO

O *T. gondii* atinge seus hospedeiros, por via oral, por meio da ingestão de cistos contidos em carnes cruas ou pouco cozidas e oocistos veiculados pela água, alimentos contaminados e até mãos sujas de terra; de modo especial, por transmissão placentária, quando uma grávida está acometida por toxoplasmose aguda, sintomática ou não; e outras formas menos comuns, como transplante, acidentes de laboratório e transfusão sanguínea.

A grávida pode se infectar como a população geral, embora estudos nacionais mostrem que esse grupo tem maior probabilidade de adquirir toxoplasmose que demais pessoas.

O risco de infeção fetal aumenta com a idade gestacional (2% no período periconcepcional, 10% a 25% no primeiro trimestre, 30% a 45% no segundo trimestre, 60% a 80% no terceiro trimestre). Entretanto, a gravidade da doença é inversamente proporcional ao tempo de gestação (casos mais graves ocorrem no primeiro trimestre, com até 61% de mortes intrauterinas/neonatais, doença neurológica, microftalmia e manifestações sistêmicas graves, enquanto, se a infeção fetal ocorrer no último trimestre, 90%, embora infectados, serão assintomáticos ao nascimento, ou apresentarão manifestações clínicas leves) (Tabela 31.2).

TABELA 31.2. Definição dos critérios diagnósticos para toxoplasmose adquirida na gestação e toxoplasmose congênita no município de Londrina, Paraná, agosto de 2013 a agosto de 2014

	Gestante com suspeita de toxoplasmose	Criança com toxoplasmose congênita
Classificação	**Definição**	**Definição**
Comprovada	Soroconversão ou detecção de DNA do *T. gondii* em líquido amniótico ou infecção congênita confirmada na criança	IgM anti-*T. gondii* reagente antes dos 6 meses de vida
Provável	IgM (e/ou IgA) reagente e baixo índice de avidez de IgG ou aumento dos títulos de IgG e IgM ou IgM reagente e história clínica de toxoplasmose aguda ou altos títulos de IgG na segunda metade da gestação com IgM reagente (e/ou IgA)	Persistência de positividade de IgG anti-*T. gondii* após 12 meses de vida
Possível	IgM reagente e índice de avidez alto (após 12 semanas de idade gestacional) ou índice de avidez indeterminado ou uma única amostra de IgM reagente sem realização dos testes de avidez ou altos títulos de IgG na primeira metade da gestação com IgM reagente	Elevação dos títulos de IgG anti-*T. gondii* em amostras seriadas, durante os primeiros meses de vida
Improvável	IgM reagente ou não reagente com teste de avidez forte coletado antes de 12 semanas de idade gestacional ou títulos de IgG estáveis e baixos	Sinais e/ou sintomas sugestivos de toxoplasmose congênita, filhas de mães com IgG anti-*T. gondii* reagente, após exclusão de outras possíveis etiologias (sífilis, citomegalovirose, rubéola)
Infecção ausente	IgG e IgM não reagente, IgM reagente sem aparecimento de IgG e IgG reagente prévio à gestação	Mães que apresentaram reação em cadeia de polimerase (PCR) positiva para toxoplasmose no líquido amniótico
		PCR positiva para toxoplasmose em sangue periférico coletado nos primeiros 6 meses de vida

Fonte: Remington *et al.*; Brasil; Lebech *et al.*

Importante: À maioria das crianças que nascem com quadro grave de TC atribui-se infecção fetal no segundo trimestre. Segundo vários autores, as repercussões clínicas dependerão muito do tempo entre a infecção materna, a transmissão e o início do tratamento, sendo importante que este seja iniciado entre quatro e oito semanas.

MANIFESTAÇÕES CLÍNICAS

No recém-nascido, as manifestações clínicas podem estar ausentes ou apresentar-se de modo diverso ou inespecífico, muitas vezes caracterizando a síndrome TORCH-S. Cerca de 70% a 90% dos neonatos com TC nascem assintomáticos segundo avaliação clínica de rotina. Uma investigação mais detalhada, como a realização do exame de fundo de olho e de imagem cerebral, pode detectar alterações não percebidas, como: anormalidades liquóricas, cicatrizes de retinocoroidite, calcificações cerebrais, aumento de fígado e baço, surdez, alterações de perímetro cefálico para mais ou menos, entre outras anormalidades (Figura 32.2).

O quadro clássico da TC revela o impacto da infecção no cérebro e olho, algumas vezes protagonizando a Tríade de Sabin (calcificação cerebral, coriorretinite, micro ou macrocefalia).

Tais manifestações clínicas previamente não diagnosticadas podem ser encontradas no período neonatal, nos primeiros meses de vida ou ao longo da adolescência e vida adulta. Serão principalmente manifestações oculares em graus variados e neurológicas (convulsões, retardo mental). Tal situação é mais frequente quando não houve intervenção terapêutica no primeiro ano de vida.

Assim, as manifestações são diversificadas e inespecíficas como: hepatoesplenomegalia, linfadenopatia, icterícia, anemia, estrabismo, convulsão, anormalidades liquóricas, restrição do crescimento intrauterino, sangramentos, disferias, micro/macrocefalia.

DIAGNÓSTICO

O diagnóstico da TC tem duas fases: intrauterina e após o nascimento. Portanto, depende diretamente da investigação materna no período gestacional.

Os antecedentes obstétricos devem ser cuidadosamente avaliados na investigação da TC, observando paridade, carteiras de pré-natal anterior em busca de resultados das provas sorológicas realizadas na gravidez atual e outras, se multípara, pela importância da definição do perfil sorológico anti-*T. gondii* da mãe. O diagnóstico sorológico baseia-se em métodos indiretos na detecção de anticorpos (IgA, IgM, IgG, Teste de Avidez IgG) e os perfis são definidos pela combinação deles, sendo importante conhecer a cinética das imunoglobulinas (Tabelas 31.3 e 31.4).

TABELA 31.3. Cinética das imunoglobulinas para diagnóstico da toxoplasmose gestacional e da toxoplasmose congênita (TC)

Tipo	Viragem sorológica	Informações
Gestacional	IgM: detectável entre 5-14 dias após a infecção pelo *T. gondii*	IgM − Pode permanecer detectável por 18 meses ou mais, devendo ser considerado residual se em títulos baixos; − Não deve ser o único marcador sorológico de infecção aguda. − Se não reagente, dependendo da situação, deve ser feito nova coleta para exame.
Gestacional	IgA: detectável após 14 dias após a infecção pelo *T. gondii*	IgA − Detectável em cerca de 80% dos casos; − Permanece reagente entre 3-6 meses, apoiando o diagnóstico da infecção aguda.
Gestacional	IgG: detectável entre 7-14 dias, com pico máximo em 2 meses, após a infecção pelo *T. gondii*	IgG − Permanece detectável indefinidamente com baixos títulos; declina entre 5-6 meses; − A presença da IgG indica que a infecção ocorreu.
Congênita	IgM ou IgA: detectáveis quando ocorreu a infecção; são anticorpos que não atravessam a barreira placentária	IgM e/ou IgA − Quando detectáveis, definem a TC; − A ausência deles não descarta o diagnóstico de TC; − A IgA é muito útil no auxílio do diagnóstico da TC.
Congênita	IgG: detectável mesmo quando produzido pela mãe, pois atravessa a barreira placentária	IgG − Acompanhar a queda ou ascensão dos títulos no primeiro ano de vida; − Se desaparecer antes dos 12 meses, o diagnóstico de TC está excluído; − Quando detectável após os 12 meses, define como padrão-ouro o diagnóstico de TC.

Fonte: Adaptado de Brasil, 2014; Mitsuka-Breganó, 2010.

TABELA 31.4. Correlação clínico-laboratorial dos perfis sorológicos mais comuns na investigação da toxoplasmose congênita

Perfil sorológico		Possibilidades de interpretação
IgM	IgG	
Não reagente	Não reagente	1. Ausência de infecção congênita por Toxoplasma gondii ou infecção nos últimos dias antes do nascimento. 2. Se há suspeita clínica e/ou indicativos epidemiológicos no pré-natal de toxoplasmose na gravides, realizar outro exame 7-15 dias depois do parto. 3. Pode colaborar na interpretação dos resultados a realização simultânea das provas sorológicas pareadas do binômio mãe-filho.
Reagente	Não reagente	1. Possibilidade de escape materno de IgM. 2. Se há suspeita clínica e/ou indicativos epidemiológicos no pré-natal de toxoplasmose na gravidez, realizar outro exame 7-15 dias depois do parto; se a IgG for positiva, confirma-se a infecção congênita
Reagente	Reagente	Infecção congênita por Toxoplasma gondii, quando o exame é realizado nos 6 primeiros meses de vida. Pela possibilidade de escape materno de IgM (muito raro), recomenda-se confirmar a presença da IgM com mais de 7 dias de vida.
Não reagente	Reagente	Muitos recém-nascidos com toxoplasmose congênita apresentam IgM específica negativa desde o nascimento e, na maioria, a IgM negativa-se precocemente. Por isso, IgM negativa não afasta a possibilidade da infecção congênita. 1. Se houver infecções congênita por Toxoplasma gondii, nos controles subsequentes haverá ascensão dos títulos de IgG, mesmo em crianças assintomáticas. 2. Se não houver infecção congênita por Toxoplasma gondii e a IgG for apenas de transmissão passiva, nos controles subsequentes haverá queda gradativa dos títulos de IgG, que desaparecerão até os 12 meses de vida. • É importante avaliar indicativos epidemiológicos do pré-natal e suspeita clínica para a adequada interpretação laboratorial, sobretudo nas crianças assintomáticas. • Recomenda-se investigar os demais agravos infecciosos de transmissão vertical, assim como avaliação oftalmológica e neurológica, mesmo em crianças assintomáticas.

A partir do momento em que se está diante de uma grávida com toxoplasmose aguda, recomendam-se: ultrassonografia com morfologia fetal, avaliação oftalmológica, análise do líquido amniótico e estudo histopatológico da placenta (Figura 31.2).

Quando os dados clínicos, epidemiológicos e laboratoriais maternos durante a gravidez cursarem com diagnóstico de certeza ou provável de toxoplasmose aguda, ou sob qualquer possibilidade de suspeita, além da investigação no período fetal, o recém-nascido deve ser muito bem avaliado. Dentro dos diversos protocolos de investigação, prevalecem: provas sorológicas com IgM, IgA e IgG (ver Figura 31.2); realização da análise do líquido cefalorraquidiano mediante suspeição de comprometimento do SNC; exame de fundo de olho e ultrassonografia transfontanela.

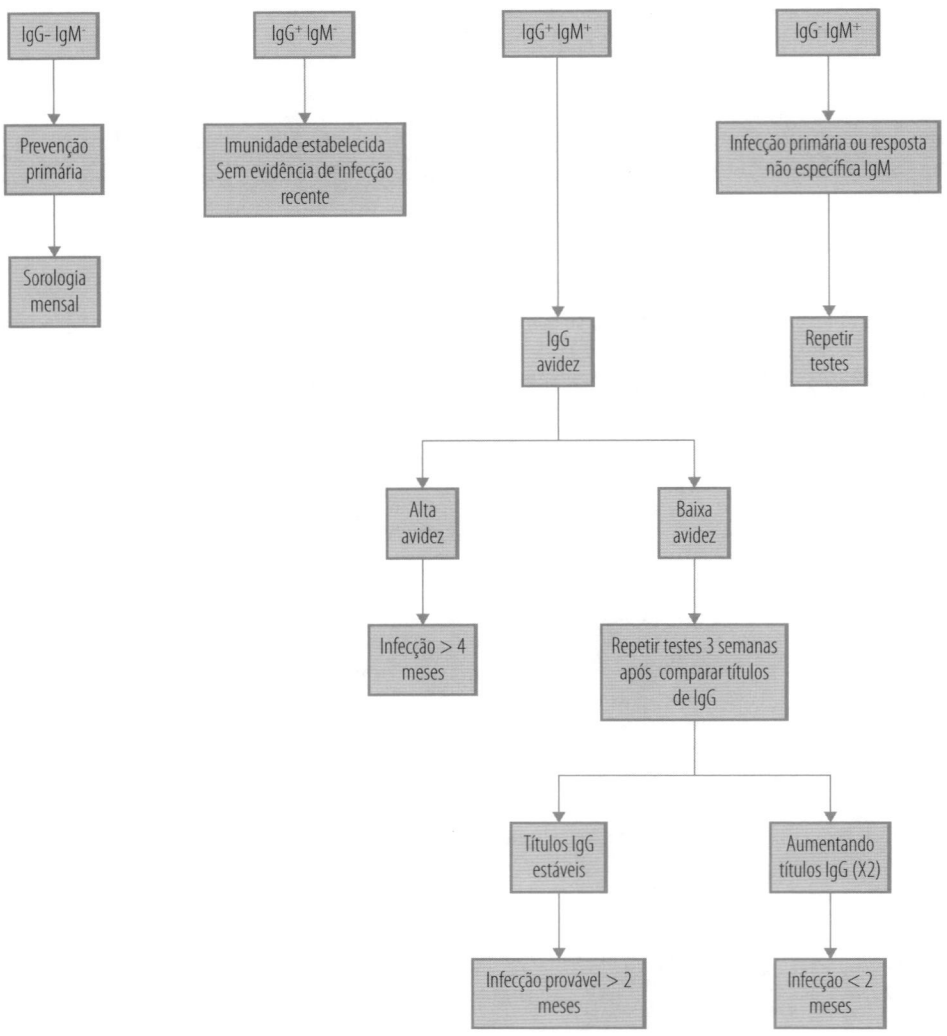

FIGURA 31.2. Avaliação das provas sorológicas IgM e IgM materna.

De acordo com os diversos protocolos apresentados, seguem-se as definições de toxoplasmose gestacional e congênita, segundo as normas adotadas pelo Ministério da Saúde (2018) (Tabelas 31.5 e 31.6).

TABELA 31.5. Conduta recomendada diante de resultados de sorologia de IgM e IgG para toxoplasmose

Situação	Resultados		Interpretação
Primeira sorologia no 1º trimestre da gestação	Positiva/Reagente	Negativa/não reagente	Imunidade remota Gestante com doença antiga ou toxoplasmose crônica
	Negativa/não reagente	Negativa/não reagente	
	Positiva/Reagente	Positiva/reagente	Possibilidade de infecção durante a gestação. Realizar avidez de IgG na mesma amostra: Avidez forte/alta: Infecção adquirida antes da gestação Avidez fraca/baixa: Possibilidade de infecção durante a gestação
	Negativa/não reagente	Positiva/não reagente	Infecção muito recente ou IgM falso-positivo. Repetir a sorologia em três semanas; se IgG positivar, a infecção na gestante será Confirmada
Primeira sorologia após o 1º trimestre da gestação	Positiva/Reagente	Negativa/não reagente	Imunidade remota Gestante com doença antiga ou toxoplasmose crônica
	Negativa/não reagente	Negativa/não reagente	Suscetibilidade
	Positiva/Reagente	Positiva/Reagente	Possibilidade de infecção durante a gestação.
	Negativa/não reagente	Positiva/Reagente	Infecção muito recente ou IgM falso-positivo.
	Positiva/Reagente	Negativa/não reagente	Possibilidade de IgG falso-negativo na amostra anterior. Provável imunidade remota
Sorologias subsequentes na gestante inicialmente suscetível	Negativa/não reagente	Negativa/não reagente	Suscetibilidade.
	Positiva/Reagente	Positiva/Reagente	Infecção durante a gestação
	Negativa/não reagente	Positiva/Reagente	Infecção muito recente ou IgM falso-positivo

Fonte: Ministério da Saúde, 2018.

TABELA 31.6. Definição de toxoplasmose gestacional

Classificação do caso	Critérios
Suspeito (notificar)	1. Prova sorológica com IgM anti-*T. gondii* reagente ou indeterminado. 2. Relato de quadro clínico compatível com toxoplasmose (síndrome linfadenopática com ou sem febre). 3. Ultrassonografia obstétrica ou outros exames de imagem sugestivos de toxoplasmose congênita. 4. Qualquer gestante identificada em situações de surto de toxoplasmose.
Provável (notificar)	1. Prova sorológica com IgM e IgG anti-*T. gondii* reagente, com baixa avidez de IgG ou avidez intermediária em qualquer idade gestacional. 2. Prova sorológica com IgM e IgG anti-*T. gondii* reagente, com títulos ascendentes de IgG em amostras seriadas com intervalo mínimo de 2 semanas. 3. Prova sorológica com IgM e IgG anti-*T. gondii* reagente, realizada pela primeira vez após 16 semanas de gravidez com IgG em nível elevado (>300 UI/dL ou de acordo com a metodologia utilizada).
Confirmado (notificar)	1. Soroconversão de anticorpos IgG e IgM anti-T. gondii durante o período gestacional. 2. Detecção de DNA do *T. gondii* em amostra de líquido amniótico, tecido placentário, fetal ou de órgãos (histopatologia, cultivo de tecido ou bioensaio). 3. Mãe de criança que teve toxoplasmose congênita confirmada.
Descartado	1. Prova sorológica com IgM e IgG anti-*T. gondii* reagente, por mais de três meses antes da concepção (IgM residual, sugerindo infecção anterior à gestação). 2. Alta avidez de IgG antes das 16 semanas de gestação. 3. Duas amostras de IgG negativas para *T. gondii* (com intervalo de duas a três semanas), apesar de IgM reagente (resultado falso-positivo, considerar gestante suscetível).

Fonte: Ministério da Saúde, 2018.

TABELA 31.7. Definição de toxoplasmose congênita

Classificação do caso	Critérios
Suspeito (notificar)	1. RN ou lactente menor que 6 meses cuja mãe era suspeita, provável ou confirmada para toxoplasmose gestacional. 2. RN ou lactente menor que 6 meses com clínica compatível para toxoplasmose e IgG anti-T. gondii reagente. 3. RN ou lactente menor que 6 meses com exames de imagem fetal ou pós-parto compatível com toxoplasmose e IgG anti-T. gondii reagente.
Provável (notificar)	Suspeito que apresente uma das seguintes situações: 1. Sorologia(s) indeterminada(s) ou não reagente(s) para IgM e/ou IgA anti-T. gondii até 6 meses de idade e IgG anti-T. gondii em títulos estáveis. 2. Evoluiu a óbito antes de realizar exames confirmatórios. 3. Manifestações clínicas ou exames de imagem compatíveis com toxoplasmose congênita e IgG anti-T. gondii reagente com IgM ou IgA anti-T. gondii não reagentes e que não tenha coletado exames laboratoriais que excluam outras infecções congênitas antes de completar 12 meses de idade. 4. As crianças assintomáticas em investigação, durante os primeiros 12 meses de idade.
Confirmado (notificar)	Suspeito que apresente uma das seguintes situações: 1. Presença de DNA de T. gondii em amostras de líquido amniótico da mãe ou em tecido fetais, liquor, sangue ou urina da criança; 2. Resultados de anticorpos IgM ou IgA e IgG anti-T. gondii reagente até 6 meses de vida; 3. Níveis séricos de anticorpos IgG anti-T. gondii em ascensão em pelo menos duas amostras seriadas com intervalo mínimo de três semanas durante os primeiros 12 meses de vida; 4. IgG anti-T. gondii persistentemente reagente após 12 meses de idade; 5. Retinocoroidite ou hidrocefalia ou calcificação cerebral (ou associações entre os sinais) com IgG reagente e afastadas outras infecções congênitas, mãe com toxoplasmose confirmada na gestação.
Descartado	Caso suspeito que apresente uma das seguintes situações: 1. Ocorrência de negativação dos títulos de IgG anti-T. gondii antes de 12 meses de idade; 2. Nas crianças que receberam tratamento, a soronegativação só deve ser considerada definitiva no mínimo dois meses após a suspensão das drogas antiparasitárias; 3. Negativação de IgG anti-T. gondii após 12 meses de idade.

Fonte: Ministério da Saúde, 2018.

Todo RN suspeito para toxoplasmose congênita deve receber investigação completa, incluindo exame clínico e neurológico, exame oftalmológico completo com fundoscopia, exame de imagem cerebral (ecografia ou tomografia computadorizada), exames hematológicos e de função hepática (Figura 31.8).

TABELA 31.8. Exames indicados para a investigação de RN de mães com toxoplasmose aguda ou recente durante a gestação

- Hemograma completo: avaliar anemia, plaquetopenia ou eosinofilia;
- Sorologia para toxoplasmose (IgG e IgM);
- RX de crânio: detectar presença de calcificações cerebrais;
- Ultrassonografia transfontanelar: detectar calcificações cerebrais, dilatações ventriculares, necrose por infarto periventricular. Obs.: Em crianças com diagnóstico confirmado de toxoplasmose congênita, realizar tomografia de crânio;
- Exame oftalmológico para análise do fundo de olho: se sinais de corioretinite ou uveíte em atividade;
- Iniciar o tratamento de acordo com o esquema terapêutico preconizado por este protocolo, nos casos indicados;
- Liquor (citobioquímica com sorologia para toxoplasmose) nos casos de toxoplasmose congênita confirmada;
- Realizar exame anatomopatológico de tecido placentário e pesquisar a infecção pelo *Toxoplasma gondii*;
- Orientar a mãe para retorno na UBS, até o 10º dia de vida, para o atendimento de puericultura;
- Notificar todos os casos suspeitos;
- Agendar consulta com 1 mês de vida na referência de infectologia pediátrica.

Fonte: Ministério da Saúde, 2018.

Notas

1. Em locais em que for possível realizar o *Western blot*, considera-se como infectada a criança que apresentar duas bandas diferentes (em intensidade e/ou presença) em comparação com a amostra materna colhida concomitantemente.

2. Faz parte da investigação do RN suspeito para toxoplasmose congênita o exame oftalmológico completo com fundoscopia, exame de imagem cerebral (ecografia ou tomografia computadorizada).

3. O exame do liquor é indicado para os pacientes com alterações neurológicas clínicas e/ou de imagem e diagnóstico confirmado de TC.

4. Considerar como sugestivas de toxoplasmose congênita as seguintes manifestações: retinocoroidite, calcificações intracranianas, dilatação dos ventrículos cerebrais, micro ou macrocefalia, icterícia com predomínio de bilirrubina direta, hepatoesplenomegalia.

5. Os casos suspeitos de toxoplasmose que apresentam IgG positiva e IgM/IgA negativas no primeiro semestre de vida devem repetir mensalmente ou a cada dois meses a sorologia para acompanhamento de IgG até confirmação ou exclusão da infecção no final do primeiro ano de vida.

TRATAMENTO – O QUE FAZER?

Do mesmo modo que no diagnóstico, o tratamento da TC pode ocorrer na fase intrauterina e pós-natal. Nesse contexto, o tratamento materno durante a gravidez, e de acordo com vários serviços, utiliza protocolos semelhantes, conforme orientações do Figura 31.3. O arsenal terapêutico disponível é o mesmo para o mundo inteiro e ainda remete aos primórdios da década de 1960.

Para iniciar o tratamento da grávida, é importante a definição da idade gestacional. Aquelas com até 18 semanas de gravidez deverão fazer uso da espiramicina. Essa droga não atinge níveis terapêuticos no feto, sendo sua recomendação, sobretudo, por atuar no nível placentário, onde atinge elevadas concentrações e, assim, evitar o escape placentário do taquizoíto.

A partir da 18ª semana, com a certeza da infecção fetal ou quando há soroconversão comprovada laboratorialmente, está recomendado o tratamento com o uso do clássico esquema tríplice, ainda considerado o mais eficiente: sulfadiazina, pirimetamina e ácido folínico.

Não há mais divergência quanto à recomendação do tratamento da toxoplasmose gestacional sob o ponto de vista do impacto na morbidade fetal. As recomendações devem ser obedecidas, e o sucesso terapêutico se dá, sobretudo, quando o uso das drogas iniciarem entre quatro e oito semanas após a infecção materna.

Após o nascimento, quando o diagnóstico da TC ocorreu na fase intrauterina, mantém-se o mesmo tratamento com esquema tríplice, obedecendo às recomendações de MacLeold *et al.* (1986).

O uso da espiramicina atualmente não está mais recomendado para o tratamento da TC, exceto em raras situações, como alergia medicamentosa comprovada a outras alternativas terapêuticas, pois sabe-se que não alcança os níveis sanguíneos desejáveis no sistema nervoso central e tecido ocular.

Toda criança sob tratamento da TC deve realizar controles laboratoriais: a) hemograma pelo menos mensal com especial atenção para as taxas de hemoglobina e número dos neutrófilos; b) transaminases antes de iniciar o tratamento, ou durante, se evoluir com hepatomegalia; c) urina-EAS visando observar os elementos anormais do sedimento; d) outros, conforme evolução.

Recomenda-se realizar consultas mensais para avaliação clínica e acompanhamento laboratorial. O mapeamento de retina deve ser feito pelo menos no início e no final do tratamento, podendo ter recomendações de controle trimestral ou semestral. Essas crianças devem ser atendidas por equipe multiprofissional, com avaliação de fisioterapia e terapia ocupacional e fonoaudiológica.

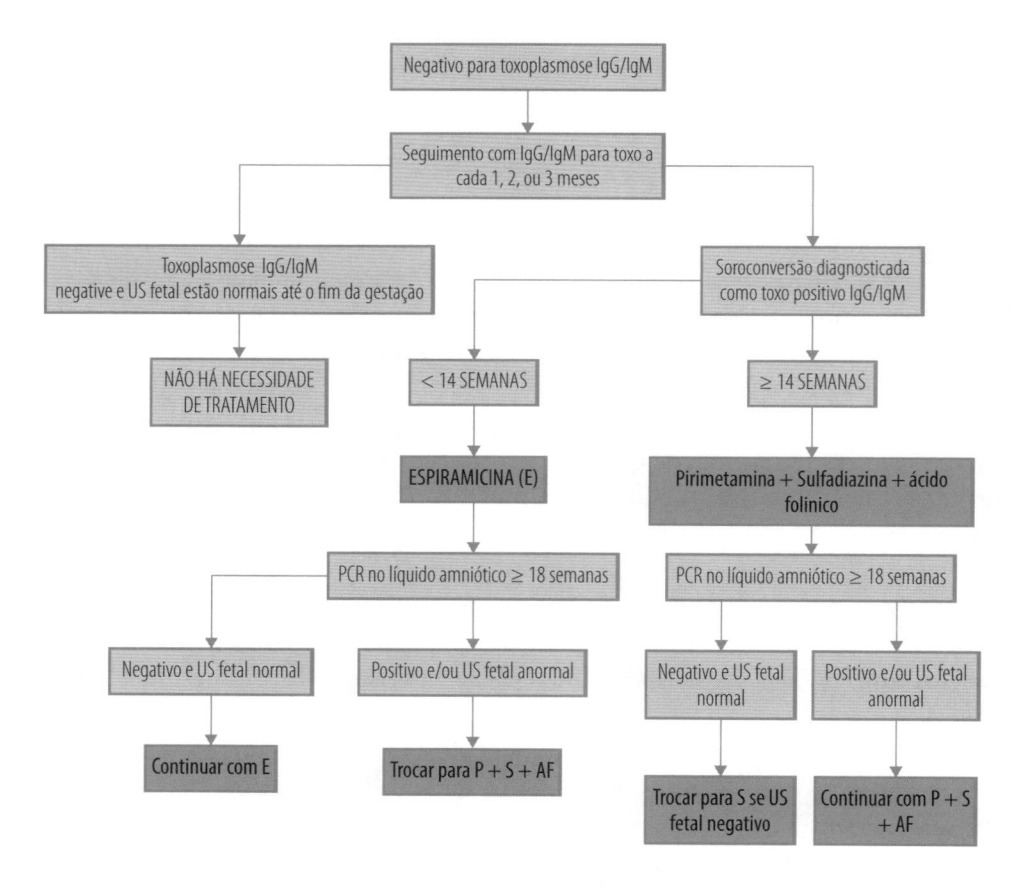

FIGURA 31.3. Tratamento. AF: ácido folínico; IgG, imunoglobulina G; IgM, imunoglobulina M; P: pirimetamina; PCR: reação de cadeia em polimerase; E: espiramicina; Toxo: toxoplasmose.
Fonte: Montoya, 2018.

Ao final de 12 meses, deve-se efetuar uma avaliação geral, por todos os profissionais da equipe, com emissão de laudo sobre o estado clínico da criança e respectivas orientações para os próximos cinco anos, período que deve manter controles clínicos pelo serviços, com retornos subsequentes semestrais nos dois próximos anos e anuais até o quinto ano, quando então novas orientações poderão ser necessárias, em vista da possibilidade do aparecimento de sequelas tardias, sobretudo as reativações das lesões oculares.

A combinação de sulfadiazina, pirimetamina e ácido folínico está indicada para o tratamento de gestantes com diagnóstico de infecção aguda pelo toxoplasma adquirida no final do segundo trimestre ou durante o terceiro trimestre de gestação. Desse modo, na confirmação de infecção fetal, iniciar a terapia com pirimetamina (25 mg/dia) associada a sulfadiazina (3g/dia). Pelo risco de mielotoxicidade, recomenda-se o controle hematológico periódico e a associação da terapêutica com ácido folínico (15 mg/dia) para evitar supressão de medula óssea.

O uso de sulfadiazina deve ser interrompido após as 34 semanas pelo risco de icterícia neonatal e, devido ao risco de anemia megaloblástica, o esquema terapêutico deve ser ministrado por três semanas e intercalado com outro período de três semanas, em que se administra exclusivamente espiramicina, até o final da gestação.

O tratamento do RN, filho de mãe com toxoplasmose, deve ser suspenso se dois resultados sorológicos forem negativos, obtidos com um mês de intervalo.

A terapêutica com pirimetamina (1 mg/kg/dia durante três dias e depois de dois em dois dias) e do RN é realizada Sulfadiazina (100 mg/kg/dia de 12 em 12 horas) que atuam sinergicamente contra *Toxoplasma gondii*, e por serem depressores medulares deve-se administrar ácido folínico (10 a 20 mg ao dia), devendo ser mantido até uma semana após o término do uso de pirimetamina (Tabela 31.9).

TABELA 31.9. Como prescrever

Medicamento	Posologia	Prescrição	Recomendações
Sulfadiazina comprimidos 500 mg	50 mg/kg VO 2 vezes/dia, máximo 4g	Prescrever suspensão 100 mg/kg/dia.	Observar icterícia clínica e, se necessário, coletar bilirrubinas totais e frações.
Pirimetamina comprimidos 25 mg	(Dose inicial de ataque 1 mg/kg VO 12/12h durante 2 dias, seguida de 1 mg/kg VO 1 vez/dia, máximo 25 mg	1 mL/kg, VO, 1× ao dia, por 2 meses. Nos 10 meses subsequentes, fazer 1 mg/kg VO de 24/24h, 3 vezes por semana (2ª, 4ª e 6ª feiras) até completar 1 ano 3 dias por semana (por ex.: 2ª, 4ª e 6ª feira).	
Ácido folínico (leucovorin) comprimidos 15 mg	10 mg VO a cada 3 dias	Prescrever suspensão 2 mg/mL.	Prevenção e tratamento da toxicidade medular da pirimetamina.
Espiramicina comprimidos 500 mg	100 mg/kg/dia VO 12/12h	Prescrever suspensão 100 mg/kg/dia.	Recomendada para criança com toxicidade medular grave (até normalização laboratorial).
Prednisolona Solução 3 mg/mL	100 mg/kg/dia	0,5 mL/kg /dose 12/12	

Fonte: Ministério da Saúde, 2018.

Após os seis primeiros meses de tratamento, são mantidos inalterados a sulfadiazina e o leucovorin.

A **PIRIMETAMINA** será administrada com menor frequência (segundas, quartas e sextas-feiras). Manter até completar o total de 12 meses.

Recomenda-se a realização semanal de exames hematológicos durante o primeiro mês de tratamento. Havendo a estabilização da contagem de neutrófilos periféricos, a avaliação hematológica pode ser espaçada a cada duas semanas, durante um mês e, a seguir, mantida mensalmente até o final do tratamento. A periodicidade dos exames deve ser reavaliada a cada nova consulta, de acordo com exames laboratoriais.

Todo tratamento deve ser supervisionado por um especialista.

O uso de corticoides é controvertido e deve ser avaliado caso a caso.

Fonte: Mary T. Caserta, MD, Professor of Pediatrics, Division of Infectious Diseases, University of Rochester School of Medicine and Dentistry; Attending Physician, Golisano Children's Hospital at Strong, University of Rochester Medical Center.

PREVENÇÃO

As recomendações de medidas preventivas diante da infecção pelo *T. gondii* devem ser as mesmas para qualquer pessoa, inclusive para as grávidas consideradas imunes, mas, sobretudo, para as suscetíveis, conforme observado no Tabela 31.10.

- Na TC, as medidas de prevenção estão divididas em:
- **Primária** (evitar a infecção na gravidez): Todas as medidas citadas no Tabela 31.10 visando evitar a infecção das grávidas suscetíveis;
- **Secundária** (tratar a grávida infectada): Adotar as medidas voltadas ao adequado tratamento das grávidas que receberam diagnóstico de infecção aguda na gravidez. O objetivo é impedir a transmissão do binômio mãe-filho ou reduzir a morbidade fetal, sobretudo quanto ao acometimento do cérebro e olho;
- **Terciária** (tratar o recém-nascido): manter o tratamento já iniciado na gravidez por 12 meses, ou iniciar o tratamento do recém-nascido com diagnóstico de TC após o parto pelo mesmo período de 12 meses, sintomático ou assintomático, com objetivo de reduzir a morbidade e evitar sequelas.

TABELA 31.10. Instruções de prevenção da toxoplasmose para gestantes

Evitar a infecção dos gatos: mantê-los bem alimentados para que, ao caçar, não ingiram sua caça; não os alimentar com carne crua e evitar que saiam à rua.
Evita a manutenção dos oocistos, trocando a caixa de excrementos dos gatos diariamente. A gestante não deve realizar essa tarefa.
Evitar contatos com gatos, principalmente filhotes.
Controlar a presença de roedores no domicílio
Evitar manipulação da terra ou usar luvas (p. ex., na horticultura, jardinagem, limpeza de quintal).
Lavar bem as mãos após manipulação de frutas, verduras e legumes.
Lavar cuidadosamente frutas, verduras e legumes antes do consumo. Gestantes, de preferência, não devem ingerir alimentos crus.
Proteger reservatórios de água para uso de humanos de contaminação por fezes de felídeos.
Não ingerir e não ter contato com nenhuma fonte de água não tratada (rios, lagos, açudes).
Não deixar que moscas e baratas entrem em contato com alimentos.
Não consumir leite não pasteurizado, principalmente de cabra, ou alimentos feitos com leite não pasteurizado.
Não consumir ovos crus (maionese, gemada) ou com gema mole.
Ingerir a carne somente bem passada (após perder completamente a cor vermelha). Esta recomendação é válida para qualquer tipo de carne, inclusive embutidos.
Não experimentar carne crua. Usar luvas durante a manipulação e cuidar para passar as mãos na boca e nos olhos.
Gestantes de preferência não devem consumir embutidos, especialmente artesanais.
Congelar a carne diminui a infecciosidade dos cistos, mas não garante a erradicação.
Higienizar bem (com água e sabão) os utensílios utilizados no preparo da carne, antes de usá-los para outros fins.

BIBLIOGRAFIA RECOMENDADA

Andrade JV, Resende CTA, Correia JCFNSC, Martins CMBSC, Faria CCF, Figueiredo MCM, et al. Recém-nascidos com risco de toxoplasmose congênita, revisão de 16 anos. Sci Med. 2018.28(4):32169.

Baquero-Artigao F, del Castillo Martín F, Fuentes Corripio I, Goncé Mellgren A, Fortuny Guasch C, de la Calle Fernández-Miranda M, et al. Guía de la Sociedad Española de Infectologia para el diagnóstico y tratamiento de la toxoplasmosis congênita. An Pediatr. 2013;79(2):116.e1-116.e16.

Bichara CNC, Canto GAC, Tostes CL, Freitas JJS, Carmo EL, Póvoa MM, et al. Incidence of congenital toxoplasmosis in the city of Belém, state of Pará, northern Brazil, determined by a neonatal screening program: preliminary results. Rev Soc Bras Med Trop. 2012 ;45(1):122-4.

Bischoff AR, Friedrich L, Cattan JM, Uberti FAF. Incidence of symptomatic congenital toxoplasmosis during ten years in a Brazilian hospital. Pediatr Infect Dis J. 2016;35(12):1313-6.

Brasil. Ministério da Saúde. Atenção ao Pré-Natal de Baixo Risco. Série A. Normas e Manuais Técnicos. Caderno de Atenção Básica nº 32. Brasília; 2012. 320p.

Brasil. Ministério da Saúde. Atenção à Saúde do Recém-Nascido. Guia para os profissionais de Saúde. Cuidados Gerais. v. 1, Brasília; 2011. 195p.

Brasil. Ministério da Saúde. Atenção à Saúde do Recém-Nascido. Guia para os Profissionais de Saúde. Intervenções Comuns, Icterícia e Infecções. v. 2. Brasília; 2013. 167p.

Brasil. Ministério da Saúde. Secretaria de Atenção à Saúde. Departamento de Ações Programáticas Estratégicas. Atenção à saúde do recém-nascido: guia para os profissionais de saúde: intervenções comuns, icterícia e infecções. 2ª ed. Brasília: Ministério da Saúde; 2013. p. 109-22. (Série A. Normas e Manuais Técnicos).

Brasil. Ministério da Saúde. Secretaria de Vigilância em Saúde. Departamento de Vigilância das Doenças Transmissíveis. Protocolo de Notificação e Investigação: Toxoplasmose gestacional e congênita [recurso eletrônico]. Brasília: Ministério da Saúde; 2018.

Campos FA, Andrade GMQ, Tibúrcio JD, Martins TPS, Romanelli RMC, Rocha FSV, et al. Tratar ou não crianças com toxoplasmose congênita suspeita? Contribuição de um sistema de classificação diagnóstica para decisão. Rev Med Minas Gerais. 2017;27(Supl 3):S16-S24.

Capobiango JD, Breganó RM, Mori FMRL, Navarro IT, Campos JSA, Tatakihara LT, et al. Notificação de toxoplasmose na gestante e toxoplasmose congênita. Epidemiol Serv Saúde. 2016;25(1):187-94.

Di Mario S, Basevi V, Gagliotti C, Spettoli D, Gori G, D'Amico R, Magrini N. Prenatal education for congenital toxoplasmosis. Cochrane Database Syst Rev. 2015;10:CD006171.

El Bissati K, Levigne P, Lykins J, Adlaoui EB, Barkat A, Berraho A, et al. Global initiative for congenital toxoplasmosis: an observational and international comparative clinical analysis. Emerg Microbes Infect. 2018;7(1):165.

Hosseini SA, Amouei A, Sharif M, Sarvi S, Galal L, Javidnia J, et al. Human toxoplasmosis: a systematic review for genetic diversity of Toxoplasma gondii in clinical samples. Epidemiol Infect. 2018:1-9.

Khan K, Khan W. Congenital toxoplasmosis: An overview of the neurological and ocular manifestations. Parasitol Int. 2018;67(6):715-21.

Lebech M, Joynson DH, Seitz HM, Thulliez P, Gilbert RE, Dutton GN, et al. Classification system and case definitions of Toxoplasma infection in immunocompetent pregnant women and their congenitally infected offspring. Eur J Clin Microbiol Infect Dis. 1996;15(10):799-805.

Maldonado YA, Read JS; Committee on Infectious Diseases. Diagnosis, Treatment, and Prevention of Congenital Toxoplasmosis in the United States. Pediatrics. 2017;139(2).

Mandelbrot L, Kieffer F, Sitta R, Laurichesse-Delmas H, Winer N, Mesnard L, et al.; TOXO-GEST Study Group Prenatal therapy with pyrimethamine + sulfadiazine vs spiramycin to reduce placental transmission of toxoplasmosis: a multicenter, randomized trial. Am J Obstet Gynecol. 2018;219(4):386.e1-386.e9.

Marques BA, Andrade GMQ, Neves SPF, Pereira FH, Talim MCT. Revisão sistemática dos métodos sorológicos utilizados em gestantes nos programas de triagem diagnóstica pré-natal da toxoplasmose. Rev Med Minas Gerais. 2015;25(Supl 6):S68-S81.

Moncada PA, Montoya JG. Toxoplasmosis in the fetus and newborn: an update on prevalence, diagnosis and treatment. Expert Rev Anti Infect Ther. 2012;10(7):815-28.

Montoya JG. Systematic screening and treatment of toxoplasmosis during pregnancy: is the glass half full or half empty? Am J Obstet Gynecol. 2018;219(4):315-9.

Montoya JG, Remington JS. Management of Toxoplasma gondii infection during pregnancy. Clin Infect Dis. 2008;47(4):554-66.

Paquet C, Yudin MH. No. 285-Toxoplasmosis in Pregnancy: Prevention, Screening, and Treatment. J Obstet Gynaecol Can. 2018;40(8):e687-e693.

Petersen E, Daniel O, Mandelbrot L, Gomez-Marin JE. Protozoan Diseases: Toxoplasmosis. International Encyclopedia of Public Health. 2nd ed. v. 6. 2017.

Remington JS, McLeod R, Wilson CB, Desmonts G. Toxoplasmosis. In: Remington JS, Klein JO. Infectious Disease of the Fetus and Newborn Infant. 7th ed. Philadelphia: Elsevier Saunders; 2011.

Tabile PM, Teixeira RM, Pires MC, Fuhrmann IM, Matras RC, Toso G, et al. Toxoplasmose gestacional: uma revisão da literatura. Rev Epidemiol Control Infect. 2015;5(3):158-62.

Teil J, Dupont D, Charpiat B, Corvaisier S, Vial T, Leboucher G, et al. Treatment of Congenital Toxoplasmosis: Safety of the Sulfadoxine-Pyrimethamine Combination in Children Based on a Method of Causality Assessment. Pediatr Infect Dis J. 2016;35(6):634-8.

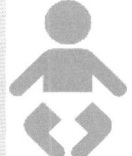

DISTÚRBIOS DE COAGULAÇÃO

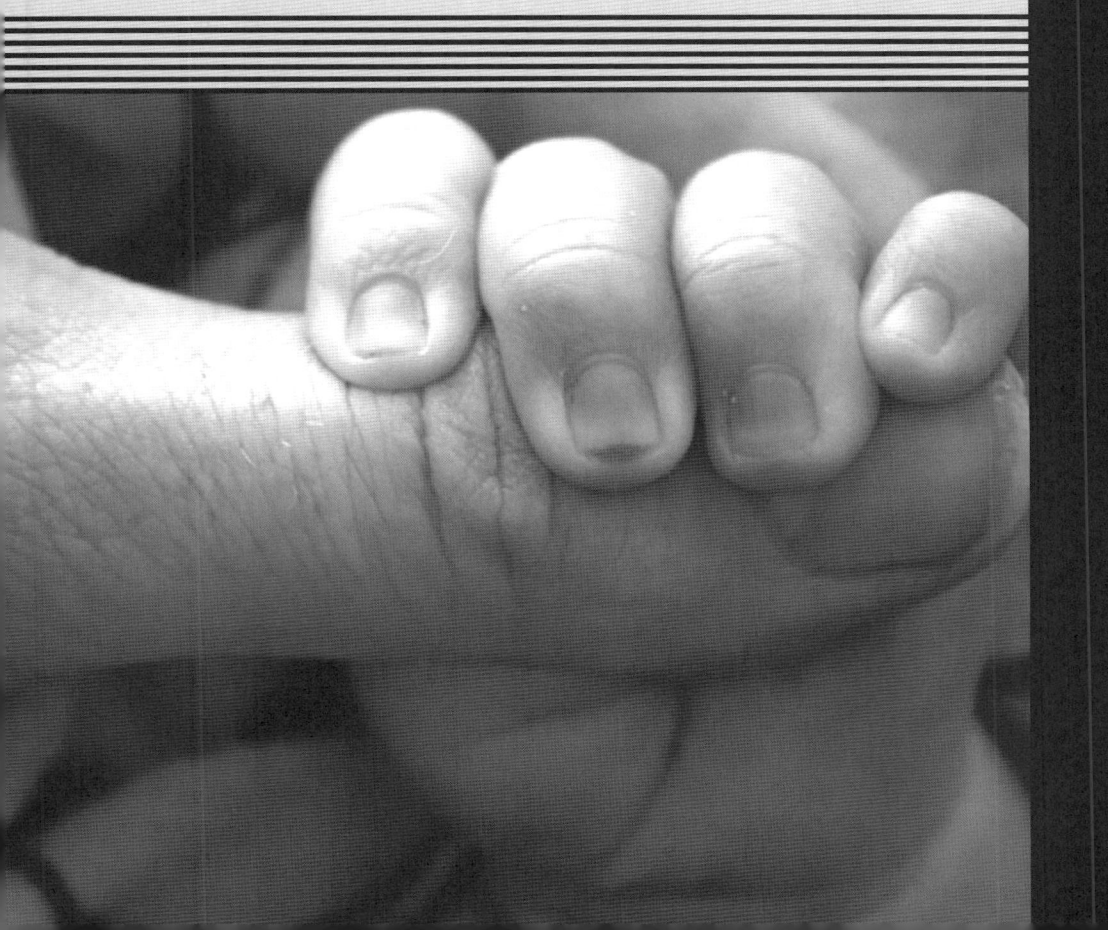

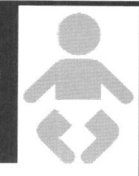

Capítulo 32

ANEMIA

Aurimery Gomes Chermont

INTRODUÇÃO

A anemia durante o período neonatal caracteriza-se por hemoglobina (Hb) ou hematócrito menor que 2 DP da média para a idade gestacional (IG). O valor médio da hemoglobina no sangue de cordão é igual a 16,8% e o hematócrito tem seu valor médio de 52%.

Sabe-se que os glóbulos vermelhos do neonato possuem vida curta. Assim a Hb fetal no recém-nascido a termo (RNT) é igual a 70% a 80% e no recém-nascido pré-termo (RNPT) é de 97%, com maior dificuldade na liberação de O_2 para os tecidos.

A anemia "fisiológica" do lactente ocorre entre a 3ª e a 12ª semana, com um nadir de Hb de 11,4 ± 0,9 g/%.

A anemia da prematuridade acontece entre a 3ª e a 7ª semana, com um nadir de Hb de 7 a 9 g/dL.

A partir do terceiro trimestre da gestação, ocorre a interrupção da eritropoiese, com diminuição da produção de glóbulos vermelhos (GVs) e das reservas de Fe, além da produção inadequada de eritropoietina, da semivida menor dos GVs e do aumento rápido do peso, com maior necessidade de Fe. A Tabela 32.1 apresenta os valores médios de Hb (g/dL).

ETIOLOGIA

Anemia hemorrágica ou perda de GVs (mais frequente)

Pré-natal e intraparto – Transfusão feto-fetal: gestação gemelar monocoriônica (13% a 33%); discrepância ponderal e de Hb (maior que 2,5 a 5 g/dL).

TABELA 32.1. Valores médios de Hb (g/dl)

Semana	RN termo	RN prematuro (1.200-2.500g)	RN prematuro (< 1.200g)
0	17	16,4	16,0
1	18,8	16,0	14,8
3	15,9	13,5	13,4
6	12,7	10,7	9,7
10	11,4	9,8	8,5
20	12,0	10,4	9,0
50	12,0	11,5	11,0
Hb mínima	10,3 (9,3-11,0)	9,0 (8,0-10,0)	7,1 (6,5-9,0)
Idade do nadir	6-12 sem	5-10 sem	4-8 sem

Adaptada de: Academia Espanhola de Pediatria

Alterações da placenta ou do cordão umbilical – Placenta prévia placenta anterior, descolamento de placenta; inserção velamentosa, hematoma, aneurisma, prolapso ou rotura do cordão.

Transfusão feto-materna (significativa se maior que 30 mL): espontânea; amniocentese; pré-eclâmpsia.

Pós-natal – Hemorragia devida a:
- Traumatismo do parto;
- *Caput succedaneum*, céfalo-hematoma;
- Hemorragia subgaleal (emergência);
- Hemorragia intracraniana.

Malformações vasculares congênitas – Alterações da coagulação: deficiência congênita ou coagulopatia de consumo (sepses).

Trombocitopenia – Iatrogênica: colheitas sanguíneas exageradas (prematuros).

Anemia hemolítica ou destruição de GV:
- Alterações imunológicas:
  - Doença hemolítica do RN: isoimunização Rh, ABO;
  - Mãe com doença autoimune (lúpus eritematoso sistêmico – LES);
  - Fármacos – penicilina, cefalosporinas, α-metildopa;
- Alterações não imunológicas:
  - Sepses, TORCHS (toxoplasmose, outras infecções, rubéola, citomegalovirose, herpes e sífilis) e virais [citomegalovírus (CMV), coxsackie B];
- Alterações congênitas:
  - Alterações da membrana: esferocitose, eliptocitose;
  - Alterações enzimáticas: deficiência de G6PD; deficiência de piruvato quinase;
  - Alterações da hemoglobina: alfatalassêmia homozigótica (período neonatal);
  - Alterações metabólicas: galactosemia.

Laboratório:
* Hemograma com contagem de reticulócitos, esfregaço sanguíneo.

Volume globular médio (VGM):
* Microcitose (menos de 90 fL) – transfusão feto-materna ou feto-fetal, alfatalassemia;
* Normocitose (mais de 90 fL) – hemorragia aguda, hipoplasia.

Reticulócitos:
Contagem corrigida de reticulócitos: Retic x Htc/Htc normal para a idade;
3% a 7%, nos D1 a D3;
1% a 3%, no D3;
0% a 1%, nos D7 a D14: ↑- hemorragia, hemólise;
↑- aplasia.

Esfregaço sanguíneo:
* Esferócitos – isoimunização ABO, esferocitose;
* Eliptócitos – eliptocitose;
* Picnócitos – déficit de G6PD;
* Esquizócitos e corpos de Heinz – coagulopatia de consumo;
* Bilirrubina total e conjugada;
* Teste de Coombs direto e tipagem sanguínea.

Determinação de Hb fetal no sangue materno – transfusão feto-materna. Podem ser falsos-positivos: patologia materna como hemoglobinopatia com persistência de Hb fetal, anemia aplásica:
* Tempo de protrombina (TP), tempo de tromboplastina parcialmente ativada (aPTT), fibrinogênio, plaquetas:
* Coagulopatia de consumo;
* Estudos enzimáticos de Hb;
* Estudo de infecções do grupo TORCHS;
* Mielograma.

A Figura 32.1 ilustra o algoritmo diagnóstico para a anemia.

Terapêutica:
– Transfusão de concentrado de hemácias: dose de 15 a 20 mL/kg endovenosa (EV) em 4 horas;
– Furosemida: 1 mg/kg EV a meio da transfusão;
– Riscos transfusionais reduzidos, mas existentes.

Complicações: calemia (armazenamento superior a 10 dias); infecção; risco de enterocolite necrosante (efeitos tóxicos de anticoagulantes e conservantes); doença pulmonar aguda relacionada com a transfusão; sobrecarga hídrica; hemorragia intraventricular (em situações de prematuridade extrema).

Indicações:

- Necessidade imediata de aumento de aporte de O_2 aos tecidos;
- Hemorragia aguda maior ou igual a 10% associada a sintomas de hipoxemia ou maior ou igual a 20%;
- Manutenção da capacidade de transporte de O_2.

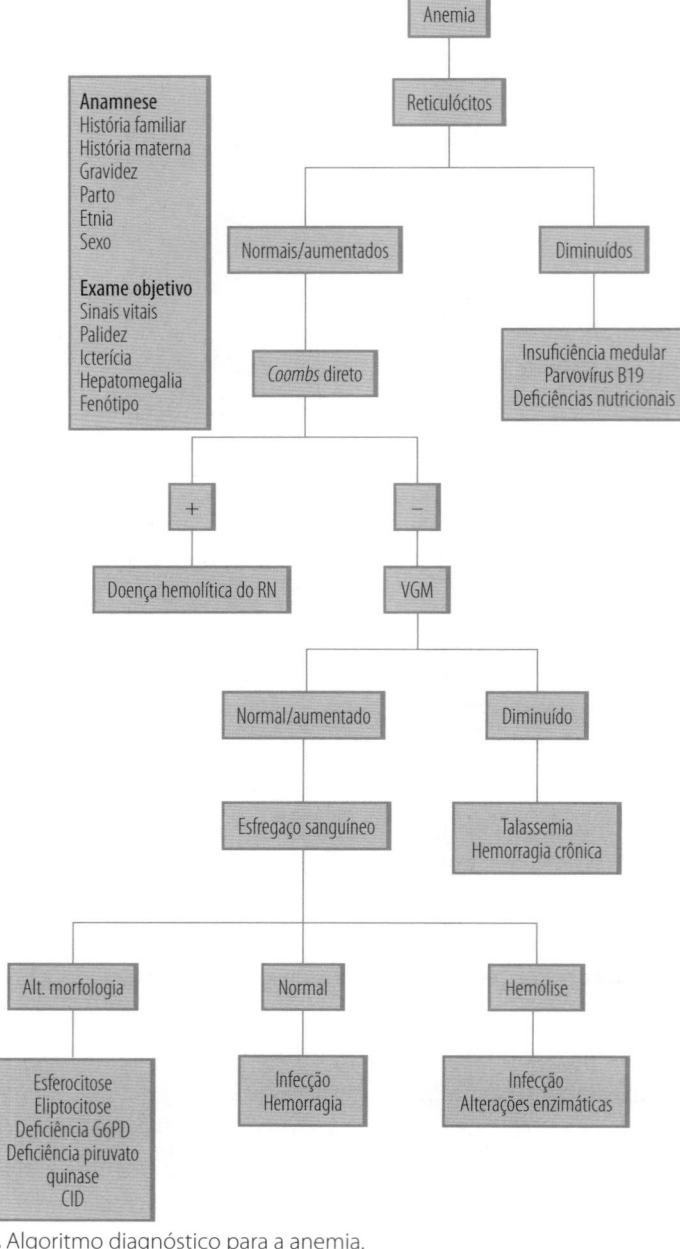

FIGURA 32.1. Algoritmo diagnóstico para a anemia.

Um ou mais dos critérios seguintes:

Hb ≤ 8/Ht ≤ 25

Taquicardia (> 180/min) ou taquipneia (> 80/min) ≥ 24 horas; FiO_2 > 4× ao FiO_2 das 48 horas anteriores por cânula nasal ou CPAP > 20% ao das 48 horas anteriores (cm H2O); aumento ponderal < 10 g/kg por dia nos quatro dias anteriores, receber > 100 kcal/kg por dia; aumento de episódios de apneia e bradicardia, apesar do uso de metilxantinas (> 10/24 horas ou > dois episódios/24 horas necessitando de ventilação por insuflador);

cirurgia maior em 72 horas = volume **20 mL/kg (2 a 4 horas)**

Hb ≤ /Ht ≤ 21

Assintomático e contagem absoluta de reticulócitos < 100.000 cl/μL

TABELA 32.2. Indicações para ventilação mecânica, moderada ou mínima de acordo com os níveis de Hb (g/dL) e de Ht (%)

Hb (g/dL)/Ht (%)	Ventilação mecânica/Sintomatologia	CE
Hb ≤ 13/Ht ≤ 40	Primeiras 24 horas de vida	
Hb ≤ 11/Ht ≤ 35	Ventilação moderada ou significativa: Ventilação convencional – MAP > 8 cmH₂O e FIO_2 > 40%; VAF – MAP > 14 cmH₂O, FIO_2 > 50%; ventilação com iNO Cardiopatia congênita, NEC	15 mL/kg (2-4 horas)
Hb ≤ 10/Ht ≤ 30	Ventilação mínima Qualquer ventilação mecânica CPAP > 6 cmH₂O e FIO_2 ≤ 40%	

Adaptada de: Polin, 2014.

Importante: Lembrar que RNs com anemia grave, segundo os estudos de Zonnenberg *et al.* (2016), estão associados com alta morbimortalidade neonatal, e os sobreviventes evoluem de certa forma bem quando reavaliados aos 2 anos de idade.

PREVENÇÃO DA ANEMIA DA PREMATURIDADE

Diminuição das transfusões

A fim de minimizar as transfusões, existem algumas prevenções:

- Clampeamento tardio do cordão umbilical: posicionar o RN em posição inferior à placenta durante 30 a 45 segundos. Limitar as coletas sanguíneas (monitorização não invasiva, micrométodos);
- Critérios transfusionais restritivos.

Ferro profilático

A Academia Americana de Pediatria (2010) recomenda que:

- Todos os RNs prematuros devem ter um aporte de Fe de 2 mg/kg por dia até aos 12 meses de idade, o que corresponde à quantidade de Fe fornecida pelas fórmulas para lactentes;

- Os RNs prematuros em aleitamento materno devem receber um suplemento de Fe oral de 2 mg/kg por dia a partir do primeiro mês de vida, até a diversificação alimentar;
- Exceção: RNs que receberam múltiplas transfusões podem não necessitar de suplementos de ferro;
- Rastreio universal da anemia ferropriva: determinação da concentração de Hb aos 12 meses mais avaliação de fatores de risco (história de prematuridade e baixo peso ao nascer).

Eritropoietina

A utilização não é consensual e atualmente não é recomendada em rotina em RN de muito baixo peso devido à preocupação com retinopatia da prematuridade.

BIBLIOGRAFIA RECOMENDADA

Christensen RD, Lambert DK, Baer VL, Richards DS, Bennett ST, Ilstrup SJ, et al. Severe neonatal anemia from fetomaternal hemorrhage: report from a multihospital health-care system. J Perinatol. 2013;33(6):429-34.

Drukker L, Hants Y, Farkash R, Ruchlemer R, Samueloff A, Grisaru-Granovsky S. Iron deficiency anemia at admission for labor and delivery is associated with an increased risk for Cesarean section and adverse maternal and neonatal outcomes. Transfusion. 2015;55(12):2799-806.

Jang DG, Jo YS, Lee SJ, Lee GS. Risk factors of neonatal anemia in placenta previa. Int J Med Sci. 2011;8(7):554-7.

Jopling J, Henry E, Wiedmeier SE, Christensen RD. Reference ranges for hematocrit and blood hemoglobin concentration during the neonatal period: data from a multihospital health care system. Pediatrics. 2009;123(2):e333-7.

Lemyre B, Sample M, Lacaze-Masmonteil T; Canadian Paediatric Society, Fetus and Newborn Committee. Minimizing blood loss and the need for transfusions in very premature infants. Paediatr Child Health. 2015;20(8):451-6.

Neelakantan S, Widness JA, Schmidt RL, Veng-Pedersen P. Erythropoietin pharmacokinetic/pharmacodynamic analysis suggests higher doses in treating neonatal anemia. Pediatr Int. 2009;51(1):25-32.

Patel RM, Knezevic A, Shenvi N, Hinkes M, Keene S, Roback JD, et al. Association of Red Blood Cell Transfusion, Anemia, and Necrotizing Enterocolitis in Very Low-Birth-Weight Infants. JAMA. 2016;315(9):889-97.

Sallmon H, Sola-Visner M. Clinical and research issues in neonatal anemia and thrombocytopenia. Curr Opin Pediatr. 2012;24(1):16-22.

Stroustrup A, Plafkin C. A pilot prospective study of fetomaternal hemorrhage identified by anemia in asymptomatic neonates. J Perinatol. 2016;36(5):366-9.

White RA, Sokolovsky IV, Britt MI, Nsumu NN, Logsdon DP, McNulty SG, et al. Hematologic characterization and chromosomal localization of the novel dominantly inherited mouse hemolytic anemia, neonatal anemia (Nan). Blood Cells Mol Dis. 2009;43(2):141-8.

Widness JA. Treatment and Prevention of Neonatal Anemia. Neoreviews. 2008;9(11):526-33.

Zhao J, Gonzalez F, Mu D. Apnea of prematurity: from cause to treatment. Eur J Pediatr. 2011;170(9):1097-105.

Zonnenberg IA, Vermeulen RJ, Rohaan MW, van Weissenbruch MM, Groenendaal F, de Vries LS. Severe Neonatal Anaemia, MRI Findings and Neurodevelopmental Outcome. Neonatology. 2016;109(4):282-8.

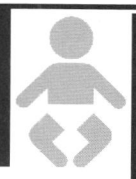

Capítulo 33

PROTOCOLOS EM HEMATOLOGIA NEONATAL

Aurimery Gomes Chermont

Na medicina neonatal, os elementos do hemograma podem ser reconhecidos como normais ou anormais comparando-se os valores do paciente com os valores normais estabelecidos pela evidência de um grande número de adultos saudáveis doadores.

Na neonatologia, essas taxas de normalidade não estão bem estabelecidas. Consequentemente, a forma utilizada para tal é o conceito baseado no intervalo referencial que consiste em valores percentuais de 5th a 95th compilados de testes laboratoriais executados em neonatos selecionados.

A anemia durante a primeira semana de vida é confirmada se os valores das hemácias estão abaixo de 5.000.000 por mm^3, hematócrito central maior que 45% no sangue capilar ou hemoglobina (Hb) inferior a 15 g/dL. No entanto, a necessidade de tratamento dependerá da clínica e da idade gestacional (IG).

É importante lembrar que a vida média das hemácias está reduzida a 20% a 25% nos recém-nascidos a termo (RNTs) e até 50% nos recém-nascidos pré-termo (RNPTs).

Em condições normais, nas primeiras semanas de vida, ocorre a diminuição da produção das hemácias devida ao aumento da proporção de Hb A e ao armazenamento do ferro para posterior hematopoiese.

Valores hematológicos no sangue de cordão do RNT:

Hemoglobina	14,0 a 20,0 g/L
Hematócrito	0,43 a 0,63 L/L
Reticulócitos	30 a 70 x 10-3
Leucócitos	10.000 a 30.000/mm³
Granulócitos	40% a 80%
Linfócitos	20% a 40%
Monócitos	3% a 10%
Plaquetas	150.000 a 350.000/mm
Ferro sérico	125 a 225 µg/dL

Adaptado de: Fundação Pró-Sangue/Hemocentro de São Paulo.

Valores hematológicos normais no RNTs nas primeiras quatro semanas de vida:

Idade (dias)	Hemoglobina (g/L) ± DS	Hematócrito (L/L) ± DS	Reticulócitos (10-3) ± DS
1	190 ± 22	61 ± 7,4	32 ± 14
2	179 ± 25	56 ± 9,4	5 ± 4
Semanas			
1	173 ± 23	54 ± 8,3	5 ± 3
2	156 ± 26	46 ± 7,3	8 ± 6
4	127 ± 16	36 ± 4,0	9 ± 8

Adaptado de: Fundação Pró-Sangue/Hemocentro de São Paulo.

Valores de Hb em neonatos por grupos de peso e IG para a idade pós-natal (g/L: média ± 1 DS)

Grupos de peso e idade gestacional	3 dias	1 sem	2 sem	3 sem	4 sem	6 sem	8 sem
< 1.500g 28-31,6 sem	175 (15)	155 (15)	135 (11)	115 (10)	100 (9)	85 (5)	85 (5)
1.500-1.999g 32-35,6 sem	190 (20)	165 (15)	145 (11)	130 (11)	95 (8)	95 (8)	95 (5)
2.000-2.500g 36-40 sem	190 (20)	150 (15)	150 (15)	140 (11)	105 (9)	105 (9)	105 (9)
> 2.500g a término	190 (20)	170 (15)	155 (15)	140 (11)	110 (10)	110 (10)	115 (10)

Adaptado de: Fundação Pró-Sangue/Hemocentro de São Paulo.

A anemia no prematuro é mais frequente, intensa e precoce do que no RNT.

Durante o terceiro trimestre ocorre intensa eritropoiese estimulada pela eritropoetina (EPO) produzida no fígado. Ao nascimento: ↑ oxigenação e ↓ EPO (produzida nos rins) → ↓ Hb atingindo o mínimo de ± 11 g/dL entre 8 e 12 semanas no RNT e ± 7 g/dL entre 6 e 8 semanas no RNPT, caracterizando a anemia fisiológica do RNT e a anemia do PT, que possui outros mecanismos fisiopatológicos envolvidos.

– A anemia da prematuridade é frequente, podendo ser precoce (espoliação sanguínea) e/ou tardia (↓ EPO).

Causas de anemia no RN:

1) Hemorrágicas – antes e durante o parto:

- Hemorragia placentária [descolamento prematuro de placenta (DPP), placenta prévia (PP)];
- Hemorragia do cordão umbilical (hematoma de cordão, inserção velamentosa);
- Hemorragia fetal: transfusão feto-materna, feto-placentária, feto-fetal.

2) Período neonatal:

- Enfermidade hemorrágica do RN;
- Hemorragia intracraniana;
- Céfalo-hematoma, hemorragia subgaleal;
- Retroperitoneal: renal ou suprarrenal;
- Rotura hepática ou esplênica;
- Gastrointestinal: enterocolite necrosante;
- Umbilical;
- Retiradas múltiplas de sangue em prematuros.

3) Hemolíticas:

- Isoimune (RH);
- Autoimune materna;
- Infecções;
- Esferocitose;
- Hemangiomas;
- Carência de vitamina E.

4) Hipoplásica:

- Anemia hipoplásica fisiológica (RNT de 6 a 12 semanas e RNPT de 4 a 10 semanas);
- Anemia aplástica congênita (Fanconi, idiopática);
- Anemia aplástica secundária (rubéola, parvovírus).

– Manifestações clínicas da anemia neonatal:

- Apneias repetidas (1 por hora ou 2 ou mais por dia requerendo ventilação com pressão positiva – VPP);
- ↓atividade e/ou da alimentação;
- Taquicardia ou taquipneia superior a 24 horas sem causa identificada;
- Ganho ponderal menor que 10 g/kg por dia, por quatro dias, com adequada oferta nutricional.

Na suspeita de anemia no RN, quais exames solicitar:

- Hemograma;
- Reticulócitos;
- Tipagem sanguínea;
- Teste de Coombs direto.

Se os reticulócitos estiverem diminuídos, pensar em anemia hipoplástica congênita ou induzida por drogas.

Se os reticulócitos estiverem normais ou aumentados, solicitar o teste de Coombs:

- Em caso de teste de Coombs positivo (+), pensar em incompatibilidade ABO e Rh e grupos menores. Solicitar tipagem sanguínea e anticorpos;
- Em caso de teste de Coombs negativo (-), avaliar hemograma e volume corpuscular médio (VCM). Se houver anemia hipocrômica e microcítica e VCM diminuído, pensar em perda crônica intrauterina ou traço talassêmico = teste de Kleinhauer.

Do hemograma, solicitar o esfregaço de sangue periférico.

Se o esfregaço de sangue periférico for anormal, pensar em esferocitose, eliptocitose, eliptocitose hereditária, coagulação intravascular disseminada (CIVD) e anemias hemolíticas.

A frequência de transfusão é muito elevada no período neonatal:

- 50% a 80% dos RNPTs de muito baixo peso são politransfundidos → Exposição a múltiplos doadores;
- Na unidade de terapia intensiva neonatal (UTIN) da Faculdade de Medicina de Botucatu (FMB): 52% dos PT com menos de 1.500g são transfundidos;
- Não existem *guidelines* com suficiente evidência da efetividade e segurança para indicação de transfusão;
- Há grande variabilidade nas práticas transfusionais em UTIN. A maioria das transfusões ocorre nas primeiras duas semanas de vida.

Fatores associados à transfusão sanguínea:

- IG e peso de nascimento;
- Gravidade do RN;
- Espoliação sanguínea (cada 10 mL retirados ↑ 27% o n° de transfusões);
- Os prematuros com IG menor que 32 semanas e aqueles que evoluem com sepse tardia apresentam maior necessidade de receber transfusões de concentrado de hemácias (CH).

Por que transfundir?

- Adequar a oxigenação;
- Tratar anemia sintomática.

É difícil avaliar a resposta à transfusão nesses dois aspectos. No tratamento da anemia sintomática, estudos pequenos mostram resultados discretos e contraditórios.

Riscos da transfusão:

- Infecção [hepatites B e C, citomegalovírus (CMV), vírus da imunodeficiência humana (HIV)], rara atualmente com a qualidade dos bancos de sangue;
- Reação enxerto-hospedeiro: rara, desencadeada pelos linfócitos do doador no receptor imunoincompetente, ocorrendo tardiamente (um a três meses) com febre, diarreia, dermatite, hepatite, depressão de medula e com alta mortalidade. Prevenida pela irradiação do hemoderivado;
- ↑ risco de ROP e de DBP. É o mais preocupante atualmente;
- Sobrecarga de ferro. Pode aumentar o estresse oxidativo e as doenças por radicais livres no prematuro;
- Outros: lesão pulmonar por leucoaglutinação; alteração da temperatura e da pressão arterial; hemólise (infusão, aquecimento, estocagem).

TABELA 33.1. Transfusão em crianças: objetivos, dose recomendada e resultado esperado

Hemocomponente	Objetivo	Dose	Resultado esperado*
Concentrado de hemácias	Aumentar a capacidade de transporte de oxigênio	10-15 mL/kg	↑ de 2-3 g/dl **
Concentrado de plaquetas (randômicas ou de aférese)	Tratar ou prevenir sangramento por defeito quantitativo ou qualitativo plaquetário	5-10 mL/kg ou 1 CP a cada 10 kg (para pacientes> 10 kg)	↑ 50.000 plaquetas/mm³***
Plasma fresco congelado	Reposição de fator(es) da coagulação quando o concentrado industrial não está disponível, múltiplos fatores são deficientes, quando a causa da coagulopatia não é conhecida ou hemorragia por cumarínicos.	10-15 mL/kg	15-20% de ↑ dos fatores
Crioprecipitado	Tratamento da hipo ou disfibrinogenemia quando o concentrado de fibrinogênio não está disponível****; uso proftlático ou terapêutico na deficiência do fator XIII ou tratamento da deficiência do fator VIII/doença de von Willebrand em crianças (quando não houver concentrado do fator****)	1-2 U a cada 10 kg de peso	60-100 mg/dl de aumento do fibrinogênio

* O resultado esperado considera uma recuperação de 100%; **O aumento depende da solução anticoagulante preservadora utilizada. Nos CH com CPDA-1, o aumento esperado é de 3 g/dl e no SAG-M. 2 g/dl. ***Com plaquetas dentro do seguinte padrão de controle de qualidade: contagem ≥ 5,5 x 1010 em 50 mL de plaquetas randômicas e ≥ 3x1011 em 250-300 mi de aférese. Uma aférese de plaquetas corresponde a 6-8 unidades de plaquetas randômicas; ****O Ministério da Saúde disponibiliza esses fatores. CP: Concentrado de plaquetas; U: Unidade. Fonte: RM Pediátrica Ano 2015. vol. 5, n. 1.

ASPECTOS PRÁTICOS DA TRANSFUSÃO DE HEMÁCIAS

Na maioria dos hemocentros no Brasil, os concentrados de hemácias são preservados em CPDA-1 (citrato-fosfato-dextrose-adenina). Devem conter hematócritos de 65% a 80%, com prazo de validade de 35 dias.

Quando se realiza a transfusão com 10 mL/kg de CH com CPDA-1, ocorre o aumento em 9% a 10% do hematócrito.

Volume a ser transfundido = 15 mL/kg; valores acima podem resultar em descompensação hemodinâmica.

Utilizar **concentrado de hemácias irradiadas** para transfundir RNPT com peso inferior a 1.200g para transfusão intrauterina, exosanguineotransfusão ou quando o receptor for parente de primeiro grau do doador.

Segundo a Agência Nacional de Vigilância (Anvisa), o CH deve ser desleucocitado (pelo menos 5×10^6 leucócitos por unidade) com o objetivo de diminuir o risco de infecção por citomegalovírus.

A solicitação de hemácias irradiadas deve ser transfundidas em 4 horas, a fim de diminuir o risco de hipercalemia.

As transfusões não devem ultrapassar 4 horas, pelo risco de contaminação bacteriana.

COMO MINIMIZAR O PROBLEMA ANEMIA × TRANSFUSÕES SANGUÍNEAS

Evitar sempre que possível o clampeamento precoce do cordão umbilical. Raju, em 2013, já orientava que em RNTs o clampeamento em 30 segundos após o nascimento resultava em altas concentrações de Hb e hematócrito durante o período neonatal, além de aumentar os níveis de ferritina sérica e diminuir a incidência da anemia ferropriva aos 4 e 6 meses de idade. Esses benefícios são muito importantes para as crianças nascidas em países em desenvolvimento.

Nos prematuros, o clampeamento tardio de mais de 30 segundos, provoca melhora da pressão sistólica média, débito urinário e função cardíaca, diminuindo a necessidade de vasopressores e transfusões durante o período neonatal, além de diminuir a prevalência de enterocolite necrotizante e a incidência de hemorragias peri e intraventriculares.

Entretanto, o grupo australiano de Himanshu Popat não encontrou nenhum efeito na medida do fluxo sanguíneo sistêmico, bem como encontrou um fluxo menor da veia cava superior nas primeiras 24 horas em prematuros com IG menor do que 30 semanas.

As coletas devem ser realizadas agrupadas e por micrométodo. Deve-se utilizar o protocolo da unidade.

Grupo sanguíneo de hemocomponentes para transfusão em RN (de acordo com o grupo sanguíneo materno):

Mãe	RN		Transfusão	
	Tipagem direta	Tipagem reversa/ Coombs (anticorpos)	CH	PFC-CP CRIO
0	A	anti-A anti-B	0	A
	B	anti-A, anti-B	0	B
	0	anti-A, anti-B	0	0
A	A	anti-B	A	A
	B	anti-B	0	B
	AB	anti-B	A	AB
	0	anti-B	0	0
B	B	anti-A	B	B
	A	anti-A	0	A
	AB	anti-A	B	AB
	0	anti-A	0	0
AB	A	–	A	A
	B	–	B	B
	AB	–	AB	AB

Fonte: Fundação Pró-Sangue/Hemocentro de São Paulo.

Transfusões passo a passo por hemocomponente

Importante: A principal causa em neonatologia é a espoliação iatrogênica – 10% a 15% da volemia a cada dois a três dias.

Concentrado de hemácias

Os RNTs têm valores de Hb no sangue do cordão de 16,9 ± 1,6 g/dL e os RNPTs, de 15,9 ± 2,4 g/dL.

O valor de Hb decresce ao longo da primeira semana de vida, e na quarta a oitava semana os valores descem até 8,0 g/dL nos RNPTs com pesos entre 1.000g e 1.500g e para 7,0 g/dL nos que têm peso inferior a 1.000g. Essa anemia fisiológica é autolimitada e geralmente bem tolerada, e requer tratamento somente se sintomática. Para a maioria das crianças, transfusões de CH devem ser consideradas após perda sanguínea de 15% a 20% da volemia.

São indicados para o tratamento de anemia em pacientes que necessitem de aumento na capacidade de transporte de oxigênio.

A transfusão de CH deve ser pensada no RN prematuro quando a Hb estiver menor que 120 g/L e se ele está em ventilação mecânica ou com dependência de oxigênio sem ventilação mecânica ou apresenta anemia tardia (Hb menor que 70 a 100 g/L, dependendo da IG e pós-natal).

A Tabela 33.2 apresenta indicações de transfusão de hemácias.

TABELA 33.2. Indicações de transfusão de hemácias em crianças menores de 4 meses[2]

Hematócrito < 20%:
— sintomático (taquicardia, taquipneia, hiporexia) e com baixa contagem de reticulócitos (< 100.000/mm³)
Hematócrito < 30% e qualquer uma das situações abaixo:
— capacete (hood) com FiO_2 < 35%   — oxigênio por cânula nasal   — em CPAP, IMV ou VMI com MAP < 6 cmH₂O   — com taquicardia e/ou taquipneia mantidas   — na presença de apneia ou bradicardia (> 6 episódios em 12h ou 2 episódios em 24h) necessitando suporte ventilatório e uso de metilxantinas   — baixo ganho ponderal (< 10 g/dia, no período de 4 dias, com oferta > 100 kcal/kg/dia)
Hematócrito < 35% e uma das situações abaixo:
— capacete (hood) com FiO_2 > 35%   — em CPAP ou IMVcom MAP ≥ 6-8 cmH₂O
Hematócrito < 45% e uma das situações abaixo:
— ECMO   — cardiopatia cianótica congênita

CPAP: ventilação com pressão positiva contínua em vias aéreas; IMV: ventilação mandatória intermitente; VMI: ventilação mecânica invasiva; MAP: pressão média em vias aéreas; ECMO: oxigenação por membrana extracorpórea. Fonte: RM Pediatrica, 2015.

O volume de CH a ser transfundido varia de 10 a 20 mL/kg e depende da diferença entre o nível sérico de Hb desejado e o encontrado, da tolerância da criança à infusão de volume e das características dos produtos disponíveis.

Critérios restritos de indicações de transfusões de hemácias com base na taxa de hematócrito ou Hb e condições clínicas do RN:

- Hematócrito inferior a 40% ou Hb inferior a 13 g/dL:
  - Cardiopatia congênita acianótica;
  - Choque hipovolêmico refratário à expansão de volume;
  - insuficiência cardíaca congestiva (ICC) refratária a drogas;
- Hematócrito inferior a 35% ou Hb inferior a 12 g/dL:
  - Ventilação mecânica (VM) com pressão média das vias aéreas (MAP) superior a 8 cm H_2O;
  - ICC ou choque;
  - Necessidade de transporte em RN ventilado;
  - Cirurgias de grande porte;
- Hematócrito inferior a 30% ou Hb inferior a 10 g/dL:
  - VM com MAP menor ou igual a 8 cm H_2O;
  - Halo ou CPAP com FiO_2 maior que 0,35;
  - Cirurgias de pequeno/médio porte;
- Hematócrito inferior a 25% ou Hb inferior a 8 g/dL:
  - Halo ou pressão positiva contínua em vias aéreas (CPAP) com fração inspirada de oxigênio (FiO_2) menor ou igual a 0,35;
  - Mais de seis episódios de apneia em 12 horas ou dois em 24 horas com necessidade ventilação com balão e máscara sem causa aparente;

- Frequência cardíaca maior que 180 bpm (batimentos por minuto) ou frequência respiratória maior que 80 rpm (respirações por minuto) por 24 horas sem causa aparente;
- Ganho de peso menor que 10g por dia por quatro dias, com oferta calórica maior ou igual a 100 kcal/kg por dia;
- Hematócrito menor que 20% ou Hb menor que 7g/dL:
  - Assintomático com reticulócitos menores que 100.00 u/mm^3 ou menor que 2%.

Hb: hemoglobina; ICC: insuficiência cardíaca congestiva; VM: ventilação mecânica; MAP: pressão média das vias aéreas; RN: recém-nascido; CPAP: pressão positiva contínua em vias aéreas; FiO_2: fração inspirada de oxigênio; bpm: batimentos por minuto; RPM: respirações por minuto.

Os riscos de sobrecarga de volume são grandes em RNs com insuficiência cardíaca e renal. Recém-nascidos com insuficiência respiratória podem ter queda de saturação de O_2 durante a transfusão de CH. Nesses casos, a velocidade da transfusão deve ser diminuída ou interrompida. O equipo correto para transfusão em RN tem bureta graduada e filtro de macroagregados). Em RN, a capacidade de manutenção da temperatura corpórea está comprometida. Hemocomponentes em baixa temperatura, quando infundidos, podem provocar alterações metabólicas com morbidade significativa (apneia, hipotensão, hipoglicemia). A temperatura do CH, no momento da transfusão, deve estar entre 20 e 30 °C. O CH conservado a 4 °C atinge o equilíbrio com essa temperatura ambiente em 20 minutos. Na velocidade de infusão mencionada acima, o CH entre 20 e 30 °C atinge rapidamente a temperatura corpórea.

Exsanguineotransfusão (EXT)

Indicação de doença hemolítica do RN (DHRN).

A EXT pode ser realizada precocemente, baseada apenas em antecedentes de kernicterus em RN em gestações anteriores e/ou hidropsia atual, diagnosticado durante os exames pré-natais.

Durante as primeiras 24 horas de vida, a EXT está indicada quando o TAD for positivo, a 13,0 g/dL e/ou a elevação de ≤ 4,0 mg/dL, o nível sérico de Hb ≥ bilirrubina indireta (BI) 0,5 mg/dl/hora. ≥ BI Após 24 horas de vida, com níveis de BI de acordo com o quadro a seguir.

Além de sua indicação na DHRN, a EXT também pode ser realizada para tratar hiperbilirrubinemia neonatal por outras causas como as eritroenzimopatias (deficiência de G6PD e piruvato quinase) e os defeitos estruturais congênitos da membrana eritrocitária (esferocitose e eliptocitose). Também é recurso adjuvante no tratamento de sepse neonatal grave, e raramente, no da trombocitopenia aloimune neonatal, para o clareamento dos anticorpos contra antígenos plaquetários.

	Níveis de BI (mg/dl)	
RN de termo saudável	> 22	
RN de termo • com hemólise franca ou • com fatores de risco para encefalopatia	18-22	
RN pré-termo e/ou baixo peso	com hemólise franca	estável
Peso ao nascimento (g)		
2.000-2.499	18	20
1.500-1.999	16	18
< 1.500	13	16

Fonte: Fundação Pró-Sangue/Hemocentro de São Paulo.

ESCOLHA DE HEMOCOMPONENTES PARA EXT

O produto de escolha para EXT é o sangue total (ST) ou o sangue total reconstituído (STR), composto de CH fresco (rico em 2,3-DPG) + plasma fresco congelado (PFC), no volume de 160 mL/kg de peso, que corresponde ao dobro da volemia do RNT.

A presença de albumina livre no ST/STR constitui uma vantagem devido à sua habilidade para ligar-se à bilirrubina livre. Soluções de albumina humana a 20% podem ser utilizadas como terapia complementar, na dose de 5 mL/kg. O CH que compõe o STR deve ter menos de sete dias, ser negativo para Hb "S" e sofrer irradiação gama (2.500 rads) menos de 24 horas antes do procedimento.

Dois princípios básicos norteiam a escolha individualizada dos produtos de acordo com a presença de antígenos e anticorpos dos sistemas eritrocitários: o CH deve ser compatível com o soro da mãe e o PFC deve ser compatível com as hemácias do RN. Recomenda-se a escolha de unidades de CH mais recente possível, até o limite de sete dias de estocagem

O volume total de STR preparado para EXT corresponde ao de duas volemias do RN, cujo cálculo costuma ser entre 80 e 100 mL/kg de peso de acordo com o grau de prematuridade do RN: quanto mais prematuro, maior a relação volemia/peso.

Em casos de EXT para tratar DHRN causada por incompatibilidade ABO, deve ser usado CH "O" (não necessariamente Rh negativo) reconstituído com plasma fresco congelado (PFC) ABO-compatível com as hemácias do paciente.

Nos casos de incompatibilidade contra antígenos do sistema Rh ou contra antígenos de outros sistemas, o CH deve ser compatível com o soro da mãe, ou seja: ser desprovido do(s) antígeno(s) alvo dos anticorpos responsáveis pela doença hemolítica do RN.

As principais complicações da EXT são: embolias, tromboses, arritmias por sobrecarga de volume, inclusive parada cardíaca; distúrbios ácido-básicos (acidose metabólica, logo após o procedimento. e alcalose metabólica. 3 horas após) e hidroeletrolíticos: hipernatremia, hipercalemia, hipocalcemia e hipomagnesemia.

Concentrado de plaquetas (CP)

Indicação: o uso de CP destina-se ao tratamento e/ou profilaxia de hemorragias causadas por prejuízo quantitativo e/ou qualitativo das plaquetas.

As causas da trombocitopenia do RN podem ser congênitas ou adquiridas: trombocitopenia induzida por fototerapia, aloimunização contra antígenos eritrocitários do sistema Rh, infecções, EXT, aspiração de mecônio, policitemia, hipertensão pulmonar persistente e outras desordens metabólicas.

A trombocitopenia no período neonatal pode atingir 25% a 40% dos RNs internados em unidades de cuidados intensivos neonatais. Há púrpuras com produção medular normal ou aumentada de plaquetas, causadas por aumento do consumo periférico (são as mais frequentes). Além da trombocitopenia aloimune neonatal, há a púrpura trombocitopênica imunológica, idiopática ou secundária à doença linfoproliferativa, à doença autoimune e à púrpura trombocitopênica trombótica. Púrpura de etiologia não imunológica: síndrome hemolítico-urêmica, coagulação intravascular disseminada, hemangioma gigante, trombocitopenia induzida por cateteres, próteses, circulação extracorpórea, oxigenador de membrana, uremia e hepatopatia.

Trombocitopenias podem ser induzidas por heparina, quinidina, digoxina, penicilinas e ácido valproico. As drogas inibidoras da ciclo-oxigenase (ácido acetilsalicílico e similares) podem não induzir plaquetopenia, mas provocam diminuição na função de agregação plaquetária, o que pode prolongar o tempo de sangramento e justificar a necessidade de transfusão de CP em caso de hemorragia e antes de procedimentos cirúrgicos.

As trombocitopenias causadas por diminuição de produção de plaquetas no RN são infrequentes, mas podem ocorrer na aplasia congênita de medula óssea, por processos infiltrativos (leucemias e outras neoplasias não hematológicas) e como resultado de quimioterapia.

A transfusão de CP deve ser indicada toda vez que houver sangramento ativo devido a um defeito qualitativo e/ou quantitativo de plaquetas, independentemente de sua etiologia, desde que o banco de sangue tenha condições de atender a essa demanda com produtos adequados para cada caso. No que concerne à transfusão profilática de plaquetas, não há consenso. Há fatores associados à plaquetopenia que põem em risco a hemostasia dos RNs: sistema de coagulação imaturo, deficiência fisiológica dos fatores dependentes de vitamina K, capacidade significativamente diminuída de produzir trombina, dificuldade natural de mobilizar o Ca++ intraplaquetário, maior fragilidade vascular e presença de anticoagulante natural materno que atravessa a barreira placentária.

A presença de distúrbio de hemostasia secundária (coagulopatia) associado à plaquetopenia eleva o "gatilho" de transfusão profilática de plaquetas para níveis mais altos. Na previsão de cirurgia ou outros procedimentos invasivos, manter a contagem de plaquetas acima de 50.000/mm³. Se a cirurgia for cardíaca ou neurológica: 100.000/mm³. Em casos de plaquetopenia dilucional pós-EXT, a transfusão de CP é indicada se a contagem pós-procedimento for inferior a 50.000/mm³.

GRUPO SANGUÍNEO DAS UNIDADES DE CONCENTRADO DE PLAQUETAS

A compatibilidade ABO na transfusão de CP para RN deve ser respeitada sempre que possível. Os antígenos ABO estão presentes nas plaquetas, e a transfusão de plaquetas incompatíveis (incompatibilidade maior) implica prejuízo de seu rendimento. Na incompatibilidade ABO menor, os títulos de iso-hemaglutininas presentes no sobrenadante das CPs podem provocar hemólise nos RNs. A compatibilidade do sistema Rh pode ser ignorada para a transfusão de CPs no período neonatal.

Apesar da intenção de transfundir plaquetas ABO idênticas em detrimento do sistema Rh, pode não haver disponibilidade em estoque. Nesses casos, recomenda-se a seleção do CP plasma-incompatível, com o título de iso-hemaglutininas mais baixo (menor que 100).

VOLUMES E CUIDADOS NA TRANSFUSÃO DE CONCENTRADO DE PLAQUETAS

O cálculo do volume indicado para a transfusão de CP depende da diferença entre a plaquetometria vigente e a desejada, da volemia da criança, da concentração de plaquetas no produto utilizado e do rendimento plaquetário "padrão" após 1 hora (0,80). O cálculo da volemia dos RNs leva em conta: o peso e a IG ao nascimento. A relação entre a volemia e o peso dos prematuros pode chegar a 110 mL/kg

O tempo de infusão dos CPs depende da capacidade hemodinâmica do RN. Em geral, é de 20 a 30 minutos, sem nunca ultrapassar 4 horas após a abertura do sistema. O risco de contaminação bacteriana em CPs é bem maior que em CHs, pois o estoque entre 22 e 24 °C favorece a proliferação espontânea de bactérias em CPs.

A transfusão de CPs contaminadas por bactérias pode induzir choque e distúrbio de coagulação. Amostras da(s) unidade(s) suspeitas devem ser encaminhadas para bacterioscopia e cultura. Hemocultura da criança também deve ser colhida.

Evitar a instituição de "plaquetas de horário" por mais de 24 horas sem verificar o rendimento. É importante não reduzir o volume do CP. Há perdas quantitativas, qualitativas e risco de contaminação bacteriana durante o processo. Em casos de transfusão para preparo cirúrgico, esta deve ser realizada próximo do horário da cirurgia, para aproveitar o momento de melhor rendimento da transfusão.

Resumindo:
- Na presença de sangramento, transfundir plaquetas se contagem inferior a 100.000/mm³;
- Com ou sem sangramento, mas com hemorragia peri e intraventricular grau 3 ou 4, ou cirurgia ou RN prematuro na primeira semana de vida, transfundir se contagem inferior a 50.000/m³;
- Transfundir: 5 a 10 mL/kg.

Transfusão de plasma e crioprecipitado

- Apenas para coagulopatias bem documentadas e presença de sangramento. Na ausência de sangramento ativo, evitar. Jamais usar o PFC como fonte de albumina. Preferir albumina (hemoderivado). Não se esquecer da reposição de vitamina K. O volume de 10 mL/kg depende da capacidade do RN em manipular volume.

TABELA 33.3. Composição e indicação de uso de plasma e crioprecipitado em pediatria

Componente	Composição	Indicação
Plasma fresco congelado	Contém todas as proteínas plasmáticas solúveis da coagulação	Tratamento da coagulação intravascular disseminada nos casos de sangramentos ou profilático antes da realização de procedimentos invasivos Reposição de fatores da coagulação quando concentrado específico não estiver disponível Reposição de plasma em procedimentos de plasmaférese terapêutica quando indicado Reversão do sangramento por cumarínicos em situações de emergência quando INR > 2,0 (sangramento ativo ou pré-procedimento invasivo)
Crioprecipitado (CR)	Contém a fração insolúvel das proteínas do plasma, como fator de Willebrand, fatores VIII, XIII, fibrinogênio e fibronectina	Hipofibrinogenemia ou disfibrinogenemia com sangramento ativo ou em paciente que será submetido a procedimento invasivo (cada unidade de CR contém 200 mg fibrinogênio) Deficiência de fator XIII em paciente com sangramento ativo ou que será submetido a procedimento invasivo quando concentrado não estiver disponível (dose única: 1UCR/10 kg) Uso de único doador em casos específicos de hemofilia A quando o fator VIII recombinante ou derivado não estiver disponível (1 U de CR contém 100 UI) Uso no preparo da cola de fibrina Doença de von Willebrand com sangramento ativo quando a desmopressina (DDAVP) estiver contraindicada, quando paciente não responder ao tratamento ou quando concentrado de fator VIII que contém fator de von Willebrand não estiver disponível (dose. 1U CR/10 kg 6/6 a 12/12h)

Fonte: RM Pediatrica, 2015.

BIBLIOGRAFIA RECOMENDADA

Aher SM, Ohlsson A. Early versus late erythropoietin for preventing red blood cell transfusion in preterm and/or low birth weight infants. Cochrane Database Syst Rev. 2006;(3):CD004865.

Brasil. Ministério da Saúde, Secretaria de Atenção à Saúde, Departamento de Atenção Especializada. Guia para o uso de hemocomponentes. Brasília: Ministério da Saúde; 2010.

dos Santos, AMN. Indicações de transfusões de hemácias no prematuro: Documento Científico – Departamento de Neonatologia Sociedade Brasileira de Pediatria. São Paulo: Universidade Federal de São Paulo; 2012.

Freitas BAC, Franceschini SCC. Fatores associados à transfusão de concentrado de hemácias em prematuros de uma unidade de terapia intensiva. Rev Bras Ter Intensiva. 2012;24(3):224-9.

Holst LB, Petersen MW, Haase N, Perner A, Wetterslev J. Restrictive versus liberal transfusion strategy for red blood cell transfusion: systematic review of randomised trials with meta-analysis and trial sequential analysis. BMJ. 2015;350:h1354.

Mimica AF, dos Santos AM, da Cunha DH, Guinsburg R, Bordin JO, Chiba A, et al. A very strict guideline reduces the number of erythrocyte transfusions in preterm infants. Vox Sang. 2008;95(2):106-11.

Miyashiro AM, Santos Nd, Guinsburg R, Kopelman BI, Peres Cde A, Taga MF, et al. Strict red blood cell transfusion guideline reduces the need for transfusions in very-low-birthweight infants in the first 4 weeks of life: a multicentre trial. Vox Sang. 2005;88(2):107-13.

Mohamed A, Shah PS. Transfusion associated necrotizing enterocolitis: a meta-analysis of observational data. Pediatrics. 2012;129(3):529-40.

Parker RI. Transfusion in critically ill children: indications, risks, and challenges. Crit Care Med. 2014;42(3):675-90.

Popat H, Robledo KP, Sebastian L, Evans N, Gill A, Kluckow M, et al. Effect of Delayed Cord Clamping on Systemic Blood Flow: A Randomized Controlled Trial. J Pediatr. 2016;178:81-86.e2.

Rabe H, Reynolds G, Diaz-Rossello J. A systematic review and meta-analysis of a brief delay in clamping the umbilical cord of preterm infants. Neonatology. 2008;93(2):138-44.

Raju TN. Timing of umbilical cord clamping after birth for optimizing placental transfusion. Curr Opin Pediatr. 2013;25(2):180-7.

Roback JD, Grossman BJ, Harris T, Hillyer CD, editors. AABB Technical Manual. 17th ed. Bethesda: AABB Press; 2011.

Sallmon H, Sola-Visner M. Clinical and research issues in neonatal anemia and thrombocytopenia. Curr Opin Pediatr. 2012;24(1):16-22.

Silvergleid AJ. Clinical use of plasma components. UpToDate. Disponível em: <http://www.uptodate.com/contents/clinical-use-of-plasma-components#>. Acesso em: 13 ago. 2014.

Strauss RG. Red blood cell transfusions for neonates and infants. In: Simon TL, McCullough J, Snyder EL, Solheim BG, Strauss RG, editors. Rossi's: Principles of Transfusion Medicine. Hoboken, NJ: John Wiley & Sons, Ltd. 2016. p. 535-41.

Teruya J. Indications for red blood cell transfusion in infants and children: indications. Disponível em: <http://www.uptodate.com/contents/red-blood-cell-transfusion-in-infants-and-children-indications>. Acesso em: 13 ago. 2014.

Venkatesh V, Khan R, Curley A, New H, Stanworth S. How we decide when a neonate needs a transfusion. Br J Haematol. 2013;160(4):421-33.

Yuan S, Goldfinger D. Clinical and laboratory aspects of platelet transfusion therapy. UpToDate Disponível em: http://www.uptodate.com/contents/clinical-and-laboratory-aspects-of--platelet-transfusion-therapy>. Acesso em: 13 ago. 2014.

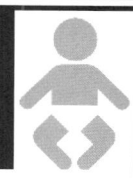

Capítulo 34

RECÉM-NASCIDO E DOENÇA HIPERTENSIVA ESPECÍFICA DA GESTAÇÃO

Alexandre Lopes Miralha

INTRODUÇÃO

A doença hipertensiva específica da gravidez (DHEG) e suas complicações são uma das principais causas de mortalidade materna e prematuridade extrema. É causa de morte materna em 15% a 20% no mundo, presente em 1% a 2% dos partos e até 4% nos países em desenvolvimento; apresenta-se com pré-eclâmpsia, eclâmpsia, HELLP e outras complicações como: hemorragia cerebral, edema agudo pulmonar, insuficiência renal, coagulação intravascular disseminada (CID), e no feto; insuficiência placentária, restrição de crescimento intrauterino (CIUR), parto prematuro e morte fetal.

ETIOLOGIA

Desconhecida.

DIAGNÓSTICO

Hipertensão crônica: prévia ao parto. É diagnosticada antes de 20 semanas de idade gestacional.

Pré-eclâmpsia: pressão arterial (PA) maior que 140/90 + proteinúria maior que 300 mg/24 horas após 20 semanas de idade gestacional em gestante previamente saudável acompanhada ou não de edema.

Pré-eclâmpsia grave: PA sistólica maior que 160 mmHg ou PA diastólica maior que 110 mmHg. Proteinúria maior que 2 gramas/24 horas além de comprometimento do sistema nervoso central (SNC): hiper-reflexia, cefaleias, alterações visuais, insuficiência renal, dor epigástrica.

Eclâmpsia: pré-eclâmpsia acrescida de atividade epiléptica tônico-clônica generalizada em paciente sem história de epilepsia, antes, durante ou após o parto.

Síndrome HELLP: síndrome grave de começo insidioso, caracterizada por hemólise (HE), elevação de enzimas hepáticas (EL), trombocitopenia (LP), dor no epigástrio ou hipocôndrio direito e comprometimento do estado geral, insuficiência cardíaca ou renal.

FATORES DE RISCO

Idade materna maior que 40 anos, hipertensão por mais de 15 anos, PA maior que 160/110 mmHg no primeiro trimestre, diabetes pré-gestacional, enfermidade renal, cardiomiopatia.

TRATAMENTO

O tratamento definitivo é a interrupção da gestação.

No tratamento farmacológico das formas graves por hemoconcentração, usar diuréticos nos casos de edema agudo pulmonar ou oligúria fazer e restrição absoluta de sódio.

Pré-eclâmpsia leve: interrupção da gestação até 40 semanas.

Pré-eclâmpsia grave: interrupção da gestação a partir de 32 semanas, excepcionalmente antes, sempre com indicação de corticoide antenatal.

Medicamentos usados: labetalol, metildopa, hidralazina. Medicamentos contraindicados: betabloqueadores e inibidores da enzima conversora de angiotensina (IECAs) e ARA-II.

Prevenção do risco de eclâmpsia com sulfato de magnésio.

Controle periódico com teste não estressante, perfil biofísico fetal e Doppler. Havendo sinais de redistribuição de fluxo vascular, a indicação é interromper a gestação.

Eclâmpsia: interromper a gestação, uma vez estabilizada a mãe.

Síndrome HELLP: interrupção da gestação. Nos casos extremos, com 24 a 26 semanas e mãe sob cuidados intensivos, pode-se tentar estabilização até uma semana, avaliando o bem-estar fetal e o risco materno.

COMPLICAÇÕES FETAIS

A pré-eclâmpsia duplica a morbimortalidade perinatal, principalmente pela prematuridade secundária à interrupção prematura da gestação, além da insuficiência placentária crônica associada à restrição do crescimento intrauterino.

Quando iniciar o tratamento materno, a avaliação continua com ecocardiografia com Doppler.

Pode resultar em morte fetal.

Complicações neonatais:

- Prematuridade e baixo peso: patologia e mortalidade de acordo com a idade gestacional e peso;
- Sofrimento fetal agudo: encefalopatia, aspiração meconial, síndrome do desconforto respiratório (SDR), hipertensão pulmonar persistente (HPP);
- Transtornos metabólicos e hematológicos: hipoglicemia, hipotermia, transtornos do sódio, alteração do cálcio e magnésio, poliglobulia, hiperbilirrubinemia.
- Aproximadamente 33% dos recém-nascidos de mães com SHE apresentam trombocitopenia ao nascimento. Também há neutropenia em 40% a 50% desses que se resolve nos três primeiros dias de vida. E ainda existe risco para sepses.
- Alterações do desenvolvimento físico e neuropsicomotor a longo prazo.
- A hipermagnesemia pode-se fazer presente resultando em hipotonia ou depressão respiratória.

BIBLIOGRAFIA RECOMENDADA

American College of Obstetricians and Gynecologists; Task Force on Hypertension in Pregnancy. Hypertension in pregnancy. Report of the American College of Obstetricians and Gynecologists' Task Force on Hypertension in Pregnancy. Obstet Gynecol. 2013;122(5):1122-31.

Brasil. Ministério da Saúde/Funasa/Cenep. Sistema de Informações sobre Mortalidade (SIM). Disponível em: <http://www.datasus.gov.br/tabnet/tabnet.htm>. Acesso em: 2 out. 2017.

Brasil. Ministério da Saúde. Secretaria de Atenção à Saúde. Departamento de Ações Programáticas Estratégicas. Gestação de alto risco: manual técnico, 5ª ed. Brasília: Ministério da Saúde; 2012.

Cloherty JP, Eichenwald EC, Stark AR. Manual de neonatologia. 6ª ed. Rio de Janeiro: Guanabara Koogan; 2011.

Frigo J, Bringhenti LM, Gollo AAR, Ascari RA, Kolhs M, Marin SM. Perfil epidemiológico das gestantes com doença hipertensiva específica da gestação atendidas no serviço de referência municipal. Enfermagem em Foco. 2013;4(2).

Kliegman R, Behrman R, Jenson H, Stanton B. Nelson Texbook of Pediatrics. 18ª ed. Philadelphia: Saunders; 2011.

Marcdante KJ, Kliegman RM, Jenson HB, Behrman RE. Nelson: pediatría esencial. 6ª ed. Barcelona: Elsevier; 2011.

Marques FRB, Marcon SS. O sentimento da família frente à chegada de um recém nascido baixo peso no domicilio. Ciênc Cuid Saúde. 2013;7.

Moura ERF, Oliveira CGS, Damasceno AKC, Pereira MMQ. Fatores de risco para síndrome hipertensiva específica da gestação entre mulheres hospitalizadas com pré-eclâmpsia. Cogitare Enferm. 2010;15(2):250-5.

Moussa HN, Arian SE, Sibai BM. Management of hypertensive disorders in pregnancy. Womens Health (Lond). 2014;10(4):385-404.

Nascimento TLC, Bocardi MIB, Santa Rosa MPR. Doença hipertensiva específica da gravidez (DHEG) em adolescentes: uma revisão de literatura. Ideias & Inovação. 2015;2(2):69-76.

Novaes JM, Silveira MCA, Araujo MJAR, Melo SM, Gontijo LS. Uma revisão do perfil clínico-epidemiológico e das repercussões perinatais em portadoras de síndrome hipertensiva gestacional. Rev Eixo. 2013;2(1):69-82.

Oliveira ACM, Santos AA, Bezerra AR, Maria A, Barros R, Tavares MCM. Fatores maternos e resultados perinatais adversos em portadoras de pré-eclâmpsia em Maceió, Alagoas. Arq Bras Cardiol. 2016;106(2):113-20.

Pereira DDS, Magalhães ALC, Jesús NR, Trajano AJB. Restrição de crescimento intrauterino. Rev HUPE. 2014;13(3):33-40.

Ramoneda VC, Mussons FB. Preeclampsia. Eclampsia y síndrome HELLP. Institut Clínic de Ginecologia, Obstetrícia y Neonatologia. Hospital Clínic de Barcelona. Barcelona; 2008.

Rolim KMC, Dalla Costa R, Abreu FRH. Agravos à saúde do recém-nascido relacionados à doença hipertensiva da gravidez: conhecimento da enfermeira. Rev Enferm Atenção Saúde. 2014;3(2):19-28.

Say L, Chou D, Gemmill A, Tunçalp Ö, Moller AB, Daniels J, et al. Global causes of maternal death: a WHO systematic analysis. Lancet Glob Health. 2014;2(6):e323-33.

Sola A. Cuidados Neonatales. Descubriendo la vida de un recién nacido enfermo. Buenos Aires: Edimed; 2011.

Souza AR, Amorim MR, Costa, AAR, Neto CN. Tratamento anti-hipertensivo na gravidez. Acta Med Port. 2010;23(1):77-84.

Texeira LM, Vasconcelos LD, Ribeiro RAF. Prevalência de patologias e relação com a prematuridade em gestação de alto risco. Rev Ciênc Saúde. 2015;5(4).

Vento M, Moro M. De guardia en neonatología. 2ª ed. Barcelona: Ergon; 2008.

Williams D. Long-term complications of pre-eclampsia. Semin Nephrol. 2011;31(1):111-22.

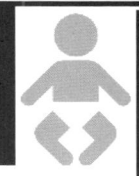

Capítulo 35

RECÉM-NASCIDO DE MÃE COM DOENÇA DA TIREOIDE

Aurimery Gomes Chermont

Mãe hipertireóidea:

– Com doença de Basedow-Graves: risco de hipertireoidismo neonatal por imuno-globulinas tireoestimulantes (TRAb);

– Risco de hipotireoidismo transitório por efeito de drogas antitireóideas (propil-tiouracila);

– Risco de crescimento intrauterino restrito (CIUR), bradicardia fetal e hipoglice-mia secundária a tratamento materno com propanolol.

Mãe hipotireóidea:

– Risco de hipotireoidismo transitório por imunoglobulinas bloqueadoras das tireoi-des ou por anticorpos inibidores de hormônio tireoestimulante (TSH).

Controlar T3, T4, TSH em todo filho de mãe com hipertireoidismo, atual ou tratado, e com hipotiroidismo, suspeitar de enfermidade por anticorpos inibidores de TSH.

PATOLOGIA NEONATAL TIREÓIDEA

Hipotireoidismo congênito: enfermidade endócrina produzida por falha na secreção de hormônio tireóideo que se desenvolve no momento da concepção ou durante a gesta-ção e está presente ao nascer. Produz efeitos devastadores sobre o crescimento e desenvol-vimento, sendo uma das poucas causas de retardo mental que pode ser prevenido quando diagnosticado e tratado adequadamente.

Incidência: 1/3.000 a 1/4.000 nascidos vivos, com uma relação de 2:1 para mulhe-res:homens e mais frequente em indivíduos com síndrome de Down (1:140). A causa mais comum é a disgenesia da tireoide (mutações em alguns genes que controlam o desenvolvimento da tireoide).

Causas de hipotireoidismo congênito:

A) Hipotireoidismo primário (falha tireóidea): 90% (detectado por programa):

1. Disgenesias tireóideas: agenesia, hipoplasia, ectopia;

2. Dishormonogênesse;

3. Carência de iodo (cretinismo endêmico);

4. Resistência tireóidea a TSH;

B) Hipotireoidismo secundário: deficiências de TSH (5%) não detectado por programa:

- Permanente: defeito na linha média. Associado a hipopituitarismo;

- Transitório: próprio do RN prematuro de extremo baixo peso ou secundário a anticorpos inibidores TSH;

C) Terciário: deficiência de TRH (5%);

D) Outros: drogas antitireóideas na gestação. Transporte de Ac maternos.

Manifestações clínicas

Os RNs com hipotiroidismo congênito nascem assintomáticos (95%) ou com sinais leves e/ou inespecíficos. A detecção é baseada em sintomas e sinais clínicos, e pode retardar por 12 semanas ou mais, sendo mandatório o *screening* metabólico.

Sintomas e sinais:
- Primeiras duas semanas de vida:
- Icterícia neonatal prolongada;
- Edema de pálpebras, mãos e pés;
- Gestação superior a 42 semanas;
- Peso de nascimento maior que 4 kg;
- Dificuldades na alimentação;
- Hipotermia;
- Abdome distendido;
- Fontanelas anterior e posterior alargadas;
- Fáscies sindrômica, macroglossia.

- Após o primeiro mês de vida:
- Pele escura e moteada;
- Respiração forçada, rápida e dificultosa;
- Falta de ganho ponderal;
- Dificuldade para sugar;
- Menor frequência de evacuações;
- Menor atividade e letargia.

– Após os 3 meses de idade:
- Hérnia umbilical;
- Constipação;
- Pele seca com carotenemia;
- Macroglossia;
- Tumefação ou mixedema generalizados;
- Ronco.

Diagnóstico

1. Hipotireoidismo congênito:
- Anamnese e exame físico;
- Programa de detecção precoce de hipotireoidismo congênito;
- **TSH neonatal > 20 m UI/L;**
- Confirmação com TSH e T4: TSH > 10 m UI/L; T4 < 10 μg/dL;
- Tireoglobulina;
- Cintilografia tireóidea com Tc-99;
- Idade óssea.

2. Hipotireoidismo secundário:
- TSH baixo ou normal;
- T4-T3 baixos;
- Confirmar com T4 livre;

Pesquisa neonatal:
- TSH aumentado. Nos recém-nascidos a termo (RNTs), colher amostra com 40 horas de vida até 7 dias. Nos prematuros de 35 a 36 semanas: colher com 7 dias de vida. Nos recém-nascidos pré-termo (RNPT) com menos de 35 semanas, colher com 7 dias e repetir com 15 dias.

Um nível de **TSH maior que 20 mUI/L sugere hipotiroidismo primário** (mais frequente).

Se o nível de TSH está aumentado, colher provas de confirmação e iniciar o tratamento.

Se os resultados forem não conclusivos, iniciar o tratamento.

Níveis baixos de T4 sugerem hipotireoidismo primário, hipotalâmico, hipofisário.

Tratamento

Reposição hormonal com L-tiroxina (Eutirox):

Levotiroxina sódica: 10 a 15 μg/kg por dia. Uma dose diária, idealmente 1 hora antes de se alimentar.

O objetivo é manter os níveis de T4 em torno de **10 a 16 µg/dL**.

Manter controle do crescimento, maturidade óssea e avaliação do desenvolvimento psicomotor.

O hipotireoidismo transitório do RNPT geralmente não se trata, exceto se o T4 livre estiver muito abaixo do normal.

HIPERTIROIDISMO

A tireotoxicose neonatal é observada fundamentalmente nos filhos de mães com doença de Basedow-Graves ou com tireoidite de Hashimoto e se produz por passagem transplacentária de imunoglobulinas estimuladoras de TSH (TSI ou TRAb).

Possui baixa frequência e é autolimitada (mortalidade de 20% a 25%).

Manifestações clínicas

Pré-natais: retardo de crescimento intrauterino, taquicardia fetal persistente, bócio e craniosinostosis.

Pós-natais: baixo peso de nascimento, irritabilidade, taquicardia, hipertensão arterial, bócio, exoftalmia, baixo ganho ponderal. Pele quente. Idade óssea maior que idade real ao Rx. Em geral, mais evidentes a partir do 2º ao 5º dia, persistindo por 3 a 12 semanas.

Às vezes há necessidade de fazer o diagnóstico diferencial com síndrome de abstinência (narcóticos) e também com arritmias cardíacas congênitas com taquicardia. Solicitar urgentemente: T3 e T4 livres, TSH e TRAb.

Diagnóstico

- Antecedentes de mãe com doença de Basedow-Graves;
- TSH indetectável;
- T3 e T4 elevadas;
- TRAb elevado;
- Idade óssea aumentada.

Tratamento

Internação em unidade de terapia intensiva neonatal (UTIN):
1. Antiadrenérgicos: propanolol – 1 a 2 mg/kg por dia a cada 8 horas;
2. Drogas antitireóideas: propiltiouracila – 5 a 10 mg/kg por dia a cada 8 horas. Dobrar a dose, caso não responda dentro de 24 a 36 horas seguintes.
3. Iodo: solução de lugol – 1 gota cada 8 horas (inibe rapidamente a liberação do hormônio tireóideo).
4. Corticoide: prednisona – 2 mg/kg por dia: No caso de falha cardíaca, suspender propanolol e associar digitálicos à prednisona.

*Medidas gerais: ambiente tranquilo, sedação, oxigênio, balanço hídrico.

*Monitorização: hormônio tireóideo, TRAb, bócio.

* Interconsulta: Endocrinologia.

BIBLIOGRAFIA RECOMENDADA

Deming M. Trastornos tiroideos. In: Cloherty J. Manual de cuidados neonatales. 3ª ed. Barcelona: Masson; 1999. p. 24-31.

Foley Jr TP. Hipotiroidismo. Pediatr Rev. 2004;25(8).

Guias Neonatología MINSAL 2005.

Hospital Luis Tisné. Guias Neonatología. Trastornos de la función tiroídea. 2007.

Polk D. Fisher D .Trastornos de la glándula tiroides. In: Taeusch. Ballard. Tratado de Neonatolgía de Avery. 7ª ed. 2000. p. 1224-34.

Tapia JL, González A. Neonatología. 3ª ed. Santiago: Mediterráneo; 2008.

Vento M, Moro M. De guardia en neonatología. 2ª ed. Madrid: Ergón; 2008. Hipertiroidismo neonatal (254-256).

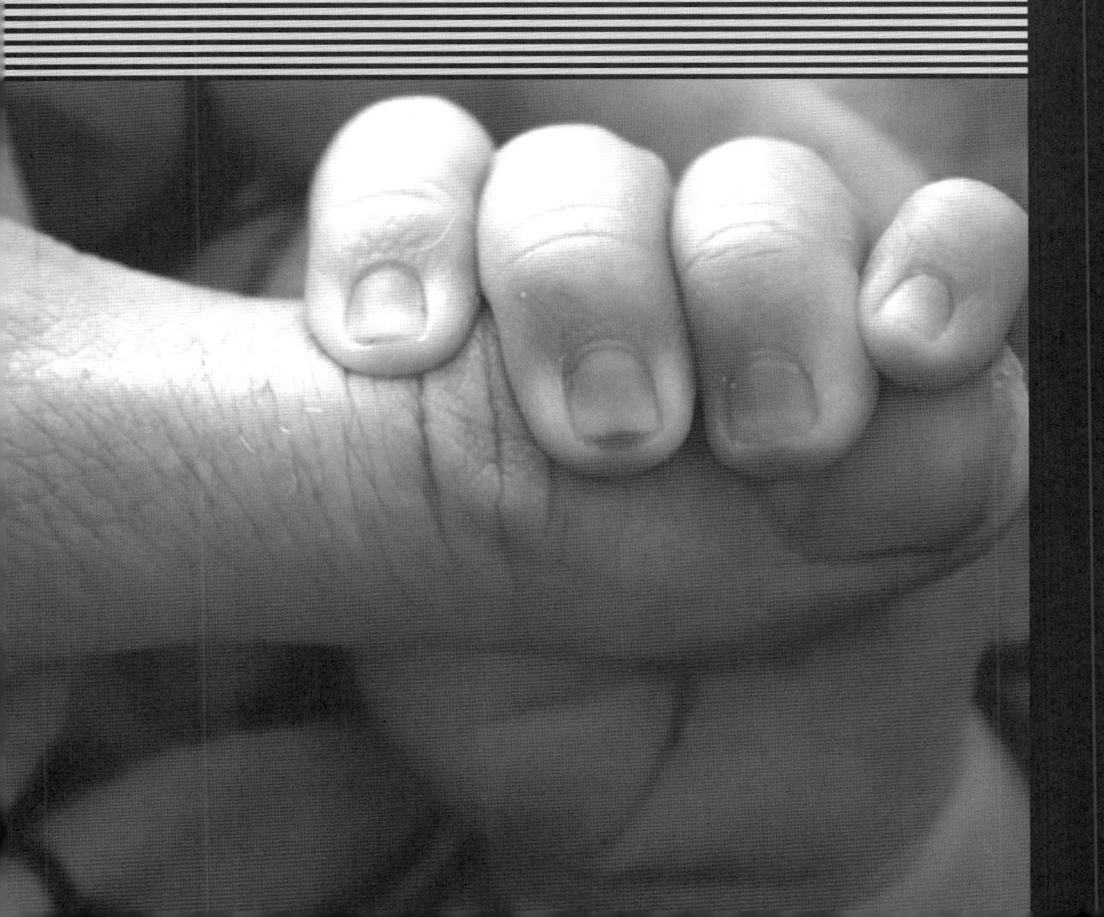

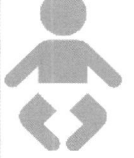
RADIOLOGIA
NEONATAL

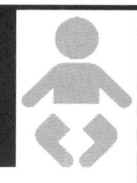

Capítulo 36

AVALIAÇÃO DA RADIOGRAFIA DE TÓRAX DO RECÉM-NASCIDO

Alexandre Silva

A radiografia do tórax é um estudo dos mais solicitados no neonato com suspeita de patologia pulmonar, devendo cada hospital ter na ala da neonatologia um aparelho portátil para realizá-la, pelo fato de algumas vezes ser impossível o transporte do recém-nascido (RN) ao serviço de radiologia do hospital. Nesse contexto, o exame radiológico de tórax do RN prematuro ou a termo doente deve ser realizado preferencialmente na unidade de terapia intensiva neonatal, com aparelho radiológico portátil. O técnico, ao realizar esse exame, deve sempre lavar as mãos e executá-lo em conjunto com o técnico de enfermagem ou enfermeiro, a fim de não causar dor no neonato e ajudar na contenção dele.

Para reduzir a carga de radiação no RN, pode-se efetuar a incidência apenas na região anteroposterior de tórax, que em sua maioria fornece informações suficientes para a realização do diagnóstico.

Aconselha-se incluir o RX de abdome na primeira radiografia, para possibilitar a avaliação preliminar do ar nas alças intestinais e a exclusão de doenças abdominais que podem ocasionar sintomas respiratórios.

Assim, nas radiografias subsequentes, a inclusão do abdome e a incidência em perfil do tórax somente serão realizadas se houver alguma indicação clínica ou quando for necessário avaliar a localização de sondas e cateteres.

A radiografia de tórax do RN apresenta padrão técnico adequado quando preenche os seguintes critérios:

a) Visualização dos espaços intervertebrais nas primeiras vértebras torácicas através da silhueta cardíaca (densidade do filme);

b) Hemidiafragma direito na altura do oitavo arco costal posterior (grau de aeração pulmonar satisfatório);

c) Inclinação caudal dos arcos costais anteriores, situando-se abaixo dos posteriores (centralização adequada do raio central na caixa torácica);

d) Simetria das estruturas ósseas em ambos os lados da caixa torácica (posicionamento adequado do RN).

Existem problemas técnicos que podem simular alterações patológicas induzindo a diagnósticos equivocados como:

a) Hipopenetração do feixe de raios X, reduzindo as diferenças de densidades entre as estruturas intratorácicas, simulando falsas opacidades pulmonares;

b) Hipoaeração pulmonar, acarretando horizontalização dos arcos costais, falso alargamento da silhueta cardiotímica e redução da transparência pulmonar, e ocasionalmente simulando edema pulmonar, hemorragia, atelectasias e consolidações pneumônicas;

c) Hiperpenetração do feixe de raios X escurecendo o exame radiográfico e podendo ocultar opacidades pulmonares, principalmente as mais sutis, como as opacidades intersticiais da taquipneia transitória do RN e os infiltrados retículo-granulares da doença da membrana hialina;

d) Rotação do paciente ocasionando assimetria do tórax e provocando falsa proeminência da imagem cardiotímica para o lado que está desviado;

e) Centralização inadequada do raio central sobre o abdome do RN, ocasionando configuração lordótica da caixa torácica, caracterizada pela orientação cefálica dos arcos anteriores e podendo ocasionar alargamento e distorção da imagem cardiotímica.

O conhecimento desses critérios usados para avaliar a qualidade técnica do exame radiológico de tórax no RN reduz a possibilidade de diagnósticos equivocados em face de exames mal realizados (Figuras 35.1, 35.2 e 35.3).

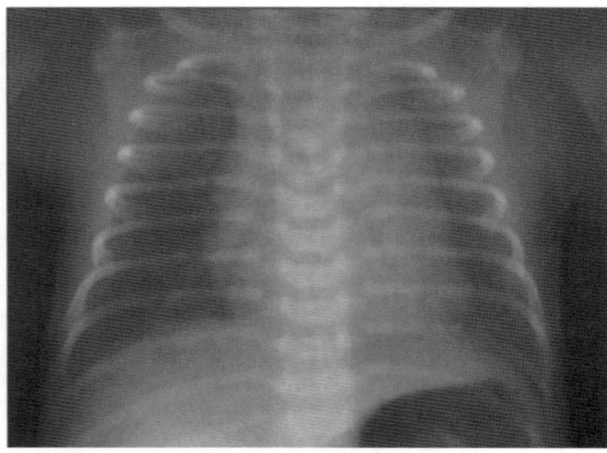

FIGURA 36.1. RX TX normal de RN com 2 horas de vida apresentando padrão técnico adequado.

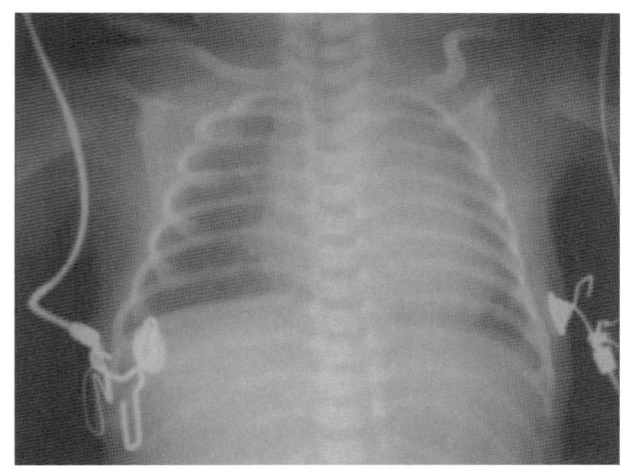

FIGURA 36.2. RX TX do RN obliquado. Observa-se assimetria das clavículas e dos arcos costais bilateralmente.

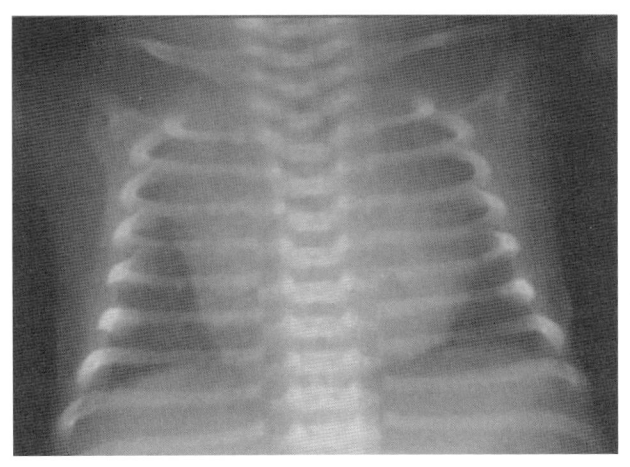

FIGURA 36.3. RX TX do RN com 12 horas de vida com má centralização do tubo de raios X. Os arcos costais anteriores têm orientação cefálica, projetando-se acima dos seus segmentos posteriores.

ESTRUTURAS ANATÔMICAS INTRATORÁCICAS

O tórax do RN apresenta mudanças significativas, nas primeiras horas de vida, relacionadas ao nascimento, bem como aspectos bastante distintos nas suas estruturas anatômicas.

Nas primeiras horas de vida do RN, pode-se ter cardiomegalia transitória, ocasionada pela entrada adicional de sangue da placenta para o cordão umbilical, antes da sua laqueadura, e pela presença de *shunt* bidirecional através do ducto arterioso e forame oval, antes do seu fechamento. Verifica-se, também, proeminência da vascularização pulmonar, causada por absorção de líquido intrapulmonar residual através do sistema linfático e venoso.

A passagem de sangue bidirecional entre o ramo esquerdo da artéria pulmonar e a porção mais cefálica da aorta descendente, através do canal arterial ainda patente, determina na radiografia de tórax uma proeminência convexa à esquerda da coluna vertebral, entre as vértebras T3 e T4, sendo esse abaulamento denominado de *ductus bump* ou bossa ductal e consistindo num achado radiológico normal nas primeiras horas de vida do RN (Figura 36.4).

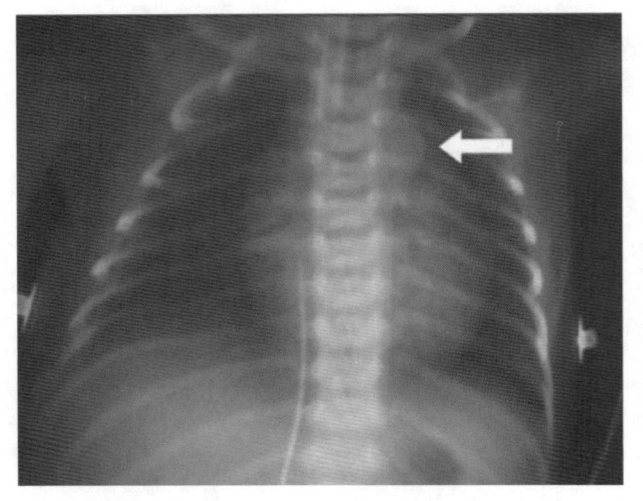

FIGURA 36.4. RX TX do RN com 1 dia de vida demonstrando a bossa ductal (seta).

Após o fechamento do forame oval e do canal arterial, da redução da resistência vascular e pulmonar e da absorção do fluido pulmonar remanescente, nas próximas horas reduzem-se as dimensões cardíacas e a proeminência vascular no tórax.

O timo do RN caracteriza-se, radiologicamente, por alargamento do mediastino acima da imagem cardíaca na incidência anteroposterior e por aumento da densidade retroesternal na incidência em perfil (Figura 36.5).

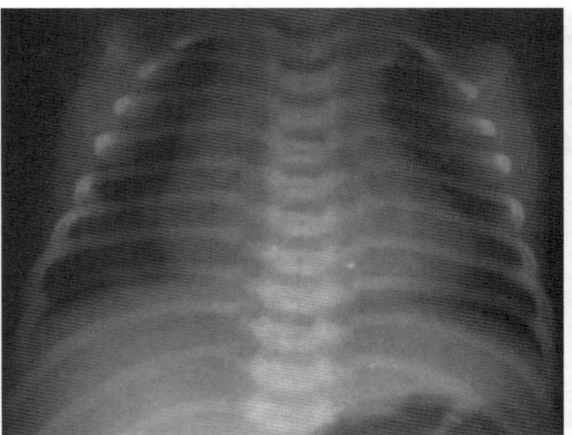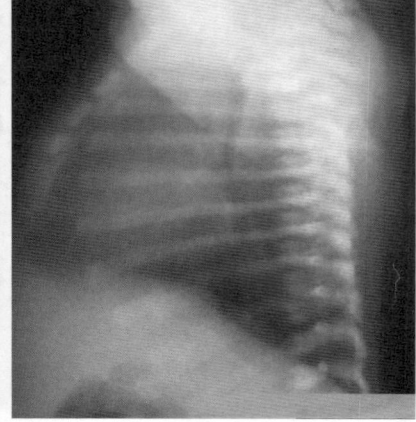

FIGURA 36.5. RX TX em região anteroposterior e perfil. Observa-se a imagem cardiotímica normal.

Na incidência anteroposterior, a largura normal da imagem tímica deve ser igual ou superior ao dobro da largura da terceira vértebra torácica, e dimensões inferiores a essas, demonstrando a involução tímica (Figura 36.6).

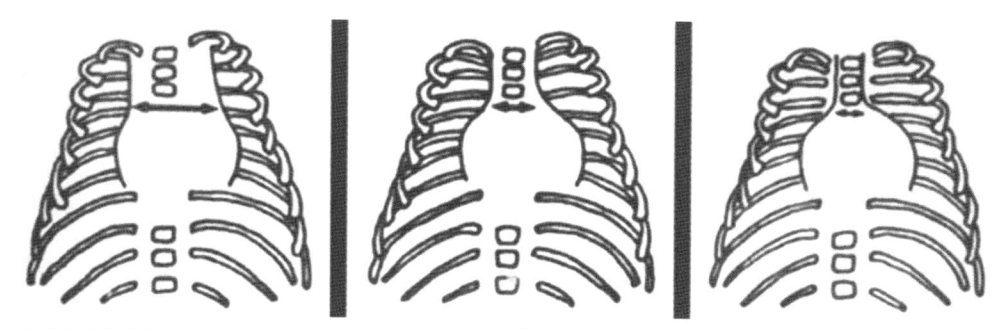

FIGURA 36.6. Desenho mostra os critérios para avaliar as dimensões da imagem tímica.

Em situações de estresse ocasionadas por febre, infecções, cardiopatias congênitas, doenças pulmonares e desnutrição, pode haver rápida involução do timo, consequente à ação do corticoide adrenal, podendo, inclusive, a imagem tímica não ser visualizada. Essa involução acidental regride após o término da situação de estresse, e o timo volta às suas dimensões normais.

Existem configurações peculiares normais do timo, como o sinal da onda, o qual corresponde a uma delicada ondulação em seus contornos devida à compressão dos arcos costais anteriores, mais comum à esquerda; o sinal da incisura, representado pela junção do timo normal com a silhueta cardíaca; e o sinal da vela, decorrente de um formato peculiar do timo, apresentando uma configurações triangular da silhueta mediastinal superior, sendo mais comum à direita (Figuras 36.8, 36.9 e 36.10).

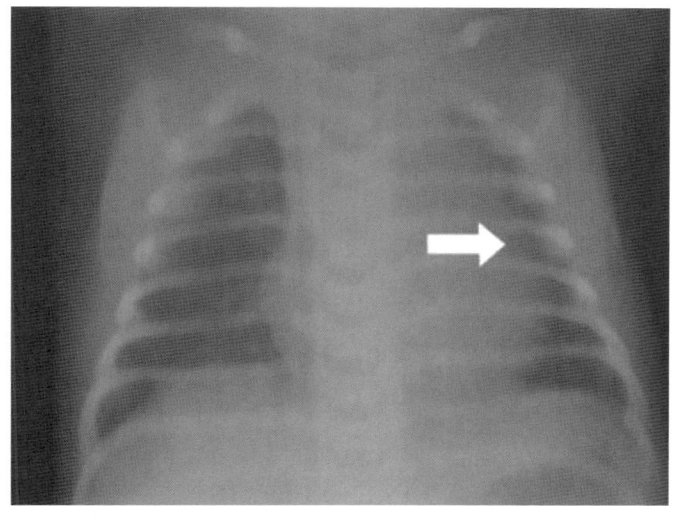

FIGURA 36.7. Radiografia do RN com 9 dias de vida demonstrando o sinal da onda (seta).

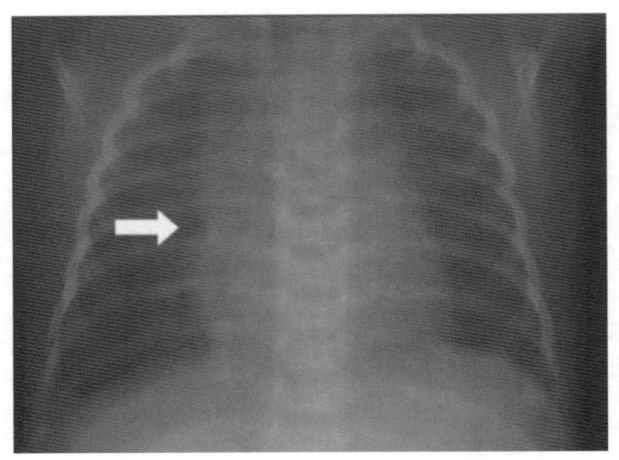

FIGURA 36.8. RX TX de RN com 22 dias de vida demonstrando o sinal da incisura (seta).

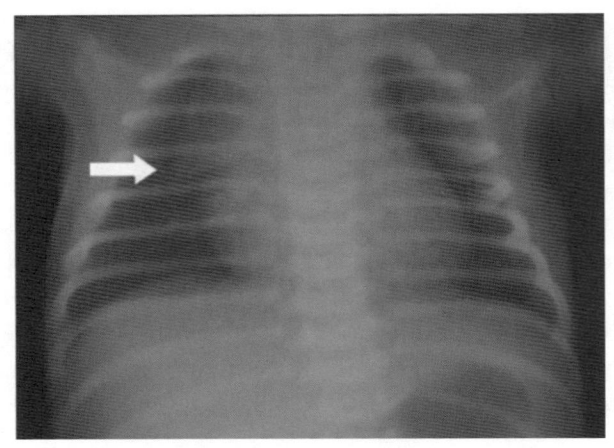

FIGURA 36.9. RX TX de RN com três horas de vida apresentando o sinal da vela (seta).

ESTRUTURAS EXTRATORÁCICAS

As partes moles, o arcabouço ósseo e o abdome oferece informações relevantes no manejo clínico do RN.

A espessura dos tecidos moles da parede torácica reflete o estado nutricional, podendo estar reduzida no RN de baixo peso.

Os núcleos de ossificação secundários da extremidade proximal do úmero e da apófise coracoide visualizados na radiografia de tórax referem-se à relação existente entre a presença desses núcleos de ossificação e à idade gestacional do RN a termo, representando um sinal radiológico de desenvolvimento ósseo normal (Figura 36.10).

Geralmente, observa-se o ar no estômago logo ao nascimento, no intestino delgado, com 3 horas de vida, e no reto, de 6 a 8 horas após o nascimento, daí a importância de correlacionar os achados radiológicos com o número de horas de vida do RN.

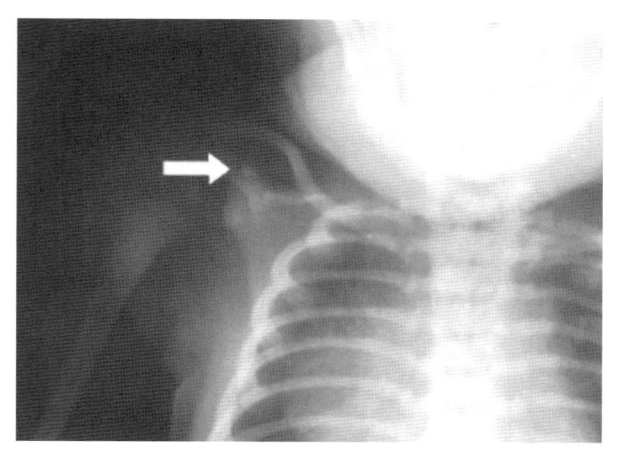

FIGURA 36.10. RX TX neonato com 24 horas de vida, focalizada no ombro direito, mostrando os núcleos de ossificação secundários na extremidade proximal do úmero e processo coracoide da escápula (seta).

CATETERES, CÂNULAS E SONDAS

Ao analisar uma radiografia de tórax e abdome, descrever a localização de cateteres, cânulas e sondas é importante.

A extremidade dos cateteres umbilicais não deve estar localizada na origem de troncos vasculares de menor calibre, sob o risco de ocasionar espasmos ou tromboses.

O cateter umbilical venoso é introduzido através da veia umbilical, ducto venoso e veia cava inferior, apresentando, na radiografia, uma trajetória retilínea à direita da coluna vertebral. A localização correta desse cateter deve ser na veia cava inferior, próxima à entrada do átrio direito, sendo visualizado à direita dos corpos vertebrais de T8 e T9 (Figura 36.11).

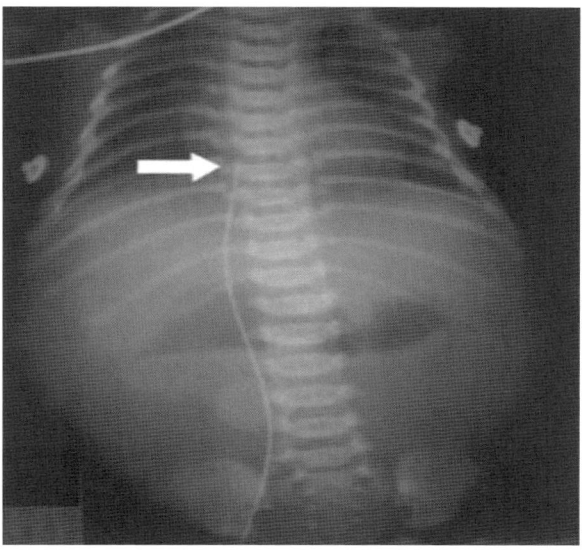

FIGURA 36.11. RX TX de abdome de RN com 24 horas de vida apresentando cateter umbilical venoso localizado na veia cava inferior (seta).

Radiologicamente o cateter umbilical arterial apresenta uma pequena curvatura em sua entrada na artéria umbilical direita ou esquerda, passando pela artéria ilíaca interna e artéria ilíaca comum até a aorta abdominal, visualizando-se acima da bifurcação das artérias ilíacas, na projeção dos corpos vertebrais de L3 e L4 (localização baixa), ou na aorta torácica, abaixo do canal arterial, no lado esquerdo dos corpos vertebrais de T6 a T10 (localização alta) (Figuras 36.12 e 36.13).

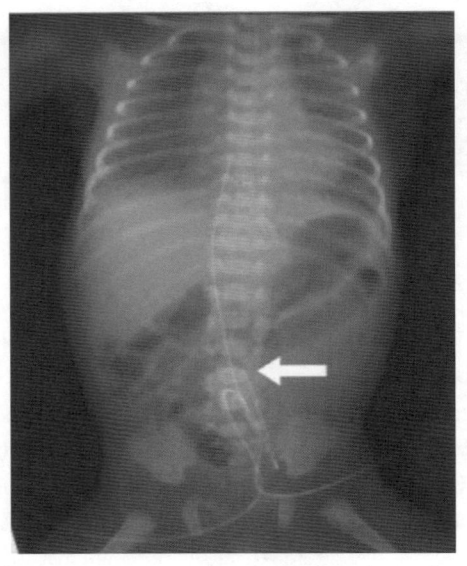

FIGURA 36.12. Radiografia neonatal mostrando a localização baixa do cateter umbilical arterial, ao nível de L4 (seta).

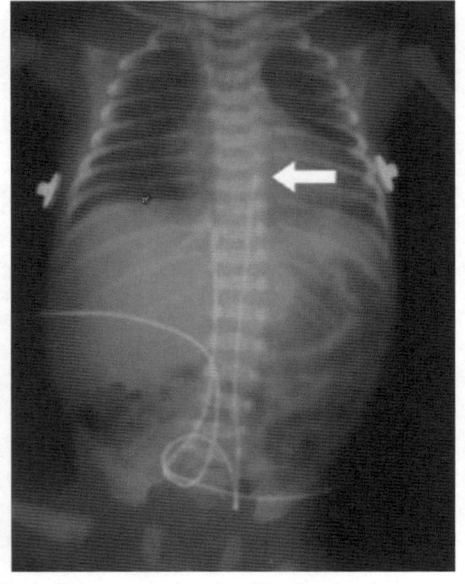

FIGURA 36.13. Radiografia do RN mostrando a localização alta do cateter umbilical arterial (seta).

Se o bebê estiver com assistência ventilatória, checar a extremidade da cânula endotraqueal na traqueia, acima da carina, visualizada na radiografia de tórax em anteroposterior ao nível do corpo vertebral de T2-T3 abaixo das extremidades mediais das clavículas.

Na vigência de sondagem gástrica, a sonda deve ser visualizada à esquerda da cânula traqueal e sua extremidade, no estômago (Figura 36.14).

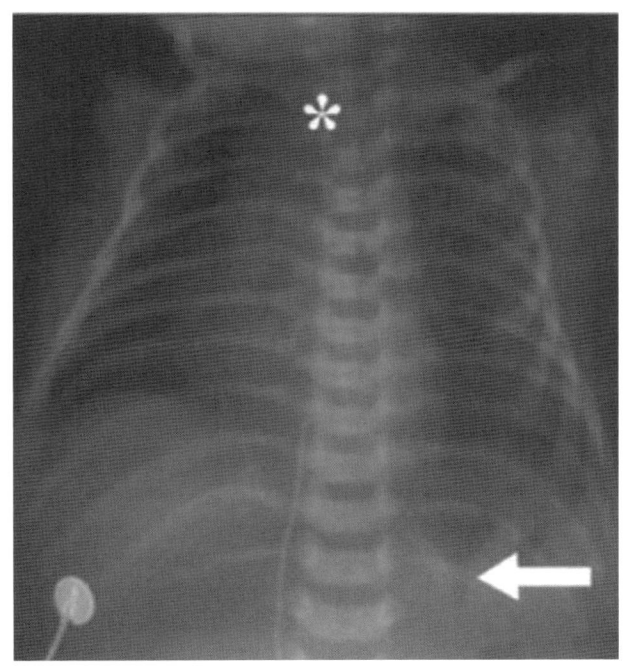

FIGURA 36.14. RN com 3 dias de vida com cânula endotraqueal acima da carina (*) e a imagem da sonda orogástrica com a extremidade localizada no estômago (seta).

Assim, deve-se analisar uma imagem radiológica do tórax reconhecendo as estruturas (Figura 36.15).

Checklist neonatal:

1. Traqueia na linha média ou ligeiramente a direita do *inlet* torácico;
2. Timo com massa densa e alargada no mediastino superior;
3. Coração visualizado como uma imagem aquosa densa, visto usualmente com ápice para a esquerda, ocupando 50% do tórax. O arco aórtico pode ser visto à esquerda do timo;
4. Vasos pulmonares vistos como na Figura 36.16, na lateral. Os vasos estendem-se até a metade do pulmão;
5. Pulmões estão aerados uniformemente. Aparecem pretos na maioria das imagens;
6. Estruturas ósseas: as costelas usualmente são contabilizadas de 10 a 12 e bem visualizadas. Escápulas e clavículas são bem visualizadas.

7. Diafragma é visualizado igualmente na direita e esquerda. Geralmente identificado da 9ª a 10ª costela.

Nesse contexto, todas as vezes que se visualizar uma radiografia do tórax, deve-se ter em mente as estruturas que devem ser avaliadas como na Figura 36.16.

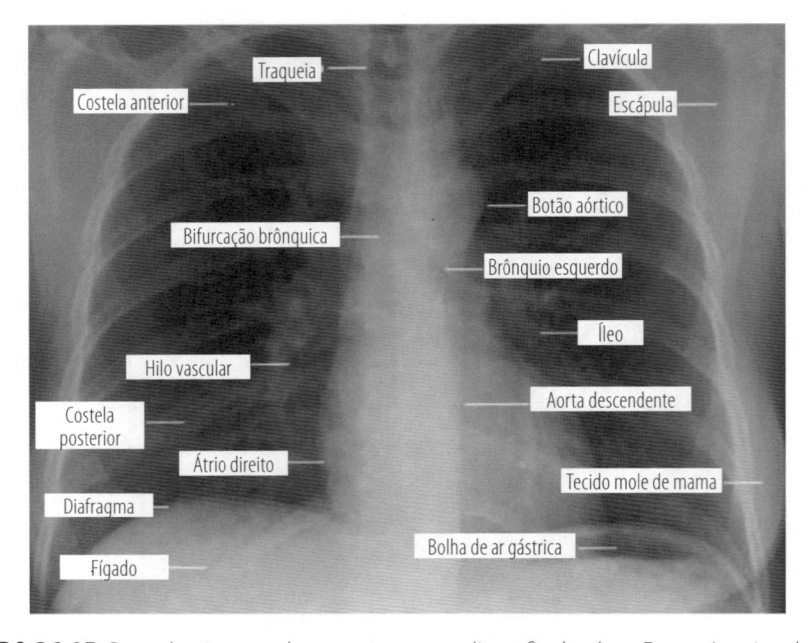

FIGURA 36.15. Reconhecimento das estruturas na radiografia do tórax. Fonte: Arquivo do autor.

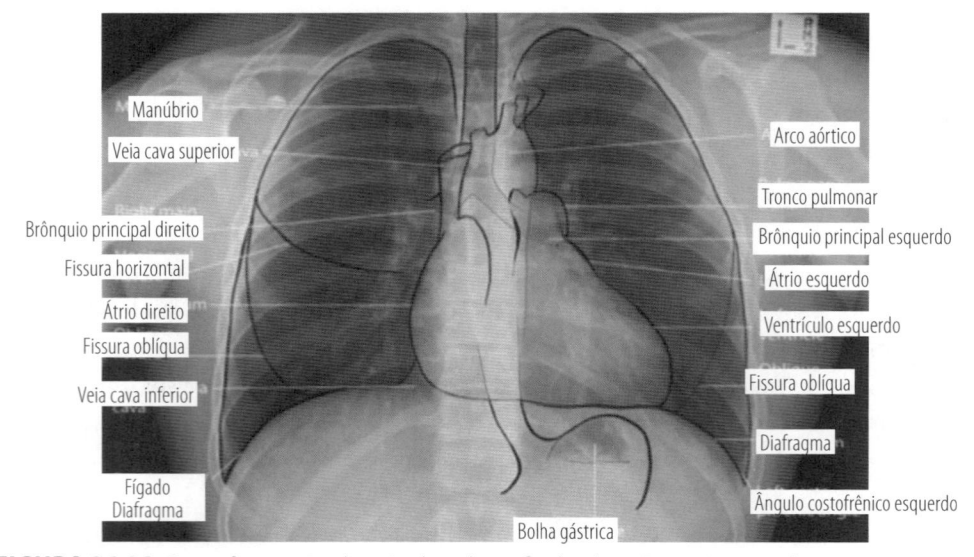

FIGURA 36.16. Como fazer a visualização da radiografia do tórax. Fonte: Arquivo do autor.

BIBLIOGRAFIA RECOMENDADA

Khan TR, Rawat JD, Ahmed I, Rashid KA, Maletha M, Wakhlu A, et al. Neonatal pneumoperitoneum: a critical appraisal of its causes and subsequent management from a developing country. Pediatr Surg Int. 2009;25(12):1093-7.

Magalhães WLR, Simões VAF, Magalhães AS, et al. Pneumotórax hipertensivo espontâneo em recém-nascido. Rev Ped SOPERJ. 2012;13(1):19.

Martin R, Garcia-Prats JA, Kim MS. Pathophysiology, clinical manifestations, and diagnosis of respiratory distress syndrome in the newborn. UpToDate. 2014. Disponível em: <http://www.uptodate.com/contents/pathophysiology-and-clinical-manifestations-of--respiratory-distress-syndrome-in-the-newborn?source=search_result&search=doen%-C3%A7a+da+membrana+hialina&selectedTitle=2~73>. Acesso em: 7 dez. 2015.

Miller JD, Carlo WA. Pulmonary complications of mechanical ventilation in neonates. Clin Perinatol. 2008;35(1):273-81

Mularski RA, Sippel JM, Osborne ML. Pneumoperitoneum: a review of nonsurgical causes. Crit Care Med. 2000;28(7):2638-44.

Rodríguez GA. Semiología básica en radiología de tórax. Pediatría Integral. 2012;16(2):170.

Rueda JV, Cecilia CT. Interpretación de la radiografía de tórax en el niño. Pediatr Aten Prim. 2008;1(1):34-38

Rueda JV. Semiología radiológica básica en pediatria. Actualización en Pediatría. 2015.

PROCEDIMENTOS

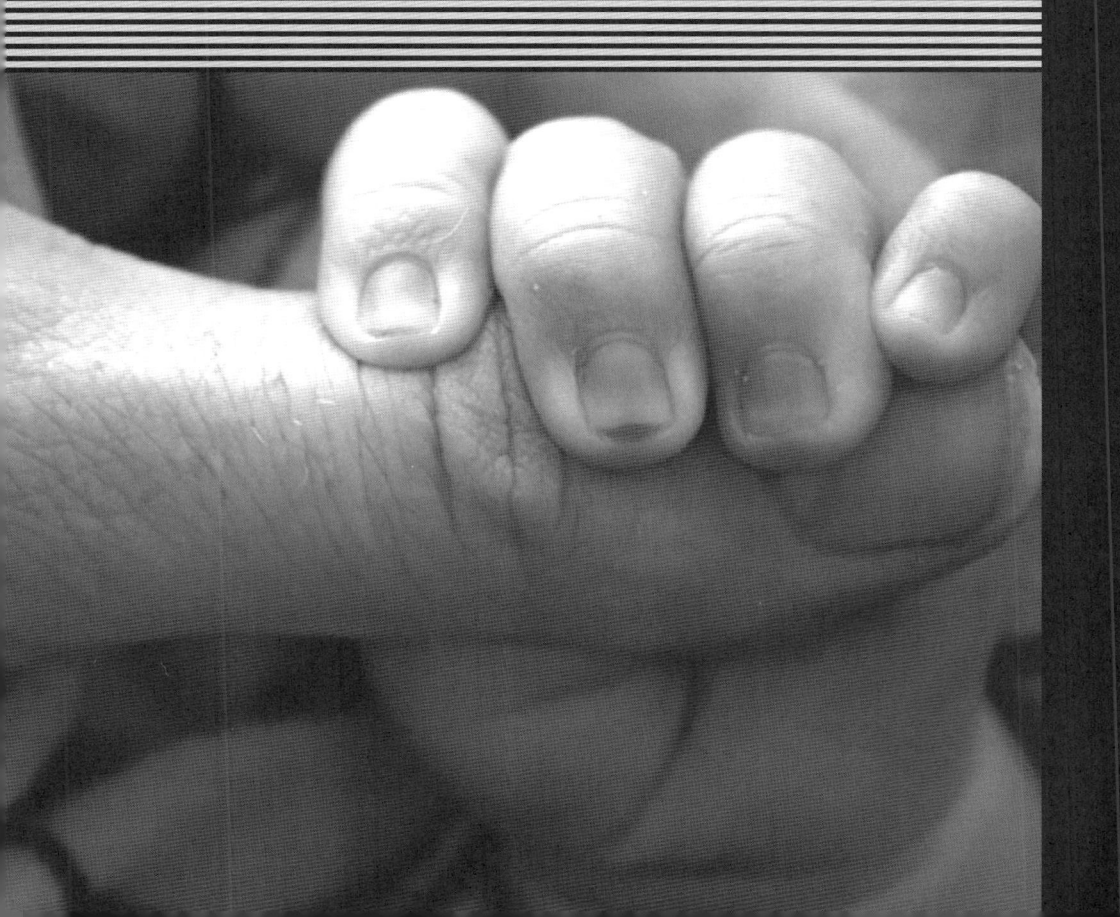

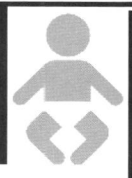

Capítulo 37

PROCEDIMENTOS EM NEONATOLOGIA

Aurimery Gomes Chermont

PESAGEM

1. Fazer limpeza prévia do prato da balança com álcool a 70% e forrar com papel toalha.
2. Tarar a balança e colocar o recém-nascido (RN) despido, enrolado em lençol fino, na área central.
3. Aguardar estabilização do peso, na balança digital ou na manual.
4. Retirar o RN e fazer registro do peso.
5. Desprezar o papel toalha e fazer nova desinfecção do prato da balança com álcool a 70%.
6. Lavar as mãos.

A Figura 37.1 (A a D) apresenta as etapas de pesagem do RN.

BANHO DO RECÉM-NASCIDO

Deve ser realizado após a verificação dos sinais vitais. Ao despir o RN, aproveitar para aferir o peso, SEMPRE o mantendo enrolado em uma fralda.

Material necessário

Banheira, mesa auxiliar, toalha de banho, fralda de banho, sabonete líquido neutro, gaze ou bolas de algodão, luva de procedimento.

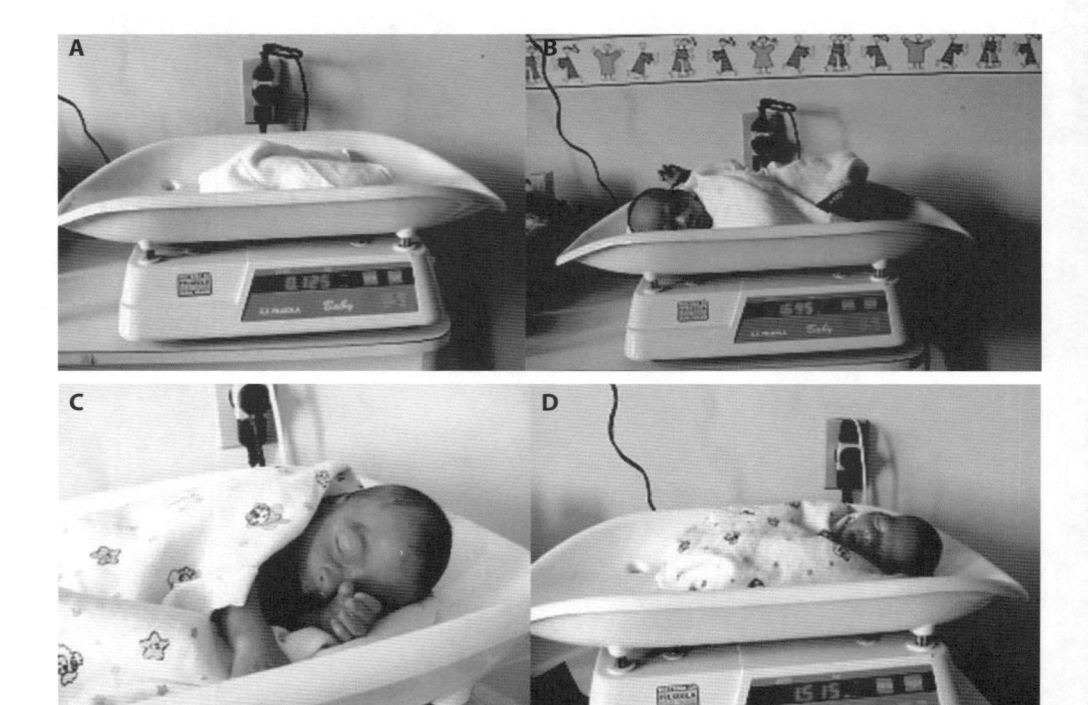

FIGURA 37.1. Etapas de pesagem do recém-nascido.

Técnica

Colocar água na banheira a 37 °C, testar a água com um termômetro de banho, calçar as luvas de procedimento, manter o RN envolto em uma fralda, lavar o rosto dele com água, enxaguar. A cabeça pode ser lavada sem se retirar a roupa da criança, com sabonete neutro em movimentos circulares; enxaguar, secar o rostinho e os cabelos, e a seguir colocá-lo na banheira com o tórax apoiado em uma das mãos (decúbito ventral). Colocar inicialmente os pés e jogar água aos poucos nas costas da criança.

Colocar a criança aos poucos na banheira permite que a ela se adapte à temperatura da água. Lavar o pescoço, tórax, axilas, braços, pernas e genitais; proceder à higiene das costas e pernas.

Retirar o bebê da água envolvendo-o em uma toalha macia. Secar com movimentos suaves; vestir a roupa do bebê (parte superior); proceder à higiene do coto umbilical com álcool a 70%; colocar a fralda e o restante da roupa. Anotar o procedimento no prontuário.

A Figura 37.2 (A a F) apresenta o passo a passo do banho no RN.

HIGIENE DO COTO UMBILICAL

A higiene do coto umbilical deve ser realizada duas a três vezes ao dia ou de acordo com a necessidade.

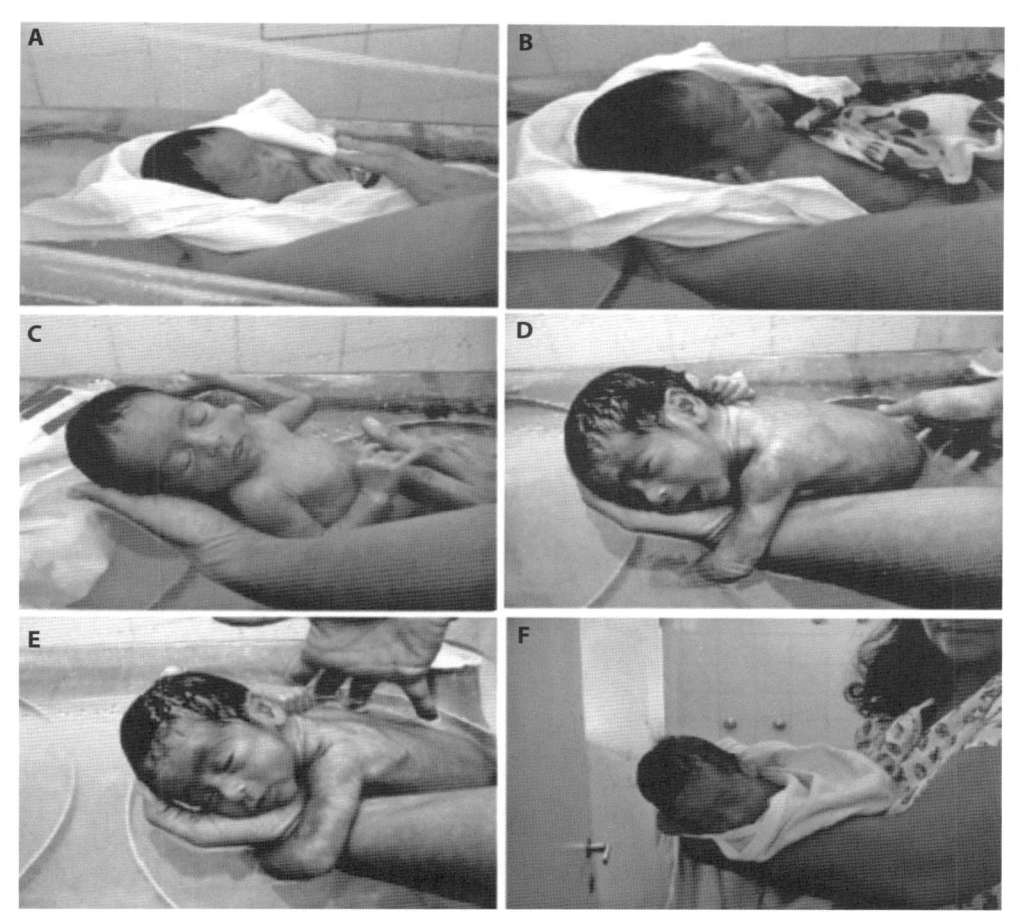

FIGURA 37.2 (A a F). Passo a passo para o banho no recém-nascido.

MATERIAL

Cotonetes; gaze estéril; álcool a 70%.

TÉCNICA

Umedecer o cotonete com álcool a 70% (é antisséptico e auxilia no processo de mumificação); pincelar todo o coto umbilical com álcool a 70% de cima para baixo; proceder à limpeza da base do coto umbilical com movimentos circulares (no *clamp* também realizar a desinfecção com álcool a 70%); avaliar a presença de hiperemia ou sangramento; colocar a fralda descartável.

De preferência realizar o procedimento NA PRESENÇA da MÃE e/ou AVÓ.

A Figura 37.3 apresenta o processo de cura do coto umbilical.

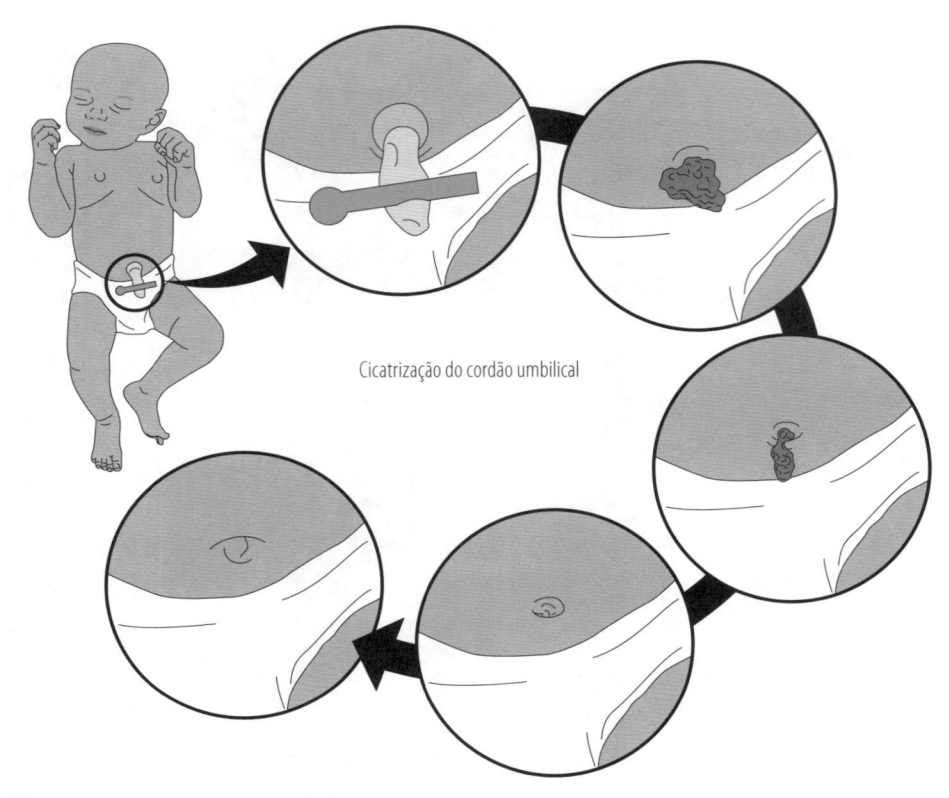

Cicatrização do cordão umbilical

FIGURA 37.3. Processo de cura do coto umbilical.

Orientar a família a não utilizar faixa, porque provoca infecção devido ao calor e à umidade, além de impedir a respiração livre abdominal do RN. Verificar sempre os sinais vitais (temperatura, frequência cardíaca e respiratória).

TROCA DE FRALDAS

A troca de fraldas deve ser efetuada em curtos períodos para evitar lesões de pele.

TÉCNICA

Para realizar a troca de fraldas, devem-se seguir os passos abaixo:
- Higienizar as mãos e usar luvas de procedimento;
- Abrir a fralda suja e retirar o excesso;
- Analisar a integridade da pele na região perineal;
- Realizar o procedimento da troca com o RN em decúbito lateral. Evitar a elevação dos membros inferiores prevenindo o aumento da pressão intra-abdominal e risco de refluxo gastroesofágico;

- Realizar a higiene com algodão umedecido em água morna, da região pubiana para o ânus;
- Secar e aplicar pomada de óxido de zinco para prevenir assaduras;
- Colocar a fralda limpa, deixando o coto umbilical exposto.

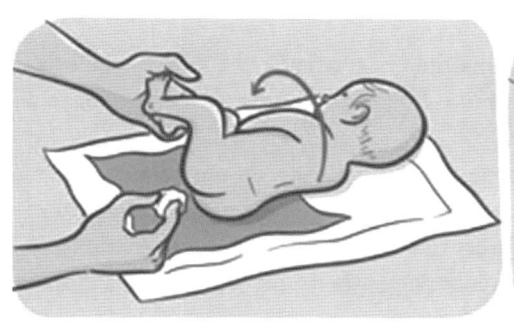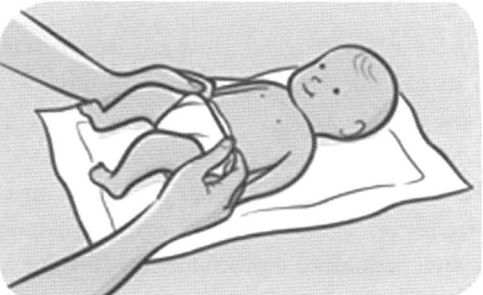

FIGURA 37.4. Fonte: Cuidados como RN, 2010.

SONDAGEM GÁSTRICA

Indicações

Remoção de secreções do estômago na sala de reanimação; distensão abdominal para drenagem de suco gástrico; alimentação.

Tipos

A sondagem orogástrica é a mais apropriada para o RN, por preservar as vias aéreas superiores e devido ao mecanismo de respiração do RN ser eminentemente nasal. As sondas colocadas por via oral, porém, apresentam maior possibilidade de deslocar-se do local inserido, devido ao movimento da boca e língua do bebê.

A sondagem nasogástrica é utilizada nos casos em que é necessário o treinamento de sucção e transição de alimentação por sonda para via oral.

Considerações

O procedimento de passagem de sonda gástrica pode desencadear reflexo vagal com apneia e bradicardia. Nesse contexto, torna-se imperioso ter sempre no leito material para oxigenação. Se a opção for a sondagem nasogástrica, alternar as narinas para evitar lesões. A troca deve ser a cada 48 horas.

Material

Sonda n° 6 ou n° 8, seringa de 10 mL, água destilada, fita para marcar a medida e para rotular com data e horário a sonda, estetoscópio, luvas de procedimento, fita cortada para fixação.

Seleção da sonda gástrica

- RN < 1 kg nº 4 para dieta e nº 6 para drenagem.
- RN > 1 kg nº 4 ou 6 para dieta e nº 8 para drenagem.

Descrição da técnica

Reunir o material, lavar as mãos, cortar uma fita em forma de "H" ou "V" para fixar a sonda, calçar as luvas, medir a sonda do lóbulo da orelha à ponta do nariz e deste ao processo xifoide.

Marcar a medida. Colocar o RN em decúbito lateral direito ou em posição supina. Realizar a flexão da cabeça durante a introdução da sonda, que deve ser inserida lubrificada com água destilada e com cuidado, observando-se cianose, tosse, sangramento ou dispneia durante o procedimento, porque a sonda pode atingir a traqueia ou estimular o nervo vago.

Testar o ar no estômago com estetoscópio.

Introduzir 2 mL de ar com a seringa e auscultar, com ajuda do estetoscópio posicionado na região abaixo do processo xifoide, a entrada de ar no estômago. Se não houver ruídos, a sonda pode estar posicionada incorretamente. Após, aspirar para visualizar retorno de resíduo gástrico.

Fixar a sonda e colocar a data. Anotar o procedimento na pasta do paciente. Se for para alimentação, fechar a sonda e se for para drenagem, deve-se conectar a sonda ao látex e este ao saco coletor

Importante: A periodicidade da troca da sonda é a cada três dias, portanto todas devem ser datadas. Deve-se fixar da sonda com esparadrapo, protegendo a pele com micropore. A passagem da sonda enteral é de responsabilidade exclusiva do enfermeiro, que deve anotar a medida externa e a data. Cabe ao técnico de enfermagem medir todos os dias antes da administração da dieta.

TÉCNICA DE PUNÇÃO CAPILAR

O sangue capilar é uma mistura de proporções indeterminadas de sangue de arteríolas, vênulas e capilares e dos fluidos intersticial e intracelular. Devido à pressão nas arteríolas, a proporção de sangue arterial na mistura é maior que a de sangue venoso. O aquecimento do local de coleta aumenta a proporção de sangue arterial na mistura e também o fluxo de sangue em até sete vezes, facilitando a obtenção de maiores volumes da amostra.

Deve-se obter a amostra de sangue capilar para a mensuração dos níveis de glicose sanguínea usando fita Dextrostix. A Figura 37.5 ilustra a técnica de punção do calcanhar.

1. Insira a tira do glicosímetro no local indicado no aparelho, observando a compatibilidade dela e conferindo o número do código, que deve ser igual ao *chip*.

2. Aguarde o sinal visual de uma "gota" aparecer no visor, o que indica que o aparelho está pronto para receber o sangue.
3. Limpe o calcanhar do RN com algodão e álcool 70% e seque-a.
4. Aqueça o calcanhar para aumentar a vascularização suavemente para não provocar dor.
5. Envolva o calcanhar com a palma da mão e o dedo indicador.
6. Faça uma rápida punção com a lanceta. Evite punções excessivamente profundas. Não introduza a lanceta na face central do calcâneo com o risco de perfuração óssea. Realize rodízio do local da punção e descarte a lanceta:
   - Aproximar a tira reagente da gota de sangue formada. O sangue deve fluir SEM que a área do calcanhar perfurada seja espremida;
   - Aguarde o tempo necessário para a leitura do resultado, conforme o manual do aparelho.
7. Comprima o local da punção com gaze estéril seca até completa hemostasia:
   - Retire as luvas e lave as mãos para prevenir contaminação.

Atenção: A capacidade de leitura do aparelho é de 10 a 600 mg/dL. Para valores menores que 10 mg/dL, aparecerá a indicação LO, já para valores maiores que 600 mg/dL aparecerá a mensagem HI. Nesses casos, repita o teste para confirmar o resultado antes de comunicar ao médico.

Administrar 2 minutos antes 1 ml SG 25% na língua + pele a pele

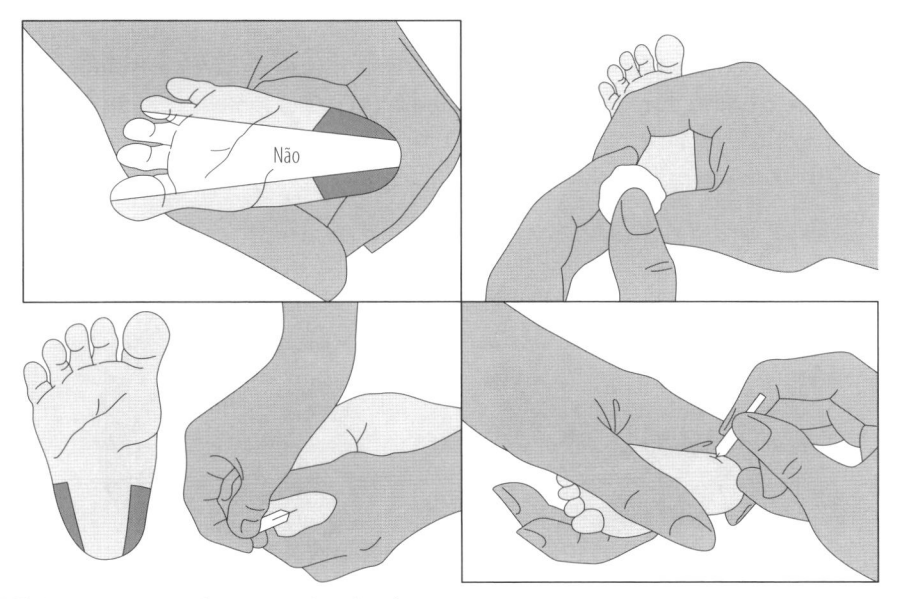

FIGURA 37.5. Técnica de punção do calcanhar.

PUNÇÃO LOMBAR

A punção lombar (PL) é um ato médico, podendo ser usada como via de acesso aos espaços peridural e subaracnóideo com a finalidade de diagnóstico ou terapêutica.

Os estudos não demonstram evidências sobre a padronização da posição do RN durante o exame, dependendo do conhecimento individual do médico. A maioria dos neonatologistas prefere a posição de decúbito lateral com os joelhos flexionados até o peito.

Em pesquisas na base de dados do Medline com as palavra-chave LP, não encontrou estudos sobre a melhor posição para a PL em neonatos hospitalizados.

Indicações

A. No diagnóstico de sepse neonatal (meningite em 25% dos casos).
B. Na monitorização da eficácia dos antibióticos.

Contraindicações

A. Sangramento grave diátese.
B. Infecção superficial próximo ao sítio da PL.
C. Anomalias vertebrais.
D. Aumento da PIC com diminuição da comunicação de fluido espinal.
E. Grave instabilidade cardiorrespiratória.

Técnica

O ponto exato de introdução da agulha encontra-se na junção da linha que passa pela linha transversa que une o ponto superior das cristas ilíacas e a coluna espinhal. Essa linha estabelece o ponto de referência, que é a quarta vértebra lombar (Figura 37.6 A e B). Palpar o processo espinhoso perpendicular à crista ilíaca = L4. Localizado um interespaço acima (L3-L4) ou um espaço abaixo (L4-L5) (Figura 37.7).

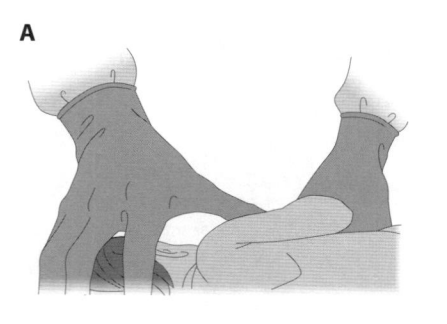
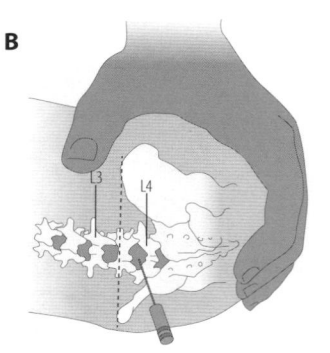

A **B**

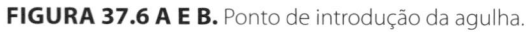

FIGURA 37.6 A E B. Ponto de introdução da agulha.

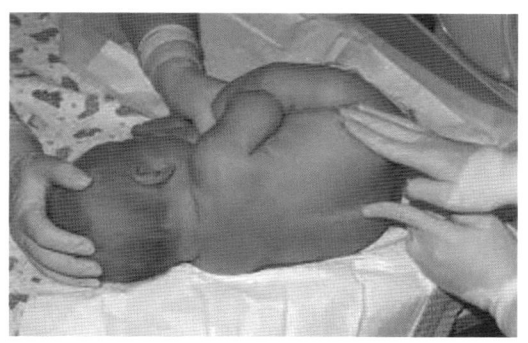

FIGURA 37.7. Palpação do processo espinhoso.

Material

Uma bandeja com material para punção deve conter: material para anestesia local (xilocaína), agulha com estilete 22 ou 24 e pinças; seringas de 3 e 5 mL, agulhas 25 ou 30 × 0,7 mm, 25 ou 30 × 0,8 mm, luvas e gaze estéril, campos cirúrgicos estéreis, clorexidina alcoólica 2%, campo fenestrado estéril, três ou quatro tubos secos estéreis para coletagem de liquor.

Observação: Em caso de dúvidas quanto à possibilidade de aumento da pressão intracraniana, indicar ultrassonografia ou tomografia antes da realização do procedimento.

Decúbito lateral, anteflexão forçada da cabeça, contenção dos membros inferiores em flexão (Figura 37.8).

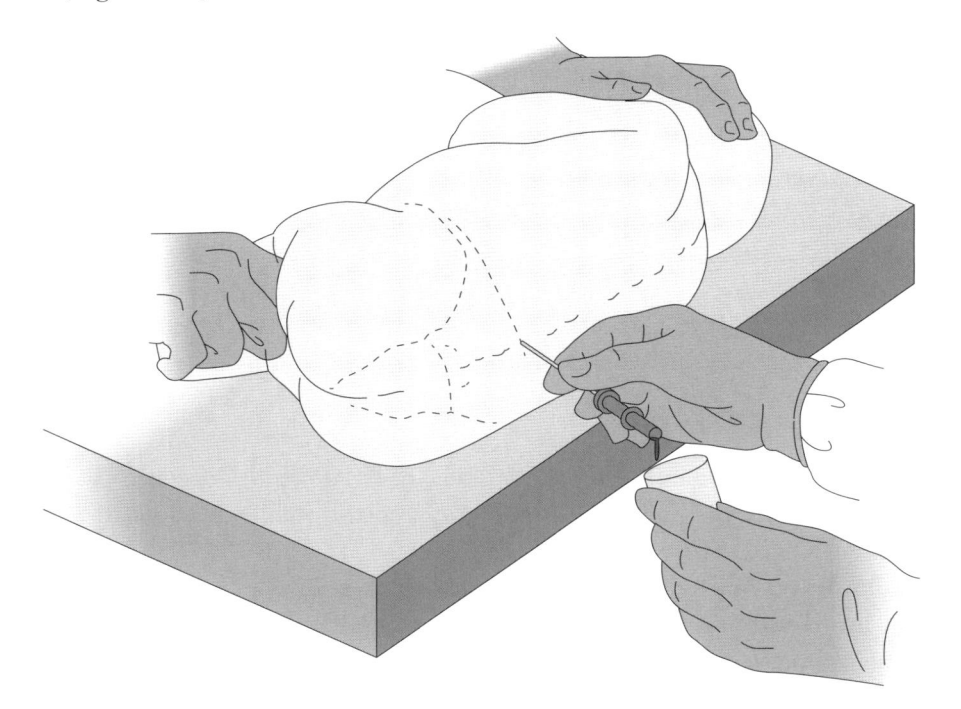

FIGURA 37.8. Posição de decúbito dorsal para a realização da punção lombar.

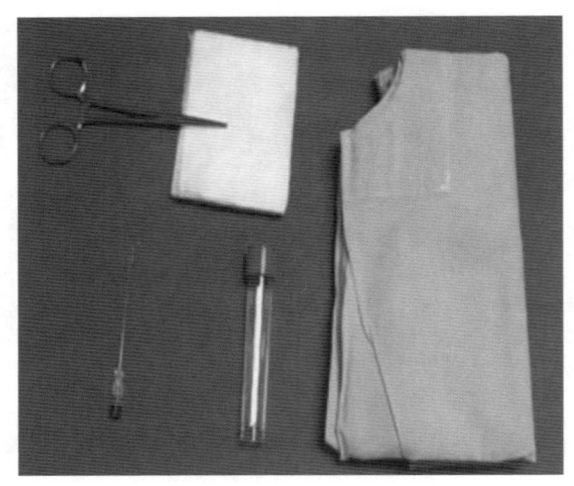

FIGURA 37.9. Material utilizado para a punção lombar.

A Tabela 37.1 apresenta os valores normais de líquido cefalorraquidiano (LCR) em RNs.

- Glicose maior que 30 mg/dL desde que o RN esteja com glicemia normal e que o LCR seja processado imediatamente. Caso contrário, considerar como valor normal 2/3 da glicemia do RN. Não fazer diagnóstico baseado apenas na glicorraquia.
- A análise de liquor acidentado (hemorrágico) deve ser feita com muita cautela. Não é recomendada a análise desse material para fins de diagnóstico clínico e epidemiológico.
- A partir de 28 dias de vida, considerar tabelas de normalidade para liquor apropriadas para a idade.

TABELA 37.1. Valores normais de LCR em RN

Parâmetros do LCR	Pré-termo	Termo
Leucócitos (mm³)	0-29	0-32
Proteína (mg%)	65-150	20-170
Glicose (mg/dL)	24-63	34-119

Fonte: Volpi, 2008.

GASOMETRIA ARTERIAL

Gasometria ou gasometria arterial é o exame que visa medir o oxigênio (O_2), o gás carbônico (CO_2) e o pH no sangue arterial para avaliar o equilíbrio acidobásico de um RN.

Finalidade: verificar se os pulmões são capazes de realizar corretamente a troca do oxigênio pelo dióxido de carbono nos seus alvéolos. Quando as artérias passam pelos pulmões, elas deixam o dióxido de carbono coletado nas células dos tecidos orgânicos e o trocam pelo oxigênio que está nos alvéolos, graças à respiração, para então levá-los aos órgãos.

Em que consiste a gasometria?

A gasometria utiliza o sangue retirado por punção de uma artéria, em que o oxigênio e o dióxido de carbono podem ser medidos antes de entrar nos tecidos corporais.

O_2 no sangue arterial

A capacidade do sangue em transportar diferentes gases varia grandemente, e os gases de interesse clínico (O_2, CO_2, CO) formam ligações químicas no sangue, principalmente com a hemoglobina (Hb).

A relação entre a capacidade de transporte e a pressão parcial para o O_2 é curvilínea (forma de S) e chamada de curva de dissociação do O_2.

A capacidade do sangue em transportar gases é chamada de coeficiente de capacitância (β), que corresponde à inclinação da curva de dissociação e que, para o O_2, β é maior no intervalo de PO_2 entre zero e 50 mmHg.

O coeficiente de capacitância para o O_2 representa sua solubilidade efetiva no sangue, para uma dada pressão parcial. Os gases que não combinam quimicamente e que, portanto, são dissolvidos fisicamente apresentam uma relação linear entre sua concentração e pressão e, portanto, um simples valor de β.

A administração da glicose a 25%, 2 minutos antes da punção arterial associada à contenção do RN, permite que o bebê fique mais tranquilo e organizado durante o estímulo doloroso.

O uso de escalas de dor à beira do leito do RN durante procedimentos dolorosos pode vir a ser um passo fundamental para se instalarem, no Serviço de Neonatologia, medidas habituais não farmacológicas, como as chupetas de gaze embebidas em glicose a 25%, que favorecerem ao RN intervenções adequadas, pois as escalas comprovam a existência da dor.

OXIMETRIA DE PULSO

A oximetria de pulso (SPO_2) detecta a luz transmitida em dois comprimentos de onda, correspondendo a Hb oxigenada e reduzida. O emissário da luz e seu detector são colocados frente a frente, separados pelo tecido (dedo ou pulso) de 5 a 10 mm de espessura. O sinal é a diferença na absorção entre a onda de pulso sistólica periférica e a diástole subsequente. Lembrar que a carboxi-hemoglobina – COHb (e a meta-hemoglobina) absorve luz no mesmo comprimento de onda que a desoxi-hemoglobina, de modo que a concentração da Hb oxigenada é superestimada na presença de COHb basicamente em qualquer situação.

CAUSAS DE HIPOXEMIA

Clinicamente, os desequilíbrios na relação V/Q podem contribuir para hipoxemia na maioria dos casos. A hipoxemia significativa pode estar presente com PaO_2 normal se o conteúdo sanguíneo de O_2 é baixo. O fluxo sanguíneo tecidual baixo, em relação ao VO_2 local, poderá causar hipoxemia tecidual independentemente da PaO_2 ou da SaO_2.

As causas mais importantes de hipoxemia podem ser resumidas em:

1) Baixa FIO_2 (fração inspirada de O_2);
2) Hipoventilação;
3) Limitação da difusão;
4) Distúrbios da relação V/Q;
5) *Shunts* direito-esquerdo.

LOCAL DA PUNÇÃO

Considerar a facilidade de acesso ao vaso e o tipo de tecido periarterial. Recomenda-se como local preferencial a artéria radial ao nível do túnel do carpo. Caso a circulação colateral seja insuficiente ou se o acesso está difícil, recomenda-se a artéria umeral, ao nível da fossa antecubital, como segunda alternativa.

A artéria femoral só deverá ser utilizada em casos excepcionais, uma vez que abaixo do ligamento inguinal não existe circulação colateral adequada.

Técnica da punção arterial:

1) O RN deve estar deitado no berço ou colo da mãe enrolado e receber 1 mL de glicose a 25% 2 minutos antes do procedimento (diminui a dor, ansiedade);
2) Limpeza da pele com álcool a 70%;
3) Colocar o punho do paciente hiperestendido;
4) Utilizar seringas de vidro, pequenas (3 mL) previamente lubrificadas com heparina;
5) Xilocaína;
6) Introduzir a agulha com o bisel voltado contra a corrente, formando um ângulo aproximado de 45 graus com a pele;
7) Deve-se obter um fluxo de sangue capaz de elevar o êmbolo da seringa de forma passiva (sem aspirar), colhendo 1 a 1,5 mL;
8) Comprimir o local da punção por aproximadamente 1 a 2 minutos, para prevenir a formação de hematoma.

O transporte e o depósito, entre a coleta da amostra e sua análise, não devem ultrapassar 10 a 15 minutos.

Complicações: hematoma, espasmo arterial, trombose, embolia, infecção.

TABELA 37.2. Valores dos gases em neonatologia

	pH	$PaCO_2$ MmHg	HCO_3 mEq/L	BE	PaO_2 mmHg
RNT	7,35-7,45	35-45 (40)	24-26	±3,0	60-80
RNPT 30-60 semanas	7,30-7,35	35-45	22-25	±3,0	60-80

Fonte: Goldsmith J, Karotkin E. Ventilación assistida neonatal. Editorial medica; 2015. p. 784-785.

Pressão arterial de dióxido de carbono (paCO$_2$)

- pCO_2: < 35 mmHg = hipocapnia (hiperventilação);
- pCO_2: > 45 mm Hg = hipercapnia (hipoventilação);
- pO_2: < 60 mmHg = hipoxemia;
- pO_2: > 80 mmHg = hiperoxemia.

TABELA 37.3. Regra de equilíbrio acidobásico

pH↓	pCO_2↑	HCO_3↓	H↑
pH↑	pCO_2↓	HCO_3↑	H↓

TABELA 37.4. Alterações do equilíbrio acidobásico

Alteração	pH	pCO_2	HCO_3
Acidose respiratória	↓	↑	
Acidose metabólica	↓		↓
Alcalose respiratória	↑	↓	
Alcalose metabólica	↑		↑
Acidose respiratória compensada metabólica	↓	↑	↓
Acidose metabólica compensada respiratória	↑	↑	↑
Acidose mista	↓	↑	↓
Alcalose mista	↑	↓	↑

ÍNDICE DE OXIGENAÇÃO

Caso o RN necessite iniciar ventilação mecânica: $IO = MAP \times FiO_2 \times 100/PaO_2$, onde:

MAP = pressão média da via aérea (VM)

FiO_2 = fração inspirada de O_2

Valor normal < 10

15 a 30 síndrome do desconforto respiratório (SDR) grave

30 a 40 falha do suporte ventilatório

25 a 40 mortalidade = 80%

> 25 = óxido nítrico

Sabe-se que os distúrbios metabólicos alteram o numerador da equação, por meio de diminuição (acidose) ou aumento (alcalose) no cálculo da concentração de bicarbonato.

Os distúrbios respiratórios interferem no denominador da equação, elevando (acidose) ou reduzindo (alcalose) a $PaCO_2$. Os distúrbios metabólicos são compensados, inicialmente, por alterações na $PaCO_2$ (compensação pulmonar) e, posteriormente, por meio de mudanças na excreção renal de ácidos e na reabsorção de álcalis (compensação renal). Possuem mecanismos mais precários de compensação que dependem, de mecanismos renais de compensação.

Portanto:

– Alcalose: aumentando o teor de bicarbonato (Bic) sanguíneo ou diminuindo a $PaCO_2$, a relação Bic/H_2CO_3 aumenta o pH e torna-se MAIOR do que o valor normal (7,35 a 7,45);

– Acidose: diminuindo a concentração de Bic sanguíneo ou aumentando a $PaCO_2$, a relação Bic/H_2CO_3 diminui o pH e torna-se MENOR do que o valor normal.

$PaCO_2$ (pressão parcial de CO_2) no sangue arterial: mede a fração dissolvida não combinada de CO_2; depende basicamente da ventilação pulmonar:

– Normal: $paCO_2$ de 35 a 45 mmHg (média de 40 mmHg).

– RN < 1.500g: $paCO_2$ até 55 – pH > 7,20 (hipercapnia permissiva)

PaO_2 (pressão parcial de O_2) no sangue arterial – 50 a 70 mmHg. Avalia a hipoxemia arterial. Não assegura a presença de hipóxia tecidual. Avaliação da hipoxemia sob FiO_2 maior que 21%.

Hipoxemia não corrigida: PaO_2 menor que limite satisfatório no ar ambiente

Hipoxemia corrigida: PaO_2 maior que limite satisfatório no ar ambiente

Hipoxemia excessivamente: PaO_2 maior que 100 mmHg corrigida

As diferenças entre os valores normais dos parâmetros gasométricos do sangue arterial e do sangue venoso estão indicadas na Tabela 37.5.

TABELA 37.5. Diferenças entre valores normais dos parâmetros gasométricos do sangue arterial e do sangue venoso

Parâmetro	Sangue arterial	Sangue venoso
pH	7,35 a 7,45	0,05 unidade menor
$PaCO_2$	35 a 45 mmHg	6 mmHg maior
PaO_2	70 a 100 mmHg	~ 50% (35 a 50 mmHg)

Fonte: Maternidade Saúde da Criança, 2012.

TABELA 37.6. Gasometria arterial ideal

	pH	PCO_2	PO_2
Prematuro	7,28-7,32	35-45	50-80
A termo	7,30-7,35	35-45	80-95

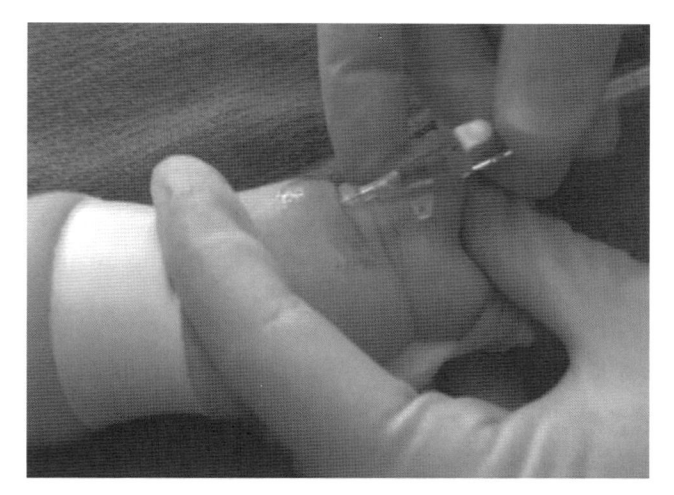

FIGURA 37.10. Gasometria arterial.
Fonte: Maternidade Saúde da Criança, 2012.

TABELA 37.7. Valores normais em recém-nascido

Sangue	Arterial	Capilar	Venoso
pH	7,25-7,35	7,25-7,35	7,25-7,35
pCO_2	35-45	40-50	40-50
pO_2	50-70	35-50	35-50
HCO_3	20-24	18-24	18-24
Sat Hb O_2	92-96	70-75	70-75

TABELA 37.8. Gasometria arterial aceitável

pH	> 7,2
pCO_2	50-60 mmHg
pO_2	50-60 mmHg
HCO_3	18-20

ACIDOSE METABÓLICA

pH < 7,30 diminuição do HCO_3 plasmático com o pCO_2 normal ou diminuído.

Etiologia:

• Erros inatos do metabolismo;

• Sobrecarga proteica em prematuros por leite artificial e proteína maior que 4 g/kg por dia;

• Acidose tubular renal: PH urinário maior que 7 em RNPT com acidose persistente;

- Acidose metabólica persistente em RN com nutrição parenteral = excesso de cloreto (fazer acetato de sódio em vez de cloreto de sódio);
- Excesso de produção ou de aporte de íons hidrogênio: anorexia, jejum, doenças hereditárias do metabolismo de glicídios, proteínas e lipídios;
- Defeito de excreção de íon H(+): insuficiência renal, acidose tubular distal e acidose por insuficiência respiratória;
- Perda de bicarbonato: diarreia, oclusão intestinal, peritonite ou nos casos de acidose tubular proximal.

Tratamento:
- Assistência ventilatória e/ou a administração de um agente tampão;
- Corrigir a causa básica;
  - Expansão com soro fisiológico 0,9% 5 a 10 mL/kg;
  - Drogas vasoativas;
  - Corrigir e ventilar adequadamente;
  - Tratar a desidratação e/ou infecção;
- Bicarbonato de Na correção:

– Se pH sanguíneo menor que 7,25, BE maior que -7 ou Bic sérico de 10 mg/dL.
Não fazer se PCO_2 maior que 45 mmHg

mEq de bicarbonato = (Bic. desejado – Bic. encontrado) × 0,03 × peso (kg)

Acidose moderada ou grave: metade da dose em 1 a 2 horas e o restante em 4 a 6 horas

Velocidade máxima de infusão: 1 mEq/kg/min. Infusão rápida = redução da contratilidade cardíaca.

• **Soluções empregadas:** bicarbonato de Na 4,2% (0,5 mEq/mL) ou 2,5% (0,3 mEq/mL)

Bic 8,4% – 1 mL – 1 mEq

Bic 10% – 1 mL – 1,2 mEq

Bic 3% – 1 mL – 0,35 mEq

Bic 7,5% – 1 mL – 0,9 mEq

Bic 5% – 1 mL – 0,6 mEq

Usar Bic 1,45 ou 4,2% diluindo em SG 5%

ALCALOSE METABÓLICA

- (pH > 7,45).

Etiologia:
- Perda de líquido gástrico por: vômito ou drenagem de secreções gástricas;
- Terapia diurética;
- Excesso de administração de bicarbonatos;
- Administração de citrato após transfusões de sangue ou exosanguineotransfusão.

Tratamento:

- O organismo procura compensar a alcalose pela redução da respiração pulmonar, pela excreção aumentada de bases e pela excreção diminuída de ácidos e de radicais ácidos resultantes do metabolismo;
- Realizar análises de K, Na e Cl plasmático, pois a redução deles diminui a excreção renal do bicarbonato;
- Tratar os vômitos;
- Uso de soluções ácidas é raro na alcalose metabólica do RN.

TABELA 37.9. Valores de PH, $PaCO_2$ e PaO_2 para recém-nascidos

RN	PH	$PaCO_2$	PaO_2
< 28 sem	> 7,25	40-50	45-65
28-40 sem	> 7,25	40-60	50-70
RNT e HPP	7,5-7,6	20-40	80-120
DBP	7,35-7,45	45-70	60-80

Como ocorre a resposta compensatória?

- Na acidose metabólica, a resposta primária = $\downarrow HCO_3$ compensatória = $\downarrow pCO_2$;
- Na acidose respiratória, a resposta primária = $\uparrow pCO_2$ compensatória = $\uparrow HCO_3$;
- Na alcalose metabólica, a resposta primária = $\uparrow HCO_3$ compensatória = $\uparrow p CO_2$;
- Na alcalose respiratória, a resposta primária = $\downarrow pCO_2$ compensatória = $\downarrow HCO_3$.

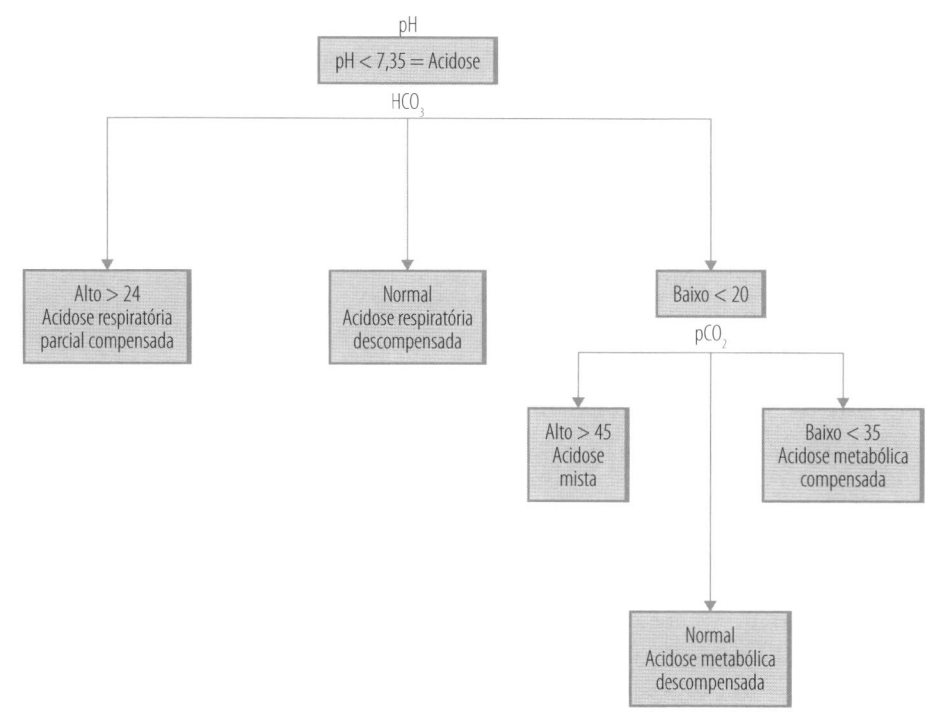

FIGURA 37.11. Fluxograma da acidose.

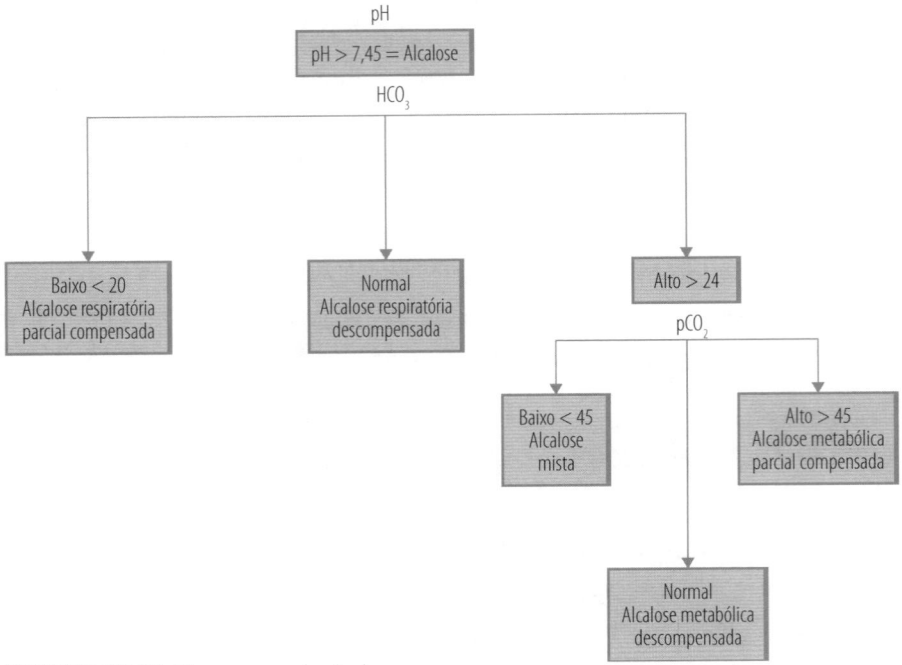

FIGURA 37.12. Fluxograma da alcalose.

PUNÇÃO SUPRAPÚBICA

Indicação: coleta de urocultura. O local indicado para a punção está situado entre 1 e 3 cm acima da sínfise púbica, com agulha introduzida e direcionada para dentro e para baixo. Recomenda-se colocar o paciente na posição de Trendelenburg, a fim de evitar a perfuração de órgãos intra-abdominais, especialmente das alças intestinais.

Contraindicação: bexiga vazia, distensão abdominal, infecção de pele na área, anomalia geniturinária ou pélvica.

Complicação: hematúria macro/microscópica, hematoma ou abcesso de parede abdominal, perfuração do reto.

DESCOMPRESSÃO DE PNEUMOTÓRAX

Bandeja de drenagem torácica

Luva estéril, óculos para proteção, gorro descartável, máscara descartável, avental cirúrgico, campo fenestrado, tesoura reta de ponta fina, pacote de curativo com pinças, pinça Halsted reta, pinça Mixter Baby, porta-agulha, cabo de bisturi nº 3 e pinça tipo Allis. Dispositivo intravenoso (cateter curto flexível – jelco nº 14 ou 16). Lidocaína a 2% sem adrenalina. Seringa de 20 mL, agulha de 40 × 12, ampola de água destilada de 10 mL, antisséptico (clorexidina alcóolica), gaze estéril – dreno torácico neonatal (10 Fr para peso < 2.000g e 12 Fr para peso > 2.000g).

Sistema inglês polegadas	Sistema métrico milímetros (Ø × comprimento)	Cor do canhão
14G 2	2,1 × 50 mm	Laranja
16G 2	1,7 × 50 mm	Cinza
18G 1 3/4	1,3 × 45 mm	Verde
20G 1 1/4	1,1 × 65 mm	Rosa
22G 1	0,9 × 25 mm	Azul
24G 3/4	0,7 × 19 mm	Amarelo

Fonte: Cedido para ensino, 2010.

Procedimento

Previamente, se possível, realizar a contenção do RN, porque ele não conseguirá sugar por causa do desconforto respiratório e da agitação.

Deve ser imediata e é um procedimento simples e rápido.

A punção é realizada com a utilização de um jelco acoplado a uma seringa parcialmente preenchida com água destilada.

O local da punção é o segundo espaço intercostal, na linha hemiclavicular do lado suspeito. Após assepsia local, introduz-se a agulha em ângulo reto com a pele, procurando sempre passar junto da borda superior da costela inferior (evitando lesar o plexo vasculovenoso). Quando a agulha atingir o espaço pleural, observa-se a presença de bolhas de ar.

Um método rápido consiste em acoplar essa agulha a um equipo de soro, com a extremidade distal imersa em selo d'água. Após atingir o espaço pleural, introduz-se 2 a 3 cm de cateter e se conecta o mesmo ao sistema de drenagem.

Com alívio do pneumotórax, as condições do RN melhoram, permitindo, agora mais tranquilamente, a realização do exame radiográfico.

Em alguns casos, esse tipo de drenagem é suficiente para o tratamento, podendo permanecer no local por alguns dias. No entanto, habitualmente, torna-se necessária a drenagem cirúrgica.

Bebês de risco para pneumotórax: doença da membrana hialina (DMH), bebês em respiradores mecânicos, bebês prematuros, bebês com aspiração de mecônio. Quadro clínico: taquidispneia, cianose, taquicardia, hipotensão, hiper-ressonância à percussão, MV e frêmito ↓ ou abolido, expansibilidade diminuída, ictus desviado, queda de saturação de oxigênio.

Raios X: pulmão colapsado parcial ou totalmente por ar. Ausência de imagens broncovasculares na zona de radiotransparência. Desvio do coração e estruturas mediastinais. Aumento dos EIC no lado comprometido.

Transiluminação: uma sonda de fibra óptica de luz é colocada na parede do bebê no peito (o lado do peito com o vazamento de ar transmite uma luz mais brilhante). Procedimento frequentemente usado em emergência.

Conduta: oxigenação + punção com agulha de grosso calibre + drenagem torácica no segundo espaço intercostal, linha hemiclavicular (Figura 37.13).

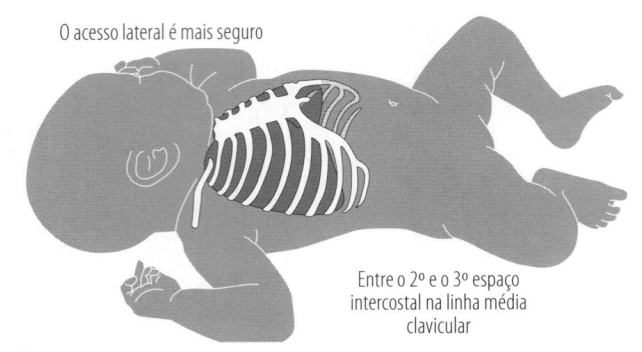

O acesso lateral é mais seguro

Entre o 2º e o 3º espaço intercostal na linha média clavicular

FIGURA 37.13. Conduta para descompressão de pneumotórax. Fonte: STABLE, 2016.

Complicações: infecção, sangramento, dano do nervo, trauma pulmonar, paralisia diafragmática, enfisema subcutâneo.

Toracocentese:
- Posicionar o RN em decúbito dorsal, com um coxim sob o tórax e com elevação do membro superior homolateral;
- Usar um *scalp* 18 conectado a um *three-way* e na outra extremidade uma seringa de 10 ou 20 mL;
- Utilizar o mamilo como ponto de referência para o quarto espaço intercostal.
- Submeter a área de inserção à assepsia e anestesia. A incisão deve ser de pequeno diâmetro, em média menor que 0,75 cm, para evitar escape de ar.

Os planos são divulsionados com uma pinça curva e, ao atingir a pleura parietal, o dreno é rapidamente inserido na cavidade pleural. A dissecção por planos deve ser realizada junto à borda superior da costela inferior, desviando-se, assim, do feixe vasculonervoso intercostal. O dreno é, então, conectado a um sistema fechado em "selo d'água" e fixado à pele com fio de sutura inabsorvível (Figura 37.14 A e B).

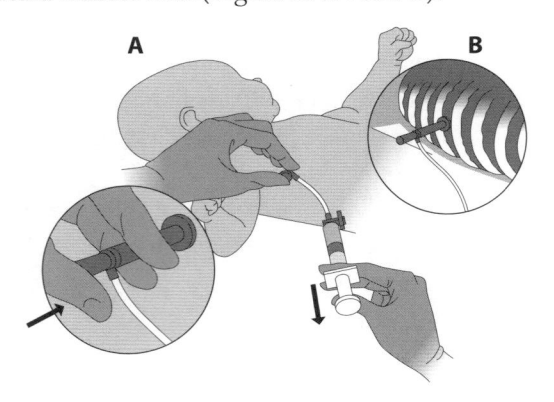

FIGURA 37.14 A E B. Exemplos de penetração de toracocentese.

Hemograma em neonatologia:

- Hemácias: 4,2 a 5,5 × 10 x 6/uL (masculino), 3,4 a 5,4 10 × 6/uL (feminino);
- Hematócrito: 43,4% a 56,1% (masculino), 37,4% a 55,9% (feminino);
- Hemoglobina: 14,7 a 18,6 g/dL (masculino), 12,7 a 18,3 g/dL (feminino);
- Plaquetas (1 a 30 dias de idade): 164 a 351 (masculino), 234 a 346 (feminino);
- Leucócitos: 6,8 a 13,3 (masculino), 8,0 a 14,3 (feminino);
- Fosfatase alcalina: 95 a 368 IU/L a 37 °C.

Painel metabólico (CMP):

- Bicarbonato total: 18 a 30 mEq/L;
- Fósforo: 4 a 6,5 mg/dL ou 2,3 a 3,8 mg/dL;
- Sódio: 0,3 a 3,5 mmol/24 horas (6 a 10 mmol/m²) = 135 a 147 mEq/dL;
- Cálcio: 4,0 a 5,0 mEq/L ou 2,0 a 2,5 mmol/L (RNT, primeira semana); 3,5 a 4,5 mEq/L ou 1,7 a 2,3 mmol/L (RNPT, primeira semana);
- Cloretos: 96 a 111 mmol/L;
- Potássio: 3,7 a 5,2 mmol/L (RNT), 4,5-7,2 mmol/L (RNPT) = 3,5 a 5,5 mEq/dL;
- Magnésio: 1,7 a 2,4 mg/dL ou 0,70 a 0,99 mmol/L (masculino); 1,7 a 2,5 mg/dL ou 0,70 a 1,03 mmol/L (feminino);
- Ferro: 20 a 157 ug/dL ou 3,6 a 28,1 mol/L (mais que seis semanas);
- Amônia: menor que 50 mmol/L.

Proteínas:

- Albumina: 2,6 a 3,6 g/dL;
- PCR: 10 a 350 g/L (*cord blood*).
- Creatinina: 18 a 58 mg/L (1,37 a 4,42 mmol/L)

MUDANÇAS NA HEMOGLOBINA EM BEBÊS NO PRIMEIRO ANO DE VIDA

TABELA 37.10. Mudanças na hemoglobina em bebês no primeiro ano de vida

Semanas	RNT	RNPT (1.200-2.500g)	RNPT (< 1.200g)
0	17 (14-20)	16.4 (13,5-19)	16 (13-18)
1	18,8	16	14,8
3	15,9	13,5	13,4
10	11,4	9,8	8,5
20	12	10,4	9
50	12	11,5	11
Hb mais baixa	10,3 (9,5-11)	9 (8-10)	7,1 (6,5-9)
Época do nadir	6-12 semanas	5-10 semanas	4-8 semanas

Fonte: Mentzer WC, Glader B. Erythrocyte disorders in infancy. In: Taeusch HW, Ballard RA, Gleason CA. Avery's disease of the newborn. Philadelphia: Elsevier; 2010.

TABELA 37.11. Leucócitos e contagem diferencial durante o primeiro mês de vida

Idade	Leucócitos totais	Neutrófilos	%	Linfócitos	%	Monócitos	%	Eosinófilos	%
Nascimento	18,1 (9-30)	11 (6-26)	61	5,5 (2-11)	31	1,1	6	0,4	2
12h	22,8 (13-38)	15,5 (6-28)	68	5,5 (2-11)	24	1,2	5	0,5	2
24h	18,9 (9,4-34)	11,5 (5-21)	61	5,8 (2-11,5)	31	1,1	6	0,5	2
1 semana	12,2 (5-21)	5,5 (1- 9,5)	45	5,0 (2-17)	41	1,1	9	0,5	4
2 semanas	11,4 (5-20)	4,5 (1-9,5)	40	5,5 (2-17)	48	1,0	9	0,4	3
4 semanas	10,8 (5- 8,5)	3,8 (1-8,5)	35	6,0 (2,5-16,5)	56	0,7	7	0,3	3

Fonte: Cairo MS, Bruho F. Blood and blood-forming tissues; 2003.

TABELA 37.12. Achados normais do LCR em recém-nascidos

Achados LCR	Valores normais
Contagem de células (leucócitos/mm³)	
RNPT (média)	9,0 (0–25,4) – 57% polimorfonucleares
RNT (média)	8,2 (0–22,4) – 61% polimorfonucleares
Glicose (mg/dL)	
RNT	24-63 (média 50)
RNPT	34-119 (média 52)
LCR glicose/glicose sanguínea %	
RNT	55-105
RNPT	44-128
Proteína	
RNT	65-150 (média 115)
RNPT	20-170 (média 90)

TABELA 37.13. Soluções de sódio e glicose

Solução	Concentração Na+ (mEq/L)
3% NaCl em água	513
0,9% NaCl em água	154
Ringer lactato	130
0,45% NaCl em água	77
0,2% NaCl em água	34

Fonte: Polin, 2013.

TABELA 37.14. Preparação de diferentes concentrações de glicose

Glicose 7,5%	50 mL glicose 10% + 50 mL G5%
Glicose 10%	PREPARAÇÃO PRONTA
Glicose 12,5%	37,5 mL glicose 25% +62,5 mL G5%
Glicose 15%	50 mL glicose 25% + 50 mL G5%
Glicose 17,5%	50 mL glicose 25% + 50 mL G10%
Glicose 20%	75 mL glicose 25% + 25 mL G 5%
Glicose 25%	PREPARAÇÃO PRONTA
Glicose 30%	50 mL glicose 50% + 50 mL glicose 10%

TABELA 37.15. Pressão arterial para recém-nascido a termo

Idade	Sistólica (mmHg)	Diastólica (mmHg)	Média (mmHg)
1ª hora	70	44	53
12 horas	66	41	50
Dia 1 dormindo	70 ± 9	42 ± 12	55 ± 11
Dia 1 acordado	71 ± 9	43 ± 10	55 ± 9
Dia 3 dormindo	75 ± 11	48 ± 10	59 ± 9
Dia 3 acordado	77 ± 12	49 ± 10	63 ± 13
Dia 6 dormindo	76 ± 10	46 ± 12	58 ± 12
Dia 6 acordado	76 ± 10	49 ± 11	62 ± 12
2ª semana	78 ± 10	50 ± 9	
3ª semana	79 ± 8	49 ± 8	
4ª semana	85 ± 10	46 ± 9	

Fonte: Normal Blood Neonatal Blood Pressure Values. 2013. Disponível em: http://docs.health.vic.gov.au/docs/doc/Normal-Blood-Neonatal-Blood-Pressure-Values.

Pressão arterial pela idade gestacional (Figura 37.15)

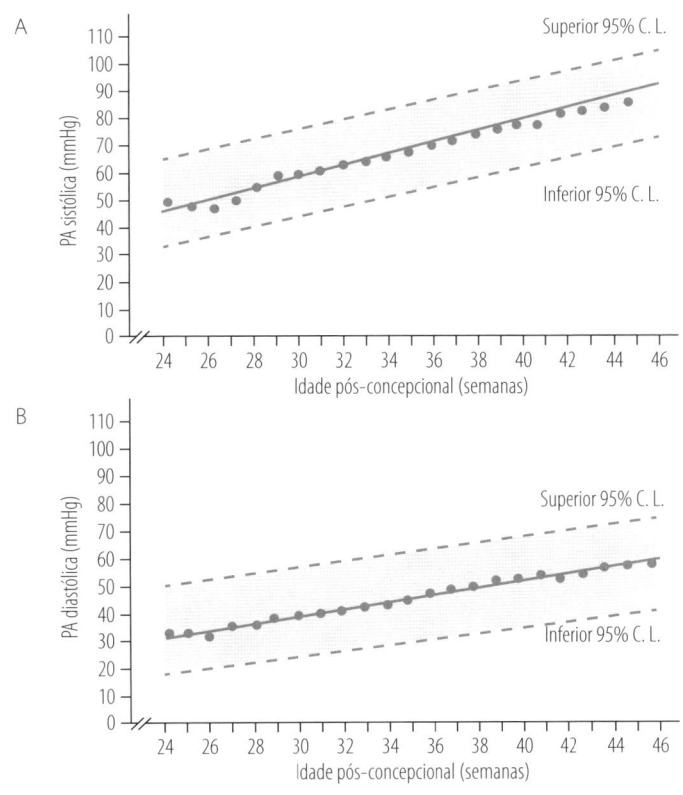

FIGURA 37.15. Regressão linear entre a idade gestacional e a pressão arterial sistólica média (A) e diastólica (B), juntamente com os limites de confiança superior e inferior a 95%, qual aproximada média ± 2 SD.Fonte: Zubrow AB, Hulman S, Kushner H, Falkner B. Determinants of blood pressure in infants admitted to neonatal intensive care units: a prospective multicenter study. Philadelphia Neonatal Blood Pressure Study Group. J Perinatol. 1995;15(6):470-9.

Hipotensão em RN a termo:

0 a 28 dias > 60 (PA sistólica 5th percentil)

Medidas antropométricas (Tabela 37.16):

TABELA 37.16. Medidas antropométricas

Idade gestacional	Aumento cm/semana (1-8 semanas)
30-33 semanas	1,1
34-37 semanas	0,8
Termo < 3 meses	2 cm/mês
Primeiros 3 meses	6 cm

Fonte: Freedman. Science. 1980.

a. Perímetro cefálico:

b. Peso:

Gibson. Horm Res 2003

Primeiros 7 a 10 dias = perda de 10% a 15% peso com recuperação a seguir

Primeiros 3 meses = ganha 25g por dia

Dobra de peso = 4 meses

Triplica o peso = 12 meses

c. Estatura (Tabela 37.17):

TABELA 37.17. Estatura

Ao nascer	50 cm
6 meses	68 cm
12 meses	75 cm
24 meses	85 cm
4 anos	100 cm

TABELA 37.18. Valores normais de eletrólitos em neonatos a termo

	Sangue do cordão umbilical		Sangue entre 2 e 4 horas	
	Média ± DP	Variação	Média ± DP	Variação
Na+ (mEq/L)	138 ± 3	129-144	137 ± 3	130-142
K+ (mEq/L)	5,3 ± 1,3	3,44-9,9	5,2 ± 0,5	4,4-6,4
Glicose (mg/dL)	75 ± 19	29-120	63 ± 12	29-92
BUN (mg/dL)	6,0 ± 1,7	3,0-10,0	7,1 ± 2,0	4-12

BUN: nitrogênio ureico sanguíneo. Fonte: Dollberg S, Bauer R, Lubetzky R, Mimouni FB. A reappraisal of neonatal blood chemistry reference ranges using the Nova M electrodes. Am J Perinatol. 2001;18(8):433-40.

TABELA 37.19. Valores bioquímicos normais em neonatos pré-termo

	Idade 1ª semana		Idade 3ª semana		Idade 5ª semana		Idade 7ª semana	
	Média ± DP	Variação	Média ± DP	Variação	Média ± DP	Variação	Média ± DP	Variação
Na+ (mEq/L)	139,6 ± 3,2	133-146	136,3 ± 2,9	129-142	136,8 ± 2,5	133-148	137,2 ± 1,8	133-142
K+ (mEq/L)	5,6 ± 0,5	4,6-6,7	5,8 ± 0,6	4,5-7,1	5,5 ± 0,6	4,5-6,6	5,7 ± 0,5	4,6-7,1
Ca (mg/dL)	9,2 ± 1,1	6,1-11,6	9,6 ± 0,5	8,1-11,0	9,4 ± 0,5	8,6-10,5	9,5 ± 0,7	8,6-10,8
P (mg/dL)	7,6 ± 1,1	5,4-10,9	7,5 ± 0,7	6,2-8,7	7,0 ± 0,6	5,6-7,9	6,8 ± 0,8	4,2-8,2
BUN (mg/dL)	9,3 ± 5,2	3,1-25,5	13,3 ± 7,8	2,1-31,4	13,3 ± 7,1	2,0-26,5	13,4 ± 6,7	2,5-30,5
Proteína total (g/dL)	5,49 ± 0,42	4,40-6,26	5,38 ± 0,48	4,28-6,70	4,98 ± 0,50	4,14-6,90	4,93 ± 0,61	4,02-5,86
Albumina (g/dL)	3,85 ± 0,30	3,28-4,50	3,92 ± 0,42	3,16-5,26	3,73 ± 0,34	3,20-4,34	3,89 ± 0,53	3,40-4,60
Globulina (g/dL)	1,58 ± 0,33	0,88-2,20	1,44 ± 0,63	0,62-2,90	1,17 ± 0,49	0,48-1,48	1,12 ± 0,33	0,5-2,60
Hb (g/dL)	17,8 ± 2,7	11,4-24,8	14,74 ± 2,1	9,0-19,4	11,5 ± 2,0	7,2- 18,6	10,0 ± 1,3	7,5-13,9

BUN: nitrogênio ureico sanguíneo; Hb: hemoglobina; DP: desvio-padrão. Adaptada de: Thomas J, Reichelderfer T. Premature infants: analysis of serum during the first seven weeks of life. Clin Chem. 1968;14:272.

BIBLIOGRAFIA RECOMENDADA

Abubakar M. Atlas of Procedures. In: MacDonald M, Ramasthu J, editors. Neonatology. Philadelphia: Wotters Kluwer/Lippincott Williams & Wilkins; 2007.

Amaral TS, et al. Benefícios da contenção facilitada durante a aspiração traqueal em recém-nascidos prematuros internados na UTI neonatal – série de casos. Braz J Phys Ther. 2012;16(Suppl):269-9.

Begum M, Haque ZSM, Hassan M, Jahan N. Immediate Outcome of Neonate With Pneumothorax. J Paediatr Surg Bangladesh. 20145;5(1):3-7.

Borges TP. Pneumotórax em recém-nascidos: relato de quatro casos. Salvador: Universidade Católica do Salvador; 2011.

Christensen RD, Henry E, Jopling J, Wiedmeier SE. The CBC: reference ranges for neonates. Semin Perinatol. 2009;33(1):3-11.

Duong HH, Sankaran K. A simple approach to pneumothorax in newborns. Perinatology. 2012;13(1).

Gomella TL, Cunningham MD, Eyal FG, Zenk KE. Neonatology: management, procedures, on-call problems, diseases, and drugs. New York: McGraw-Hill Medical; 2009. p. 344-7.

Lima RNS. Assistência humanizada de enfermagem em neonatologia: uma revisão integrativa. Brasília: Universidade de Brasília; 2014.

Litmanovitz I, Carlo WA. Expectant management of pneumothorax in ventilated neonates. Pediatrics. 2008;122:975-9.

Mendonça SD, Medeiros VGO, Souza NL, Silva RKC, Oliveira SIM. Meconium aspiration syndrome: identifying obstetric and neonatal risk situations. Rev Pesqui Cuid Fundam (Online). 2015;7(3):2910-8.

Migliaro F, Sodano A, Capasso L, Raimondi F. Lung ultrasound-guided emergency pneumothorax needle aspiration in a very preterm infant. BMJ Case Rep. 2014;2014.

Mitchell JD, Welsby IJ. Techniques of arterial access. Surgery. 2004;22(1):3-4.

Norforlk, Suffolk & Cambridgeshire Neonatal Netwrok. Clinical Guideline: Peripheral Arterial Cannulation 2007. Disponível em: <http://www.neonatal.org.uk/documents/3270.pdf>. Acesso em: 6 out. 2017.

Oliveira CHY, Moran CA. Estudo descritivo: ventilação mecânica não invasiva em recém-nascidos pré-termo com síndrome do desconforto respiratório. ConScientiae Saúde. 2009;8(3):485-9.

Ozyürek E, Cetintaş S, Ceylan T, Oğüş E, Haberal A, Gürakan B, et al. Complete blood count parameters for healthy, small-for-gestational-age, full-term newborns. Clin Lab Haematol. 2006;28(2):97-104.

Potter PA, Perry AG. Fundamentos de enfermagem. Rio de Janeiro: Elsevier; 2009. p. 686-754.

Potter PA, Perry AG. Guia Completo de Procedimentos e Competências de Enfermagem. Rio de Janeiro: Elsevier; 2012. p. 300-7.

Santos MFO, Silvino ZR. Nursing procedures in neonatology: routines in the Fernandes Figueira Institute/Fiocruz. J Nurs UFPE. 2013;7(9). Disponível em: <http://www.revista.ufpe.br/revistaenfermagem/index.php/revista/article/view/4690>. Acesso em: 2 out. 2017.

Sawyer TL. Radial Arterial Cannulation. Medscape Reference Drugs, Diseases & Procedures.

Schmutz N, Henry E, Jopling J, Christensen RD. Expected ranges for blood neutrophil concentrations of neonates: the Manroe and Mouzinho charts revisited. J Perinatol. 2008;28(4):275-81.

Silva TM, Chaves EMC, Cardoso MVLML. Dor sofrida pelo recém-nascido durante a punção arterial. Esc Anna Nery. 2009;13(4):726-32.

Taeusch HM, Christiansen RO, Buescher ES, editors. Pediatric and neonatal tests and procedures. Philadelphia: Saunders; 1996. 686p.

Wung JT, et al. A spring-loaded needle for emergency evacuation of pneumothorax. Crit Care Med. 1978;6:378-9.

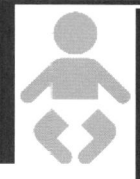

Capítulo 38

SEDAÇÃO E ANALGESIA
NO RECÉM-NASCIDO

Aurimery Gomes Chermont

1. **Objetivo:** aplicar as escalas de dor nos procedimentos sabidamente dolorosos adotados na assistência ao recém-nascido a termo (RNT) e ao recém-nascido pré-termo (RNPT).
2. **Abrangência:** neonatologistas, enfermeiros, fisioterapeutas, fonoaudiólogos.
3. **Escalas:** indica-se, para a avaliação da dor neonatal, o emprego de múltiplas escalas pelos diferentes profissiona is de saúde, mas recomenda-se que pelo menos um desses instrumentos seja uma escala unidimensional comportamental, ou seja, que leve em conta os diversos comportamentos de dor exibidos pelo RN:

- NIPS (*Neonatal Infant Pain Scale*): é avaliada pelos técnicos de enfermagem com os sinais vitais;
- EDIN (*Échelle de Douleur et d'Inconfort du Nouveau-né*): é aplicada por enfermeiros a cada turno;
- BIIP (*Behavioral Indicators of Infant Pain*): é aplicada pelos médicos sempre que a NIPS e/ou a EDIN estão alteradas ou em crianças com possível indicação de analgesia ou, ainda, em uso de analgésicos.

Com base nessa avaliação sistemática, as intervenções adequadas devem ser prescritas e administradas, com posterior reavaliação e documentação da efetividade do tratamento aplicado.

Técnicos de enfermagem – NIPS: a Escala de Avaliação de Dor no Recém-Nascido é composta por cinco parâmetros comportamentais e um indicador fisiológico, avaliados antes, durante e após procedimentos invasivos agudos em RNTs e RNPTs. A maior dificuldade reside na avaliação do parâmetro "choro" em pacientes intubados – nessa situação, dobra-se a pontuação da mímica facial, sem avaliar o "choro". A Tabela 38.1 apresenta a NIPS para a enfermagem.

TABELA 38.1. NIPS para enfermagem

NIPS	0 pontos	1 ponto	2 pontos
Expressão facial	Relaxada	Contraída	–
Choro	Ausente	"Resmungos"	Vigoroso
Respiração	Relaxada	Diferente do basal	–
Braços	Relaxados	Flexão ou extensão	–
Pernas	Relaxadas	Flexão ou extensão	–
Estado de alerta	Dormindo ou calmo	Desconfortável	–

Define-se dor quando pontuação é maior ou igual a 4.

Fonte: Rev Bras Fisioter. 2010;14(Suppl).

Como avaliar a expressão facial de dor no RN (Figura 38.1)

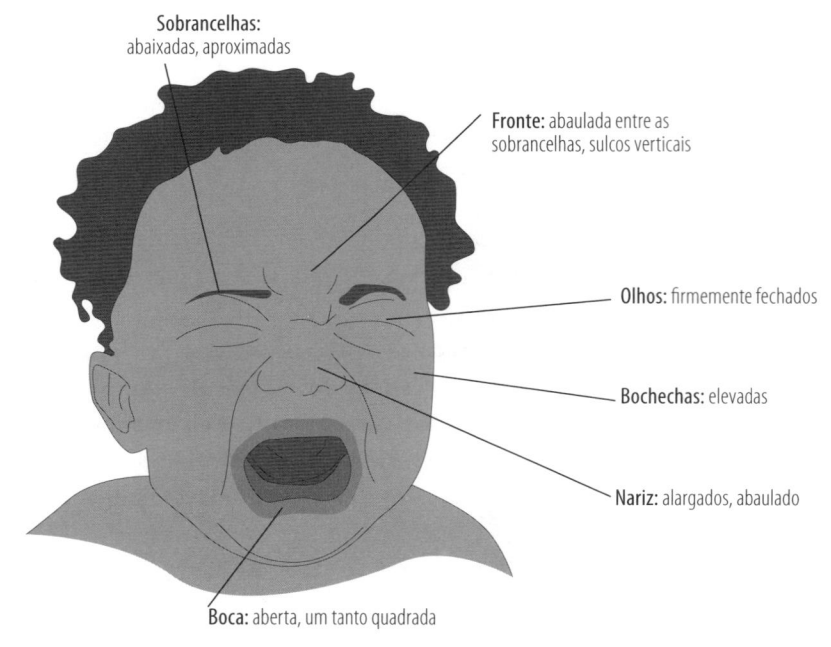

Sobrancelhas: abaixadas, aproximadas

Fronte: abaulada entre as sobrancelhas, sulcos verticais

Olhos: firmemente fechados

Bochechas: elevadas

Nariz: alargados, abaulado

Boca: aberta, um tanto quadrada

FIGURA 38.1. Avaliação da expressão facial de dor no recém-nascido. Fonte: Wong DL, et al. Enfermagem pediátrica: elementos essenciais à intervenção efetiva. 5.ed. Rio de Janeiro: Guanabara Koogan, 1999. p. 548.

Enfermeiros – EDIN: a Escala de Dor e Desconforto do Recém-Nascido foi desenhada para avaliar a dor persistente do RN criticamente doente. A sua aplicação é fácil e prática, permitindo acompanhar o comportamento do paciente por períodos mais prolongados a fim de adequar a terapêutica necessária. A Tabela 38.2 apresenta a pontuação para a Escala de Dor e Desconforto do Recém-Nascido.

Médicos – BIIP: a escala Indicadores Comportamentais da Dor no Lactente é uma modificação recente do Sistema de Codificação Facial do Recém-Nascido (NFCS) que inclui o estado de alerta do RN e a movimentação das mãos, tornando a avaliação comportamental mais específica e inserida na interação entre paciente e ambiente. A Tabela 38.3 apresenta a pontuação para os Indicadores Comportamentais da Dor no Lactente.

I. Indicações de analgesia no recém-nascido:

- Pacientes com enterocolite necrosante;
- RNs portadores de tocotraumatismos, como fraturas ou lacerações extensas;

TABELA 38.2. Escala de Dor e Desconforto do Recém-Nascido

EDIN	Pontuação - definição
Atividade facial	0 – relaxada 1 – testa ou lábios franzidos, alterações de boca transitórias 2 – caretas frequentes 3 – mímica de choro ou totalmente sem mímica
Movimento corporal	0 – relaxado 1 – agitação transitória, geralmente quieto 2 – agitação frequente, mas dá para acalmar 3 – agitação persistente, hipertonia mmii/s ou parado
Qualidade do sono	0 – dorme fácil 1 – dorme com dificuldade 2 – sonecas curtas e agitadas 3 – não dorme
Contato com enfermagem	0 – atento à voz 1 – tensão durante a interação 2 – chora à mínima manipulação 3 – Não há contato, geme à manipulação
Consolabilidade	0 – quieto e relaxado 1 – acalma rápido com voz, carinho ou sucção 2 – acalma com dificuldade 3 – Não acalma, suga desesperadamente

Define-se dor quando a pontuação é maior ou igual a 7. Adaptado de: Sociedade Brasileira de Pediatria, 2010.

TABELA 38.3. Indicadores Comportamentais da Dor no Lactente

BIIP	Pontos	Definição
Estado de sono/vigília		
Sono profundo	0	Olhos fechados, respiração regular, ausência de movimentos das extremidades
Sono ativo	0	Olhos fechados, contração muscular ou espasmos/abalos, movimento rápido dos olhos, respiração irregular
Sonolento	0	Olhos fechados ou abertos (porém com olhar vago, sem foco), respiração irregular e alguns movimentos corporais
Acordado/Quieto	0	Olhos abertos e focados, movimentos corporais raros ou ausentes
Acordado/ Ativo	1	Olhos abertos, movimentos ativos das extremidade
Agitado/Chorando	2	Agitado, inquieto, alerta, chorando
Face e mãos		
Fronte saliente	1	Abaulamento e presença de sulcos acima e entre as sobrancelhas
Olhos espremidos	1	Compressão total ou parcial da fenda palpebral
Sulco nasolabial aprofundado	1	Aprofundamento do sulco que se inicia em volta das narinas e se dirige à boca
Estiramento horizontal da boca	1	Abertura horizontal da boca acompanhada de estiramento das comissuras labiais
Língua tensa	1	Língua esticada e com as bordas tensas
Mão espalmada	1	Abertura das mãos com os dedos estendidos e separados
Mão fechada	1	Dedos fletidos e fechados fortemente sobre a palma das mãos formando um punho cerrado/ mão fechada

Considera-se dor quando pontuação é >5. Adaptado de: Pain. 2007.

- Procedimentos dolorosos como drenagem torácica, intubação traqueal eletiva, colocação de cateteres, punção liquórica, múltiplas punções arteriais, venosas e/ou capilares;
- Procedimentos cirúrgicos de qualquer porte;
- Pacientes intubados, em ventilação mecânica;
- Qualquer neonato gravemente enfermo que possa necessitar de múltiplos procedimentos dolorosos;
- Não existem indicações absolutas para o uso de analgesia no período neonatal. A decisão a respeito do alívio da dor deve ser individualizada, mas não deve ser esquecida.

II. Tratamento não farmacológico:
1. Sucção não nutritiva: o uso da chupeta inibe a hiperatividade e modula o desconforto do RN, podendo ser aplicado ao RN durante a realização de "pequenos" procedimentos, como a coleta de sangue capilar;
2. Solução glicosada: pode-se recomendar o emprego clínico de soluções glicosadas (1,0 mL a 25%) via oral (VO), cerca de 1 a 2 minutos antes de pequenos procedimentos, como punções capilares ou venosas. Pode-se ainda manter uma chupeta ou gaze embebidas na solução glicosada, colocadas na boca da criança, durante o próprio procedimento para RNTs.

Atenção: Para os prematuros, restringir o uso da glicose 0,5 mL a 25% apenas na real necessidade como coletas de sangue venosa ou arterial sempre em dupla e posicionando o RNPT.

III. Analgésicos não opioides:
Os anti-inflamatórios não hormonais são indicados em processos dolorosos leves ou moderados e/ou quando a dor está associada a um processo inflamatório, e em situações em que a depressão respiratória desencadeada pelos opioides é indesejável.
1. Paracetamol: é o único medicamento desse grupo seguro para uso neonatal. Administrar na dose de 10 a 15 mg/kg/dose no RNT e 10 mg/kg/dose no prematuro, de preferência por VO. No RN, preconiza-se um intervalo de 6 horas entre as doses, não se devendo exceder cinco doses por dia. O início da ação analgésica é lento – cerca de 1 hora, sendo pouco efetivo em processos dolorosos intensos. Lembrar que o paracetamol é contraindicado em portadores de deficiência de G6PD (glicose-6-fosfato desidrogenase).

IV. Analgésicos opioides:
Constituem-se na mais importante arma para o tratamento da dor de RNs criticamente doentes. **Não há evidência suficiente para recomendar o uso rotineiro de opioides em RNs em ventilação mecânica**. Os opioides devem ser utilizados de forma seletiva, quando indicados pela avaliação clínica e avaliação dos indicadores de dor.

Reservar as intervenções farmacológicas tanto para a analgesia e sedação como para RNs selecionados:

- Quando a presença da dor pode ser razoavelmente ser predita;
- Quando a dor e o estresse estão interferindo com o efetivo manuseio do ventilador ou outro suporte vital;
- Quando as medidas ambientais se mostraram falhas;
- **Somente após a estabilização hemodinâmica.**

A mais óbvia e efetiva estratégia para diminuir a dor do RN na unidade de terapia intensiva (UTI) neonatal:

- Restringir a frequência de procedimentos dolorosos, especialmente àqueles que são mais comumente relatados, como as **punções de calcanhares e a aspiração do tubo endotraqueal**; coleta de sangue de cateter (gasometria pode ser venosa);
- Evitar a hipoxemia, a agitação e a "briga com o respirador"; posição prona (diminui a atividade motora e estabiliza a oxigenação); novos métodos de ventilação (ventilação mecânica automatizada). Bancalari 2010. Guinsburg 2010.

1. Morfina: é um potente analgésico e um bom sedativo. A droga pode ser administrada de maneira intermitente, na dose de 0,05 a 0,20 mg/kg/dose a cada 4 horas, preferencialmente por via endovenosa (EV). Quando se opta pela infusão contínua da morfina, deve-se iniciar o esquema analgésico com as seguintes doses EV:

- Neonatos a termo (acima de 37 semanas): para dores moderadas, utilizar 5 a 10 µg/kg/hora. Para dores intensas, 10 a 20 µg/kg/hora;
- Prematuros (abaixo de 37 semanas): para dores moderadas, utilizar 2 a 5 µg/kg/hora. Para dores intensas, 5 a 10 µg/kg/hora.

Efeitos colaterais: depressão respiratória, o íleo intestinal, as náuseas e vômitos e a retenção urinária, comuns. A morfina desencadeia também liberação histamínica, que leva ao broncoespasmo, especialmente em neonatos portadores de doença pulmonar crônica. Além disso, a liberação histamínica e a supressão do tônus adrenérgico são responsáveis pelo aparecimento de hipotensão arterial, mais prevalente em pacientes hipovolêmicos. A tolerância e a síndrome de abstinência podem ser observadas, dependendo do tempo de utilização do fármaco e da estratégia empregada para a sua suspensão. Para fins práticos, propõe-se o seguinte esquema de retirada da morfina:

- Uso de morfina por mais de três dias: retirar de forma abrupta;
- Uso entre quatro e sete dias: retirar 20% da dose inicial ao dia;
- Uso entre 8 e 14 dias: retirar 10% da dose inicial ao dia;
- Uso por mais do que 14 dias (acima de 15): retirar 10% da dose inicial a cada dois a três dias

A naloxona é uma antagonista efetivo da morfina, podendo ser utilizada na dose de 0,001 mg/kg, quando se quer minimizar o prurido, ou na dose de 0,01 mg/kg, para reverter a depressão respiratória e a analgesia. É importante lembrar que a naloxona é contraindicada nos pacientes que estão recebendo morfina há mais de cinco dias, pois pode desencadear a síndrome de abstinência.

2. Citrato de fentanila: pode ser empregado na dose de 1 a 4 µg/kg/dose a cada 2 a 4 horas, preferencialmente por via EV. Quando se opta pela infusão contínua do citrato de fentanila, deve-se iniciar o esquema analgésico com as seguintes doses, também por via EV:

- Neonatos a termo (acima de 37 semanas):
  - Para dores moderadas, utilizar 0,5 a 1,0 µg/kg/hora;
  - Para dores intensas, utilizar 1 a 2 µg/kg/hora.

Promove o aparecimento rápido de tolerância, sendo necessárias doses crescentes do fármaco para obter o efeito analgésico desejado. O citrato de fentanila desencadeia poucos efeitos adversos cardiovasculares, verificando-se ocasionalmente discreta bradicardia.

A injeção rápida de doses elevadas do medicamento pode levar à rigidez muscular, em especial na região da caixa torácica. Outros efeitos colaterais observados, comuns a todos os opioides, são depressão respiratória, íleo intestinal, náuseas, vômitos e retenção urinária.

- Prematuros (abaixo de 37 semanas): para dores moderadas, utilizar 0,5 µg/kg/hora; para dores intensas, 1 µg/kg/hora; dose usual: EV contínua 0,5 a 2 mcg/kg/ hora; dose em mL = dose em mcg × peso × 24/50 mcg ou 78,5 mcg. (Anand, 2007)

A infusão contínua é a técnica de administração mais empregada devido à estabilidade dos níveis terapêuticos séricos da droga. O inconveniente dessa técnica é o aparecimento rápido de tolerância, sendo necessárias doses crescentes do fármaco para se obter o efeito analgésico desejado. O citrato de fentanila desencadeia poucos efeitos adversos cardiovasculares, verificando-se ocasionalmente discreta bradicardia. A injeção rápida de doses elevadas do medicamento pode levar à rigidez muscular, em especial na região da caixa torácica. Outros efeitos colaterais observados, comuns a todos os opioides, são depressão respiratória, íleo intestinal, náuseas, vômitos e retenção urinária.

Após a administração da droga por período superior a três dias, ela deve ser retirada de maneira gradual. Para fins práticos, propõe-se o seguinte esquema de retirada do citrato de fentanila:

- Uso inferior a três dias: retirar de forma abrupta;
- Uso entre quatro e sete dias: retirar 20% da dose inicial ao dia;
- Uso entre 8 e 14 dias: retirar 10% da dose inicial ao dia
- Uso por mais do que 14 dias (maior que 15): retirar 10% da dose inicial a cada dois a três dias.

A naloxona também é um antagonista efetivo do citrato de fentanila, podendo ser usada na dose de 0,001 mg/kg para minimizar o prurido e as náuseas, ou na dose de 0,01 mg/kg para reverter a depressão respiratória e a analgesia. Diante de um quadro de rigidez torácica, indica-se o uso da naloxona (0,01 mg/kg) associada ao curare. A naloxona é contraindicada nos pacientes que estão recebendo citrato de fentanila há mais de três dias, pois a sua administração pode desencadear a síndrome de abstinência.

3. Tramadol: possui excelentes propriedades analgésicas, causando menos obstipação intestinal e depressão respiratória do que a morfina. O seu potencial para o aparecimento de tolerância e dependência física também é consideravelmente menor do que o dos opioides clássicos. Apesar das vantagens potenciais do emprego do tramadol, os estudos com a aplicação do fármaco em RNs são raros. Em pesquisas clínicas no período neonatal, o tramadol foi utilizado na dose de 5 mg/kg por dia, dividida em três (de 8 em 8 horas) ou quatro tomadas (de 6 em 6 horas), por VO ou EV. Pode-se ainda administrar a droga por infusão contínua na dose de 0,10 a 0,25 mg/kg/hora, não havendo relatos de efeitos adversos importantes. Recomenda-se, também, a retirada gradativa do tramadol, quando seu uso for superior a cinco dias.

V. Anestésicos locais:

1. **EMLA:** a mistura eutética de prilocaína e lidocaína pode produzir anestesia em pele intacta. Trabalhos recentes têm demonstrado que a aplicação do EMLA isoladamente, em um único procedimento, é segura no período neonatal, desde que a área de pele coberta pelo anestésico não exceda 100 cm². De qualquer maneira, o EMLA não vem sendo utilizado rotineiramente nas unidades de terapia intensiva neonatal porque:

- É preciso esperar 60 a 90 minutos após a sua aplicação para se obter o efeito anestésico;
- Leva à vasoconstrição, dificultando a punção venosa e a coleta de sangue;
- Não pode ser utilizado repetidamente, pelo risco de meta-hemoglobinemia, devendo-se lembrar que o RN criticamente doente necessita de múltiplos "pequenos" procedimentos potencialmente dolorosos, a cada dia.

2. Lidocaína: recomenda-se a infiltração local de lidocaína em neonatos submetidos a punção liquórica, inserção de cateteres, drenagem torácica e, eventualmente, punção arterial. A lidocaína a 0,5% sem adrenalina deve ser infiltrada na dose de 5 mg/kg (1 mL/kg). Se essa concentração não estiver disponível na unidade, a droga deve ser diluída em soro fisiológico a 0,9%. É interessante lembrar que a mistura da lidocaína com o bicarbonato de sódio (10 mL de lidocaína e 1 mL de bicarbonato de sódio a 8,4%) aumenta o pH da solução, acelerando o início da ação anestésica e eliminando a dor da infiltração. O anestésico tópico deve ser administrado por via subcutânea, após assepsia adequada, sendo o início da ação quase imediato e a duração do efeito entre 30 e 60 minutos após a infiltração. A injeção EV inadvertida da lidocaína ou o uso de doses excessivas da droga podem ocasionar o aparecimento de letargia, convulsões, depressão miocárdica e disritmias cardíacas. Nesse contexto, deve-se manter a permeabilidade das vias aéreas e a volemia, além de tratar as convulsões com o fenobarbital sódico EV.

VI. Sedação no recém-nascido:

Os sedativos são agentes farmacológicos que diminuem a atividade, a ansiedade e a agitação do paciente, podendo levar à amnésia de eventos dolorosos ou não dolorosos,

mas não reduzem a dor. São empregados para acalmar o paciente, diminuir a sua movimentação espontânea e induzir o sono.

A indicação mais frequente do uso de sedativos no RN é a realização de procedimentos diagnósticos que requerem algum grau de imobilidade do paciente, como a tomografia computadorizada, a ressonância magnética e o eletroencefalograma, entre outros.

Na UTI neonatal, antes da prescrição do sedativo, todas as possíveis causas de agitação devem ser pesquisadas e tratadas adequadamente, o que inclui presença de dor, hipoxemia, hipertermia, lesões inflamatórias.

- Diazepam: potencializa as vias inibitórias neuronais mediadas pelo GABA.

No RN (diferente dos adultos): receptores GABA são estimuladores (importante para o desenvolvimento cerebral). (Cilia, 2010)

EVITAR O PACOTE: MIDAZOLAM + FENTANILA

Efeitos adversos neurológicos associados:
- Hipotensão arterial;
- Nível de consciência deficiente;
- Movimentos discinéticos;
- Abstinência (alta incidência);
- Reações paradoxais: mioclonia, atividade epileptiforme.

Atualmente é considerado um "veneno na UTI neonatal". Ao usar midazolam, pedir consentimento informado aos pais.
- Osmolaridade: 2.000 mOsm/L (igual à do bicarbonato).
- Morte neuronal nos animais com supressão da atividade neuronal e dirige os neurônios em desenvolvimento para cometer suicídio.
- **NÃO DEVE SER USADA EM RNPTs.**

A Tabela 38.4 apresenta as quantidades de midazolam para sedação na UTI para RNT.

TABELA 38.4. Sedação na UTI somente para RNT

Midazolam	0,1-0,6 µg/kg/min via nasal: 0,2-0,3 mg/kg (mesmo produto EV)	Dormonid® 1 mL = 5.000 µg 15 mg/3 mL	Lanexat® antídoto 0,01 mg/kg 1 mL = 0,1 mg

Midazolam: é uma droga com boa atividade sedativa. Os cuidados durante a sua administração referem-se à possibilidade do aparecimento de depressão respiratória e hipotensão, convulsões durante infusões rápidas de doses elevadas e dependência física 48 horas após o início do seu uso, implicando a necessidade de retirada gradual da droga para evitar a síndrome de abstinência.

Pode ser administrado por via EV intermitente, na dose de 0,05 a 0,15 mg/kg/dose, lentamente, em 2 a 5 minutos, a cada 2 a 4 horas. O início da ação do fármaco ocorre em 1 a 3 minutos, o pico em 3 a 5 minutos e a duração do efeito sedativo do midazolam, após a administração de dose única, é de 1 a 2 horas. Nos pacientes que requerem múltiplas doses do midazolam, é preferível a utilização da via EV contínua, na dose de 0,1 a 0,6 mcg/kg/minuto, evitando-se a dose de ataque no período neonatal. A droga é compatível com soluções de glicose, salina, água destilada ou nutrição parenteral. Por via intranasal, é utilizado na dose de 0,2 a 0,3 mg/kg do mesmo preparado EV. O início da ação ocorre em 5 a 10 minutos, e a duração do efeito sedativo é de 1 a 2 horas. A prescrição conjunta do midazolam e opioide requer extrema cautela, uma vez que existem relatos do aparecimento de encefalopatia, com redução da atenção visual, posturas distônicas e coreoatetose em crianças que utilizaram a combinação de fentanila e midazolam, por via EV contínua.

Flumazenil: a administração de benzodiazepínicos pode levar à toxicidade aguda e crônica. Agudamente, podem ocorrer desde alterações leves, como excitação paradoxal, até problemas graves, como depressão respiratória, hipotensão e coma. Quando algum desses efeitos é observado, há indicação de se interromper o uso do diazepínico, estabelecer uma via aérea pérvia, iniciar a ventilação com oxigênio a 100%, manter as condições cardiocirculatórias e administrar o antagonista dos benzodiazepínicos. O flumazenil é um antagonista puro dos benzodiazepínicos, apresentado comercialmente em solução injetável de 10 mL, com 0,1 mg/mL. A dose inicial da droga é de 0,01 mg/kg, podendo ser repetida a cada 2 minutos, até a dose total de 1 mg (10 mL). Em geral, há reversão dos efeitos indesejados em 1 a 3 minutos e a duração do efeito do flumazenil é de 45 a 60 minutos. Como a duração do efeito do antagonista é inferior à do diazepínico, o paciente deve ser sempre observado por, no mínimo, 2 horas após o uso do flumazenil. Deve-se lembrar que o uso deste antagonista pode desencadear convulsões em RNs que recebem diazepínicos para o controle de convulsões.

BIBLIOGRAFIA RECOMENDADA

Anand KJ, Carr DB. The neuroanatomy, neurophysiology, and neurochemistry of pain, stress, and analgesia in newborns and children. Pediatr Clin North Am. 1989;36(4):795-822.

Barr RG. Reflections on measuring pain in infants: dissociation in responsive systems and "honest signaling". Arch Dis Child Fetal Neonatal Ed. 1998;79(2):F152-6.

Cuenca MC, Guinsburg R. Diferenças na detecção da dor por escalas uni- e multidimensionais em recém-nascidos a termo e saudáveis, nas primeiras horas de vida [mestrado]. São Paulo: Universidade Federal de São Paulo; 2010.

Debillon T, Zupan V, Ravault N, Magny JF, Dehan M. Development and initial validation of the EDIN scale, a new tool for assessing prolonged pain in preterm infants. Arch Dis Child Fetal Neonatal Ed. 2001;85(1):F36-41.

Grunau RE, Holsti L, Peters JW. Long-term consequences of pain in human neonates. Semin Fetal Neonatal Med. 2006;11(4):268-75.

Grunau RV, Craig KD. Pain expression in neonates: facial action and cry. Pain. 1987;28(3):395-410.

Guinsburg R, Berenguel RC, Xavier RC, Almeida MFB, Kopelman BI. Are behavioral scales suitable for preterm and term neonatal pain assessment? In: Jensen TS, Turner JA, Wiesenfeld-Hallin Z, editors. Proceedings of the 8th World Congress on Pain. Seattle: IASP Press; 1997. p. 893-902.

Guinsburg R, Kopelman BI, Anand KJ, de Almeida MF, Peres Cde A, Miyoshi MH. Physiological, hormonal, and behavioral responses to a single fentanyl dose in intubated and ventilated preterm neonates. J Pediatr. 1998;132(6):954-9.

Holsti L, Grunau RE. Initial validation of the Behavioral Indicators of Infant Pain (BIIP). Pain. 2007;132(3):264-72.

Johnston CC. Psychometric issues in the measurement of pain. In: Finley GA, McGrath PJ, editors. Measurements of pain in infants and children. Seattle: IASP Press; 1998. p. 5-20.

McGrath PJ. Behavioral measures of pain. In: Finley GA, McGrath PJ, editors. Measurements of pain in infants and children. Seattle: IASP Press; 1998. p. 83-102.

Pain terms: a list with definitions and notes on usage. Recommended by the IASP Subcommittee on Taxonomy. Pain. 1979;6(3):249.

Ponsi J, Filippin Ll, Pedreira M. Glicose no controle da dor em Neonatologia. Rev Dor. 2010;11(4):334-38.

Ranger M, Johnston CC, Anand KJ. Current controversies regarding pain assessment in neonates. Semin Perinatol. 2007;31(5):283-8.

Slater R, Cantarella A, Franck L, Meek J, Fitzgerald M. How well do clinical pain assessment tools reflect pain in infants? PLoS Med. 2008;5(6):e129.

Stevens B, Johnston C, Petryshen P, Taddio A. Premature Infant Pain Profile: development and initial validation. Clin J Pain. 1996;12(1):13-22.

Stevens B, Yamada J, Ohlsson A. Sucrose for analgesia in newborn infants undergoing painful procedures. Cochrane Database Syst Rev. 2010;(1):CD001069.

Chermont AG, Falcão LF, de Souza Silva EH, de Cássia Xavier Balda R, Guinsburg R. Skin-to--skin contact and/or oral 25% dextrose for procedural pain relief for term newborn infants. Pediatrics. 2009;124(6):e1101-7.

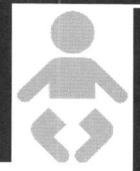

ÍNDICE REMISSIVO